Schilddrüse 2001

Schilddrüse 2001

Henning-Symposium

Schilddrüse und Autoimmunität

15. Konferenz über die menschliche Schilddrüse
Heidelberg

Wissenschaftliche Fortbildungsveranstaltung der
Sektion Schilddrüse der Deutschen Gesellschaft für Endokrinologie

unter Beteiligung der

Arbeitsgemeinschaft Schilddrüse
der Deutschen Gesellschaft für Nuklearmedizin

Chirurgischen Arbeitsgemeinschaft Endokrinologie
der Deutschen Gesellschaft für Chirurgie – CAEK –

Sektion Angewandte Endokrinologie
der Deutschen Gesellschaft für Endokrinologie

Herausgegeben von
K. Mann, B. Weinheimer, O. E. Janßen

Walter de Gruyter
Berlin · New York 2002

Herausgeber

Professor Dr. K. Mann
Abteilung für Endokrinologie
Medizinische Klinik und Poliklinik
Universitätsklinikum Essen
Hufelandstraße 55
45122 Essen

Dr. O. E. Janßen
Medizinische Klinik und Poliklinik
Universitätsklinikum Essen
Hufelandstraße 55
45122 Essen

Dr. B. Weinheimer
Karlsbergstraße 20
66424 Homburg/Saar

Die Deutsche Bibliothek – CIP-Einheitsaufnahme

Schilddrüse 2001 : Schilddrüse und Autoimmunität ; wissenschaftliche Fortbildungsveranstaltung der Sektion Schilddrüse der Deutschen Gesellschaft für Endokrinologie unter Beteiligung der Arbeitsgemeinschaft Schilddrüse der Deutschen Gesellschaft für Nuklearmedizin, Chirurgischen Arbeitsgemeinschaft Endokrinologie der Deutschen Gesellschaft für Chirurgie – CAEK, Sektion Angewandte Endokrinologie der Deutschen Gesellschaft für Endokrinologie / Henning-Symposium, 15. Konferenz über die Menschliche Schilddrüse, Heidelberg. Hrsg. von K. Mann .... – Berlin ; New York : de Gruyter, 2002

ISBN 3-11-017476-6

Lektorat: Francesco Mammone, Potsdam – Textkonvertierung: I. Ullrich, Berlin - Druck: Gerike GmbH, Berlin – Buchbinderische Verarbeitung: Lüderitz & Bauer GmbH, Berlin – Umschlagentwurf: Rudolf Hübler, Berlin
Printed in Germany

Anschriften der erstgenannten Autoren

Dr. med. W. Blank
Innere Medizin
Klinikum am Steinenberg
Steinenbergstr. 31
72764 Reutlingen

Prof. rer. nat. Dr. med. J. Bofilias
Nuklearmedizinische Klinik u. Poliklinik
Klinikum rechts der Isar
Ismaninger Str. 22
81675 München

Prof. Dr. med. B. O. Böhm
Medizinische Klinik 1
Universitätsklinikum Ulm
Robert-Koch-Str. 8
89081 Ulm

Prof. Dr. med. G. Brabant
Abteilung Klinische Endokrinologie
Medizinische Hochschule Hannover
Carl-Neuberg-Str. 1
30625 Hannover

Dr. med. Mirjam Christ-Crain
Kantonspital Basel
Abteilung f. Endokrinologie
Petersgraben 4
4031 Basel
Schweiz

Prof. Dr. med. H. A. Drexhage
Department of Immunology
Erasmus University Rotterdam
Dr. Molewaterplein 50
3000 DR Rotterdam
Niederlande

Prof. Dr. med. U. Dührsen
Abteilung für Hämatologie
Universitätsklinikum Essen
Hufelandstr. 55
45122 Essen

Dr. med. Simone Dunkelmann
Klinik u. Poliklinik f. Nuklearmedizin
Universität Rostock
Gertrudenplatz 1
18057 Rostock

Dr. med. Anja Eckstein
Klinik f. Augenheilkunde
Universitätsklinikum Essen
Hufelandstr. 55
45122 Essen

Priv.-Doz. Dr. med. J. Feldkamp
Städtische Kliniken Bielefeld gem. GmbH
I. Medizinische Klinik
Teutoburger Str. 50
33604 Bielefeld

Dr. med. L. S. Freudenberg
Klinik u. Poliklinik f. Nuklearmedizin
Universitätsklinikum Essen
Hufelandstr. 55
45122 Essen

Prof. Dr. med. P. E. Goretzki
Lukas-Krankenhaus Neuss
Chirurgische Klinik I
Preußenstr. 84
41456 Neuss

Dr. med. Chr. Grau
Medizinische Klinik
Klinikum Chemnitz gGmbH
Flemmingstr. 2
09116 Chemnitz

Prof. Dr. med. M. Grußendorf
Arzt f. Innere Medizin, Endokrinologie
Hospitalstr. 34
70174 Stuttgart

Priv.-Doz. Dr. med. T. Heckmann
Gemeinschaftspraxis f. Innere Medizin
Endokrinologie
Hofaue 91–93
42103 Wuppertal

Prof. Dr. med. R. Hehrmann
Abteilung I d. Medizinischen Klinik
Diakonissenkrankenhaus
Rosenbergstr. 38
70176 Stuttgart

Prof. Dr. med. A. E. Heufelder
Arzt f. Innere Medizin,
Endokrinologie, Rheumatologie
Elisenstr. 3a
80335 München

Prof. Dr. med. R. Hörmann
I. Abteilung f. Innere Medizin
Kreiskrankenhaus Lüdenscheid
Paulmannshöher Str. 14
58515 Lüdenscheid

Dr. med. C. Jaeger
Medizinische Klinik III
Justus-Liebig-Universität Gießen
Rodthohl 6
35392 Gießen

Dr. med. O. E. Janßen
Med. Klinik und Poliklinik
Universitätsklinikum Essen
Hufelandstr. 55
45122 Essen

Prof. Dr. med. G. J. Kahaly
Klinik u. Poliklinik f. Innere Medizin
Universitätsklinikum Mainz
Langenbeckstr. 1
55131 Mainz

Dr. med. H. Leitolf
Abteilung Klinische Endokrinologie
Medizinische Hochschule Hannover
Carl-Neuberg-Str. 1
30625 Hannover

Prof. Dr. med. T. Lohmann
Medizinische Klinik I/Endokrinologie
Friedrich-Alexander-Universität
Krankenhausstr. 12
91054 Erlangen

Dr. med Schirin Massoudi
Klinik für Nuklearmedizin
Universitätsklinikum Kiel
Arnold-Heller-Str. 9
24105 Kiel

Dr. med. C. Meier
Abteilung für Endokrinologie
Universitätskliniken Basel
Petersgraben 4
4031 Basel
Schweiz

Dr. med. J. Meller
Abteilung Nuklearmedizin
Universitätsklinikum Göttingen
Robert-Koch-Str. 40
37075 Göttingen

Dr. med. U. Müh/bei Herrn Professor Wahl
Medizinische Klinik u. Poliklinik, Abt. IV
Universitätsklinikum Tübingen
Otfried-Müller-Str. 10
72076 Tübingen

Dr. med. U. Neeb
Frauenklinik
Kreiskrankenhaus Peine
Virchowstr. 8
31226 Peine

Dr. med. T. Nordmann
Ardeystr. 146a
58452 Witten

Dr. med. Alexandra Öffner
Med. Klinik, Abteilung f. Kardiologie
Universitätsklinikum Essen
Hufelandstr. 55
45122 Essen

Dr. med. Beate Quadbeck
Med. Klinik und Poliklinik
Universitätsklinikum Essen
Hufelandstr. 55
45122 Essen

Prof. Dr. med. Chr. Reiners
Klinik u. Poliklinik f. Nuklearmedizin
Universitätsklinikum Würzburg
Josef-Schneider-Str. 2
97080 Würzburg

Priv.-Doz. Dr. med. J. Rendl
Klinik für Nuklearmedizin
St.-Vincentius-Kliniken gAG Karlsruhe
Südendstr. 32
76135 Karlsruhe

Dr. med. K. Reschke
Otto-von-Guericke-Universität
Klinik f. Endokrinologie
und Stoffwechselkrankheiten
Leipziger Str. 44
39120 Magdeburg

Dr. med. S. Saalabian
Bürgerhospital
Frankfurt am Main
Nibelungenallee 37–41
60318 Frankfurt am Main

Prof. Dr. med. Petra-Maria Schumm-Draeger
Medizinische Klinik I
Universitätsklinikum Frankfurt a. M.
Theodor-Stern-Kai 7
60590 Frankfurt am Main

Dr. med. R. Steinke
Klinik für Nuklearmedizin
Universitätsklinikum Magdeburg
Leipziger Str. 44
39120 Magdeburg

Dr. med. D. von Mallek
Klinik u. Poliklinik f. Nuklearmedizin
Universitätsklinikum Bonn
Sigmund-Freud-Str. 25
53127 Bonn

Prof. Dr. med. R. A. Wahl
Chirurgische Klinik
Bürgerhospital
Nibelungenallee 37–41
60318 Frankfurt am Main

Dr. med. H. Wallaschofski
Medizinische Klinik I/Endokrinologie
Friedrich-Alexander-Universität
Krankenhausstr. 12
91054 Erlangen

Priv.-Doz. Dr. med. M. K. Walz
Klinik für Chirurgie
Kliniken Essen-Mitte
Henricistr. 92
45136 Essen

Priv.-Doz. Dr. med. A. Weber
Hals-Nasen-Ohren-Klinik
Katholisches Krankenhaus St. Josef
Probsteistr. 2
45239 Essen

Dr. med. F. Weber
Klinik f. Allgemein- u. Transplantationschirurgie
Universitätsklinikum Essen
Hufelandstr. 55
45122 Essen

Dr. med. M. Weiß
Klinik für Nuklearmedizin
Klinikum Augsburg
Stenglinstr. 2
86156 Augsburg

Vorwort

Die 15. Veranstaltung des Henning-Symposiums über die menschliche Schilddrüse in Heidelberg stand ganz unter dem Motto „Immunologische Erkrankungen der Schilddrüse". Es war eine glückliche Fügung, dass eine Umfrage bei den Teilnehmern des 14. Henning-Symposiums zum Wunschthema im Jahr 2002 die Immunerkrankungen der Schilddrüse ergab, da dieses Thema im Zentrum des Interesses des diesjährigen Präsidenten liegt. Mit Hilfe eines kompetenten Beirats gelang es, sehr angesehene Redner zum Thema zu gewinnen, die einen Brückenschlag zu anderen immunologischen Erkrankungen, wie der rheumatoiden Arthritis und dem Diabetes mellitus Typ 1 ermöglichen. Neue Erkenntnisse aus der Grundlagenforschung, verständlich dargestellt, gepaart mit praktischer Anwendung in Diagnostik und Therapie, waren der Rahmen, in dem auch wieder viele aktuelle Kurzbeiträge verschiedener wissenschaftlich tätiger Arbeitsgruppen und Einzelpersonen ihre Resonanz finden konnten.

Der Präsident K. Mann, sein Mitarbeiter O. E. Janßen und das Programm- und Organisationskomitee haben ein praxisrelevantes und gleichzeitig wissenschaftlich in die Tiefe gehendes Programm zusammengestellt. Mit unverwechselbarer Präzision und Einsatz haben erneut die Mitarbeiter der Firma Henning Berlin die Planung und Durchführung mitgetragen und großzügig als Sponsor mitgewirkt. Allen Beteiligten, Organisatoren, Rednern und vor allem auch Diskutanten sei herzlich gedankt für das Gelingen einer in Deutschland einmaligen Schilddrüsenkonferenz.

K. Mann, Essen
B. Weinheimer, Homburg/Saar
O. E. Janßen, Essen

Vorwort

Dieses ist die fünfzehnte Folge der Niederschriften einer biannualen Konferenz über die menschliche Schilddrüse. Seit der Gründungsveranstaltung „Schilddrüse 1973“ hatten die interdisziplinären Tagungen, zunächst bis 1989 in Homburg, dann in Heidelberg zunehmende Teilnehmerzahlen von Endokrinologen, Nuklearmedizinern und Chirurgen zusammengeführt. Von Anfang an war auch das Interesse der praktizierenden Ärzte und Internisten sehr groß. Immer wurde das Spektrum des aktuellen Wissens über die Schilddrüse durch Einladung spezieller Fachwissenschaftler zu Vorträgen und Diskussionen bereichert und ergänzt. Von vielen Teilnehmern wurde die gedruckte Wiedergabe der Diskussionen zu einzelnen Vorträgen oder speziellen Vortrags-Folgen begrüßt. Sehr bald entschlossen sich Organisatoren und Herausgeber zur gesammelten Darstellung eines Themen-Komplexes in einer Konferenz und somit in einem Buch. Dabei wurden natürlich wichtige aktuelle Entwicklungen berücksichtigt.

Mit dem vorliegenden Buch „Schilddrüse 2001“ verabschiedet sich der Mitbegründer, Mitherausgeber und Sekretär der Konferenzen sowie der Buchreihe und dankt an dieser Stelle allen aktiven und passiven Teilnehmern und Mitarbeitern der Zusammenkünfte und der Publikationsreihe.

Mein ganz besonderer Dank gilt dem Mitinitiator Dr. Ekkehard Scheiffele und der Henning Berlin GmbH und deren Nachfolgern sowie deren Mitarbeitern über die letzten fast 30 Jahre. Dem Verlag Walter de Gruyter verdanken wir mehr als 13 Jahre angenehmer Zusammenarbeit bei der Herstellung von „Schilddrüse 1989“ bis jetzt. Ich wünsche den Kollegen weiterhin eine gute interdisziplinäre Zusammenarbeit.

B. Weinheimer, Homburg

Inhalt

Schilddrüsen-Autoimmunität – neue Entwicklungen

H. A. Drexhage

Einleitung

Bei autoimmunen Schilddrüsenkrankheiten kann man zwei Typen unterscheiden: den Morbus Basedow, eine anabole Krankheit mit Hyperthyreose und Strumenbildung, sowie die Autoimmunthyroiditis. Letztere ist eine katabole, destruktive Krankheit. Auf diese möchte ich mich hier beschränken und neue Entwicklungen in deren Erforschung beschreiben. Die wichtigsten Autoantigene sind hier TPO und Thyreoglobulin. Antikörper gegen TPO können in bis zu 20 % von bestimmten Gruppen ‚gesunder' Personen, zum Beispiel Frauen im Alter von 50–60 Jahren, leicht gefunden werden [23]. Die Antikörper sind nicht die wichtigsten Elemente in der Destruktion. Immunzellen, wie etwa T-Helfer-1-Zellen, Makrophagen und CD8-zytotoxische Zellen spielen eine viel wichtigere Rolle.

Es gibt gute Tiermodelle dieser Autoimmunthyroiditis, und besonders interessant sind diejenigen, die sich spontan entwickeln, weil sie der humanen Krankheit am meisten ähneln. Die NOD-Maus und die BB-Ratte sind am häufigsten studiert worden [1, 20]. Es muss vermerkt werden, dass die Tiere auch von einer anderen organspezifischen Autoimmunkrankheit betroffen sind, nämlich vom Typ-1-Diabetes.

Was können wir von den Tiermodellen lernen? Die wichtigste Lehre, die wir im letzten Jahrzehnt aus den Tiermodellen gezogen haben, ist, dass die Krankheit multifaktoriell ist, dass viele verschiedene Gene und Umweltfaktoren zusammenwirken müssen, um eine totale Ausbildung und Destruktion der Schilddrüse zu verursachen. Je weniger die Gene und Umweltfaktoren zur Ausbildung kommen, je langsamer die Entwicklung ist, desto mehr ist es auch möglich, dass es bei der Krankheit nicht zur totalen Schilddrüsendestruktion kommt. Auch haben wir von den Tiermodellen gelernt, dass es sich bei der NOD-Maus und der BB-Ratte um verschiedene Gene handelt, das heißt, dass es sehr wahrscheinlich ist, dass auch beim Menschen die Krankheit heterogen ist. Mit anderen Worten: Dass mehrere Wege nach Rom führen.

Die langsame Entwicklung der Autoimmunthyroiditis

Abbildung 1 zeigt schematisch die langsame Entwicklung der Autoimmunthyroiditis. Die vertikale Achse repräsentiert die Schilddrüsenmasse. Gibt es zu wenig funktionierende Zellen, dann soll sich zuerst eine kompensierte Hypothyreose entwickeln (charakterisiert allein durch ein erhöhtes TSH) und danach kann eine volle Hypothyreose entstehen (charakterisiert nicht nur durch ein erhöhtes TSH, sondern auch durch niedrige Schilddrüsenhormonwerte). Die horizontale Achse repräsentiert die Zeit. Am Anfang besteht eine genetische Prädisposition, zum Beispiel besondere MHC-Gene oder andere Immungene. MHC-Moleküle spielen eine wichtige Rolle im Antigenangebot für T-Zellen. Wenn dann auch Umweltfaktoren, zum Beispiel Rauchen oder eine massive Einnahme von Iod dazukommen, kann die Autoimmunreaktion einsetzen. Der Verlauf ist danach meistens wechselhaft, ab- und aufsteigend je nach Auswirkung der Umweltfaktoren und dem In-Kraft-Treten gegenregulierender endogener Mechanismen. Das Bestehen der Autoimmunthyroiditis lässt sich durch einen positiven Befund von TPO-Antikörpern nachweisen. Das Risiko für die Entwicklung einer vollen Hypothyreose beträgt dann zwei bis fünf Prozent pro Jahr [23]. Neu ist, dass wir jetzt voll realisieren, dass man sich in diesem Fall eher in der Gefahrenzone befindet.

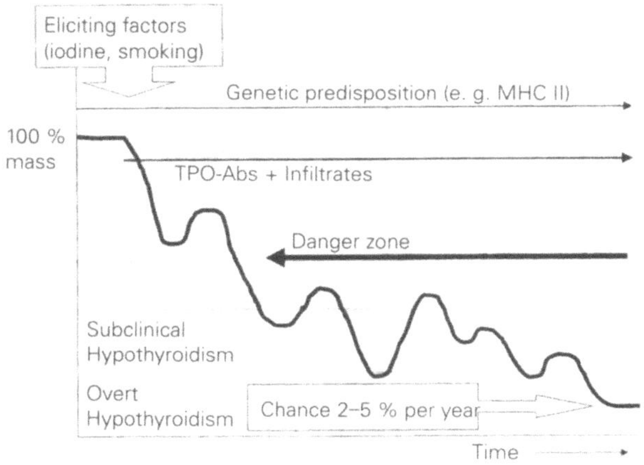

Abb. 1: Humane Autoimmunthyroiditis

Zum einen gibt es ein erhöhtes Risiko, schwangerschaftsassoziierte Schilddrüsenprobleme zu bekommen, wie etwa die Post-Partum-Thyroiditis (Abk. PPTD = post partum thyroid disease). Die Schwangerschaft selbst ist ein immunsuppressives Ereignis, im Kindbett gibt es eine Stimulanz zur Entwicklung der AI-Thyroiditis, und eine Periode der symptomatischen Hypothyreose kann leicht entstehen, die sogenannte PPTD. Wichtiger ist ein anderes Problem: Es gibt heutzutage auch Studien, wie unsere [18], die zeigen, dass die kompensierte Hypothyreose in der Schwangerschaft nicht ausreichend gewesen ist. Schwangere Frauen mit einer AI-Thyroiditis und im unteren

Bereich der normalen Schilddrüsenwerte haben ein höheres Risiko, Kinder mit eingeschränkter Intelligenz zu gebären. Man erklärt das dadurch, dass Thyroxinwerte im Serum in den ersten Schwangerschaftsmonaten optimal sein müssen, um eine bestmögliche Gehirnentwicklung des Kindes zu ermöglichen.

Ein anderes Problem der subklinischen Hypothyreose ist die psychische Depression. Andere Forscher und wir selbst [12] haben festgestellt, dass es eine Korrelation gibt im Aufkommen von Depressivität und AI-Thyroiditis. Es gibt eine Odd's-Ratio von 2.4–3.8 für RDC-Depressivität, wenn die TPO-Antikörper bei Frauen positiv sind, nicht nur im Kindbett, sondern auch in der Schwangerschaft selbst, wenn keine eigentlichen hormonalen Schilddrüsen-Abnormitäten vorhanden sind. Bei der AI-Thyroiditis gibt es vergleichbare Odd's-Rationes wie für andere Risikofaktoren wie frühere Perioden von Depressivität oder ‚major life events' (wichtige Lebensereignisse). Wie kann man das erklären? Es ist möglich, dass eine subklinische Hypothyreose die Funktion des Gehirns so nachteilig beeinflusst, dass eine Depression die Folge ist. Es ist auch möglich, dass ein Faktor der genetischen Veranlagung eine Rolle spielt, nicht nur bei der Entwicklung einer AI-Thyroiditis, sondern auch bei der Entwicklung von Melancholie. Zu denken ist beispielsweise an Abnormitäten in der Hypothalumus-Hypophysen-Nebennierenrinden-Achse und die ‚Streß-Antworten'.

Auch Atherosklerose ist mit subklinischer Hypothyreose assoziiert worden. In einer unserer Untersuchungen hat Hak [7] gezeigt, dass ältere Frauen (im Alter von 55 bis 65 Jahren) zusammen mit der Atherosklerose häufiger eine kompensierte Hypothyreose haben, manchmal verursacht durch eine AI-Thyreoditis. Die AI-Thyroiditis selbst war nicht assoziiert mit Atherosklerose. Folglich kann man daraus schließen, dass ein relativer Mangel an Schilddrüsenhormon eine der Ursachen der Atherosklose sein kann.

Betrachtet man die negativen Konsequenzen einer frühen AI-Thyroiditis (wie oben gezeigt), bedenkt man außerdem, dass eine Thyroxin-Therapie nicht immer einfach ist, dann stellt dies einen Erkenntnisfortschritt dafür dar, um für die Zukunft Instrumente zu entwicklen, welche die Immunkrankheit heilen können oder gar nicht erst sich entwickeln lassen. Wenn wir das wollen, dann sind detaillierte Kenntnisse der Ätiologie und der Pathogenese obligat, um ein rationales Eingreifen möglich zu machen. Wieder sind die Tiermodelle hilfreich gewesen, um die Pathogenese zu studieren. Neu ist hierbei, dass die Rolle der Dendritischen Zellen wesentlich ist für die Entwicklung der AI-Thyroiditis.

Dendritische Zellen, Immunität und Toleranzentwicklung

Was sind Dendritische Zellen? Die einfachen DZ gibt es nicht! Es gibt eine Gruppe von Zellen mit einer ausgezeichneten Potenz, Lymphozyten zu stimulieren und zu regulieren, die dendritisch sind. Die Gruppe ist heterogen, die Zellen plastisch und in der

Lage, sich umzuformen. Die Zellen können sich auch aktiv bewegen und durch die Gewebe reisen. Insgesamt nennen wir diese Zellen Dendritische Zellen [16].

Die Dendritischen Zellen bewachen periphere Gewebe wie die Haut, den gastrointestinalen Trakt, die Bronchien, usw., usw., um zu registrieren, ob Gefahr droht oder nicht. Sie nehmen eigene und fremde Antigene auf, transportieren diese zu den Lymphknoten, um dort Kontakt zu suchen mit den T- und B-Zellen. Sie können dann auch das Signal ‚Gefahr' oder ‚Nicht-Gefahr' an diese Zellen senden.

Wie gesagt, die DZ sind eine heterogene Gruppe von Zellen, die auch sehr plastisch sind. Die Zellen sind unter anderem verschieden bezüglich ihrer Abstammung (s. Abb. 2). Wichtige Vorläuferzellen sind die Monozyten, aber auch frühe Lymphozyten im Thymus und noch nicht identifizierte CD34+-Leukozyten können Vorläuferzellen sein.

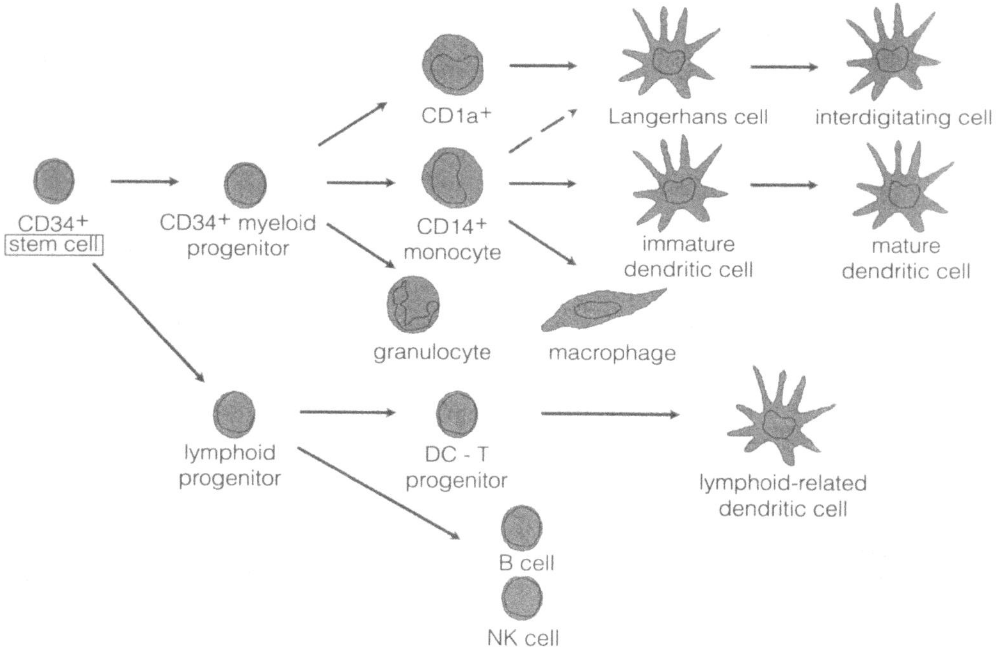

Abb. 2: Herkunft und Reifung dendritischer Zellen
(mit freundlicher Genehmigung von Dr. P. J. M. Leenen)

Wie denkt man sich jetzt die Entwicklung von DZ und deren Infiltration ins Gewebe? Blut-Monozyten beispielsweise heften sich an das Blutgefäß-Endothel und infiltrieren danach das Gewebe. Selektine, Integrine und Chemokine spielen eine wichtig Rolle in diesen Prozessen. Die Infiltration der Monozyten ist ein ständiger Prozess und geschieht nicht nur bei Entzündungen, sondern auch normalerweise (physiologisch). In der Regel entwickeln sich aus diesen Monozyten unreife DZ. Wir nennen Dendritische Zellen unreif, weil sie nicht recht in der Lage sind, T-Helfer-1-Zellen und andere proinflammatorische Prozesse zu initiieren. Sie können kaum Interleukin-12 produzieren. Es gibt überdies Studien, die zeigen, dass die unreifen DZ normalerweise nicht immunstimulierend sind, sondern immunsuppressiv. Jonuleit [10] zum Beispiel demonstrierte, dass die Zellen Anergie induzieren. Eigentlich weist diese Beobachtung darauf hin, dass normalerweise die DZ bewirken, dass ein Organismus tolerant für Autoantigene wird.

Anders ist es im Gefahrenfall. Gefahrsignale ändern die Differenzierung von DZ aus Monozyten. Jetzt entstehen DZ, die sehr wohl in der Lage sind, IL-12 zu produzieren und T-Helfer-1-Zellen zu stimulieren. Auch sind diese DZ sehr gut ausgerüstet, um die Vermehrung der T-Zellen in den Lymphknoten zu stimulieren. Die aktivierten T-Zellen exprimieren CD40L und aktivieren die DZ zu weiterer Reifung und einer höheren Expression des u. a. CD80-Moleküls, eines wichtigen Moleküls für die weitere Stimulierung der T-Zellen. CD80 auf den DZ kontaktiert mit CD28 auf den T-Zellen. Mit anderen Worten, eine massive Immunstimmulierung findet statt.

Aber das ist noch nicht alles. Auch eine massive Immunstimulierung soll ein Ende haben. Die reifen DZ mit einer erhöhten CD80-Expression können jetzt auch via CD28 CTLA4 in die T-Zellen induzieren. CTLA4 interagiert auch mit CD80, aber es gibt hier ein negatives Signal, das eine Ausschaltung der T-Zellen einleitet, und damit auch eine Ausschaltung der Immunreaktion.

Eigentlich wird das Bild immer klarer: DZ sind die Dirigenten des Orchesters der Lymphozyten und können veranlassen, dass das Orchester crescendo oder decrescendo spielt. Der Dirigent spürt aus der Umgebung heraus, ob es notwendig ist, crescendo oder decrescendo zu spielen. Wichtig sind hierbei Gefahrensignale, aber auch Hormone, Zytokine und die Interaktion mit den Lymphozyten selbst.

Dendritische Zellen in der Entwicklung der AI-Thyroiditis

Welche Rolle spielen DZ bei der AI-Thyreoditis? Dendritische Zellen und Makrophagen sind die ersten Immunzellen, die in der Schilddrüse der BB-Ratte und der NOD-Maus eine Reaktion zeigen; ihre Anzahl steigt und sie formen kleine sogenannte ‚clusters' [24]. Es ist schon vor 10 Jahren publiziert worden, dass nach der Ansammlung der DZ in der Schilddrüse der BB-Ratte und der NOD-Maus eine Reaktion der lokalen Schilddrüsen-LK stattfindet [15, 24]. Die T-Zellen vermehren sich und Plasmazellen entstehen, die Antikörper gegen Tg erzeugen. Etwas später fängt die eigentliche AI-Thyroiditis an. Auch ist schon früh gezeigt worden, dass isolierte DZ aus der Rattenmilz und inkubiert mit Thyreoglobulin in der Lage sind, eine AI-Thyroiditis zu induzieren.

Wir haben uns in den letzten Jahren auf die folgenden wissenschaftlichen Fragen konzentriert:

1. Warum beginnen DZ, sich lokal in der Schilddrüse anzusammeln?
2. Warum gibt es keine Toleranzentwicklung? Normal ist, dass DZ in die Lymphknoten einwandern, beladen mit Tg, aber warum wird jetzt das Signal ‚Gefahr' anstelle ‚keine Gefahr' gegeben?

Ich möchte mich hier auf die letzte Frage konzentrieren.

Eine abnorme Differenzierung von DZ

Mehr und mehr erkennen wir, dass die DZ in der BB-Ratte und der NOD-Maus pathologisch verändert sind: Es gibt eine abnorme Differenzierung von Vorläuferzellen, aus denen nicht gut gereifte DZ resultieren. Die Abnormität kann im Knochenmark, in der Schilddrüse selbst, in der Milz und in Lymphknoten nachgewiesen werden.

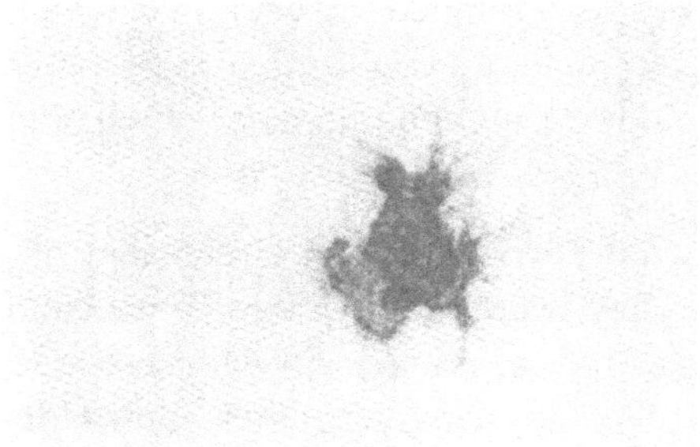

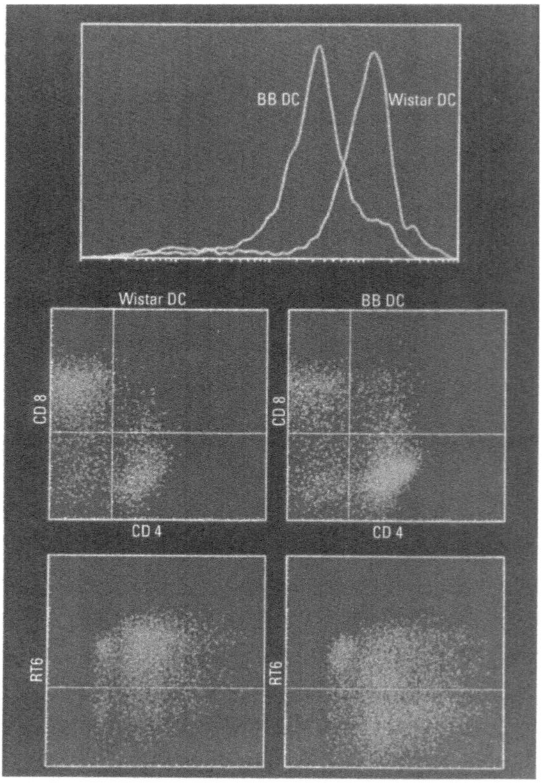

Abbildung 3: Dendritische Zellen aus der Milz der BB-DP-Ratte sind weniger differenziert sowie in geringerem Maße in der Lage, CD8+- und RT6+-T- Zellen zu stimulieren (Delemarre et al., 1999)

Abbildung 3 zeigt eine DZ, isoliert aus der Milz einer BB-Ratte. Die Zelle ist braun gefärbt mit einem Antikörper gegen MHC-Klasse-II, das wichtigste Molekül für das Antigenangebot. Durch die verminderte Ausreifung der DZ exprimieren sie weniger MHC-Klasse-II als DZ der Kontrollratten. Sie exprimieren auch weniger CD80. Wichtig ist, dass wir auch gezeigt haben, dass die abnorme Reifung der DZ in der BB-Ratte Konsequenzen für das Entstehen von Suppressor-T-Zellen hat. In der Ratte ist RT6 eine guter Marker für Suppressor-T-Zellen. Während in Kontrollratten fast alle Zellen nach Stimulation mit Milz-DZ RT6 exprimieren, ist das nicht der Fall bei BB-DZ [5].

Auch in der NOD-Maus findet man eine abnorme Differenzierung von DZ. Konzentrieren wir uns hier auf das Knochenmark (s. Abb. 4), für das inzwischen viele Studien vorliegen [21]. Erstens gibt es einen verminderten Ertrag von DZ aus Vorläuferzellen. Zweitens gibt es weniger Vorläuferzellen. Drittens exprimieren die DZ weniger MHC-Klasse-II und CD80. Viertens sind die NOD-DZ nicht recht in der Lage, T-Zellen zur Vermehrung anzuregen.

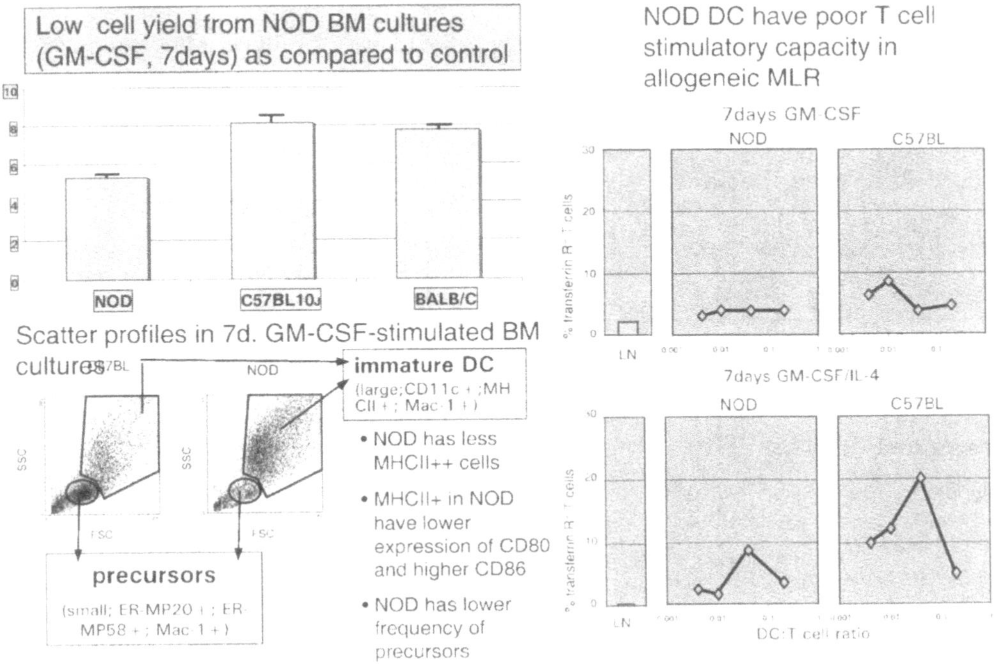

Abb. 4: Entwicklung schadhafter dendritischer Zellen aus Vorläuferzellen des Knochenmarks der NOD-Maus (T. Nikolic und P. J. M. Leenen, in Vorbereitung)

Zusammenfassend formuliert: Nicht nur in der BB-Ratte, sondern auch in der NOD-Maus gibt es Abnormitäten in der Entwicklung der DZ, aus denen eine Unreife der DZ resultiert. Die Zellen haben

- eine niedrige Kapazität, T-Zellen zu stimulieren,
- eine niedrige Expression wichtiger Moleküle in der Kommunikation mit T-Zellen.

Andere Studien zeigen, dass gerade dies für eine starke Reifung von APZ notwendig ist, und um eine gute Toleranz in der BB-Ratte und der NOD-Maus zu induzieren.

Wenn man CD80 oder CD28 blockiert oder ‚ausknockt', dann kommt es zu einer stärkeren Ausprägung der Krankheit.

Wenn man eine erhöhte Stimulierung von T-Zellen mittels CD28 bewirkt, dann kommt die Krankheit nicht zum Ausbruch.

Das eine wie das andere lehrt uns, dass es sehr wohl möglich ist, dass abnorm differenzierte DZ prinzipiell weniger Toleranz induzieren.

Was hat das für die Patienten zu bedeuten, gibt es hier ähnliche Abnormitäten? Die Experimente beim Menschen sind noch in der Anfangsphase, aber sie zeigen bereits, dass es auch bei der humanen AI-Thyroiditis Störungen in der Differenzierung von spezifischen Typen der DZ aus Blut-Monozyten gibt, insbesondere nach Anheftung an Fibronektin, siehe Tabelle 1.

Tabelle 1: Monozyten bei Diabetes/Thyroidites

	Typ 1	Typ 2	Referenzen
Pro-inflammatorischer Zustand			
IL-1	↑	N-↓	Hussain et al., 1998 ; Ciampolillio et al., 1993
ROS	↑	↓	Josefsen et al., 1994 ; Scatena et al., 1998
PGS 2	↑		Litterland et al., 1999
Phagozytose	↑	↓	Josefsen et al., 1994 ; Liu et al., 1999
Migration			
Adhäsion	↑ (CD11b/18)N		Dosquet et al., 1992
Adhäsion an FN	↑		Bouma et al. (in Vorbereitung)
Migration	↑		Bouma et al.
Chemotaxis	↓↓		Josefsen et al., 1994 ; Bouma et al.
Funktion			
HLA-DQ	↓		Parkkonen et al., 1993
AMLR	↓		Chandy et al., 1984 ; Rasanen et al., 1988
Bildung sog. «veil cells»	↓	N	Jansen et al., 1995 ; Canning et al., 2001
DZ-Bildung	↓		Takahashi et al., 1998 ; Tse et al. (in Vorbereitung)

Insgesamt können wir schlussfolgern:

- Erstens, dass es eine vergleichbare Abnormität gibt im Immunsystem von Tieren und Menschen mit AI-Thyroiditis, namentlich eine behinderte Ausreifung der DZ aus Vorläuferzellen.
- Zweitens, dass diese Abnormität sehr wohl eine der Erklärungen sein kann für eine behinderte Toleranzentwicklung und die Genese autoimmuner Krankheiten.

Diese Erkenntnisse eröffnen neue Wege, um schon in den frühesten Phasen der Krankheit einzugreifen.

Literatur

[1] Allen, E. M., L. E. Braverman: The biobreeding Worcester rat – a model of organ-specific autoimmunity. Exp. Clin. Endocrinol. Diabetes 104 suppl 3 (1996) 7–10.
[2] Canning, M. O., K. Grotenhuis, M. de Haan-Meulman et al.: An abnormale adherence of Monocytes to fibronectin in thyroid autoimmunity has consequences for cell polarization and the development of veiled cells. Clin. Exp. Immunol. 125 (2001) 10–18.
[3] Ciampolillo, A., E. Guastamacchia, L. Caragiulo et al.: In vitro secretion of interleukin-1 beta and interferon-gamma by peripheral blood lymphomononuclear cells in diabetic patients. Diabetes Res. Clin. Pract. 21 (1993) 87–93.
[4] Chandy, K. G., A. M. Charles, A. Kershnar et al.: Autologous mixed lymphocyte reaction in man: XV. Cellular and molecular basis of deficient autologous mixed lymphocyte response in insulin-dependent diabetes mellitus. J. Clin. Immunol. 4 (1984) 424–428.
[5] Delemarre, F. G. A., P. J. Simons, H. J. Heer et al.: Signs of immaturity of splenic dendritic cells from the autoimmune prone biobreeding rat: consequences for the in vitro expansion of regulator and effector T cells. J. Immunol. 162 (1999) 1795–1801.
[6] Dosquet, C., D. Weill, J. L. Wautier: Molecular mechanism of blood monocyte adhesion to vascular endothelial cells. Nouv. Rev. Fr. Hematol. 34 suppl. (1992) 55–59.
[7] Hak, A. E., H. A. Pols, T. J. Visser et al.: Subclinical hypothyroidism is an independent risk factor for atherosclerosis and myocardial infarction in elderly women: the Rotterdam study. Ann. Intern. Med. 132 (2000) 270–278.
[8] Hussain, M. J., J. Maher, T. Warnock et al.: Cytokine overproduction in healthy first degree relatives of patients with IDDM. Diabetologia 41 (1998) 343–349.
[9] Jansen, A., M. van Hagen, H. A. Drexhage: Defective maturation and function of antigen presenting cells in type 1 diabetes. The Lancet 345 (1995) 491–492.
[10] Jonuleit, H., E. Schmitt, K. Steinbrink et al.: Dendritic cells as a toll to induce anergic and regulatory T cells. Trends Immunol. 22 (2001) 394–400.
[11] Josefsen, K., H. Nielsen, S. Lorentzen et al.: Circulating monocytes are activated in newly diagnosed type 1 diabetes mellitus patients. Clin. Exp. Immunol. 98 (1994) 489–493.
[12] Kuijpens, J. L., H. L. Vader, H. A. Drexhage et al.: Thyroid peroxidase antibodies during gestation are a marker for subsequent depression postpartum. Eur. J. Endocrinol. 145 (2001) 579–584.
[13] Litherland, S. A., X. T. Xie, A. D. Hutson et al.: Aberrant prostaglandin synthase 2 expression defines an antigen-presenting cell defect for insulin-dependant diabetes mellitus. J. Clin. Invest. 104 (1999) 515–523.
[14] Liu, B. F., S. Miyata, H. Kojima et al.: Low phagocytic activity of resident peritoneal macrophages in diabetic mice: relevance to the formation of advanced glycation end products. Diabetes 48 (1999) 2074–2082.

[15] Many, M.-C., S. Maniratunga, I. Varis et al.: Two step development of a Hashimoto-like thyroiditis in genetically autoimmune prone non obese diabetic (NOD) mice. Effects of iodine-induced cell necrosis. J. Endocrinol. 147 (1995) 311–320.
[16] Mellman, I., R. M. Steinman: Dendritic cells: specialized and regulated antigen processing machines. Cell 106 (2001) 255–258.
[17] Parkkonen, P., H. Hyoty, T. Huupponen et al.: Defective HLA class II expression in monocytes of type 1 diabetic patients. The Childhood Diabetes in Finland Study Group. APMIS 101 (1993) 395–402.
[18] Pop, V. J., J. L. Kuijpens, A. L. van Baar et al.: Low material fT4 concentrations during early pregnancy are associated with impaired psychomotor development in infancy. Clin. Endocrinol. 50 (1999) 149–155
[19] Rasanen, L., H. Hyoty, M. Lehto et al.: Defective autologous mixed leukocyte reaction in newly diagnosed type 1 diabetes mellitus. Clin. Exp. Immunol. 71 (1988) 470–474.
[20] Rose, N. R., A. M. Saboori, L. Rasooly et al.: The role of iodine in autoimmune thyroiditis. Crit. Rev. Immunol. 17 (1997) 511–517.
[21] Strid, J., L. Lopes, J. Marcinkiewicz et al.: A defect in bone marrow derived dendritic cell maturation in the nonobese diabetic mouse. Clin. Exp. Immunol. 123 (2001) 375–381.
[22] Takahashi, K., M. C. Honeyman, L. C. Harrison: Impaired yield phenotype, and function of monocyte-derived dendritic cells in humans at risk for insulin-dependent diabetes. J. Immunol. 161 (1998) 2629–2635.
[23] Vanderpump, M. P., W. M. Tunbridge, J. M. French et al.: The incidence of thyroid disorders in the community: a twenty-year follow-up of the Whickham Survey. Clin. Endocrinol. (Oxf.) 43 (1995) 55–68.
[24] Voorbij, H. A. M., P. J. Kabel, M. de Haan et al.: Dendritic cells and class II MHC expression on thyrocytes during the autoimmune thyroid disease of the BB rat. Clin. Immunol. Immunopathol. 55 (1990) 9–22.

Diskussion

Feldkamp:
Mit der Untersuchung dendritischer Zellen scheint man dem Ursprung autoimmuner Erkrankungen sehr nahe zu kommen. Allerdings ist zur Ausreifung von dendritischen Zellen ein Netzwerk von Zytokinen notwendig. Ist der Defekt von dendritischen Zellen daher nicht eher sekundärer Natur?

Drexhage:
Die Zytokine sind tatsächlich für die lokale Entwicklung der dendritischen Zellen wichtig. Ich habe mich auf die Untersuchung der dendritischen Zellen im Knochenmark beschränkt. Und das zeigt sich absolut abnorm in BB-Ratten und NOD-Mäusen. Beim Menschen kann ich über das Knochenmark keine Auskunft geben. Auch die Rolle der Zytokine habe ich im Knochenmark nicht studiert. Sie haben recht, dass die Zytokine großen Einfluss haben.

Usadel:
Morphologen diskutieren seit vielen Jahren über die Wirkung von Histiocyten. Sind sie pluripotent in Funktion und Differenzierung ? Gibt es Unterschiede zwischen dendritischen Zellen und Histiocyten?

Drexhage:
Histiozyten, eine alte Bezeichnung, werden heutzutage Makrophagen und dendritische Zellen genannt, wenn sie sich im Gewebe befinden. Man hat früher schon angenommen, dass die Funktion und Differenzierung der Histiozyten pluripotent ist, und das stimmt, weil wir heute wissen, dass die Funktion und Differenzierung der Makrophagen und dendritischen Zellen pluripotent ist.

Mann:
Welche Interaktionen ergeben sich zwischen dendritischen Zellen, T-Zellen und T-Suppressorzellen? Welche neuen Informationen gibt es zur Aktivität der T-Suppressorzellen?

Drexhage:
Über Suppressorzellen in den Menschen kann ich Ihnen keine Auskunft geben. Bei der BB-Ratte findet man eine Population von T-Zellen, die aktiviert sind, die sogenannten RT6+T-Zellen. Diese Population enthält suppressive Aktivität. Auch rezente Studien zeigen, dass Mäuse bestimmte Thymus-abstammende T-Zellen haben, die sog. CD4+CD25+T-Zellen. Diese T-Zellen haben klare suppressive Aktivität. Die Interaktionen dieser T-Zellen mit dendritischen Zellen sind immer noch nicht verstanden.

Janßen:
Dendritische Zellen sind ubiquitär, wie kommt es zu ihrer Spezifität im Rahmen der organspezifischen Autoimmunität? Gibt es Erkenntnisse bei poliglandulären Immunsyndromen?

Drexhage:
Wenn Sie an Immunoabnormitäten wie T-Suppressorzellen oder dendritische Zell-Abnormitäten denken, so ist das ein generelles Phänomen. Die Beziehung der dendritischen Zellen zur Schilddrüse beruht auf lokalen Faktoren. Dazu gibt es ein interessantes Experiment von Marie-Christine Many: NOD-Mäuse haben normalerweise keine Thyroiditis, da offenbar ein lokales Signal fehlt. Die generelle Abnormität ist vorhanden. Wenn man den NOD-Mäusen zuerst Iodid vorenthält, dann wächst ein Kropf. Wenn man danach den Tieren eine hohe (= toxische) Dosis Iodid füttert, dann findet eine Einwanderung dendritischer Zellen, Makrophagen und inflammatorischer Zellen statt. Damit beginnt eine Autoimmunthyroiditis. Das spricht für die Notwendigkeit lokaler Faktoren.

Braun:
Eine Frage aus der Praxis für die Praxis: Wie bedeutsam ist denn das Rauchen für die Entwicklung einer Autoimmun-Thyroiditis bei gegebener genetischer Prädisposition?

Drexhage:
Mehr und mehr beobachten wir, dass Rauchen ein Risikofaktor für die endokrine Ophthalmopathie und die postpartale Thyroiditis ist.

Gärtner:
Haben dendritische Zellen Östrogen-Rezeptoren oder werden sie durch Östrogene moduliert?

Drexhage:
Durch Steroide und Vitamin D3 kann die Funktion moduliert und teilweise nach unten reguliert werden. Das ist gut bekannt. Dehydroepiandrostendion und T3 aktiviert etwas. Östrogene wenig, aber FSH hat einen starken Effekt. Androgene blockieren.

Gärtner:
Nehmen Sie weibliche BB-Ratten in Ihrem Modell? Oder in anderen Worten: können Sie bei beiden Geschlechtern eine Thyroiditis erzeugen?

Drexhage:
Wir nehmen weibliche Ratten. Von den NOD-Mäusen verwenden wir beide Geschlechter, kastriert und/oder nicht kastriert.

Was lernen wir vom Typ-1-Diabetes?

B. O. Böhm

Einleitung

Der insulinpflichtige Typ-1-Diabetes wird heute als eine immun-mediierte (Autoimmun)-Erkrankung verstanden, bei der (Auto)-Antigene des Inselzellapparates durch das adaptive Immunsystem erkannt werden [1]. Insulin, Proinsulin, Glutamatdecarboxylase (GAD) und eine inselzelltypische Thyrosinphosphatase (IA-2) sind dabei die spezifischen Antigene der β-Zellen, die als Autoantigene von T-Zellen und durch Antikörper erkannt werden. Der wichtigste Marker einer ablaufenden Entzündung des Inselzellapparates sind die organspezifischen Autoantikörper. Der Nachweis von Antikörpern gegen die Inselzellantigene ist heute der entscheidende Baustein in der Diagnostik des Prä-Typ-1-Diabetes, eines sich spät manifestierenden Typ-1-Diabetes (sog. LADA-Diabetes) und in der Risikostratifizierung einer Diabetesentwicklung in Familien mit bereits erkrankten Mitgliedern [4, 5, 19].

Aus Verlaufsuntersuchungen von Typ-1-Diabetes-Familien und auch Populationen wurde eine klare zeitliche Sequenz des präklinischen Krankheitsablaufs deutlich. Dieses Krankheitsmodell ermöglicht heute eine gute Voraussagbarkeit des Typ-1-Diabetes (Abb. 1) [1]. Auf der Basis einer genetischen Prädisposition entwickelt sich in der Auseinandersetzung mit der Umwelt (Triggerereignisse) ein Stadium der Autoreaktivität. Als Folge der durch T-Zellen vermittelten Zerstörung der β-Zellen kommt es nach einer unterschiedlich langen präklinischen Phase zum klinisch manifesten Typ-1-Diabetes.

Prädisponierende Gene

Neuere Untersuchungen zur Genetik des Typ-1-Diabetes zeigten, dass eine Vielzahl von Genloki für die Erkrankung prädisponieren [1, 16]. Neben dem HLA-Genlokus liefert der Insulingenlokus ein weiteres, entscheidendes Risikomerkmal. Der Beitrag der 5′-Region des Insulingens zur Risikoerhöhung kommt zusätzlich oder auch unabhängig zu bekannten HLA-Markern (DRB1*03, DRB1*04, DQB1*0302, DQB1*0201) zum Tragen. Eine mögliche Erklärung ergibt sich aus dem unterschiedlichen Grad der

Expression von Insulin oder Proinsulin im Thymus, die in Abhängigkeit einer polymorphen Region der 5'-Region des Insulingens erfolgt [14]. Die Expression von Insulin oder auch Proinsulin im Thymus wird in Verbindung gebracht mit der Induktion einer zentralen Toleranz gegen das wichtige Inselzellantigen [2, 14].

Um die Rolle prädisponierender Gene für eine beliebige Erkrankung zu kalkulieren, hat sich das von Risch 1990 publizierte Verfahren bewährt [Abb. 2; 15]. Der Risikovergleich zwischen Familien und der Allgemeinbevölkerung ermöglicht die Kalkulation der dimensionslosen Zahl „λs". Anhand dieser einfachen Kalkulation wird unmittelbar die Schwierigkeit für genetische Untersuchungen im Zusammenhang mit dem Typ-2-Diabetes und auch für Autoimmunerkrankungen der Schilddrüse deutlich. Obwohl bekanntermaßen eine hohe genetische Prädisposition für den Typ-2-Diabetes oder auch Autoimmunthyreopathien existieren, wird aufgrund der gleichzeitig hohen Prävalenz der Erkrankung in der Allgemeinbevölkerung die Detektion prädisponierender Gene immer schwieriger. Je kleiner der Faktor λs ausfällt, desto schwieriger lassen sich mit herkömmlichen genetischen Verfahren prädisponierende Gene identifizieren. Ab einem λs kleiner 5 versagen in der Regel die hierfür eingesetzten genetischen Verfahren oder es müssen sehr große Probandenzahlen (> 300 Familien) analysiert werden [2, 6, 15, 16, 18].

Stadium	Merkmale
Genetische Prädisposition	HLA, Insulingenregion
↓	TH1-Phänotyp der T-Zellen
Triggerereignisse	Viren?, Ernährung?
↓	Modulatoren der Immunantwort
Prä-Typ-1-Diabetes	organspezifische Antikörper
↓	autoreaktive T-Zellen
Klinisch manifester	signifikanter Verlust der β-Zellen
Typ-1-Diabetes	verminderte Insulinsensitivität

Abb. 1: Natürlicher Verlauf des Typ-1-Diabetes

$$\lambda s = \frac{\text{sibling risk of developing disease}}{\text{population frequency of disease}}$$

λs (Typ-1-Diabetes)	=	15
λs (Typ-2-Diabetes)	=	3–4
λs (Autoimmunthyreopathie)	=	3–4

Abb. 2: Die Rolle der Gene (nach [15])

Triggerfaktoren

Trotz intensiver Suche sind bisher die Triggerfaktoren, die die Manifestation eines Typ-1-Diabetes begünstigen, nicht bekannt. Diskutiert werden intrauterine Faktoren sowie unmittelbar postnatal einwirkende Trigger. Zusätzlich wird der Einfluss verschiedener Nahrungsbestandteile diskutiert [7, 8]. Für die Schilddrüsenautoimmunopathie, für die möglicherweise keine dominanten genetischen Faktoren identifiziert werden können, stellt sich besonders die Frage nach Triggerfaktoren. Vereinzelt sind solche Faktoren identifiziert oder zumindest postuliert worden. Hierzu zählen „life events", bakterielle, virale oder auch retrovirale Elemente, ohne dass jedoch ein schlüssiger, allgemeingültiger Zusammenhang bisher beschrieben werden konnte [1, 13]. Ein definierter Trigger stellt exogen appliziertes Interferon-α dar. Die Wahrscheinlichkeit für die Entwicklung endokriner Autoimmunerkrankungen liegt bei etwa 6–7 % bezüglich der Schilddrüse, ferner gibt es Einzelfallberichte zur Induktion des Typ-1-Diabetes.

Post-Partum-Thyroiditis

Die Post-Partum-Thyroiditis zeigt Besonderheiten vor dem Hintergrund eines bereits bestehenden Typ-1-Diabetes. Auf dem Boden einer genetischen Prädisposition, die offenbar beiden Autoimmunerkrankungen gemeinsam ist und der möglicherweise erworbenen Eigenart der T-Zellen, eine autoaggressive (T-Helfer-Typ-1 [TH1]) Reaktion anzunehmen, kommt es bei Typ-1-Diabetikerinnen in mehr als 25 % der Fälle in den ersten sechs Monaten nach Entbindung zu einer Thyreoditis [3, 9, 11, 12]. Die enge zeitliche Assoziation zur Entbindung ergibt sich aus den deutlichen postpartalen Veränderungen des mütterlichen Immunsystems. Als Trigger kann das „endokrine Chaos" post partum angesehen werden mit dem abrupten Wechsel zwischen einem toleranten Verhalten während der Schwangerschaft und erhöhter Wahrscheinlichkeit für Autoaggression post partum.

Perspektive

Was lernen wir vom Typ-1-Diabetes? Um mehr über die offenbar recht komplexe Genetik von Schilddrüsenautoimmunität zu lernen, gilt es besonders, auf die klinischen Heterogenitäten zu achten. Faktoren wie das Manifestationsalter bedeuten für die hier besprochene Modellerkrankung Typ-1-Diabetes eine sehr divergente genetische HLA-vermittelte Prädisposition. Wir postulieren eine nur eingeschränkte Bedeutung genetischer Faktoren für Schilddrüsenautoimmunität, so dass Triggerereignisse und die damit verbundenen Umwelteinflüsse mehr in den Vordergrund klinisch-experimenteller Untersuchungen bei Schilddrüsenautoimmunität treten sollten [10]. Klinische Beispiele hierfür sind die Induktion von Schilddrüsenautoimmuntät durch die

Interferon-α-Behandlung oder auch die Manifestation eines M. Basedow oder einer Hashimoto-Thyroiditis in einer Familie. Dies bedeutet, dass vor recht ähnlichem genetischen Hintergrund sich klinisch sehr unterschiedliche Phänotypen von Schilddrüsenautoimmunität entwickeln können.

Was lernen wir vom Typ-1-Diabetes? Berechtigterweise sollte eine Umkehrung der Sichtweise auch möglich sein: Was lernen wir von der Schilddrüsenautoimmunität? Bei aller Einschränkung diagnostischer und auch therapeutischer Optionen der Schilddrüsenerkrankungen ist die klassische Substitutionsbehandlung oder auch das Konzept einer „definitiven Therapie" von Autoimmunität, wie diese für die Schilddrüsenerkrankungen etabliert ist, noch in weiter Ferne für den Typ-1-Diabetes.

Literatur

[1] Bach, J. F.: Insulin-dependent diabetes mellitus as an autoimmune disease. Endocr. Rev. 15 (1994) 516–542.

[2] Bennett, S. T., J. A. Todd: Human type 1 diabetes and the insulin gene: principles of mapping polygenes. Annu. Rev. Genet. 30 (1996) 343–370.

[3] Boehm, B. O., P. Kuehnl, C. Loeliger et al.: HLA-DR3 and HLA-DR5 confer risk for autoantibody positivity against the thyroperoxidase (mic-TPO) antigen in healthy blood donors. Clin. Investig. 71 (1993) 221–225.

[4] Boehm, B. O., B. J. Manfras, S. Seidl et al.: The HLA-DQβ non-Asp-57 allele: a predictor of future insulin-dependent diabetes mellitus in patients with Addison's disease. Tissue Antigens 37 (1991) 130–132.

[5] Boehm, B. O., B. Manfras, J. Seissler et al.: Epidemiology and immunogenetic background of islet cell antibody-positive nondiabetic schoolchildren: Ulm-Frankfurt population study. Diabetes 40 (1991) 1435–1439.

[6] Boehm, B. O., H. Thomas, J. Lee et al.: Disease report: Graves' disease. In: Tsuji, K., M. Aizawa, T. Sasazuki (Hg.): HLA Testing 1991 Vol. I, 710–713. Oxford University Press, Oxford 1992.

[7] Dahlquist, G.: Environmental factors and type 1 diabetes. Diabetes Care 24 (2001) 180–181.

[8] Feskens, E. J. M.: Can diabetes be prevented by vegetable fat? Diabetes Care 24 (2001) 1517–1518.

[9] Gerstein, H. C.: How common is postpartum thyroiditis? A methodologic overview of the literature. Arch. Intern. Med. 150 (1990) 1397–1400.

[10] Humphrey, M., J. Mosca, J. R. Baker et al.: Absence of retroviral sequences in Graves' disease. Lancet 337 (1991) 17–18.

[11] Liblau, R. S., S. M. Singer, H. O. McDevitt: Th1 and Th2 CD4+ T cells in the pathogenesis of organ-specific autoimmune disease. Immunol. Today 16 (1995) 34–38.

[12] Mestman, J. H., T. M. Goodwin, M. M. Montoro: Thyroid disorders of pregnancy. Endocrinol. Metab. Clin. North Am. 24 (1995) 41–71.

[13] Pietropaolo, M., M. Trucco: Viral elements in autoimmunity of type I diabetes. Trends Endocrinol. Metab. 7 (1996) 139–144.

[14] Pugliese, A., M. Zeller, A. Fernandez. et al.: The insulin gene is transcribed in the human thymus and transcription levels correlated with allelic variations at the INS UNTR-IDDM2 susceptibility locus for type 1 diabetes. Nat. Genet. 15 (1997) 293–297.

[15] Risch, N.: Linkage strategies for genetically complex traits.I. Multilocus models. Am. J. Hum. Genet. 46 (1990) 222–228.

[16] Rønningen, K. S., A. Spurkland, B. D. Tait et al.: Joint report: HLA class II associations in insulin-dependent diabetes mellitus among blacks, caucasoids and Japanese. In: Tsuji, K, M. Aizawa, T. Sasazuki (Hg.) HLA Testing 1991 Vol. I, 713–722. Oxford University Press, Oxford 1992.
[17] Scherbaum, W. A., W. Hampl, P. Muir et al.: No association between islet cell antibodies and coxsackie B, mumps, rubella, and cytomegalovirus antibodies in non-diabetic individuals 7–19 years. Diabetologia 34 (1991) 835–838.
[18] Semana, G., N. K. Mehra, J. C. Lepetit et al.: HLA and Graves′ disease: 12th International Histocompatibility Workshop study. In: HLA – Genetic Diversity of HLA Functional and Medical Implication – Proceedings of the Twelfth International Histocompatibility Workshop and Conference, S. 407–418. EDK, Paris, 1997.
[19] Wiest-Ladenburger, U., R. Hartmann, U. Hartmann et al.: Combined analysis and single-step detection of GAD65 and IA2 autoantibodies in IDDM can replace the histochemical islet cell antibody test. Diabetes 46 (1997) 565–571.

Diskussion

Mästle:

Bei einer Patientin mit Morbus Basedow beobachtete ich in jüngster Zeit die Entwicklung eines Mammakarzinoms, weswegen eine Chemotherapie vorgenommen wurde. Danach wurde bei dieser Patientin eine Thyroiditis Hashimoto festgestellt. Gibt es dazu Vergleichsdaten?

Böhm:

Die Frage war: Das klinische Bild hat einen Wandel erfahren, zuvor M. Basedow, nach Chemotherapie die atrophe Variante einer Hashimoto-Thyreopathie. Das ist durchaus denkbar, das kennen wir z. B. im Kontext des Diabetes. Wenn wir bestimmte T-Zellen modulieren, z. B. durch Zytostatika (Cyclophosphamid ist ein Beispiel im Kontext des Diabetes), dann erhalten wir ein anderes klinisches Bild oder eine andere Autoimmunreaktivität. Ich denke, das ist sehr gut erklärbar über eine durch Chemotherapie induzierte Modulation des Zytokinnetzwerkes oder auch über die Veränderung von T-Supressorzellen.

Induktion von Schilddrüsen-Autoantikörpern bei sequentieller Hormon-Iodidtherapie

D. von Mallek, T. Krause, H. Palmedo, U. J. T. Kühr, A. Manka, A. Y. Joe, H.-J. Biersack, M. J. Reinhardt

Einleitung

Die medikamentöse Behandlung der Iodmangelstruma mit L-Thyroxin als Monotherapie führt in vielen Fällen sicher und schnell innerhalb einiger Monate zur gewünschten Volumenreduktion der Schilddrüse. Nach Absetzen der Medikation treten aber häufig Rezidive auf. Eine langfristige Behandlung mit L-Thyroxin wird jedoch nicht empfohlen, da nach etwa sechs Monaten eine weitere Volumenreduktion der Schilddrüse nicht zu erwarten ist.

Eine solche zeitliche Begrenzung existiert für die Iodidtherapie nicht. Es ist aber seit einigen Jahren bekannt, dass Iodgaben bei vorliegender Struma zu einer Induktion von Schilddrüsen-Autoantikörpern führen können. Es wurde über das Auftreten immunogener Hyperthyreosen und insbesondere der Hashimoto-Thyroiditis berichtet [1–5].

In der Schilddrüsenambulanz unserer Abteilung führen wir bei palpatorisch und sonographisch nachgewiesener Struma neben den üblichen medikamentösen Mono- und Kombinationstherapien auch eine sequentielle Behandlung durch. Hierbei erfolgt bei fehlenden Kontraindikationen zunächst über etwa zwei Jahre eine Schilddrüsenhormonbehandlung, nachfolgend wird auf eine Iodidprophylaxe umgestellt. Da unklar ist, ob die Beobachtungen bei einer Iodprophylaxe auch auf die sequentielle Hormon-Iodidtherapie übertragbar sind, haben wir über einen langen Zeitraum hinweg bei unseren Patienten überprüft, ob im Verlauf dieser Therapie ein gehäuftes Auftreten von Anti-Thyreoglobulin-Autoantikörpern und Anti-Thyroidale-Peroxidase-Autoantikörpern nachgewiesen werden kann.

Material und Methode

Die retrospektive Auswertung erfolgte anhand der Krankenunterlagen von 79 Patienten (weiblich = 51; männlich = 28), die in unserer Schilddrüsenambulanz zum Teil über viele Jahre hinweg betreut worden waren. In die Auswertung wurden diejenigen Patienten einbezogen, bei denen palpatorisch und sonographisch eine Struma nodosa oder eine Struma parenchymatosa diagnostiziert worden war. Ferner sollte die Hormonbehandlung über einen Zeitraum von mindestens zwölf Monaten und die Iodidtherapie mindestens über sechs Monate erfolgt sein. Es wurden diejenigen Patienten ausgeschlossen, die eine Vortherapie mit Iodid oder einem Kombinationspräparat hatten, eine Schilddrüsen beinflussende Begleitmedikation (z. B. Kortikosteroide, Amiodaron, Lithium etc.) erhielten oder eine andere schilddrüsenspezifische Erkrankung (z. B. Autonomie, Neoplasie etc.) aufwiesen.

Die Bestimmung der Schilddrüsen-Autoantikörper erfolgte mit dem CentAk®-anti-TG Radioligandenassay und dem CentAk®-anti-TPO-Radioligandenassay (Fa. Medipan Diagnostika, Deutschland). Als Normalwert gilt eine Serumkonzentration bis 40 U/ml, als pathologisch eine Konzentration über 50 U/ml.

Für die Auswertung wurden drei Gruppen gebildet. In der Gruppe A waren Patienten, die ausschließlich mit Schilddrüsenhormonen behandelt worden waren. Die Gruppe B umfaßte Patienten, die sequentiell zuerst mit Schilddrüsenhormonen und dann mit 100–200 μg/d Iodid behandelt worden waren. Die Gruppe C ist eine Subgruppe von Gruppe B gewesen, bei der sowohl unter der Hormon- als auch unter der Iodidtherapie eine Antikörperbestimmung vorgenommen worden war.

Ergebnisse

Bei den Patienten der Gruppe A (n = 38) betrug das Durchschnittsalter bei Therapiebeginn 45,7 ± 12,2 Jahre. Die Patienten wurden im Mittel 96,7 ± 74,2 Monate mit Schilddrüsenhormonen behandelt. In 13,2 % der Fälle wurden erhöhte Tg-Aak und in 20,1 % der Fälle wurden erhöhte TPO-Aak nachgewiesen.

Das Durchschnittsalter der Patienten der Gruppe B (n = 41) betrug bei Therapiebeginn 33,7 ± 11,1 Jahre. Die Patienten wurden im Mittel 74,4 ± 51,5 Monate mit Schilddrüsenhormonen und nachfolgend durchschnittlich 59,0 ± 32,7 Monate mit Iodid behandelt. Erhöhte Tg-Aak wurden während der Hormontherapie in 18,2 % der Fälle und unter der folgenden Iodidtherapie unwesentlich verändert in 19,5 % der Fälle nachgewiesen. Die TPO-Aak waren unter der Hormontherapie zunächst in 36,4 % der Fälle und während der Iodidtherapie in nur 22,0 % der Fälle erhöht.

Die Patienten der Gruppe C (n = 22) waren bei Therapiebeginn durchschnittlich 34,9 ± 10,1 Jahre alt. Die Dauer der initialen Hormontherapie betrug im Mittel 74,6 ± 54,1 Monate während durchschnittlich 56,8 ± 27,7 Monate lang die Iodidbehandlung erfolgte. Während der Hormontherapie waren die Tg-Aak in 18,2 % der Fälle und unter der folgenden Iodidtherapie unwesentlich verändert in 22,7 % der Fälle erhöht. Der Nachweis erhöhter TPO-Aak wurde während der Hormontherapie in 36,4 % der Fälle und unter der Ioditherapie lediglich in 18,2 % der Fälle geführt.

Schlussfolgerung

Die durchgeführte Untersuchung zeigt, dass die Iodidprophylaxe mit einer Gabe von 100–200 µg/d Iodid im untersuchten Patientengut nicht zu einer deutlichen Erhöhung der Schilddrüsen-Autoantikörper führt. Die eigenen Ergebnisse entsprechen denen von Rink et al. [5]. Für eine Medikation mit 500 µg/d Iodid wurde in der Literatur hingegen ein signifikanter Anstieg der mikrosomalen und Thyreoglobulin-Autoantikörper beschrieben, welche sich nach Beendigung der Iodidgaben normalisierten [3]. Die eigenen Resultate bestätigen die Angaben der bisherigen Forschung, dass bis zu einer Dosis von 200 µg/d Iodid keine Autoimmunphänomene auftreten [2]. Bezüglich der von uns untersuchten Patientengruppe ist jedoch festzuhalten, dass diese zuvor jahrelang mit Schilddrüsenhormonen behandelt worden war. Dies könnte zu einer immunsuppressiven Wirkung geführt haben, wie sie auch von einigen Arbeitsgruppen beschrieben worden ist. Wenngleich nach unseren Ergebnissen eine Iodidprophylaxe mit 100–200 µg/d nach vorheriger längerer Hormonbehandlung bedenkenlos durchgeführt werden kann, sollten dennoch in bestimmten Intervallen die Schilddrüsen-Autoantikörper überprüft werden, weil in Einzelfällen immunogene Schilddrüsenerkrankungen auftreten können.

Literatur

[1] Bauch, K.: Wie effektiv kann eine Jodprophylaxe sein? Nuklearmediziner 14 (1991) 168–174.
[2] Dietlein, M., H. Schicha: Jodid und Autoimmunphänomene der Schilddrüse. Nuklearmedizin 38 (1999) 3–6.
[3] Hintze, G., J. Köbberling: Effektivität und Risiken der medikamentösen Strumatherapie mit Jodid. Nuklearmediziner 14 (1991) 163–167.
[4] Meng, W., A. Schindler, K. Spieker et al.: Jodidtherapie der Jodmangelstruma und Autoimmunthyroiditis – Eine prospektive Studie. Med. Klin. 94 (1999) 597–602.
[5] Rink, Th., H.-J. Schroth, L. Holle et al.: Effekte von Jodid und Schilddrüsenhormonen bei der Induktion und Therapie einer Thyroiditis Hashimoto. Nuklearmedizin 38 (1999) 144–149.

Diskussion

Meng:
Wie häufig waren positive Antikörperbefunde vor Beginn der Therapie ? Das wäre wichtig für die Interpretation der Befunde. Könnten sich AIT eingeschlichen haben? Denn Sie zeigten uns eine sehr hohe Antikörper-Prävalenz.

Mann:
Wie hoch waren die Titer der Schilddrüsen-Antikörper und wie hat sich die Echogenität der Schilddrüse unter der Therapie verändert?

Entwickelt sich unter der Therapie eine Immunthyreoditis oder handelt es sich um ein Untergrundrauschen grenzwertig erhöhter Antikörper?

Mallek:
Soweit aus den Krankenunterlagen zu entnehmen war, hatten die Patienten, die in diese Untersuchung eingeschlossen worden sind, keine Autoimmunthyroiditis, sondern lediglich mäßiggradige Erhöhungen der entsprechenden Antikörperwerte. Sonographisch betrachtet nur eine vergrößerte Schilddrüse, allerdings keine typischen Zeichen für eine bestimmte Erkrankung.

Hüfner:
Eine Frage zur Gruppe C. Viele Patienten hatten Schilddrüsenhormon bekommen und danach Iodid, und sie hatten Werte für Antikörper sowohl unter Hormontherapie als auch unter Iodid. Wird da nicht eine Selektion stattfinden? Wenn jemand unter Hormonen bereits Antikörper hat, dann würden Sie seltener so jemanden auf Iodid umstellen. Insofern lautet die Frage: Wie selektioniert ist diese Gruppe C wirklich, und ist sie überhaupt aussagefähig?

Reinhardt:
Da wir nur mäßige Antikörpererhöhungen fanden, hatte das keinen Einfluss auf die Selektion der Patienten zur Iodid-Therapie.

Häufigkeit von Schilddrüsen-Autoantikörpern bei Patienten mit Typ-1-Diabetes mit Manifestation im Erwachsenenalter

T. Lohmann, K. Kellner, S. Laue, J. Kratzsch, J. Seissler

Einleitung

Bei der überwiegend T-Zellen-vermittelten Autoimmunerkrankung Typ-1-Diabetes stellen inselzellspezifische Autoantikörper wie zytoplasmatische Inselzellantikörper (ICA) oder Autoantikörper gegen biochemisch definierte Antigene wie Glutamatsäuredekarboxylase (GAD) 65 und die Tyrosinphosphatase IA2 spezifische und sensitive Krankheitsmarker dar. Neben dem klassischen Typ-1-Diabetes mit Manifestation im Kindes- und Jugendalter sowie dem jungen Erwachsenenalter kann sich der autoimmune Typ-1-Diabetes auch im späteren Erwachsenenalter (etwa > 35–40 Jahre) manifestieren. Hierfür hat sich der Begriff „latent autoimmune diabetes in adults (LADA)“ eingebürgert [1]. Diese Form des Typ-1-Diabetes wird in der neuen Klassifikation der WHO und der Amerikanischen Diabetesgesellschaft von 1997 eindeutig dem Typ-1-Diabetes zugeordnet [2], umfasst etwa ein Drittel aller Fälle mit Typ-1-Diabetes und unterscheidet sich in einigen klinischen Charakteristika, z. B. durch eine länger erhaltene Insulinrestsekretion und die damit verbundene Insulinfreiheit in der Therapie, vom klassischen Typ-1-Diabetes [3]. Beim klassischen Typ-1-Diabetes kommen in etwa 5–10 % der Patienten bei Manifestation auch schilddrüsenspezifische Autoantikörper (Ak) wie Thyreoglobulin (TG)- oder Thyroxinperoxidase (TPO) -Ak vor, wobei ein Teil dieser Patienten im weiteren Leben eine Autoimmunerkrankung der Schilddrüse, insbesondere eine Hashimoto-Thyroiditis mit konsekutiver Hypothyreose im Rahmen eines polyendokrinen Autoimmunsyndroms (PEA), entwickelt [4]. Der Anteil von Patienten mit positiven Schilddrüsen-Autoantikörpern nimmt mit steigendem Lebensalter und Dauer des Typ-1-Diabetes zu [4], wobei für LADA Patienten zur Häufigkeit von Schilddrüsenautoantikörpern keine Daten in der Literatur vorliegen.

Patienten und Methoden

Wir haben eine Serie von 312 Patienten mit Diabetesmanifestation nach dem 35. Lebensjahr und einer Diabetesdauer von weniger als fünf Jahre aus drei Studienzentren (Diabetologische Schwerpunktpraxis Dr. Verlohren in Leipzig, Stadtkrankenhaus Leipzig-West, Ambulanz der Medizinischen Klinik III der Universität Leipzig) auf das Vorhandensein inselzellspezifischer Autoantikörper (ICA, GAD- und IA2-Ak) untersucht, und so 51 Patienten mit mindestens einem positiven Ak-Befund als LADA-Patienten charakterisiert. Patienten mit klassischen Symptomen eines Typ-1-Diabetes, z. B. einer Ketoazidose bei Manifestation, wurden hierbei ausgeschlossen, Insulinfreiheit über einen definierten Zeitraum aber nicht als Diagnosekriterium herangezogen. Zum Zeitpunkt der Untersuchung waren alle Patienten insulintherapiert und mit einem HBA_{1c} < 7,5 % relativ gut eingestellt. Aus der ursprünglichen Kohorte der 312 Patienten wurden 51 nach Alter und Geschlecht passende Patienten ohne Ak als klassische Typ-2-Diabetes-Patienten ausgewählt und zum Vergleich mit den LADA-Patienten herangezogen. Diese Typ-2-Diabetes-Patienten unterschieden sich in der Stoffwechseleinstellung zum Zeitpunkt der Diagnose (z. B. Blutzucker- und HBA_{1c}-Spiegel) oder zum Zeitpunkt der Untersuchung nicht von den LADA-Patienten. Die weitere immunologische und klinische Charakterisierung dieser Patientengruppen ist in einer Publikation bereits beschrieben [5]. Von dieser Patientenpopulation wurden schilddrüsenspezifische Autoantikörper (TG-, TPO- und TSHR-Ak/TRAK) mit kommerziell erhältlichen Assays (Fa. BRAHMS GmbH, Berlin, Deutschland) sowie TSH bestimmt.

Ergebnisse

In der LADA-Gruppe wiesen 19 von 51 Patienten mindestens einen schilddrüsenspezifischen Ak im Vergleich zu neun von 51 Patienten in der Gruppe mit Typ-2-Diabetes auf ($p < 0,05$ im zweiseitigen Chi-quadrate-Test). In der LADA-Gruppe hatten 19 von 51 Patienten TPO-Ak, zehn von 51 Patienten TG-Ak und sechs von 51 Patienten TRAK im Serum. Dabei wiesen zehn von 51 Patienten TPO- und TG-Ak, sechs von 51 Patienten TRAK und TPO-Ak und vier Patienten alle drei Ak auf. Nur zwei von 51 LADA-Patienten wiesen zum Untersuchungszeitpunkt eine TSH-Erhöhung als Marker einer Hypothyreose auf. In der Gruppe mit Typ-2-Diabetes hatten neun von 51 Patienten TPO-Ak, zwei von 41 Patienten TG-Ak und einer von 51 Patienten TRAK. Dabei wiesen einer von 51 Patienten alle drei Ak, zwei von 51 Patienten TPO- und TG-Ak auf; keiner der Patienten zeigte eine TSH-Erhöhung. Die Häufigkeit von Schilddrüsen-Ak ist in dieser Altersgruppe vor dem Hintergrund einer relativ hohen Frequenz im ambulanten und stationären Patientengut zu sehen. Wir haben daher eine Kontrollgruppe von 50 nach Alter und Geschlecht passend ausgewählte Patienten ohne anamnestische Angabe einer Schilddrüsen- oder Diabeteserkrankung aus unserer Ambulanz gebildet. In dieser Gruppe wiesen vier von 50 Patienten einen schilddrüsenspezifischen Ak auf, im Einzelnen: vier von 50 Patienten TPO-Ak, drei von 50 Patienten TG-Ak und einer von 50 Patienten TRAK. Nur ein Patient dieser Gruppe hatte TPO- und TG-Ak, keiner eine TSH-Erhöhung.

Schlussfolgerung

Wir fanden bei LADA-Patienten mit 37 % (19/51) eine sehr hohe Frequenz von schilddrüsenspezifischen Autoantikörpern, welche signifikant höher ist als bei entsprechend ausgewählten Typ-2-Diabetes-Patienten und auch höher als in der Literatur für den klassischen Typ-1-Diabetes beschrieben. Auch vor dem Hintergrund einer höheren Frequenz von Schilddrüsen-Ak im stationären und ambulanten Patientengut > 35 Jahre ist diese Häufigkeit erstaunlich hoch. Ein Teil dieser Patienten könnte das Bild einer PEA aufweisen, wobei entsprechende HLA-Assoziationen bei LADA-Patienten beschrieben sind [6]. Das Screening auf Schilddrüsen-Ak ist bei LADA-Patienten somit ergiebiger als beim klassischen Typ-1-Diabetes mit Manifestation im Kindes- und Jugendalter. Prospektive Studien müssen zeigen, wie häufig sich bei LADA-Patienten im weiteren klinischen Verlauf eine manifeste Autoimmunerkrankung, z. B. eine Hypothyreose im Rahmen einer Hashimoto-Thyroiditis, entwickelt, um endgültig zum klinischen Wert eines Schilddrüsen-Ak-Screenings in dieser Patientengruppe Stellung nehmen zu können.

Literatur

[1] Tuomi, T., L. C. Groop, P. Z. Zimmet et al.: Antibodies to glutamic acid decarboxylase reveal latent autoimmune diabetes mellitus in adults with a non-insulin-dependent onset of disease. Diabetes 42 (1993) 359–362.

[2] WHO/ADA: Report of the Expert Commitee on the diagnosis and classification of diabetes mellitus. Diab. Care 20 (1997) 1183–1197.

[3] Karjalainen, J., P. Salmela, J. Ilonen et al.: A comparison of childhood and adult Type 1 diabetes mellitus. N. Engl. J. Med. 320 (1989) 881–886.

[4] Becker, K. L.: Principles and Practice of Endocrinology and Metabolism. Lippincott, Williams & Wilkins, Philadelphia 2001, 1748–1781.

[5] Lohmann, T., K. Kellner, H.-J. Verlohren et al.: Titre and combination of ICA and autoantibodies to glutamic acid decarboxylase discriminate two clinically distinct types of latent autoimmune diabetes in adults (LADA). Diabetol. 44 (2001) 1005–1010.

[6] Horton, V., I. Stratton, G. F. Bottazzo et al.: Genetic heterogeneity of autoimmune diabetes: age of presentation in adults is influenced by HLA DRB1 and DQB1 genotypes (UKPDS 43). Diabetologia 42 (1999) 608–612.

Diskussion

Grußendorf:
Leider haben Sie nicht mitgeteilt, wie hoch diese Antikörper waren. Lagen sie im Bereich von 400/600 oder 5 000/8 000?

Lohmann:
Es waren nur drei Patienten mit Titer über 1000, davon hatten zwei eine latente Hypothyreose mit TSH-Erhöhung, die meisten hatten in dem Bereich zwischen 100 und 500, aber es hatten fast alle zwei nachweisbare Autoantikörper, was ja auch Hinweise sein können, dass wirklich ein Prozess abläuft.

Grußendorf:
Gab es eine diffuse Echoarmut im Sonogramm?

Lohmann:
Wir haben nicht von allen Patienten eine Sonographie der Schilddrüse.

Klar:

In Ihrem Abstrakt schreiben Sie, dass keiner dieser Patienten eine TSH-Erhöhung hatte. Hat sich das jetzt in dem Kollektiv verschoben? Deshalb die Frage nach der klinischen Relevanz und wieso in Ihrem Kollektiv so wenige TSH-Erhöhungen gefunden wurden.

Lohmann:
Ja, da war ich beim Abstrakt etwas voreilig, und es sind dann doch zwei gewesen, die eine TSH-Erhöhung hatten. Das hätte ich noch schreiben sollen, da fehlten nämlich zehn Patienten und bei den letzten hatten dann zwei eine TSH-Erhöhung. Das Problem ist, dass die Patienten relativ am Anfang ihrer Krankheit, was den Typ-1-Diabetes betrifft, stehen. Auch von der Lebenserwartung sind sicher noch 20 bis 30 Jahre abzuwarten. Wir haben Daten von Kindern mit Typ-1-Diabetes, die zeigen, dass das durchaus auch 20 bis 30 Jahre dauert, bis die eine Hypothyreose entwickeln. Ich denke, um diese Frage wirklich beantworten zu können, kommen wir an der prospektiven Studie nicht vorbei.

Brabant:
Hatten Sie Gelegenheit, noch andere Antikörper im Sinne einer Polyimmunopathie, z. B. Antikörper für die Nebenniere, zu bestimmen, und gibt es in diesem Kollektiv Hinweise, dass auch ein latenter Morbus Addison vorhanden sein könnte?

Lohmann:
Das ist noch nicht komplett aufgearbeitet. Und wir haben auch jetzt ein gewisses Problem, da wir soviele Fragestellungen hinterher mit dem Patientenkollektiv hatten, dass wir mit dem Serum knapp geworden sind. Weil die Patienten aber vorhanden sind, könnte man diese Frage auch mit neuen Serumproben beantworten, und das ist in der Planung.

Mann:
Wenn Ihnen diese Patienten noch verfügbar sind, dann müssen Sie die Schilddrüsensonographie unbedingt nachholen. Denn Sie wollen ja wissen, ob es wirklich eine relevante Autoimmun-Thyroiditis ist. Sind Patienten mit Vitiligo dabei gewesen?
Gibt es sonographische Hinweise für eine Immunthyroiditis bei Typ-1-Diabetes?

Lohmann:
Bei den zwei Patienten, die eine TSH-Erhöhung hatten, haben wir eine Schilddrüsen-Sonographie gemacht. Zumindest einer hatte das typische Bild einer Hashimoto-Thyroiditis und ist inzwischen auch mit Schilddrüsenhormonen therapiert.

Schilddrüsenantikörper und basale TSH-Spiegel bei 425 erstgradig Verwandten von Typ-1-Diabetikern im Langzeitverlauf über sieben Jahre

C. Jaeger, E. Hatziagelaki, R. Petzoldt, R. G. Bretzel

Einleitung

Bei Patienten mit manifestem Typ-1-Diabetes werden serologisch häufig Anzeichen einer Hashimoto-Thyroiditis (anti-TPO-Ak und/oder anti-TG-Ak) festgestellt. Die beschriebenen Häufigkeiten liegen je nach Altersstruktur und Geschlechtsverteilung zwischen ca. 10–30 % [6, 9, 11, 12, 14]. In einer eigenen Untersuchung an 197 Typ-1-Diabetikern fanden wir TPO-Ak und/oder TG-Ak in 18,4 % der Fälle [7]. Die Kombination verschiedener Autoimmunerkrankungen mit Manifestation an mindestens zwei endokrinen Organen hat zur Definition der autoimmunen polyendokrinen Syndrome geführt, als deren Ursache unter anderem ein gemeinsamer genetischer Hintergrund diskutiert wird [1, 13, 15]. Erstgradig Verwandte von Typ-1-Diabetikern haben aufgrund des ähnlichen genetischen Hintergrunds selbst ein erhöhtes Risiko für die Entwicklung eines Typ-1-Diabetes [4]. Es stehen jedoch nur wenige Daten zur Verfügung, um die Frage beantworten zu können, ob Verwandte 1. Grades von Typ-1-Diabetikern nicht auch ein erhöhtes Risiko für die Entwicklung einer Autoimmunthyroiditis Hashimoto haben. Ziel unserer Untersuchung war daher ein Screening der Serumproben von 425 erstgradig Verwandten von Typ-1-Diabetikern auf anti-TPO und/oder anti-TG-Ak sowie die Bestimmung des basalen TSH über sieben Jahre hinweg unter folgenden Fragestellungen:

1. Wie hoch ist die Prävalenz der anti-TPO und/oder anti-TG-Ak in diesem Kollektiv verglichen mit einer Kontrollgruppe (Querschnittsuntersuchung)?
2. Wie hoch liegen die basalen TSH-Spiegel in den Gruppen der Ak-positiven, verglichen mit den Ak-negativen Verwandten und in der Kontrollgruppe (Querschnittsuntersuchung)?
3. Wie ist die Entwicklung der basalen TSH-Spiegel über einen Zeitraum von sieben Jahren bei den anti-TPO- und/oder anti-TG-Ak-positiven verglichen mit den Ak-negativen erstgradig Verwandten von Patienten mit Typ-1-Diabetes (Längsschnittuntersuchung)?

Probanden und Methoden

Probanden

Die untersuchten Serumproben stammen aus der Giessen/Bad-Oeynhausen-Familienstudie [8]. In dieser Langzeitstudie wurden in den Jahren 1985 bis 1997 prospektiv erstgradig Verwandte von Patienten mit Typ-1-Diabetes auf assoziierte Ak gescreent und die Inzidenz des Typ-1-Diabetes in dieser Kohorte beobachtet. In die aktuelle Analyse wurden Serumproben von 425 Verwandten einbezogen, bei denen ein ausreichendes Probenvolumen für die Analyse auf anti-TPO bzw. anti-TG-Ak und die TSH-Bestimmung zum Zeitpunkt 0 und nach sieben Jahren Studiendauer verfügbar waren. Unter den 425 Probanden waren n = 199 Geschwister bzw. Kinder von Patienten mit Typ-1-Diabetes, das mittlere Alter betrug 18,4 ± 8,6 Jahre, das Geschlechterverhältnis M/W: 78/121. Darüberhinaus waren 226 Eltern diabetischer Kinder eingeschlossen, mittleres Alter 42 ± 9,4 Jahre, Geschlechtsverteilung M/W: 95/131. Als Kontrollgruppe wurden Seren von n = 125 gesunden Freiwilligen untersucht, deren Anamnese für Schilddrüsenerkrankungen leer war und die ein basales TSH zwischen 1 mU/l bis 3 mU/l aufwiesen. Die Alterstruktur und Geschlechtsverteilung der gesunden Kontrollen war vergleichbar mit der Alters- bzw. Geschlechtsverteilung der Verwandten, mittleres Alter: 31 ± 16,4 Jahre, Geschlechterverhältnis M/W: 47/78.

Antikörperassays

Anti-TPO-Ak wurden in einem kommerziell verfügbaren Synelisa (Pharmacia & Upjohn) bestimmt. Hierbei bindet rekombinante humane Schilddrüsenperoxidase, an den Synelisa-Pins immobilisiert, spezifisch TPO-Antikörper. Der Normalbereich ist mit < 60 IU/ml angegeben, der Graubereich zwischen 60–100 IU/ml. Für die vorliegende Untersuchung wurden nur Seren mit anti-TPO-Konzentrationen >100 IU/ml als positiv bewertet. Die Kalibrierung des Synelisa-TPO-Ak-Assays ist gegen die internationale WHO-Referenzpräparation NIBSC 66/386 erfolgt. Intra-Assay-Varianz und Inter-Assay-Varianz liegen für Proben mittlerer Ak-Konzentration bei 4,5 % vs. 6,8 %.

Anti-TG-Ak wurden in einem kommerziell verfügbaren Synelisa (Pharmacia & Upjohn) bestimmt. Der Synelisa-TG-Ak-Assay ist ein indirekter, nicht kompetitiver Enzym-Immunoassay zur quantitativen Bestimmung von Thyreoglobulin-Antikörpern, basierend auf humanem TG als Festphase. Der Normalbereich ist mit <60 IU/ml angegeben, der Graubereich zwischen 60–100 IU/ml. Für die vorliegende Untersuchung wurden nur Seren mit anti-TG-Konzentrationen > 100 IU/ml als positiv bewertet. Die Kalibrierung des Synelisa-TG-Ak-Assays ist gegen die internationale WHO-Referenzpräparation NIBSC 65/93 erfolgt. Intra-Assay-Varianz und Inter-Assay-Varianz liegen für Proben mittlerer Ak-Konzentration bei 4,4 % vs. 6,7 %.

TSH-Assay

Die basalen TSH-Spiegel wurden in einem kommerziell verfügbaren, hoch sensitiven automatischen Chemoluminescence-System (ACS:180, Bayer) bestimmt. Der Messbereich des ACS:180 ist mit 0,01 mU/l bis 150 mU/l angegeben, der Erwartungswert bei Euthyreose liegt zwischen 0,35 bis 5,50 mU/l. Der ACS:180 TSH-Test ist gegen die 2. IRP 80/558 (WHO) kalibriert. Die Intra-Assay-Varianz beträgt für Proben niedriger, mittlerer und hoher TSH-Konzentrationen 4,7 % vs. 3,9 % vs. 4,9 %. Die Wiederfindungsraten nach Verdünnung liegen im Mittel bei 107 %.

Ergebnisse

Prävalenz der SD-Ak

Insgesamt wiesen 50 der erstgradigen Verwandten SD-Ak (anti-TPO und/oder anti-TG-Ak) auf (11,7 %). In der Kontrollgruppe (schilddrüsengesunde Freiwillige mit einem basalen TSH zwischen 1–3 mU/l) lag die Prävalenz bei 3,2 %. Die Prävalenz der SD-Ak bei den Verwandten war im Vergleich zur Kontrollgruppe signifikant ($p < 0,01$) erhöht, sowohl in der Gruppe der Geschwister bzw. Kinder mit 12,1 %, als auch bei den Eltern diabetischer Kinder mit 11,6 %.

Basale TSH-Spiegel vs. Ak-Status

Anti-TPO- und/oder anti-TG-Ak-positive erstgradige Verwandte wiesen signifikant ($p < 0,05$) höhere basale TSH-Spiegel auf als Ak-negative Verwandte (Abb. 1). Darü-

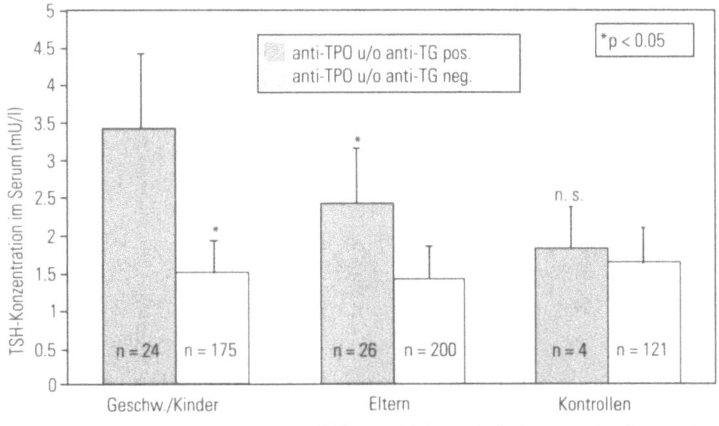

Abb. 1: Basale Serumkonzentration von TSH in Abhängigkeit vom Ak-Status bei erstgradig Verwandten von Typ-1-Diabetikern (Geschwister bzw. Kinder: n = 199; Eltern: n = 226) und gesunder Kontrollgruppe (n = 125). Signifikant (*p < 0,05) höhere basale TSH-Spiegel bei den Ak-positiven vs. Ak-negativen vs. gesunder Kontrollgruppe und signifikant (*p < 0,05) höhere TSH-Spiegel bei Ak-positiven Geschwistern bzw. Kindern vs. Ak-positiven Eltern

berhinaus lagen die basalen TSH-Spiegel SD-Ak-positiver Geschwister bzw. Kinder mit 3,4 ± 1,1 mU/l signifikant höher als die basalen TSH-Spiegel der Eltern diabetischer Kinder mit 2,5 ± 0,8 mU/l (p < 0,05). Die basalen TSH-Spiegel der SD-Ak-negativen Verwandten lagen im gleichen Niveau wie die basalen TSH-Spiegel der Kontrollen (n. s.).

Basale TSH-Spiegel im Zeitverlauf

Die Entwicklung der basalen TSH-Spiegel bei den anti-TPO- und/oder anti-TG-Ak-positiven erstgradigen Verwandten zeigt Abb. 2. In der Gruppe der Geschwister bzw. Kinder beobachteten wir einen signifikanten (p < 0,05) Anstieg des basalen TSH von

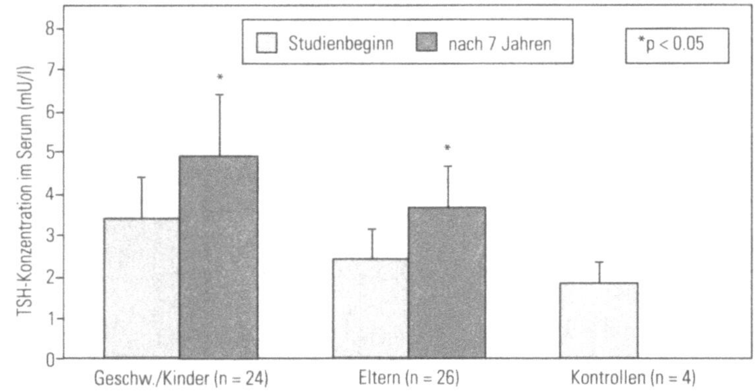

Abb. 2: Basale TSH-Serumkonzentration zum Studienbeginn und nach sieben Jahren bei den Ak-positiven erstgradig Verwandten von Typ-1-Diabetikern (Geschwister bzw. Kinder: n = 24, Eltern: n = 26). Signifikanter (*p < 0.05) Anstieg des basalen TSH im Zeitverlauf

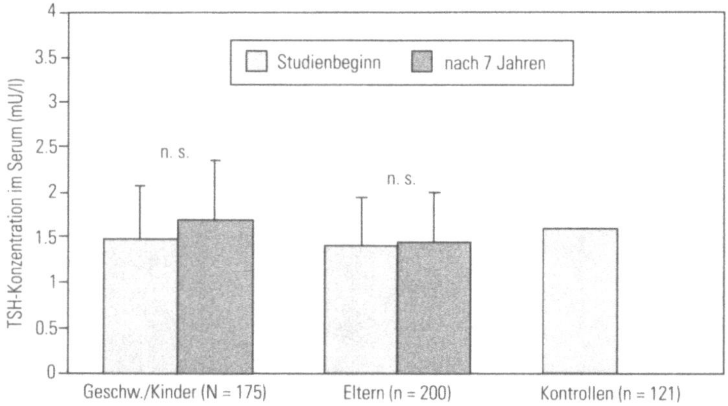

Abb. 3: Basale Serumkonzentration von TSH zum Studienbeginn und nach sieben Jahren bei den Ak-negativen erstgradigen Verwandten von Typ-1-Diabetikern (Geschwister bzw. Kinder: n = 175, Eltern: n = 200). Keine signifikanten Unterschiede hinsichtlich der TSH-Spiegel

3,4 ± 1,1 mU/l zum Zeitpunkt der ersten Serumprobe auf 4,8 ± 1,3 mU/l in der Probe nach sieben Jahren Verlauf. Auch in der Gruppe der Eltern diabetischer Kinder war ein signifikanter ($p < 0.05$) Anstieg des basalen TSH über die Zeit von 2,5 ± 0,8 mU/l auf 3,8 ± 1,1 zu verzeichnen. Die TSH-Spiegel der Ak-negativen erstgradigen Verwandten zeigten keinen signifikanten Anstieg über die Zeit und lagen sämtlich im Niveau der Kontrollgruppe (Abb. 3).

Zusammenfassung

Ein generelles und regelmäßiges Screening der Allgemeinbevölkerung auf Schilddrüsenantikörper und basales TSH scheint nicht realisierbar. Unter dem Gesichtspunkt eines präventiven Ansatzes müssen jedoch, je nach verfügbaren Ressourcen im jeweiligen Gesundheitssystem, rationelle Screeningstrategien gefunden werden, die es erlauben, eine möglichst hohe Zahl zukünftiger Patienten zu erfassen. Hierbei muss sich eine rationelle Screeningstrategie sinnvollerweise zunächst auf Risikopopulationen beschränken, die eine erhöhte Inzidenz für die jeweilige Erkrankung aufweisen.

Die vorliegende Untersuchung zeigt erstmalig für die erstgradig Verwandten von Patienten mit Typ-1-Diabetes signifikant erhöhte Prävalenzen für SD-Antikörper (ca. 11 % für anti-TPO und/oder anti-TG-Ak) mit signifkant erhöhten basalen TSH-Spiegeln im Vergleich zu gesunden Kontrollgruppen und eine progressive Verschlechterung der Stoffwechsellage im Sinne einer potentiellen bzw. manifesten Hypothyreose im Langzeitverlauf. Die Prävalenz der SD-Ak in unserer Kontrollgruppe lag mit 3,2 % etwas niedriger als in der Literatur zuvor beschrieben. Die große, populationsbasierte Tromso-Studie an 2551 Personen in Norwegen hatte Prävalenzen von 6,1 % vs. 2,8 % für anti-TPO vs. anti-TG-Ak gezeigt [2]. Der Grund für diese niedrigere Ak-Prävalenz liegt am ehesten in unserer Vorauswahl der Kontrollgruppen als anamestisch SD-gesunde Freiwillige mit einem TSH im engeren Normbereich zwischen 1–3 mU/l. Zudem könnten genetische und Umgebungsfaktoren (z. B. Ernährung) zu den unterschiedlichen Prävalenzen beigetragen haben.

Die erhöhte Antikörperprävalenz bei den erstgradig Verwandten deutet darauf hin, dass diese Personengruppe ein Risikokollektiv für eine erhöhte Inzidenz von Hashimoto-Thyroiditis darstellt. Sie sollte als mögliche Zielgruppe in eine Screeningstrategie für Hashimoto-Thyroiditis aufgenommen werden.

Die klinische Relevanz eines Screenings auf Hashimoto-Thyroiditis leitet sich aus der möglichen einfachen und kostengünstigen therapeutischen Konsequenz mit Durchführung einer isohormonalen Therapie ab. Das Screening mittels Schilddrüsenantikörpern und/oder basalem TSH hat sich in einer großen Analyse, dem Wickham-Survey mit 2800 Probanden und Nachbeobachtung über 20 Jahre hinweg, als effektiv zur frühzeitigen Erfassung späterer manifester Hypothyreosen erwiesen, die meist durch die

Hashimoto-Thyroiditis verursacht werden [18]. Für alleinige SD-Ak-Positivität wurde eine jährliche Progressionsrate hin zu manifester Hypothyreose von ca. 2,1 % ermittelt, bei alleiniger TSH-Erhöhung lag das Risiko bei 2,6 % und bei kombinierter SD-Ak-Positivität zusammen mit erhöhtem basalen TSH stieg diese Progressionsrate weiter auf 4,3 %. Der von uns beobachtete signifikante TSH-Anstieg über den Zeitraum von sieben Jahren bei den SD-Ak-positiven erstgradigen Verwandten von Patienten mit Typ-1-Diabetes ist gut vereinbar mit diesen zuvor beschriebenen Resultaten. Dies eröffnet die Perspektive, eine zukünftig drohende manifeste Hypothyreose frühzeitig, also noch im Stadium der subklinischen (potentiellen) Hypothyreose, zu erfassen. Hierdurch könnten diese Patienten einer spezifischen Therapie zugeführt werden mit dem Ziel des Erhalts der euthyreoten Stoffwechsellage bei normalen TSH-Spiegeln.

In einer kürzlich erschienenen Arbeit wurde eine „Number needed to treat"-Analyse für Patienten mit subklinischer (potentieller) Hypothyreose vorgestellt, die zeigt, dass je nach Alter und TSH-Spiegeln zwischen 4,3 bis 14,3 Patienten behandelt werden müßten, um einen Progress hin zu manifester Hypothyreose zu verhindern [5]. Diese Rate liegt in vergleichbaren Größenordnungen, die auch für andere präventive Ansätze in der Medizin akzeptiert werden, wie z. B. die Statintherpie bei Hypercholesterinämie [10].

Eine detaillierte Darstellung der Nutzen/Risiko-Abwägung einer isohormonalen Therapie bei subklinischer (potentieller) Hypothyreose ist nicht Gegenstand der vorliegenden Arbeit. Hier darf auf die kürzlich im New England Journal of Medicine erschienene Übersichtsarbeit von S. D. Cooper verwiesen werden, in der der Autor u. a. zu der Schlußfolgerung kommt, dass eine isohormonale Therapie auch asymptomatischer Personen mit positiven SD-Ak-Tests sinnvoll ist [3]. Diese Auffassung wird gestützt durch tierexperimentelle und klinische Arbeiten von Schumm-Draeger et al. [16, 17].

Basierend auf den hier erhobenen Daten schlagen wir daher zusammenfassend ein breites Screening erstgradig Verwandter von Typ-1-Diabetikern auf Schilddrüsenantikörper und ggf. TSH-basal vor. Orientiert an der aktuellen Datenlage in der Literatur sollte dann im Falle positiver Ak-Nachweise und/oder erhöhter basaler TSH-Spiegel eine isohormonale Therapie mit L-Thyroxin erwogen werden.

Literatur

[1] Bigazzi, P. E.: Autoimmunity in diabetes and polyendocrine syndromes: current concepts of pathogenesis and etiology. Immunol. Ser. 52 (1990) 295–322.

[2] Bryhni, B., S. Aanderud, J. Sundsfjord et al.: Thyroid antibodies in northern Norway: prevalence, persistence and relevance. J. Intern. Med.239 (1996) 517–523.

[3] Cooper, S. D.: Subclinical hypothyroidism. N. Engl. J. Med. 345 (2001) 260–265.

[4] Green, A.: Prevention of IDDM: the genetic epidemiologic perspective. Diabetes Res. Clin. Pract. 34, Suppl. 1 (1996) 101–106.

[5] Helfand, M., C. C. Refern: Screening for thyroid disease: an update. Ann. Intern. Med. 129 (1998) 144–158.
[6] Holl, R. W., B. Boehm, V. Loos et al.: Thyroid autoimmunity in children and adolescents with type 1 diabetes: effect of age, gender and HLA type. Horm. Metabol. Res. 52 (1998) 113–118.
[7] Jaeger, C., E. Hatziagelaki, R. Petzoldt et al.: Comparative analysis of organ-specific autoantibodies and celiac disease-associated antibodies in type 1 diabetic patients, their first degree realtives and in healthy control subjects. Diabetes Care 24 (2001) 27–32.
[8] Jaeger, C., E. Hatziagelaki, A. Stroedter et al.: The Giessen-Bad Oeynhausen family study: improved prediction of type 1 diabetes in a low incidence population of relatives using combinations of islet autoantibodies in a dual step model. Exp. Clin. Endocrinol. Diabetes 107 (1999) 496–505.
[9] Kontiainen, S., A. Schlenzka, S. Koskimies et al.: Autoantibodies and autoimmune diseases in young diabetics. Diabetes Res. 13 (1990) 151–156.
[10] Kumana, C. R., B. M. Y. Cheung, I. J. Lauder: Gauging the impact of statins using number needed to treat. J. Amer. Med. Assoc. 282 (1999) 1899–1901.
[11] Lorini, R., G. d'Annunzio, L. Vitali et al.: IDDM and autoimmune thyroid disease in the pediatric age group. J. Pediatr. Endocrinol. Metab. 9, Suppl. 1 (1996) 89–94.
[12] McCanlies, E., L. A. O'Leary, T. P. Foley et al.: Hashimoto's thyroiditis and insulin-dependent diabetes mellitus: differences among individuals with and without abnormal thyroid function. J. Clin. Endocrinol. Metab. 83 (1998) 1548–1551.
[13] Rabinowe, S. L., G. S. Eisenbarth: Polyglandular autoimmunity. Adv. Intern. Med. 31 (1986) 293–307.
[14] Radetti, G., C. Paganini, L. Gentili et al.: Frequency of Hashimoto's thyroiditis in children with type 1 diabetes mellitus. Acta Diabetol. 32 (1995) 121–124.
[15] Riley, W. J.: Autoimmune polyglandular syndromes: Horm. Res. 38 (1992) 9–15.
[16] Schumm-Draeger, P. M., B. E. Wenzel: In vivo models in thyroid research. Exp. Clin. Endocinol. Diabetes 104 (1996) Suppl. 3.
[17] Schumm-Draeger, P. M., S. Padberg, K. Heller: Prophylactic levothyroxine therapy in patients with Hashimoto's thyroiditis. Exp. Clin. Endocinol. Diabetes 107, Suppl. 3 (1999) 84–87.
[18] Vanderpump, M. P., W. M. Tunbridge, J. M. French et al.: The incidence of thyroid disorders in the community: a twenty-year follow-up of the Whickham survey. Clin. Endocrinol. (Oxf.) 43 (1995) 55–68.

Diskussion

Grußendorf:
Gab es Korrelationen zwischen den Antikörperbefunden der Verwandten und den Antikörperbefunden der Typ-1-Diabetiker, derentwegen die Verwandten untersucht wurden?

Bretzel:
Die Daten sind publiziert, deswegen bin ich nicht darauf eingegangen. Die Rate an Autoantikörper-Positiven lag bei etwa 24 %. Vom klinischen Status her fragen Sie nach dem TSH; die sind natürlich therapiert.

Grußendorf:
Nein, ich frage nach: Die hatten alle antikörper-positive Verwandten? Also diese Korrelation zwischen Typ-1-Diabetikern mit positiven Antikörpern und den Verwandten, hatten diese auch positive Antikörper? Das heißt, muss man bei diesen antikörper-positiven Diabetikern verschärft deren Verwandte in den Blick nehmen, im Vergleich zu den antikörper-negativen?

Bretzel:
Ja, so ist es angelegt gewesen, die Korrelation ist häufiger.

Müller:
Mit Schilddrüsenhormonen sind offensichtlich nicht alle substituiert, obwohl die Streuung der TSH-Basalspiegel so hoch ist, dass einzelne Werte > 10 μE/ml liegen müssen?

Bretzel:
Ja, das muss ich Ihnen gestehen. Sie haben auch gesehen, die Patienten wurden nicht alle an einem endokrinologischen Zentrum behandelt. Die Studie läuft nicht in Gießen alleine, wie Sie feststellen konnten.

Weyer:
Ich vermisse eigentlich zu den Laboruntersuchungen, die Sie gemacht haben, klinische Untersuchungen. Wir behandeln doch schließlich nicht irgendwelche Laborparameter, also Ihrer Meinung nach grenzwertig hohe basale TSH-Spiegel oder leicht erhöhte Antikörpertiter. Gibt es denn zu diesen Patienten, die sie laborchemisch selektioniert haben, auch irgendwelche klinischen Relevanzen, die es rechtfertigen würden, eine Therapie einzuleiten?

Bretzel:
Hier wird ja nur der Autoantikörperverlauf dargestellt. In der Publikation können Sie das nachlesen, dass wir den Patienten auch als Ganzes sehen, und das beinhaltete ja auch die Frage von Herrn Müller. Was macht man mit den Patienten, die autoantikörper-positiv sind? Das ist nach wie vor die Crux dieser Familienstudien, dass zwar das Risiko besteht, die Übergangswahrscheinlichkeiten bekannt sind, die aber z. B. in unserer Familienstudie zum Diabetes nicht so ausgeprägt waren. So dass es über sieben bis zehn Jahre hinweg vielleicht vertretbar ist, sie nicht zu behandeln. Um so seltener wurde auch bisher die Schilddrüse behandelt. Sie haben recht – natürlich muss man im Einzelfall die Gesamtkonstellation sehen – wenn Sie bei dem Patienten ein erhöhtes atherogenes Risikoprofil haben, gehört er garantiert behandelt. Wenn sie die Depression schon haben, auch in diesem Stadium, dann gehört er auch behandelt – so sollte das auch verstanden sein.

Kahaly:
Wie ist es mit den Schilddrüsenantikörpern bei Ihren Patienten? Waren sie von Anfang an da, wie ist der Verlauf, nehmen sie mit der Zeit zu, sind das weibliche Patienten? Hatten Sie die Gelegenheit, auch Verwandte zweiten Grades in Augenschein zu nehmen?

Bretzel:
Die haben wir uns auch angeschaut. Da liegt die Größenordnung bei 5–6 %. Wir haben natürlich auch nach Belegzellen (Parietalzellen) gesehen, da liegt die Rate übrigens über 20 %, jedoch ist nahezu kein Patient darunter, der eine Perniziosa entwickelt hätte, bisher zumindest. Insofern muss man sich tatsächlich am klinischen Bild orientieren. Keine Schilddrüsenantikörperkonzentrationssteigerung im Verlauf über die Jahre.

Lohmann:
Haben Sie auch die diabetischen Indexpatienten mit TSH- und Schilddrüsenautoantikörperbestimmung über sieben Jahre verfolgt? Um die Frage nach prospektiven Daten, die sich aus meinem Vortrag ergab, zu beantworten?

Bretzel:
Ja, die sind verfolgt worden und natürlich alle behandelt. Diese Patienten wurden ja auch engmaschig nachkontrolliert bezüglich der Schilddrüse.

Erhöhte Expression von dendritischen perifollikulären MHC-Klasse-II⁺-Zellen beim Morbus Basedow

B. Quadbeck, A. Eckstein, M. K. Walz, K. Mann, R. Gieseler

Einleitung

Autoimmunität resultiert aus einer Stimulation spezifischer Immunreaktionen gegen eigene Antigene [1]. Eine spezifische Immunreaktion wird durch professionelle antigenpräsentierende Zellen hervorgerufen, zu denen dendritische Zellen (DC), Makrophagen und B-Zellen gehören. Dendritische Zellen gelten als die potentesten Zellen des Immunsystems zur Stimulation einer Primärantwort. Man bezeichnet sie auch als „nature's adjuvant" aufgrund ihrer Fähigkeit, native T-Helfer-Zellen zu aktivieren [2, 12–14]. Es ist bekannt, dass dendritische Zellen in nicht-lymphoiden Organen funktionell unreif sind, d. h. sie haben die höchste Potenz zur lokalen Antigenaufnahme und wandern innerhalb weniger Tage zu den lokalen oder systemischen Lymphorganen [2]. Dort reifen sie zu funktionell kompetenten dendritischen Zellen mit erhöhter Expression antigenpräsentierender Moleküle (MHC Klasse-II), von Adhäsionsmolekülen (ICAM 1, ICAM 3) und kostimulierender Moleküle (CD 40, CD 80), um T-Helfer-Zellen zu stimulieren [5, 8, 9, 16, 18].

Die Beobachtung, dass dendritische Zellen autoimmune Prozesse induzieren können, führte zu der Überlegung, dass dendritische Zellen der Schilddrüse bei der Pathogenese des M. Basedow eine wichtige Rolle spielen könnten [11, 15, 17]. Mölne und Mitarbeiter konnten zeigen, dass dendritische Zellen eine erhöhte Adhärenz zum Follikelepithel der Schilddrüse beim M. Basedow zeigen [10], während diese Zellen in anderen Schilddrüsengeweben hauptsächlich interstitiell lokalisiert sind. Bislang ist nicht bekannt, welches Repertoire an Oberflächenmolekülen dendritische Zellen im Schilddrüsengewebe beim M. Basedow zur Stimulation von T-Zellen exprimieren. In unseren eigenen Untersuchungen fokussierten wir diese Fragestellung zunächst auf die Expression antigenpräsentierender MHC-Klasse-II-Moleküle.

Material und Methoden

Patienten

Wir untersuchten insgesamt 39 Schilddrüsengewebe von Patienten, die aus dem gleichen Gebiet in Deutschland stammten. Patienten mit Schilddrüsenkarzinom wurden von der Studie ausgeschlossen. Fünfzehn Patienten wurden aufgrund eines M. Basedow operiert (elf Frauen, vier Männer im Alter von 21–66 Jahren). Präoperativ wurden zehn Patienten mit Thionamiden behandelt, fünf Patienten mit einer Kombinationstherapie aus Thionamiden und Levothyroxin. Zum Zeitpunkt der Operation hatten alle Patienten peripher normale Schilddrüsenparameter. Als Kontrollgruppen wurden Schilddrüsengewebe von zwölf Patienten (elf Frauen, ein Mann im Alter von 31–69 Jahren) untersucht, die aufgrund einer Schilddrüsenautonomie operiert wurden, von denen acht Patienten präoperativ Thionamide zur Behandlung der Hyperthyreose erhalten hatten. Eine weitere Kontrollgruppe waren zwölf Patienten, die aufgrund von „kalten" Schilddrüsenknoten operiert wurden (acht Frauen, vier Männer im Alter von 32–71 Jahren). Die Histologie ergab bei allen „kalten" Knoten einen benignen Befund. Bei allen Kontrollgruppen waren TSH-Rezeptor-, TPO-, und TG-Antikörper negativ.

Immunhistochemie

Die Schilddrüsengewebe wurden nach chirurgischer Entnahme sofort in flüssigen Stickstoff kryokonserviert, in O. C. T. (Sakura, Zoeterwoude, NL) eingebettet, 5 µm-Schnitte mit dem Jung-CM 3000-Cryostat (Leica, Bensheim, FRG) angefertigt und die immunhistochemischen Untersuchungen mit monoklonalen Antikörpern gegen HLA-DR, -DP, -DQ (MHC II; 1:200) durchgeführt.

Die immunzytochemische Evaluation erfolgte mittels Quantifizierung einzelner Zellpopulationen und Lokalisation auf histologischer Ebene bei hundertfacher mikroskopischer Vergrößerung und Bestimmung von jeweils drei zufällig gewählten, unabhängigen Ausschnitten pro Schnitt mit Bestimmung der Anzahl positiver Zellen für MHC Klasse II.

Follikel, die entweder komplett oder nur partiell von MHC-II-positiven Zellen umgeben waren, wurden separat evaluiert. Die Ergebnisse wurden arithmetisch gemittelt und in Prozent dargestellt. Zur Diskriminierung von MHC-II-positiven dendritischen Zellen und Thyreozyten wurden morphologische Kriterien hinzugezogen. Typischerweise bilden „dendritische" Zellen schmale, zytoplasmatische Protrusionen aus, während sich Thyreozyten durch ihren direkt vom Lumen des Follikels umgebenden Nukleus mit flachem Zellkörper ohne Ramifizierungen auszeichnen. Unterschiede mit einem $p < 0,05$ zwischen M. Basedow und den Kontrollgruppen wurde als statistisch signifikant bezeichnet.

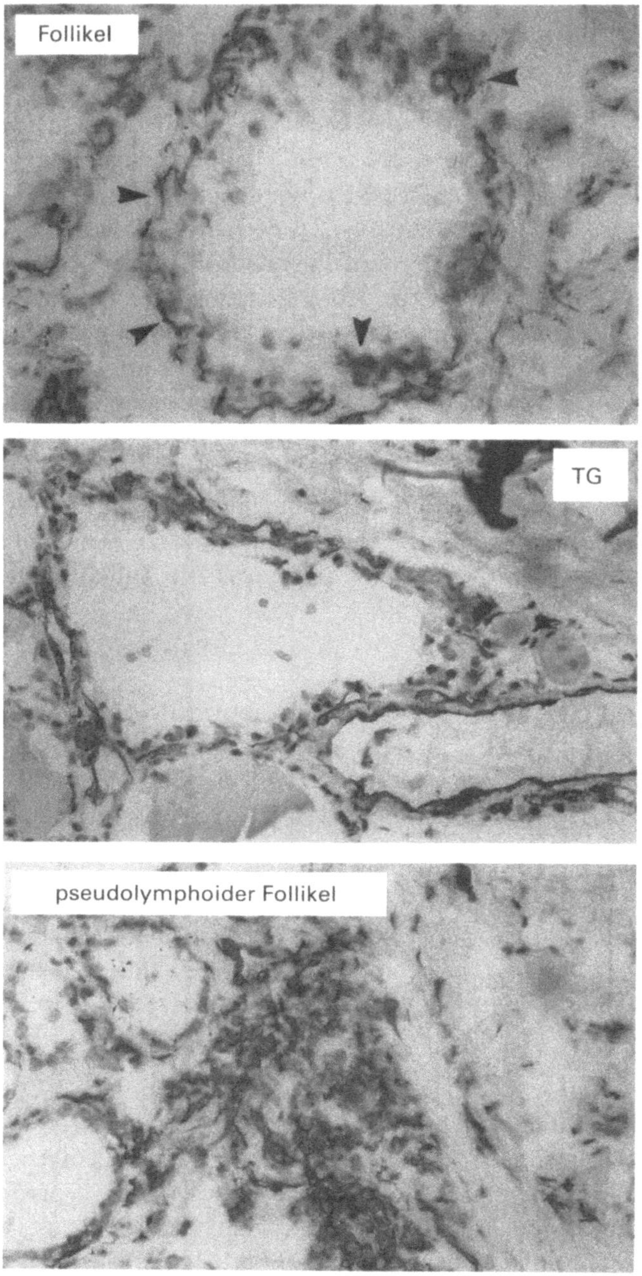

a

b

c

Abb. 1: Lokalisation intrathyroidaler dendritischer Zellen. Die Schilddrüsenfollikel werden nahezu vollständig von MHC Klasse II⁺Zellen umgeben (a; links Mitte und unten), während nur wenige Thyreozyten MHC II exprimieren (a; rechts oben und unten). Umgekehrt exprimieren bei den Kontrollgruppen hauptsächlich Thyreozyten und das Venenepithel MHC II (b; exemplarisch bei einem Autonomen Adenom, TG; toxic goiter). Abb 1c zeigt MHC-Klasse II⁺ fokale Ansammlungen von Lymphozyten zwischen den Follikeln beim M. Basedow

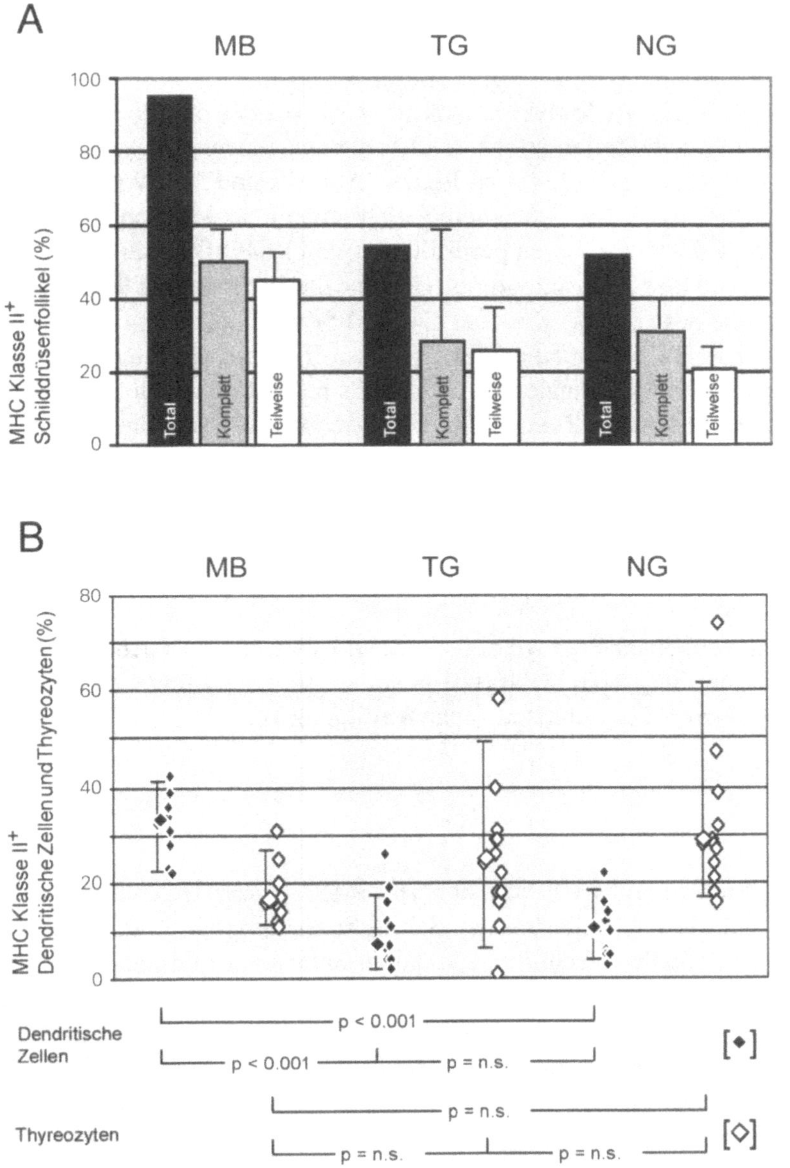

Abb. 2: Charakterisierung follikulärer und perifollikulärer HLA-DR/DP/DQ⁺-Zellen.
A) Vermehrte MHC-II-Expression beim M. Basedow (MB) im Vergleich zu autonomen Adenomen (TG, toxic goiter) und zum perinodulären Gewebe von kalten Schilddrüsenknoten (NG, non-toxic goiter).
B) Signifikant höhere Anzahl perifollikulärer dendritischer Zellen (DC) beim M. Basedow (MB) im Vergleich zu autonomen Adenomen (TG) und perinodulärem Gewebe von kalten Schilddrüsenknoten (NG)

Ergebnisse

HLA-DR, -DP und -DQ

Zellen, die MHC-Klasse-II-Moleküle exprimierten, wurden in allen Schilddrüsengeweben gefunden. Solche Zellen waren in allen Kompartimenten lokalisiert, jedoch am häufigsten in der Nähe der Follikel zu finden (Abb. 1a und 1b). Was Häufigkeit und Zelltyp bei den perifollikulär gelegenen Zellen angeht, so konnten wir zeigen, dass beim M. Basedow 95 % der Zellen perifollikulär von MHC-II-positiven Zellen umgeben waren, während dies beim autonomen Gewebe nur in 55 % der Fälle und beim perinodulären Gewebe des „kalten" Knotens nur in 51 % der Fälle beobachtet wurde, siehe Abbildung 2A. Die Hauptpopulation MHC-Klasse-II-positiver Zellen entsprach dendritischen Zellen, siehe Abbildungen 1a und 2b. Es besteht demnach eine Prädominanz perifollikulärer dendritischer Zellen beim M. Basedow, während die Hauptpopulation MHC-Klasse-II-positiver perifollikulärer Zellen bei den Kontrollgruppen Thyreozyten entsprach (36 % Thyreozyten vs. 64 % dendritische Zellen beim M. Basedow; 68 % Thyreozyten vs. 32 % dendritische Zellen bei den Autonomiegeweben, 75 % Thyreozyten vs. 25 % dendritische Zellen beim perinodulären Gewebe der „kalten"Schilddrüsenknoten; $p < 0{,}001$).

Beim M. Basedow beobachteten wir außerdem im Unterschied zu den Kontrollgruppen eine fokale Ansammlung MHC-Klasse-II-positiver Zellen zwischen den Follikeln, die wir als „fokale cluster" bezeichneten, siehe Abbildung 1c.

Erörterung

In dieser Studie haben wir die Expression von MHC-Klasse-II-positiven Zellen beim M. Basedow und als Kontrolle bei der Schilddrüsenautonomie und beim perinodulären Gewebe von „kalten" Schilddrüsenknoten untersucht und dabei den Fokus auf die Rolle der antigenpräsentierenden dendritischen Zellen gelegt. Unsere Ergebnisse zeigen, dass sich das phänotypische Profil von MHC-Klasse-II-positiven Zellen beim M. Basedow von dem der Kontrollgruppen unterscheidet. Dabei konnten wir erkennen, dass beim M. Basedow die Anzahl dendritischer Zellen, die eine Adhärenz zum Schilddrüsenfollikelepithel zeigen, im Unterschied zu den Kontrollen signifikant höher ist und dass nur beim M. Basedow interfollikuläre „fokale cluster" von MHC-Klasse-II-positiven Zellen auftreten.

Bereits in früheren Untersuchungen zeigten Bottazzo und Mitarbeiter [3] eine aberrante MHC-II-Expression bei Schilddrüsenepithelzellen und diskutierten eine zentrale Rolle der Thyreozyten bei der Induktion der Autoimmunantwort. Obwohl mittlerweile die primär immuninduzierende Rolle dendritischer Zellen bekannt ist, ist deren Bedeutung für die Pathogenese beim M. Basedow nur in Ansätzen untersucht worden [4, 6, 7, 10, 15, 17]. Ob intrathyroidale dendritische Zellen oder Thyreozyten die Hauptstimulatoren für den Autoimmunprozess beim M. Basedow sind, ist weiterhin unklar. Unsere eigenen Ergebnisse unterstreichen eine zentrale Rolle dendritischer Zellen bei der Pathogenese des M. Basedow, die Kontakt zum Schilddrüsenepithel beim M. Basedow haben und hierdurch in der Lage sind, Antigene aufzunehmen [10].

Ob dendritische Zellen im Schilddrüsengewebe in die fokalen Cluster, die wir nur beim M. Basedow beobachten konnten, wandern und dort Kontakt zu anderen Zellen – insbesondere zu Lymphozyten – aufnehmen, muss vorerst noch offen bleiben. Die Untersuchung des molekularen Repertoires von dendritischen Zellen, das zur Aktivierung von T-Helferzellen erforderlich ist und eine Reifung dieser Zellen widerspiegelt, wird Gegenstand weiterer Untersuchungen sein.

Literatur

[1] Abbas, A. K., A. H. Lichtman, J. S. Pober: Cellular and Molecular Immunology. 2. Auflage Saunders, Philadelphia 1994.
[2] Banchereau, J., R. M. Steinman: Dendritic cells and the control of immunity. Nature (1998) 245–252.
[3] Bottazzo, G. F., R. Pujol-Borrell, T. Hanafusa et al.: Role of aberrant HLA-DR expression and antigen presentation in induction of endocrine autoimmunity. Lancet 2 (1983) 1115–1119.
[4] Cohen, S. B., A. P. Weetman: Activated interstitial and intraepithelial thyroid lymphocytes in autoimmune thyroid disease. Acta Endocrinol. (Copenh.) (1988) 161–166.
[5] Gieseler, R., D. Heise, A. Soruri et al.: *In-vitro* differentiation of mature dendritic cells from human blood monocytes. Develop. Immunol. 6 (1998) 25–39.
[6] Kabel, P. J., H. A. Voorbij, M. de Haan-Meulmann et al.: Intrathyroidal dendritic cells. J. Clin. Endocrinol. Metabol. 66 (1988) 199–207.
[7] Kabel, P. J., H. A. Voorbij, R. D. van der Gaag et al.: Dendritic cells in autoimmune thyroid disease. Acta Endocrinol. (Copenh.) 281 (1988) 42–48.
[8] Larsen, C. P., S. C. Ritchie, J. Hendrix et al.: Regulation of immunostimulatory function and costimulatory molecule (B7-1 and B7-2) expression on murine dendritic cells. J. Immunol. 152 (1999) 5208–5219.
[9] McLellan, A. D., G. C. Starling, L. A. Williams: Activation of human peripheral blood dendritic cells induces the CD86 costimulatory molecule. Eur. J. Immunol. 25 (1995) 2064–2068.
[10] Mölne, J., S. Jansson, L. E. Ericson et al.: Adherence of RFD-1 positive dendritic cells to the basal surface of thyroid follicular cells in Graves′ disease. Autoimmunity 17 (1994) 59–71.
[11] Parr, E. L., K.L. Lafferty, K. M. Bowen et al.: H2 complex and Ia antigens on cells dissociated from mouse thyroid glands and islets of Langerhans. Transplantation 30 (1980) 142.
[12] Ronchese, F., B. Hausmann, G. Le Gros: Interferon-γ- and interleukin-4-producing T cells can be primed on dendritic cells in vivo and do not require the presence of B cells. Eur. J. Immunol. 24 (1994) 1148–1154.
[13] Rustemeyer, T., S. De Lighter, B. M. E. von Blomberg et al.: Lymphocyte priming in vitro by haptenated autologous dendritic cells. Clin. Exp. Immunol. (1999) 209–216.
[14] Steinman, R. M., M. D. Witmer: Lymphoid dendritic cells are potent stimulators of the primary mixed leukocyte reaction in mice. Proc. Natl. Acad. Sci. USA 75 (1978) 5132–5136.
[15] Voorbij, H. A. M., H. A. Drexhage: Antigen presenting dendritic cells in the early phases of the spontaneous autoimmune thyroiditis of the BB/W rat. J. Endocrinol. 104 (1985).
[16] van Kooten, C., J. Banchereau: Functions of CD40 on B cells, dendritic cells and other cells. Curr. Opin. Immunol. 9 (1997) 330–337.

[17] Wilders, M. M., H. A. Drexhage: Antigen presenting cells in autoimmune thyroid disease. Annales d'Endocrinologie 45 (1984) 40.
[18] Zhou, L.-J., T. F. Tedder: CD14+ blood monocytes can differentiate into functionally mature CD83+ dendritic cells. Proc. Natl. Acad. Sci. USA 93 (1996) 2588–2592.

Diskussion

Gärtner:
Das waren doch sicher alles Patienten, die mit Thyreostatika vorbehandelt waren?

Quadbeck:
Ja, alle.

Gärtner:
Gibt es eine Korrelation zwischen der Zeit antithyroidaler Medikation und der Anzahl dendritischer Zellen, d. h. hat die thyreostatische Therapie einen direkten Einfluss auf die Aktivität bzw. Differenzierung der dendritischen Zellen?

Quadbeck:
Wir haben einen ganz frischen M. Basedow gehabt, der eine große Schilddrüse hatte und der nur drei Monate thyreostatisch vorbehandelt war und aufgrund einer riesengroßen Schilddrüse auch relativ frisch operiert war. Wir haben dort auch eine erhöhte Expression der MHC-positiven Zellen gesehen. Dort haben wir aber auch ganz andere Verhältnisse gehabt, dem muss man nachgehen. Aber wir haben nur eine Schilddrüse und können das noch nicht an vielen Schilddrüsen zeigen.

Brabant:
Das war eigentlich auch meine Frage dazu: Ob Sie eine Zeitschiene aufstellen können über die Expression dieser Zellen im Verlauf der Erkrankung? Also frisch manifestierter Basedow versus lang bestehender Basedow?

Quadbeck:
Leider nicht, aber wir haben keine Gruppierung machen können, die das besser klassifiziert. Sicher ist es so, dass diese Erkrankung sehr heterogen ist und im jeweiligen Stadium muss man sagen, dass es sicher Unterschiede geben wird. Es ist ja kein statisches System. Sie erwischen diese Expression der Moleküle immer unterschiedlich, so dass es extrem schwierig ist, zu sagen, das ist jetzt Basedow-typisch. *Den* Basedow gibt es ja gar nicht.

Schindlbeck:
Haben Sie auch bei Hashimoto-Thyroiditis vermehrte dendritische Zellen gehabt?

Quadbeck:
Haben wir nicht untersucht, da wir kein Gewebe beim Menschen haben. Wir selbst haben Autoimmunthyroiditis nicht untersucht, es ging hier nur um den Basedow.

Usadel:
Eine kritische Frage zur Methode: Wenn ich mir Ihre immunhistologischen Bilder anschaue, habe ich den Eindruck, dass eine ganze Reihe von Kapillaren angefärbt zu sein scheinen.

Quadbeck:
Ja, auch.

Usadel:
Wie weit haben Sie das morphometrisch getrennt? Haben Sie das wirklich gemacht?

Quadbeck:
Die Kapillaren sind durchaus auch MHC-Klasse-2-positiv. Das ist durchaus üblich, dass Endothel-Zellen sich dort einfärben, das ist nichts besonderes.

Drexhage:
Wir haben ähnliche Untersuchungen gemacht und „normale" Schilddrüsen untersucht, die wir nach totaler Laryngektomie vom Hals-Nasen-Ohren-Chirurgen erhalten konnten. War es Ihnen auch möglich, solche Schilddrüsen zu untersuchen? Habe ich Sie richtig verstanden, dass Sie gesagt haben, dendritische Zellen exprimieren CD 40 nicht in die lymphozytischen Cluster? Das würde mich wundern.

Quadbeck:
Also die Frage war einmal, ob wir die normale Schilddrüse untersucht haben und zum andern CD 40 innerhalb dieser Follikel. CD 40 gibt es ja in diesen Follikeln, die Hochregulation ist innerhalb dieser Follikel zu sehen. Und wie das bei normalen Schilddrüsen ist, und ob man die Gelegenheit hat, auch im Darm, wo ja auch diese Antigenantwort stattfindet.
Zur ersten Frage: Normale Schilddrüsen sind sehr schwierig zu bekommen, wir haben sie nicht untersucht. Wir haben „noch normales" Gewebe, das paranodale Gewebe bei Patienten untersucht, die aufgrund von „kalten" Schilddrüsenknoten operiert wurden, aber das ist auch wirklich das Normalste, was wir hatten – hier im milden Iodmangelgebiet Deutschland.
Zur zweiten Frage: Es ist so, dass wir innerhalb der Cluster durchaus CD 40-positive Zellen gesehen haben, die dort auch zu einer Reifung kommen. Wir haben diese hochstimulatorischen Moleküle sehr wohl dort gesehen.

Klar:
Die dendritischen Zellen im Interstitium, das ist ja die eine Seite der Geschichte. Haben Sie mal geschaut auf die endotheliale Aktivierung, um auch auf Professor Usadel nochmals zurückzukommen - wie verhalten sich die Kapillar-Endothelien hinsichtlich Leukozyten, Lymphozyten, Endothel-Interaktion und -Emigration in das Interstitium? Weil Sie die Adhäsionsmoleküle ansprachen. Dort würde ja das ICAM und CAM die Frage auftauchen lassen, ist das hochreguliert, kommt es - außer den dendritischen Zellen - zu einer vermehrten Auswanderung auch immunkompetenter Zellen?

Quadbeck:
Also wir haben nicht speziell auf Endothel-Zellen geschaut, wir haben aber sehr wohl nach Adhäsionsmolekülen noch am Schnitt selber und da eine Verschiebung beim Basedow gesehen. Allerdings kann ich schon dazu sagen: Wir haben gesehen, dass es deutlich zu einer Verschiebung kommt zugunsten des ICAM 1, und es gibt auch Daten, die spekulativ sagen, dass daraus eher eine T-Zell-Helferantwort resultiert. Wir haben innerhalb dieser Cluster keine B-Zellen gesehen. Später kommt es natürlich zu einer B-Zell-Aktivierung.

Klar:
Aber immerhin das ICAM 1 ist hochreguliert, das ist die wichtige Feststellung.

Quadbeck:
Haben wir schon gesehen, kommt aber auch bei den Kontrollen vor. Aber es gibt schon eine Hochregulation.

Marıß:
Haben Sie Patienten nach notfallmäßiger totaler Thyroidektomie wegen thyreotoxischer Krise bezüglich der Häufigkeit dendritischer Zellen untersucht?

Quadbeck:
Haben wir nicht untersucht, weil es die sehr selten gibt.

Inflammatorisch aktivierte Makrophagen (Mϕ) und eine erhöhte Anzahl γδ-T-Zellen infiltrieren das periokuläre Bindegewebe bei der aktiven Endokrinen Orbitopathie (EO)

A. Eckstein, B. Quadbeck, S. Tews, K. Mann, Ch. Mohr, J. Esser, K.-P. Steuhl, R. Gieseler

Einleitung

Die Endokrine Orbitopathie ist eine entzündliche Erkrankung der Augenhöhle, die meist im Zusammenhang mit einer Autoimmunhyperthyreose vom Typ M. Basedow auftritt. Im Verlauf der chronischen Entzündung kommt es im variablen Ausmaß zu einer entzündlichen proliferativen Aktivierung der ortsständigen Bindegewebszellen, was zur Zunahme des orbitalen Fettgewebes und zur Fibrosierung mit nachfolgenden Funktionstörungen der Augenmuskeln führt [3, 4, 18, 23].

Während das klinische Bild der Erkrankung gut verstanden wird, ist die Ursache der chronisch entzündlichen Immunreaktion im Gewebe noch nicht geklärt.

Viele Autoren zeigten die Infiltration von Lymphozyten in das orbitale Bindegewebe. Bevorzugt handelte es sich um CD4-positive T-Zellen [21]. Die Isolation von T-Zell-Klonen und die nachfolgende Stimulation in der Zellkultur zeigt vor allem im Frühstadium ein TH1-vermitteltes Zytokinprofil [2, 8, 12, 15, 24]. In den untersuchten T-Zell-Linien konnte Reaktivität gegen verschiedenste orbitale und thyroidale Antigene nachgewiesen werden [9, 14]. Auch periphere Blut-Lymphyozyten von EO-Patienten zeigten eine erhöhte Autoreaktivität gegen verschiedenste Bindegewebsproteine [5]. Die Ergebnisse waren bisher jedoch nicht einheitlich, v. a. lassen sich spezifische Reaktionen nicht von Sekundärreaktionen trennen. So ist weiterhin für die EO weder das von autoreaktiven T-Zellen erkannte Antigen identifiziert, noch der Auslöser der Immunreaktion bekannt.

Ziel der vorliegenden Arbeit war es, im Orbitagewebe das Einwanderungsverhalten und die Aktivierung der Makrophagen und die T-Zell-Population auf Besonderheiten hinsichtlich des genutzten T-Zell-Rezeptorprofils zu untersuchen.

Patienten und Methodik

Patienten

Orbitales Fettgewebe wurde im Rahmen von orbitachirurgischen Eingriffen von drei Patientengruppen gewonnen (Tab. 1).

- Gruppe 1: Patienten mit schwerster *aktiver* Endokriner Orbitopathie (A-EO).
- Gruppe 2: Patienten mit schwerster *inaktiver* Endokriner Orbitopathie (I-EO).
- Gruppe 3: Patienten *ohne* Endokrine Orbitopathie (Kontrollgruppe = NP).

Die Klinische Aktivität wurde mittels des „Clinical Activity Score“ nach Mourits [13] beurteilt (A-EO score > 7, I-EO score < 3). Der Schweregrad der Erkrankung wurde mittels der NOSPECS-Klassifikation ermittelt.

Die Proben wurden unmittelbar nach Entnahme in flüssigem Stickstoff schockgefroren.

Tabelle 1: Klinische Angaben zu den gewonnenen Gewebeproben

	A-EO (n = 15)	I-EO (n= 11)	Kontrollen
Erstmanifestation M. Basedow	2,2 (2,3)	3,6 (1,7)	–
Erstmanifestation EO	1,3 (1,3)	3,1 (1,9)	–
Steroidtherapie	alle	alle	–
Monate nach letzter Steroidgabe	5,2 (3,6)	28,4 (23)	–
Orbitaspitzenbestrahlung	12	8	–
Monate nach Radiatio	6,5 (2,6)	19,8 (13,0)	–
Clinical Activity Score	9,4 (1)	0,8 (0,7)	–
NOSPECS	I–VI	I–V	–
OP-Indikation	Optikus-kompression	starke Protrusio	Blepharoplastik, Orbitatumor

Zahlenangaben: Mittelwert (Standardabweichung)

Immunohistologie

Die noch gefrorenen Gewebeproben wurden in OTC eingebettet. Gefrierschnitte (5 μm) wurden auf Poly-L-Lysin beschichteten Objektträgern platziert und anschließend für 20 min bei Raumtemperatur luftgetrocknet. Die Präparate wurden für 10 min in 100 % Azeton bei 4 °C fixiert, luftgetrocknet und danach der Schnitt auf dem Objektträger mit einem Wachsstift umfahren. Der Objektträger wurde zweimal mit PBS-Lösung (pH 7,2; ohne Calcium bzw. Magnesium) für 3 min gespült. Dann wurden die monoklonalen Maus-anti-Mensch-AK aufgetragen (erster Antikörper). Die Auswahl der Antikörper ist in Tabelle 2 aufgeführt. Zelluläre Fc-Rezeptoren wurden mit xenogenem Serum geblockt. Die endogene Peroxidase wurde mit H_2O_2 inhibiert. Die Objektträger wurden dann mit DAKO-EnVision$^+$-Peroxidase-System (für CD33), bzw. sekundärem Ziege-anti-Maus-AK (für TNF-α) oder Kaninchen-anti-Maus-AK (für alle anderen Antigene) plus Streptavidin (1:500; Dako) für 20 min versetzt. Die Antigene wurden danach mit Chromogen-Lösung 3-Amino-9-Ethylcarbazole (AEC; Sigma) sichtbar gemacht. Chromogen wurde immer frisch durch Mischen von 20 mg AEC-Pulver mit 5 ml *N',N'*-Dimethylformamide (Sigma) und Auffüllen auf 100 ml mit 0,1-M-Azetat-Puffer (pH 5,0) angesetzt. Das gefilterte Chromogen wurde mit 100 µl 30 %-H_2O_2 aktiviert. Die Schnitte wurden dann 10 min in 4 % Formalin in 0,1 M 1 : 10-Azetat-Puffer fixiert und dann für weitere 10 min in 1 % 1 : 10-Essigsäure gespült. Anschließend wurden die Schnitte mit Gill's Hämatoxylin No. 3 (Sigma) gegengefärbt.

Isotypkontrollen für IgG_1 (W3/25), IgG_{2a} (OX34), und IgG_{2b} (TEN-0) waren in allen Fällen negativ (Antikörper und Reagenzien von Dako, Serotec, R & D Systems, oder Sigma).

Tabelle 2: Auswahl der Antikörper

Marker	Clon	Isotyp	Zelluläre Reaktivität
MHC class II	CR3/43	IgG1	antigen-präsentierende Zellen
CD45	2B11 and PD7/26	IgG1	alle Leukozyten
CD 20	7D1	IgG1	alle B-Lymphozyten
CD4	1F6	IgG1	T-Helfer-Zellen
CD8	4B11	IgG2b	zytotoxische und Suppressor-T-Zellen
TCR-Vβ	4C6-H6	IgG1	αβ-T-Zell-Rezeptor
TCR-γδ	γ3.20	IgG1	γδ-T-Zell-Rezeptor
CD33	WM54	IgG1	frisch eingewanderte Monozyten
CD14	UCHM1	IgG2a	Gewebe-Mϕ; inflammatorisch aktivierte Mϕ
RFD7 Antigen	RFD7	IgG1	reife Gewebe-Mϕ
RFD1 Antigen	RFD1	IgG1	reifer Typ dendritischer Zellen
TNF-α	4C6-H6	IgM	TNF-α-sezernierende Zellen

Statistik

Für jeden Patienten bzw. jede Normalperson wurden drei unabhängige Areale von zwei unterschiedlichen Untersuchern ausgezählt und gemittelt. Dabei wurden Areale mit Fettzellen getrennt von Bindegewebssepten ausgewertet, da sich eine quantitativ unterschiedliche Zellinfiltration zeigte. Von allen drei Gruppen (A-EO, I-EO, NP) wurden Median und Konfidenzintervalle (5 % und 95 %) berechnet. Die statistische Auswertung erfolgte mit der SPSS-Software. Unterschiede zwischen den Gruppen wurden mittels des Mann-Whitney-U–Wilcoxon-Rangsummentests berechnet. Ein statistisch signifikantes Ergebnis wurde bei $p < 0{,}05$ angenommen.

Votum der Ethikkommission

Das Votum der Ethikkommission wurde für diese Untersuchungen eingeholt.

Ergebnisse

Da sich in allen Schnitten eine stärkere Ansammlung von Entzündungszellen bzw. eine Aktivierung der ortsständigen Fibrozyten in den Bindegewebssepten im Vergleich zum Fettgewebe zeigte, wurden beide Gebiete getrennt ausgewertet (Abb. 1a und b, Tab. 3). Der Charakter der geänderten Expression der Marker war in beiden Geweben jedoch gleich.

Tabelle 3: Ergebnisse der Auszählungen in den Bindegewebssepten und im Fettgewebe.
* signifikanter Unterschied zwischen aktiver EO und Kontrolle,
" signifikanter Unterschied zwischen inaktiver EO und Kontrolle,
° signifikanter Unterschied zwischen inaktiver EO und aktiver EO

	Fettgewebe (FG)		
Marker	Kontrolle	Aktive EO	Inaktive EO
MHC II*	37 (11–54)	56 (25–69)	52(17–63)
RFD7*;°	0 (0)	60–20	0 (0–9)
CD14*	0 (0–8)	17 (0–33)	0 (0–45)
CD33	0 (0)	0 (0–17)	0 (0–3)
CD45*	0 (0–21)	18 (5–50)	5 (0–41)
CD4	0 (0–18)	6 (0–44)	2 (0–48)
CD8	0 (0)	0 (0–1)	0 (0–5)
CD20	0 (0)	0 (0)	0 (0)
αβ-TCR	0 (0–11)	0 (0–4)	0 (0)
γδ-TCR	0 (0–1)	0 (0–16)	0 (0–8)
RFD1	0 (0)	0 (0–1)	0 (0)
	Bindegewebssepten		
(BG) Marker	Kontrolle	Aktive EO	Inaktive EO
MHC II*	22 (11–44)	39 (21–48)	33 (13–45)
RFD7*	0 (0–11)	12 (0–30)	4 (0–24)
CD14*;°	2 (0–18)	16 (2–38)	2 (0–26)
CD33*	0 (0–4,3)	9 (0–29,3)	0 (0–28,1)
CD45*;"	6 (0–28)	26 (10–43)	30 (6–48)
CD4*;"	6 (0–23)	10(0–33)	20 (0–39)
CD8	0 (0–7)	0 (0–1)	O(O–2)
CD20	0 (0)	0 (0)	0 (0–5)
αβ-TCR	0 (0–22)	3 (0–34)	0 (0–34)
γδ-TCR*	0 (0–7)	7 (0–31)	0 (0–40)
RFD1	0 (0–1)	0 (0–1)	0 (0) 7

Die Expression von MHC Klasse II Molekülen verdoppelt sich im Stadium der aktiven EO.

Nach der Morphologie der Zellen handelt sich bei diesen Zellen hauptsächlich um Makrophagen und ortsständige Zellen (Fibrozyten). Dem entspricht weiterhin, dass andere Zellen, die normalerweise MHC-Klasse-II exprimieren, nur in geringer Zahl im orbitalen Bindegewebe vorkommen und auch im aktiven Krankheitsstadium nicht

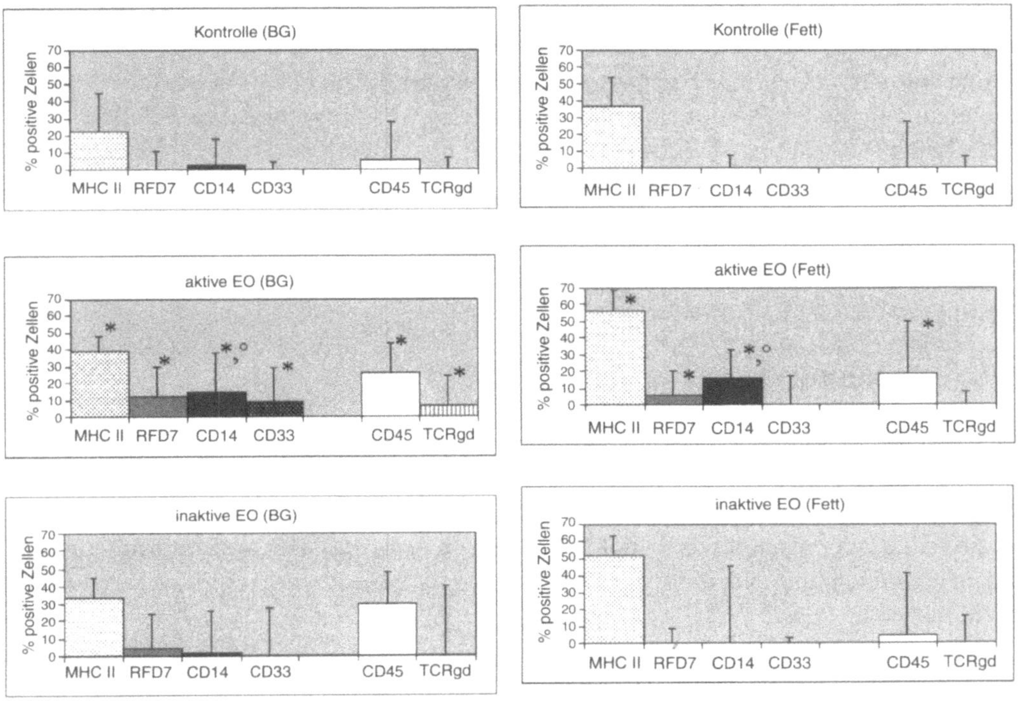

a b

Abb. 1 a, b: Auszählung für MHC II, RFD7, CD14 und CD33 in den Bindegewebssepten (BG) a. Das Auftreten von reifen (RFD7+) und aktivierten (CD14+) Mϕ korreliert signifikant mit der Entzündungsaktivität. Die Expression von CD33 steigt ebenfalls signifikant im akuten Stadium der EO an, als Ausdruck dafür, dass nicht nur residente Mϕ aktiviert werden, sondern viele Monozyten neu einwandern. Bekanntermaßen infiltriert eine signifikant erhöhte Anzahl von Lymphozyten (CD45) das orbitale Bindegewebe bei der aktiven EO. Die Anzahl von T-Zellen mit γδ–T-Zell-Rezeptor steigt dabei überproportional im Vergleich zur Kontrolle im aktiven Entzündungsstadium der EO an.
Die entzündliche Infiltration ist in den Bindegewebssepten stärker als im Fettgewebe 1b

vermehrt auftreten: B-Zellen (CD20) und Dendritische Zellen (RFD1). Im klinisch inaktiven Stadium der EO zeigt sich nur ein leichter Rückgang der MHC-Klasse-II-Expression, die Expression liegt jedoch noch deutlich über dem Niveau der Normalkontrollen.

Weiterhin nimmt bei der aktiven EO im Vergleich zu den Normalkontrollen der Gehalt an reifen phagozytierenden Makrophagen (RFD7), an CD14-positiven Zellen und an frisch eingewanderten Monozyten (CD33) signifikant zu. Das Auftreten dieser Zellen korreliert im Vergleich zur MHC-Klasse-II-Expression mit der Krankheitsaktivität, denn sie verschwinden im inaktiven Stadium bzw. gehen deutlich zurück. Die statistische Auswertung zwischen A-EO und I-EO ergab allerdings aufgrund der starken Streuung keine Signifikanz.

Erwartungsgemäß registrierten wir eine signifikante Einwanderung von Lymphozyten ins Orbitagewebe (CD45). Die Zahl der Lymphozyten geht im inaktiven Stadium etwas (nicht signifikant) zurück. Es handelt sich im wesentlichen um CD4-positive T-Zellen. Selten und in vielen Schnitten gar nicht vorhanden waren zytotoxische T-Zellen (CD8), NK-Zellen (CD56) und B-Zellen (CD20).

Bei der Analyse der T-Zell-Rezeptoren zeigte sich ein überproportional erhöhter Anteil von T-Zellen mit γδ-T-Zell-Rezeptoren im aktiven Krankheitsstadium der EO, vor allem in den Bindegewebssepten.

Schlussfolgerung

Unsere Untersuchungen zeigten erstmals, dass es sich bei den vermehrt bei der EO im Orbitagewebe vorhandenen Makrophagen um inflammatorische aktivierte RFD7- und CD14-positive Makrophagen (classical scavenger macrophages) handelt. Die RFD1-positive antigenpräsentierende Fraktion (die sich auch aus Monozyten differenzieren) ist im Vergleich zum Kontrollengewebe bzw. Gewebe von Patienten mit inaktiver EO nicht vermehrt.

Von allen untersuchten Markern wiesen die für die inflammatorisch aktivierten Makrophagen (RFD7, CD14) und die für die neu eingewanderten Monozyten (CD33) neben den Adhäsionsmolekülen [16; Publikation eigener Untersuchungen in Vorbereitung] die engste Assoziation zur Krankheitsaktivität auf. Damit zeigt auch die EO dieses typische Merkmal organspezifischer Autoimmunerkrankungen, denn ein ähnliches Zellbild wurde zum Beispiel beim Morbus Crohn [1] und bei der rheumatoiden Arthritis [20] beschrieben. Der Anstieg des Monozytenmarkers CD33 offenbart, dass ein Teil der Gewebsmakrophagen frisch aus dem Blutmonozyten-Pool rekrutiert wird.

Die Makrophagendifferenzierung wird von T-Zell-Zytokinen gesteuert, wobei gleichzeitig Makrophagenzytokine wiederum die T-Zell-Aktivität beeinflussen [22]. So ist es nicht überraschend, dass man bei der EO auch eine vermehrte Expansion von T-Zellen im Orbitagewebe sieht [17, 21]. Wir fanden in Übereinstimmung mit Pappa [15, 17] und Yang [24] im Wesentlichen CD4-positive und kaum CD8-positive T-Zellen.

Zusätzlich zeigten wir erstmals eine erhöhte Expansion von γδ-T-Zellen ins Orbitagewebe bei aktiver EO. Eine erhöhte Anzahl von γδ-T-Zellen wurde wiederum reproduzierbar für eine ganze Reihe von organspezifischen Autoimmunerkrankungen nachgewiesen: in der Synovia der rheumatoiden Arthritis, im Darm beim Morbus Crohn, als auch in Läsionen sowohl bei der Multiplen Sklerose und bei der experimentellen allergischen Enzephalitis [Review in 11]. Darüberhinaus fand Roura [19] auch eine erhöhte Anzahl von γδ-T-Zellen im Schilddrüsengewebe von Basedow-Patienten im Vergleich zu Normalkontrollen. Dabei zeigte sich keine Assoziation zwischen dem Ausmaß der γδ-T-Zell-Expansion ins Gewebe zur Schwere der Hyperthyreose, zum

Schilddrüsenvolumen, zum Antikörperspiegel, sowie auch nicht zur Dauer der Erkrankung.

Im Orbitagewebe war der Unterschied der γδ-T-Zell-Expansion zwischen aktiver und inaktiver EO zwar nicht signifikant, es zeigte sich jedoch eine deutliche Tendenz zur stärkeren Zellinfiltration im aktiven Entzündungsstadium. Im Gegensatz zum Schilddrüsengewebe sind die Veränderungen bei der EO damit wiederum vergleichbar mit den anderen organspezifischen Autoimmunerkrankungen, bei denen die γδ-T-Zell-Expansion zur Krankheitsaktivität korreliert.

Ergebnisse vieler tierexperimenteller Studien zeigen, dass γδ-T-Zellen sowohl die Auslösung als auch das Ausmaß der Autoimmunerkrankungen beeinflussen. Die Rolle der γδ-T-Zellen ist dabei jedoch noch nicht aufgeklärt [Review in 11], obwohl schon eine ganze Reihe der Eigenschaften dieser Zellen bekannt sind. γδ-T-Zellen reagieren auf Stress-Indikatoren (zum Beispiel: der MHC-Klasse-I ähnliche Moleküle, Hitzeschockproteine, niedrigmolekulare Nonpeptid-Moleküle; [7]), was möglicherweise zur Aktivierung von autoreaktiven γδ-T-Zellen führen kann. Inzwischen ist eine pathologisch $CD4^{+}$-γδ-T-Zellfraktion bekannt, die Lipid-Antigene präsentieren kann, was möglicherweise bei der EO eine Rolle spielt [10]. Andererseits konnte in tierexperimentellen Studien auch eine Herabregulation von Autoimmunreaktionen durch γδ-T-Zellen gezeigt werden [11].

Überraschend ist der geringe Anteil von RFD1-positiven Zellen im Orbitagewebe im Vergleich zu Morbus Crohn und rheumatoider Arthritis. Es kommt im Gewebemilieu der aktiven EO nicht zu einer Zunahme dieses Types der Antigen-präsentierenden Zellen. Möglicherweise wird die Antigenpräsentation von den stark aktivierten MHC-Klasse-II-positiven Fibrozyten übernommen. Unterstützt wird diese Annahme durch den Nachweis von kostimulatorischen Molekülen (CD40) auf Fibrozyten [6].

Zusammenfassend kann man sagen, dass die Gewebsschädigung auch bei der EO durch eine unangemessene Aktivierung von Makrophagen verursacht wird. Eine sekundäre T-Zell-Aktivierung führt wahrscheinlich im Verlauf zu einer Antikörperreaktion gegen weitere körpereigene Ag. Die Rolle der γδ-T-Zellen muß noch geklärt werden.

Zusammenfassung

- *Problemstellung:* Ziel dieser Arbeit war die Charakterisierung der in der Orbita von EO-Patienten vermehrt vorhanden Mϕ -Population und $CD4^{+}$-T-Zellen, welche wahrscheinlich die ortsständigen Fibroblasten stimulieren.
- *Methode:* Orbitafettgewebe von Patienten mit aktiver (n = 15, A-EO); inaktiver EO (n = 11, I-EO) und von Normalpersonen (n = 12,NP) wurde immunhistologisch mit folgenden Antikörpern gefärbt: CD33 (frisch eingewanderte Monozyten), MHC II, RFD7Ag (reife Mϕ), CD14 (aktivierte Gewebs-Mϕ), CD45 (alle Leukozyten), CD4

(hauptsächlich T-Helfer-Zellen), αβ-TCR (αβ-T-Zell-Rezeptor), γδ-TCR (γδ-T-Zell-Rezeptor). Das Fettgewebe (FG) und das dazwischen liegende Bindegewebe (BG) wurden getrennt ausgewertet. Aus drei unabhängigen Auszählungen wurden Median und 5 % bzw. 95 % Konfidenzintervalle ermittelt.

- *Ergebnisse:* Die Anzahl reifer ($RFD7^+$) und inflammatorisch aktivierter ($CD14^+$) Mϕ nimmt im aktiven Krankheitsstadium signifikant zu. Die Auszählung des Bindegewebes ergab: $RFD7^+$: A-EO: 12,3 % (0–29), I-EO: 8,7 % (0–23,5) und NP: 0 % (0–10,5), $CD14^+$: A-EO: 14,3 % (2,2–37,9), I-EO: 1,5 % (0–25,6) und NP: 2,3 % (0–18,7). Bei den meisten Mϕ handelte es sich um frisch eingewanderte Mϕ ($CD33^+$): A-EO: 9,3 % (0–29,3), I-EO 0,7 % (0–28,1) und NP: 0 % (0–4,3). Interessanterweise fanden sich bei Patienten mit A-EO eine erhöhte Anzahl von γδ-T-Zellen und diese γδ-T-Zellen verschwinden im inaktiven Krankheitsstadium wieder: A-EO: 7,3 % (0–39,5), I-EO 0 % (0–40), NP: 0 % (0–7). Im Fettgewebe zeigte sich ein ähnliches Bild, wobei die Zellinfiltration insgesamt geringer war.
- *Schlussfolgerung:* Die Ergebnisse dieser Untersuchungen zeigen, dass die Gewebsschädigung bei der EO durch eine unangemessene Aktivierung von Makrophagen verursacht wird. Eine sekundäre T-Zell-Aktivierung führt wahrscheinlich im Verlauf zu einer Antikörperreaktion gegen weitere körpereigene Ag. Die Rolle der γδ-T-Zellen muß noch geklärt werden. Pathologische $CD4^+$-γδ-T-Zellen können Lipid-Antigene präsentieren, was möglicherweise bei der EO eine bedeutende Rolle spielt.

Literatur

[1] Allison, M. C., S. Cornwall, L. W. Poulter et al.: Macrophage heterogentity in normal colonic mucosa and inflammatory bowel disease. Gut 29 (1988) 1531–1538.

[2] Aniszewski, J. P., R. W. Valyasevi, R. S. Bahn: Relationship between disease duration and predominant orbital T cell subset in Graves' ophthalmopathy. J. Clin. Endocrinol. Metab. 85 (2000) 776–780.

[3] Bahn, R. S., A. E. Heufelder: Pathogenesis of Graves' ophthalmopathy. N. Engl. J. Med. 329 (1993) 1468–1475.

[4] Bartley, G. B., V. Fatourechi, E. F. Kadrmas et al.: Clinical features of Graves' ophthalmopathy in an incidence cohort . Am. J. Ophthalmol. 121 (1996) 284–290.

[5] Bednarczuk, T., J. Kiljanski, T. Mrowiec et al.: T cell interactions with extracellular matrix proteins in patients with thyroid-associated ophthalmopathy. Autoimmunity. 27 (1998) 221–230.

[6] Cao, H. J., H. S. Wa. Zhang et al.: Activation of human orbital fibroblasts through CD40 engagement results in a dramatic induction of hyaluronan synthesis and prostaglandin endoperoxide H synthase-2 expression. Insights into potential pathogenic mechanisms of thyroid-associated ophthalmopathy. J. Biol. Chem. 273 (1998) 29615–2925.

[7] Chien, Y. H., R. Jores, M. P. Crowley: Recognition by gamma/delta T cells. Annu. Rev. Immunol. 14 (1996) 511–532.

[8] De Carli, M., M. M. D'Elios, S. Mariotti et al.: Cytolytic T cells with Th1-like cytokine profile predominate in retroorbital lymphocytic infiltrates of Graves' ophthalmopathy. J. Clin. Endocrinol. Metab. 77 (1993) 1120–1124.

[9] Forster, G., E. Otto, C. Hansen et al.: Analysis of orbital T cells in thyroid-associated ophthalmopathy. Clin. Exp. Immunol. 112 (1998) 427–434.

[10] Gieseler, R.: gd-T-Zellen und das mukosaassoziierte lymphoide Gewebe. Eine Hypothese zur immunologischen Funktion der gd-T-Zellen. Int. J. Biomed. Res. Ther. 25 (1996) 204-210.
[11] Hayday, A. and L. Geng: Gamma delta cells regulate autoimmunity.Curr. Opin. Immunol. 9 (1997) 884-889.
[12] McLachlan, S. M., M. F. Prummel, B. Rapoport: Cell-mediated or humoral immunity in Graves' ophthalmopathy? Profiles of T-cell cytokines amplified by polymerase chain reaction from orbital tissue. J. Clin. Endocrinol. Metab. 78 (1994) 1070-1074.
[13] Mourits M. P., M. F. Prummel, W. M. Wiersinga et al.: Clinical activity score as a guide in the management of patients with Graves'ophthalmopathy. Clin. Endocrinol. (Oxf). 47 (1997) 9-14.
[14] Otto, E. A., K. Ochs, C. Hansen et al.: Orbital tissue-derived T lymphocytes from patients with Graves' ophthalmopathy recognize autologous orbital antigens. J. Clin. Endocrinol. Metab. 81 (1996) 3045-3050.
[15] Pappa, A., V. Calder, R. Ajjan et al.: Analysis of extraocular muscle-infiltrating T cells in thyroid-associated ophthalmopathy (TAO). Clin. Exp. Immunol. 109 (1997a) 362-369.
[16] Pappa, A., V. Calder, P. Fells et al.: Adhesion molecule expression in vivo on extraocular muscles (EOM) in thyroid-associated ophthalmopathy (TAO). Clin. Exp. Immunol. 108 (1997b) 309-313
[17] Pappa, A., J. M. Lawson, V. Calder et al.: T cells and fibroblasts in affected extraocular muscles in early and late thyroid associated ophthalmopathy. Br. J. Ophthalmol. 84 (2000) 517-522.
[18] Perros, P. and P. Kendall-Taylor: Thyroid-associated ophthalmopathy: pathogenesis and clinical management. Baillieres. Clin. Endocrinol. Metab. 9 (1995) 115-135.
[19] Roura-Mir, I. C., L. Alcalde, F. Vargas et al.: gd-Lymphocytes in endocrine autoimmunity: evidence of expansion in Grave's disease but not in type 1 diabetes. Clin. Exp. Immunol. 92 (1993) 288-295.
[20] Salisbury, A. K., O. Duke, L. W. Poulter: Macrophage-like cells of the pannus area in rheumatoid arthritic joints. Scand. J. Rheumatol. 16 (1987) 263-272.
[21] Stover, C., E. Otto, J. Beyer et al.: Cellular immunity and retrobulbar fibroblasts in Graves' ophthalmopathy. Thyroid. 4 (1994) 161-165.
[22] Tormey, V. J., J. Faul, C. Leonard et al.: T-cell cytokines may control the balance of functionally distinct macrophage populations. Immunol. 90 (1997) 463-469.
[23] Wiersinga, W. M., T. Smit, R. van der Gaag et al.: Clinical presentation of Graves' ophthalmopathy.Ophthalmic. Res. 21 (1989) 73-82.
[24] Yang, D., Y. Hiromatsu, T. Hoshino et al.: Dominant infiltration of T(H)1-type CD4+ T cells at the retrobulbar space of patients with thyroid-associated ophthalmopathy.Thyroid. 9 (1999) 305-310.

Diskussion

Kahaly:
Wir haben vor ein paar Jahren ähnliche Daten gefunden und damals allerdings bei Patienten mit behandelter Orbitopathie feststellen müssen, dass diese Marker, die Sie jetzt sehr schön dargestellt haben, durchaus an Intensität verlieren, insbesondere wenn die Patienten anbehandelt waren. Die HLA-Klasse-2, auch bestimmte Makrophagen, die Adhäsions-Moleküle ...
Wie war das bei Ihren Patienten? Waren sie anbehandelt, z. B. mit einem Glukokortikoid? Sie wissen, welche Rolle auch die CD44-Zellen spielen, weil sie als Liganden die Glykosaminoglyklane und Hyaluronsäure binden.
Die zweite Frage: Haben Sie das auch nachweisen können im Gewebe? Und Sie haben gar nicht über die Augenmuskeln gesprochen.

Eckstein:
Dazu war die Zeit zu knapp. Das waren Patienten mit der maximalen klinischen Aktivität. Die waren vorbehandelt, aber die Vorbehandlung hat die Entzündungsaktivität nur vorübergehend reduzieren können. Aber wir denken, wir haben relativ wenig CD-4-positive Zellen nachweisen können, was sicher ein Effekt der Vorbehandlung ist. Aber die Makrophagen-Aktivierung war ganz deutlich signifikant erhöht bei den Patienten im aktiven Krankheitsstadium. Und alle diese Zellen verschwinden ja auch wieder im inaktiven Stadium, wenn wir dann diese eher rehabilitativ operierten Patienten anschauen. Aber das signifikanteste war eben die Makrophagen-Ebene, nicht die T-Zell-Ebene.

Drexhage:
Sie haben gezeigt, dass die dendritische Zelle nicht immer in jedem Gewebe gefunden werden kann. Das glaube ich Ihnen. Das intraorbitale Gewebe ist sicher ein sehr spezielles Mikroumfeld, welches sich deutlich vom Schilddrüsengewebe unterscheidet. Mit Blick auf die Makrophagen in dieser Umgebung möchte ich fragen, ob Sie Fibroblasten gesehen haben, welche die Rolle der dendritischen Zellen hätten übernehmen können? Und produzieren diese Makrophagen TNF? Haben Sie z. B. für Zytokine gefärbt?

Eckstein:
Bei den Fällen, die wir ausgewertet haben, fanden wir einen signifikanten Anstieg von TNF-α, aber die Daten sind noch nicht perfekt wegen der Färbeprobleme. Wir hatten im vorvorletzten Dia gesehen, dass die Makrophagen ja nur ungefähr ein Drittel der MHC-Klasse-II-positiven Zellen ausmachen in der ausgezählten Menge. Wenn man die Morphologie anschaut, ist offensichtlich, dass zwei Drittel der Zellen MHC-Klasse-II-positive Fibroblasten sind. Und diese Zellen müssen sicher noch besonders untersucht werden, denn sie sind ja sehr reaktiv. Und wir haben natürlich auch noch andere Marker untersucht, und es scheint, dass die Fibroplasten auch CD-40 exprimieren – aber das haben wir noch nicht ausgezählt.

Klar:
Sie haben ja den Mechanismus jetzt sehr schön differentiell untersucht. Können Sie therapeutisch schon extrapolieren? Ich meine, es sind ja entscheidende Ansatzpunkte, die Sie definieren, es ist das TNF-α. Hier ist ein TNF-α-Antikörper auf dem Markt mit dem Infliximap, dasselbe gilt für den Anti-ICAM-1-Antikörper. Glauben Sie, dass das einen Ansatzpunkt darstellen würde?

Eckstein:
Da sind wir sehr dankbar, dass Herr Prof. Brabant aus Hannover schon den ersten Schritt in dieser Hinsicht initiiert hat, und wir haben jetzt die ersten Schritte Richtung Ethik-Kommission und Untersuchungsprotokoll gestartet für schwere Fälle und deren Therapie mit TNF-α-Antikörpern. Die andere Sache ist, im klinischen Alltag erhalten

ungefähr 60–80 % der Patienten Cortison, wenn sie mit einer aktiven Erkrankung kommen. Es sind ja viele Fälle, die eigentlich noch eine relativ mild ausgeprägte endokrine Orbitopathie haben. Wir überlegen jetzt, ob wir milde wirksame Medikamente, die speziell die Makrophagen-Aktivierung beeinflussen, bei diesen Patienten zur Anwendung bringen. Ich denke da an Voltaren oder Viox – es gibt sicher Anwendungsbeobachtungen in dieser Richtung. In der Literatur habe ich aber nicht sehr viel gefunden.

Klar:
Dass sogar abgestufte Konzepte schon zum Tragen kommen könnten.

Über die Saisonalität des Morbus Basedow – das schwankende Intervall zwischen Symptombeginn und Diagnosestellung in der Inzidenz des M. Basedow

T. Nordmann, C. Heckmann, H. Mayer, K. H. Rudorff

Der M. Basedow ist eine Autoimmunerkrankung unbekannter Ursache, bei der immer noch strittig ist, ob circannuale Phänomene wie z. B. beim IDDM bestehen. Durch Differenzierung zwischen Symptombeginn und Diagnosestellung wurde geprüft, ob die von anderen Autoren zuvor berichteten sommerlichen Maximalwerte der Inzidenz dem Erkrankungsbeginn entsprechen. Ausgewertet wurden retrospektiv 452 Patienten einer endokrinologischen Facharztpraxis der Jahre 1985 bis 1994. Der sommerliche Anstieg der Diagnosezahlen konnte bestätigt werden, jedoch zeigten die Zahlen des Erkrankungsbeginns kein Maximum in den Sommermonaten, sondern eine nicht signifikante Tendenz zu Maximalwerten in Frühjahr und Herbst, also Monaten mit hoher relativer Temperaturänderung. Das Intervall von Beschwerdebeginn bis Diagnosestellung zeigte sich deutlich abhängig von der Monatsmitteltemperatur, bei Symptombeginn im Dezember vergingen im Durchschnitt 95 Tage bis zur Diagnose, im Juni lediglich 60 Tage. Bei der Diskussion um die circannuale Rhythmik des M. Basedow sollte daher auf die Erfassung des eigentlichen Erkrankungsbeginns geachtet werden. Eine exakte Beschreibung saisonaler Rhythmen ermöglicht den Vergleich zu anderen saisonal auftretenden Autoimmunerkrankungen und kann zur Klärung der Ätiologie der Autoimmunhyperthyreose beitragen.

Einleitung

Seit den 20er Jahren des letzten Jahrhunderts werden Zahlen über eine saisonale Schwankung im Auftreten der Autoimmunhyperthyreose publiziert. Viele Arbeiten weisen eine Häufung der Diagnosezahlen in den Sommermonaten aus [2, 3, 8, 18], andere erkennen jedoch keine Saisonalität oder finden Häufungen im Frühjahr und Herbst [1, 4, 9, 13, 16]. Im Quellenvergleich fallen verschiedene Fehlermöglichkeiten auf, die zu den sich teilweise widersprechenden Ergebnissen führen können. So stützten sich historische Arbeiten in ihrer Diagnose der Autoimmunhyperthyreose lediglich auf die klinische Untersuchung, es fehlten noch diagnostische Möglichkeiten wie z. B. das Hormonlabor und die Antikörperdifferenzierung. Damit konnte die Hyperthyreose nicht gesichert und eine funktionelle Autonomie oder Thyroiditis nicht eindeutig abgegrenzt werden. Aber auch jüngste Publikationen widersprechen sich in ihren Aussagen zur Saisonalität des M. Basedow. Auffallend ist die in der Mehrzahl der Quellen fehlende Differenzierung zwischen Beginn der Hyperthyreose-Beschwerden und dem Zeitpunkt der Diagnosestellung, lediglich zwei jüngere Quellen benannten den eigentlichen Beschwerdebeginn [3, 4].

Die beiden jüngsten Veröffentlichungen zur Saisonalität des M. Basedow [2, 4] zeigen die Schwierigkeiten im methodischen Vorgehen. Buchinger et al. verglichen die Verteilung der Erstdiagnosen über das Jahr und konnten eine signifikante Häufung in den Sommermonaten an 493 Patienten belegen. Sie fanden Bestätigung durch die Mehrzahl der Veröffentlichungen, zuletzt 1994 von Westphal und Mitarbeitern.

Hingegen titelte die Publikation von Facciani und Mitarbeitern „Absence of Seasonal Variation in Graves Diasease“ mit Daten zu 305 Patienten, bei denen nicht der Diagnosezeitpunkt, sondern der Zeitpunkt erster Hyperthyreose-Beschwerden als Krankheitsbeginn in den saisonalen Vergleich einging. Eine jahreszeitliche Schwankung bei Unterteilung in vier Jahreszeiten wurde hier nicht beobachtet.

Die vorliegende Arbeit versucht zu klären, welche Bedeutung dem Intervall zwischen Symptombeginn und Diagnosestellung bei der Bewertung der saisonalen Schwankung der Inzidenz des M. Basedow zukommt.

Aus dem Literaturvergleich ergibt sich die Hypothese, dass die sich scheinbar widersprechenden Aussagen zur Saisonalität mitverursacht werden durch die Vernachlässigung des schwankenden Zeitintervalls zwischen Symptombeginn und Diagnosestellung. Eine den M. Basedow charakterisierende Saisonalität könnte präzise nur aus den Angaben zum Symptombeginn ermittelt werden. Die exakte Beschreibung saisonaler Rhythmen kann zur Klärung der Ätiologie der Autoimmunhyperthyreose hilfreich sein, so etwa bezüglich der Hypothesen des molekularen Mimikri oder einer endogenen Circadianrhythmik des Immunsystems.

Patienten und Methode

Grundlage dieser retrospektiv quantitativen Arbeit waren die Patientendokumentationen aus einer endokrinologischen Facharztpraxis in Wuppertal. Der Untersuchungszeitraum umfaßte genau zehn Jahre, Berücksichtigung fanden nur Patienten, deren Erstuntersuchung im Zeitraum vom 1.4.1985 bis zum 31.3.1995 lag.

Systematisch sind sämtliche Patientenakten der Praxis durchgesehen worden. Dies fand im September 1994 und von April bis Juli 1995 statt. Der letzte dokumentierte Untersuchungstag ist der 28.7.1995. Die ausgewählten Daten wurden auf ein Tabellenkalkulations- (Excel 97) und ein Statistikprogramm (SPSS 10.0.2) übertragen.

Für die Erkrankung an Morbus Basedow wurden folgende Kriterien herangezogen: eine durch Anamnese und klinische Untersuchung bestätigte, typische Hyperthyreose-Symptomatik, die verminderte Echogenität in der Schilddrüsensonographie, die diffuse Mehrspeicherung in der ^{99m}Tc-Pertechnetat-Szintigraphie mit einem ^{99m}Tc-uptake deutlich über 2 %, erhöhte Werte für fT_3 oder fT_4, positive anti-thyroidale Peroxidase-Titer (anti-TPO) und/oder positive TSH-Rezeptor-Antikörper (TRAK), sowie das Vorliegen einer endokrinen Orbitopathie.

Als klinische Hyperthyreosekriterien zählten Gewichtsverlust trotz gesteigertem Appetit, Unruhe, vermehrte Schweißneigung, Diarrhö, Intoleranz gegenüber Wärme, Zeichen der endokrinen Orbitopathie sowie Tremor, Tachykardie und kardiale Palpitationen. Die in der Anamnese geschilderten Symptome wurden zeitlich erfasst. Dabei war mindestens die Eingrenzung des Beschwerdebeginns auf einen Monat des Jahres notwendig, Angaben wie „seit Anfang des Jahres" fanden keine Verwertung. Ausgeschlossen wurden Patienten mit Rezidiverkrankung, Euthyreose, vorangegangener subtotaler Thyroidektomie oder Radioiodbehandlung, ferner über Iodbelastung ausgelöste Hyperthyreosen sowie Verdachtsfälle.

Von den 452 in die Auswertung eingeschlossenen Patienten waren 85 % Frauen, die Häufigkeit einer assoziierten Endokrinen Orbitopathie lag geschlechtsunabhängig bei etwa 50 % der Erkrankten. In der Altersverteilung zeigte sich eine deutliche Betonung des mittleren Lebensalters (21-50 Jahre) mit einem bei Männern etwas höherem Durchschnittsalter in der Prävalenz (31-60 Jahre). In der Wahl der Therapieverfahren wurden initial 71,4 % der Patienten ausschließlich medikamentös thyreostatisch behandelt, im Verlauf unterzogen sich weitere 24 Patienten einer definitiven Therapie, so dass sich die Zahl der medikamentös therapierten auf 66 % reduzierte. Für eine subtotale Thyroidektomie entschieden sich insgesamt 22 %, die restlichen 12 % der Patienten unterzogen sich einer Radioiodtherapie. Im untersuchten Kollektiv trat ein Rezidiv bei 38,8 % der Patienten in den ersten zwölf Monaten nach Therapieende auf.

Ergebnisse

Zeitpunkt des Symptombeginns

Bei den untersuchten Patienten fanden sich Schwankungen in der Jahresverteilung von Symptombeginn und Diagnosefindung. Die monatliche Verteilung der von den Patienten berichteten ersten deutlichen Hyperthyreosesymptome ist in Abbildung 1 dargestellt, 452 Patienten konnten den Symptombeginn auf den Monat genau benennen. Erkennbar sind erhöhte Inzidenzen in den Monaten März bis Mai mit 41 bis 46 Neuerkrankungen pro Monat und geringer ausgeprägt im August und Oktober mit 41 bzw. 42 Neuerkrankungen. Der Symptombeginn deutet einen Jahresverlauf mit eher geringer Inzidenz in den Sommermonaten an, der wärmste Monat Juli weist mit 32 Patienten die niedrigste Inzidenz auf nach dem Februar mit 27 Patienten. Im Chi-Quadrat-Test wird jedoch über die Jahresverteilung keine Signifikanz erreicht. Erfolgt eine Gruppenbildung nach Jahreszeit, so wird in der üblichen Einteilung (Winter entspricht Januar bis März, Frühjahr April bis Juni etc.) keine Saisonalität deutlich.

Ein in der Literatur häufig erwähnter linearer Zusammenhang zwischen Lufttemperatur und Zahl der Neuerkrankungen konnte nicht festgestellt werden (s. Abb. 1). Es lag keine Korrelation zwischen beiden Parametern vor, insbesondere stieg die Zahl der Neuerkrankungen nicht unter einer hohen Umgebungstemperatur an. Erst durch Gruppenbildung mit Rücksicht auf die kältesten Monate (Dezember bis Februar) als Winter und die wärmsten Monate (Juni bis August als Sommer) erscheint ein deutlicher Anstieg der Neuerkrankungen im Frühjahr (März bis Mai). In diesen Übergangsmonaten ist die größte Temperaturdifferenz zum Vormonat zu messen (s. Abb. 2) mit monatlichen Differenzen bis zu 5 °C.

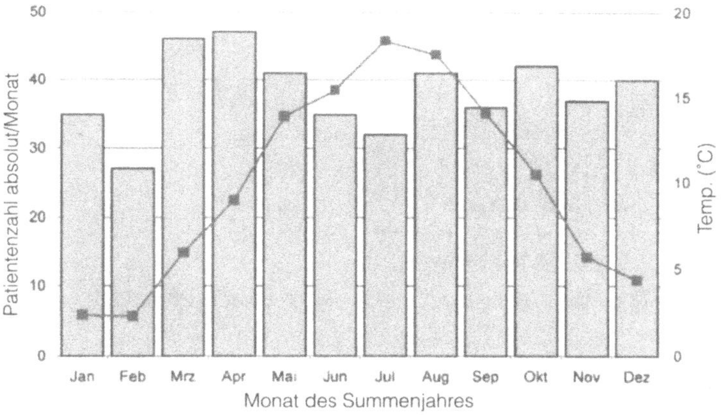

Abb. 1: Verteilung im Symptombeginn bei M. Basedow, N = 452, Summenjahr 1985–1994

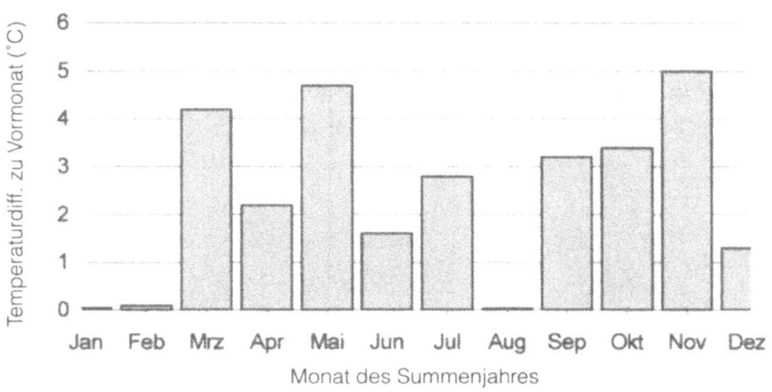

Abb. 2: absolute Änderung der Monatsmitteltemperatur zum Vormonat (d Temp.), Summenjahr 1985–1994

Diagnosezeitpunkt

Unter Berücksichtigung der individuell unterschiedlichen Latenzzeit vom Symptombeginn bis zur Diagnose ergab sich für die Jahresverteilung der Diagnosestellung folgendes Bild (s. Abb. 3): Im Mittel wurden 37,7 Diagnosen pro Monat gestellt, die höchste Zahl gestellter Diagnosen lag in den Monaten Juni, August und September mit 45 bis 46 Fällen pro Monat, auffallend ist die geringe Diagnosezahl im Dezember mit nur 21 Fällen. Insgesamt wird eine Tendenz zu höherer Diagnosezahl in den warmen Monaten erkennbar, im Chi-Quadrat-Test ergibt sich eine Signifikanz von $p < 0{,}05$.

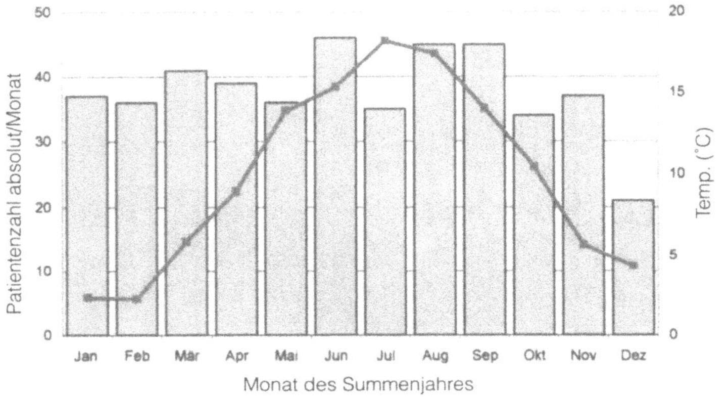

Abb. 3: Diagnosezeitpunkt in der Jahresverteilung, n = 452, Summenjahr 1985–1994

Zeitintervall von Symptombeginn bis Diagnosestellung

Die durchschnittliche Dauer vom Symptombeginn bis zur ärztlichen Diagnosestellung eines M. Basedow lag bei 78 Tagen (MW 78,6 Tage ± 12,8 Tage SD). Dabei zeigte sich eine deutliche jahreszeitliche Schwankung (s. Abb. 4); die mittlere Latenzzeit verlängerte sich im Winter bis auf 95 Tage (Dezember), sie verkürzte sich in den Sommermonaten um einen Monat auf 60 Tage (Juni). Mit Zunahme der Umgebungstemperatur verkürzte sich das Intervall bis zur Diagnose um einen Monat.

Schlussfolgerung

Aus den Ergebnissen werden die Probleme der publizierten Saisonalitäten zum M. Basedow erkennbar. Insgesamt wurde auch in dieser Arbeit für den Erkrankungsbeginn keine signifikante Saisonalität beobachtet, lediglich in der Häufung der sommerlichen Diagnosezahlen wurde eine Signifikanz von $p < 0{,}05$ ablesbar. Es ist zu vermuten, daß die saisonale Häufung an Autoimmunhyperthyreosen in den Sommermonaten nur ein sekundäres Phänomen darstellt. Die Zahl neuer Erkrankungen scheint

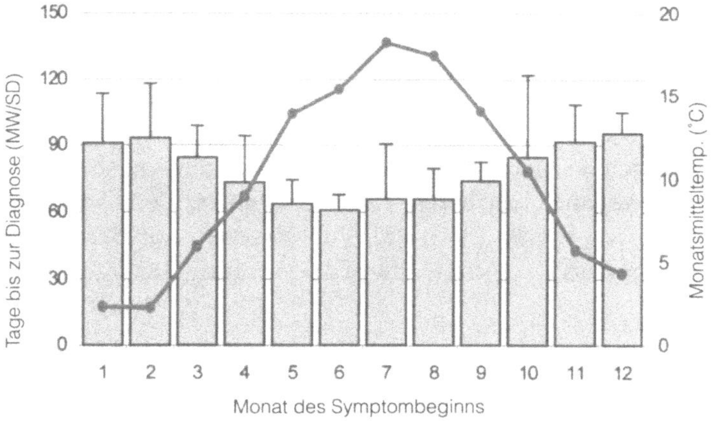

Abb. 4: Intervalldauer zwischen Symptombeginn und Diagnose-Stellung, Summenjahr 1985–1994, n = 452

in den warmen Monaten anzusteigen, da sich die Betroffenen auf Grund der Wärmeintoleranz schneller ärztlich vorstellen bzw. die Hyperthyreose rascher diagnostiziert wird. Dieser Zusammenhang konnte mit einer Verkürzung der Latenzzeit um ca. einen Monat in den warmen Monaten gezeigt werden.

Auffallend ist die geringe Zahl an Diagnosen im Monat Dezember. Systematische Fehler können hier auftreten z. B. durch geringere Untersuchungszahlen in der Weihnachtszeit, durch Praxisurlaub oder durch unterschiedliche Verfügbarkeit des Praxisbudgets. Für die vorliegende Arbeit wurde der mögliche Fehler geringer Untersuchungszahlen geprüft an der monatlichen Summe der Schilddrüsensonographien der untersuchten Praxis im Untersuchungszeitraum. Hier lag der Dezember im Mittel der Untersuchungszahlen (s. Abb. 5), saisonale Schwankungen der Patientenzahlen scheinen damit das Bild nicht zu beeinflussen. Eine mögliche Erklärung bietet die ver-

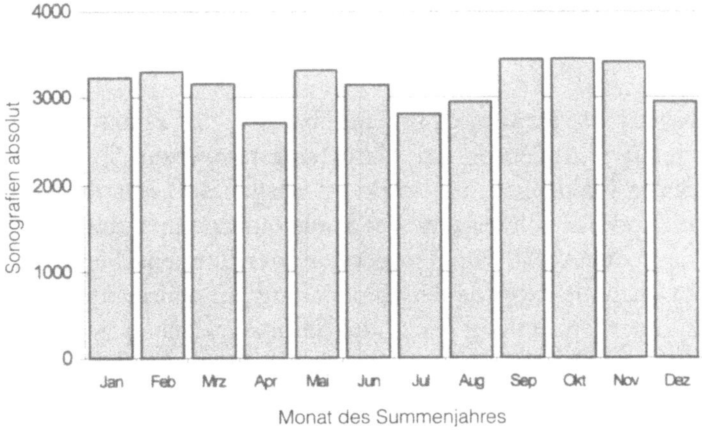

Abb. 5: Anzahl der Schilddrüsen-Sonografien im Untersuchungszeitraum von 1985–1994, n = 37905

längerte Latenzzeit bis zur Diagnose in den kalten Monaten, zudem könnte die Zahl unerkannter Hyperthyreosen durch die vorangegangenen warmen Monate zurückgegangen sein.

Die teilweise widersprüchlichen Angaben verschiedener Autoren zur Saisonalität des M. Basedow scheinen durch unscharfe Definitionen zum Erkrankungsbeginn mit verursacht. Autoren mit der Angabe einer hohen sommerlichen Inzidenz bezogen sich in der Regel auf den Diagnosezeitpunkt [2, 5, 18], Publikationen mit Berücksichtigung des Symptombeginns fanden eher keine oder nur eine gering signifikante Schwankung der Inzidenz [4].

In der weiteren Diskussion um die Ätiologie der geringen saisonalen Schwankung sollten Angaben zum Diagnosezeitpunkt unberücksichtigt bleiben, bedeutsamer ist der eigentliche Krankheitsbeginn, also der Zeitpunkt des Symptombeginns, auch wenn dieser schwieriger zu erheben ist.

In unserer Arbeit zeigte sich eine nichtsignifikante Tendenz zur circannualen Schwankung mit Hauptmaximum im Frühjahr und Nebenmaximum im Herbst, bei der komplexen Beeinflussung von Autoimmunerkrankungen erscheint ein monokausaler Erklärungsversuch nicht geeignet. Es bieten sich verschiedene ätiologische Ansätze; zum einen wird eine infektiöse Genese diskutiert, hypothetisch mit Bildung kreuzreaktiver Antikörper nach saisonal auftretenden Infektionen z. B. mit Yersinia enterocolitica (molekulares Mimikri), dieser Ansatz konnte bisher nicht belegt werden [12, 15, 19]; weitere Arbeiten mit flusscytometrischer Analyse von Leukocyten zeigen eine geringe nichtsignifikante Schwankung der CD8- und CD4-Zellen im Jahresrhythmus mit einem Maximum der CD4- und einem Minimum der CD8-Lymphozyten im Sommer [10, 11, 14].

Eine exogene Ursache schwankender Hyperthyreose-Inzidenzen könnte in der alimentären Iodaufnahme begründet sein mit einer Vorverlagerung der Manifestation hyperthyreoter Stoffwechselstörungen, dies scheint jedoch für Deutschland vernachlässigbar zu sein, ein deutlich schwankender Iodanteil der Milch besteht in Deutschland bei konstanten Futterbedingungen nicht [7].

Eine weitere Beeinflussung der Inzidenzen scheint über exogene klimatische Faktoren möglich. So ist die relative Änderung der Umgebungstemperatur in Frühjahr und Herbst, der Zeit höchster Inzidenzen, am stärksten ausgeprägt. Für die körperliche Wahrnehmung muß nicht die absolute Höhe der Umgebungstemperatur entscheidend sein, der rasche Anstieg oder Abfall von Temperatur oder Sonnenscheindauer in den Übergangsjahreszeiten kann als exogene Rhythmisierung auf neuroendokrine Funktionen wirken, die sich in der Umstellung des Endokriniums zwischen trophotrop-ruhebetonter Phase des Winters und ergotrop-leistungsbetonter Phase des Sommers ergeben [6, 17].

Literatur

[1] Ashkar, F. S., R. B. Katims: Hyperthyroidism-paradoxical incidence in tropical climate. Southern Medical Journal 63 (1970) 375–376.

[2] Buchinger, W., G. Semlitsch, R. Pongratz et al.: Jahreszeitliche Variationen im Auftreten der Hyperthyreose. Acta med. Austriaca 27 (2) (2000) 51–53.

[3] Cox, S. P., D. I. W. Phillips, C. Osmond: Does infection initiate graves`disease?: a population based 10 year study. Autoimmunity 4 (1989) 43–49.

[4] Facciani, J. M., M. Kazim: Absence of seasonal variation in Graves disease. Ophthal. Plast. Reconstr. Surg. Jan. 16 (1) (2000) 67–71.

[5] Ford, H. C., L. A. Johnson: Iodine intake and the seasonal incidence of thyrotoxicosis in New Zealand. J. Clin. Endocrinol. Metab. 34 (1991) 179–181.

[6] Hildebrand, G.: Biologische Rhythmen und Ihre Bedeutung für die Bäder- und Klimaheilkunde. In: Amelung, W., A. Evers (Hg.): Handbuch der Bäder- und Klimaheilkunde. 1962, 730–785.

[7] Hintze, G.: Auswirkungen des Jodmangels in der Bundesrepublik Deutschland für Personen im höheren Lebensalter. Risikobeurteilung für Erkrankungen der Schilddrüse. Habilitationsschrift, Universität Düsseldorf 3–4 1989, 162–164.

[8] Hirsch, O.: Beitrag zum Basedowproblem. Dt. Arch. Klin. Med. 168 (1930) 331–346.

[9] Jakobowitz, H.: Basedow und Jahreszeit. Z. f. klin. Med. 122 (1932) 307–315.

[10] Maes, M., W. Stevens, S. Scharpe et al.: Seasonal variation in peripheral blood leukocyte subsets and in serum interleukin-6, and soluble interleukin-2 and –6 receptor concentrations in normal volunteers. Experientia Sep. 15 50 (9) (1994) 821–829.

[11] Maes, M., K. Mommen, D. Hendrickx et al.: Components of biological variation, including seasonality, in blood concentrations of TSH, TT3, FT4, PRL, cortisol and testosterone in healthy volunteers. Clinic endocrinol. 46 (1997) 587–598.

[12] Mann, K.: Basedow und endokrine Orbitopathie. Verhandlungsbericht des 13. Wiesbadener Schilddrüsengespräches 2.95, 1995.

[13] Oehme, C., H. Paal: Untersuchungen mittels der Reid Huntschen Reaktion, besonders bei Asthma bronchiale. Med. Klin. 26 (1930) 454–457.

[14] Paglieroni, T. G., P. V. Holland: Circannual variation in lymphocyte subsets, revisited. Transfusion Jun. 34 (6) (1994) 512–516.

[15] Shenkman, L., E. J. Bottone: Antibodies to yersinia enterocolitica in thyroid disease. Ann. Int. Med. 85 (1976) 735–739.

[16] Rusznyak, S.: Krankheiten und Jahreszeiten. Wiener Archiv für Innere Medizin 3 (1922) 379–396.

[17] Wehr, T. A.: Effect of Seasonal Changes in Daylength on Human Neuroendocrine. Function. Horm. Res. 49 (1998) 118–124.

[18] Westphal, S. A.: Seasonal variation in the diagnosis of Graves´disease. J. Clin. Endocrinol. Metab. 41 (1994) 27–30.

[19] Wolf, M. W., T. Misaki, K. Bech et al.: Immunoglobulins of patients recovering from yersinia enterocolitica infections exhibit Graves`disease-like activity in human thyroid membranes. Thyroid 1 (1991) 315–320.

Diskussion

Herrmann:

Ihre Absicht war ja, zu sehen, wo ist der Trigger-Mechanismus. Das ist ein ehrenwertes Vorgehen, weil es auch in der Literatur weithin und weiterhin betrieben wird. Es ist vor kurzem gerade eine Arbeit erschienen, die den Zusammenhang zwischen Hetero-Viren-Infektionen in Bezug auf den Ausbruch des M. Basedow untersucht hat. Es wurde nichts gefunden, aber ich sehe gerade bei Ihnen in der Abbildung, dass es eventuell doch sein könnte, dass die Leute früher vermehrte Infekte gehabt haben, virale Infekte. Und dann kommt mit einer Latenz von mehreren Monaten die Krankheit zum Ausbruch – zuerst zu einer latenten Hyperthyreose und dann zum Ausbruch in den Sommermonaten. Und dann diagnostizieren Sie das? Es wäre natürlich schön gewesen, wenn Sie gefragt hätten, wann haben Sie den letzten Infekt gehabt?

Nordmann:
Gerade zum M. Basedow unter der fraglichen Saisonalität gibt es Publikationen, die ein molekulares Mimikry vermuten mit Yersinien-Infektionen. Und man hat dann auch in den Populationen saisonal Yersinien-Antikörperschwankungen getestet, das hat aber nicht gut funktioniert. Ich denke, man wird es nicht auf nur ein Phänomen reduzieren können.

Grußendorf:
Ich fand den Vortrag auch sehr schön und interessant. Aber ich weiß jetzt eigentlich nicht, was Sie schlussfolgern. Die ersten beiden Abbildungen sind nicht signifikant, sicher nicht, und die letzte Abbildung ist klar, im Sommer schwitzt man mehr, deswegen kommt dann jeder Hausarzt und jeder Endokrinologe eher auf die Hyperthyreose, wenn einer sagt, er schwitzt zuviel bei den hohen Temperaturen und untersucht relativ schnell dann die Schilddrüsenwerte. Aber die Schlussfolgerung müßte heißen: Es gibt keine saisonale und es gibt keine sonstige Variabilität.

Nordmann:
Ich hatte angefangen zu untersuchen mit der Hoffnung, dass es deutliche saisonale Phänomene gibt, weil der M. Basedow ja üblicherweise thyreostatisch über zwölf Monate behandelt wird, und man beendet dann. Und wenn es eine sensible Jahreszeit bei Autoimmunphänomenen gäbe, könnte man das Therapieintervall strecken und würde sagen: Da sind Monate, da behandeln wir lieber weicher, sonst kommt es noch früher zum Rezidiv. Und ich hatte das Problem bei der Literaturrecherche, dass mit relativ hohen Patientenzahlen untersucht wurde, dass es aber ständig sich widersprechende Literatur gab, wie jetzt auch im letzten Jahr publiziert. Die einen sagen, es gibt überhaupt keine Saisonalität, und die anderen sagen es gibt sie. Ich glaube, dass das letzte Bild, das ich gezeigt hatte, eine Erklärung dafür sein könnte. Denn die Autoren, die hohe Saisonalitäten publiziert haben, sind vom Diagnosezeitpunkt ausgegangen und haben einfach gesagt, es kommt im Sommer zu einer Häufung, da werden mehr krank. Und ich würde eher sagen, die werden nicht krank im Sommer, sondern die werden erst dann diagnostiziert. Also würde ich auch eher sagen, die Saisonalität – wenn sie überhaupt da ist – dann ist sie sehr gering. Und wenn, dann muss man sich möglichst

den Krankheitsbeginn anschauen, und dann ist eher ein Beginn im Frühjahr und Herbst, aber sehr, sehr gering.

Klar:
Es ist wirklich eine sehr gute Datenbasis, die Sie liefern. Aber vielleicht, wenn Sie das epidemiologisch noch aufarbeiten – etwa die Abwesenheit, die Kernferienzeiten in Deutschland – das muss noch eingehen in die Untersuchung. Und da sind soviele epidemiologische Aspekte drin, da müssen Sie sich professionell vernetzen, glaube ich, mit den Daten, und dann wird das sehr interessant.

Hörmann:
Es ist ja nie warm geworden in Wuppertal, vielleicht spielt auch die Region eine Rolle. Die Studien aus Kalifornien – da wird es ja viel heißer – haben Sie darin gefunden, dass die absolute Temperatur als Manifestationsfaktor eine Rolle spielt?

Nordmann:
Ja, es gibt eine gewisse Korrelation mit der Temperatur, das habe ich auch gesagt. Aber es wird leider für die Gegenden mit hoher Temperatur in den Publikationen der Symptombeginn nicht genannt. Da taucht auf, dass man ausgerechnet im heißesten Monat eher weniger Diagnosen zur Hand hat, das wird dann gemittelt, das kann man ja statistisch machen auf heiße gegen kalte Jahreszeit, dann kommt man auch zu der Aussage, die man da haben möchte. Also, ich habe eher den Eindruck, dass die Aussagen zur starken Saisonalität vereinfacht in eine Richtung getrimmt sind. Es gibt Studien auf der Nord- und Südhalbkugel, die zeigen, dass sich auf der Südhalbkugel genau die entgegengesetzte Rhythmik zeigt.

Epidemiologie von Autoimmunthyreopathien

J. Feldkamp

Einleitung

Die Datenlage zur Epidemiologie von Schilddrüsenkrankheiten ist spärlich und stützt sich ganz überwiegend auf zwei herausragende britische Arbeiten, nämlich die Whickham-Studie von 1977 und die Whickham Follow-up-Studie von 1995 [28, 29]. Diese Untersuchungen gehören zu den ganz wenigen, die eine bevölkerungsbasierte Erhebung von Schilddrüsenerkrankungen in einer Region (in Großbritannien), die als repräsentativ bezüglich der Geschlechtsverteilung, der sozialen Klasse und der Altersstruktur des jeweiligen Landes gilt, zum Ziel hatten. Spätere Untersuchungen aus anderen Ländern konnten die Zahlen der Whickham-Studie zum Teil bestätigen, zum Teil wurden aber auch deutlich andere Daten erhoben [2–6]. Die Art und Häufigkeit von Schilddrüsenerkrankungen hängt sehr eng mit den Ernährungsgewohnheiten, der Altersstruktur der Bevölkerung und der Iodversorgung zusammen [1, 11, 13, 17, 21]. Wünschenswert wäre daher eine länderspezifische Untersuchung zur Epidemiologie von Schilddrüsenerkrankungen. Für Deutschland liegen bisher solche Daten leider nicht vor. Fast alle Publikationen zur Epidemiologie von Schilddrüsenerkrankungen geben zudem keine genaue Auskunft über die Art der Autoimmunopathien. In einigen Untersuchungen wurde zwar die Häufigkeit von Schilddrüsenantikörpern (AK gegen thyroidale Peroxidase und gegen Thyreoglobulin) untersucht. Ob allerdings eine klinische Symptomatik vorlag, wurde vielfach nicht angegeben. So wurde in vielen Untersuchungen lediglich eine Überprüfung der Stoffwechsellage durchgeführt, so dass Aussagen zur Häufigkeit von (subklinischen) Hypo- und Hyperthyreosen möglich sind, die Ursache für diese Störungen jedoch bleibt meist ungeklärt. Aus diesem Grund beziehen sich die folgenden Ausführungen im wesentlichen auf die Daten der Whickham-Studie und geben Zahlen zur Inzidenz und Prävalenz von Hypo- und Hyperthyreosen mit dem indirekten Rückschluss auf die Epidemiologie von Autoimmunthyreopathien.

Im folgenden soll auf die Epidemiologie des Morbus Basedow und der Autoimmunthyroiditis näher eingegangen werden. Die Post-partum-Thyroiditis als Sonderform der Autoimmunthyroiditis wird an anderer Stelle dieses Buches abgehandelt.

Chronische Autoimmunthyroiditis

Das Krankheitsbild der Autoimmunthyroiditis wird klinisch dominiert durch den Nachweis von Antikörpern gegen schilddrüsenspezifische Antigene (thyroidale Peroxydase und Thyreoglobulin). Sonographisch ist das Schilddrüsenparenchym fast immer typisch echoarm. Die atrophische Verlaufsform der Erkrankung geht immer, die hypertrophe Form in unterschiedlichem Ausmaß mit Funktionsstörungen der Schilddrüse einher. Sehr selten präsentiert sich die Erkrankung initial mit einer Hyperthyreose, verursacht durch die Freisetzung von präformiertem Schilddrüsenhormon aus den entzündungsbedingt geschädigten Follikeln. Diese Form der Hyperthyreose ist immer selbstlimitierend und hält maximal nur wenige Wochen an. Treten Funktionsstörungen auf, so ist dies in der überwiegenden Zahl der Fälle eine subklinische oder definitive Hypothyreose.

Die Prävalenz von Antikörpern gegen thyroidale Peroxydase schwankt zwischen 4 und 14 % in der Bevölkerung für Frauen. Bei Männern liegt die Prävalenz positiver Antikörper gegen thyroidale Peroxydase deutlich niedriger bei 2,5–3 % [4, 6, 18, 23, 28]. Im Vergleich zu Antikörpern gegen thyroidale Peroxydase liegt die Prävalenz von Antikörpern gegen Thyreoglobulin um den Faktor 2 bis 3 niedriger. Im iodreichen Japan beträgt die Prävalenz von Schilddrüsenautoantikörpern 13,9 % für Frauen und 6,5 % für Männer [16]. Die Untersuchung wurde in einer Stichprobe von 4 110 Menschen aus Sapporo gemacht. Eine repräsentative Auswahl der Daten aus der Publikation mit Prävalenzangaben zum Vorhandensein von Schilddrüsenautoantikörpern gibt die Tabelle 1.

Tabelle 1: Prävalenzangaben unterschiedlicher Studien zum Vorhandensein von Antikörpern gegen thyroidale Peroxydase und gegen Thyreoglobulin; * repräsentative Stichprobe von 34744 Einwohnern

Autor	Jahr	Land	n	TPO-AK Frauen	TPO-AK Männer	TG-AK Frauen	TG-AK Männer
Bjoro	2000	Norwegen	942* aus 34 744	13,9	2,8	–	–
Bryhni	1996	Norwegen	2 551	8,5	3,6	3,5	2,0
Tunbridge	1977	Großbritannien	2 771	10,3	2,7	3,1	0,9
Konno	1993	Japan	4 110	8,4		4,5	
Roti	1992	Italien	342	10,3	2,3	–	–

Subklinische Hypothyreose

Die subklinische (latente) Hypothyreose geht fast immer mit dem Vorhandensein von Schilddrüsenautoantikörpern einher, falls nicht eine unzureichende Hormonsubstitution nach Operation oder Radioiodtherapie die Ursache ist. Die Prävalenz (Tab. 2)

dieser Störung schwankt bei Frauen zwischen 3 und 13,6 % und bei Männern zwischen 0,7 und 5,7 % [4, 20, 21, 24, 28].

Tabelle 2: Prävalenz der subklinischen (latenten) Hypothyreose in verschiedenen Ländern

Autor	Land	Jahr	n	Alter	erhöhtes TSH % Frauen	erhöhtes TSH % Männer	alle %
Tunbridge	Großbritannien	1977	2779	18+	7,5	2,8	5,3
Sawin	USA	1985	2139	60+	13,6	5,7	10,3
Okamura	Japan	1989	2421	40+	6,2	3,6	5,0
Parle	USA	1991	1193	60+	11,6	3,0	7,9
Konno	Japan	1993	4111	25+	3,0	0,7	1,3
Bjoro	Norwegen	2000	942	20+	-	-	4,3
			aus 34744				

Prävalenz der Hypothyreose

Die Prävalenz der definitiven Hypothyreose liegt im Schnitt deutlich unter dem Prozentsatz von Patienten mit subklinischer Hypothyreose. Die Angaben weichen zwischen verschiedenen Ländern und Untersuchern erheblich ab. Die Angaben schwanken zwischen 0,3 % in Großbritannien und 1,2 % in Schweden, siehe Tabelle 3 [7–10].

Tabelle 3: Prävalenz der Hypothyreose in unterschiedlichen Ländern

Autor	Land	Prävalenz (%) Frauen	Männer
Tunbridge	Großbritannien	0,33	0
Vanderpump			
Eggertsen	Schweden	1,2	0,13
Konno	Japan	0,85	0,24
Okamura	Japan	7,0	4,0
dos Remedios	USA	0,61	0,35

Mit der Entwicklung einer definitiven Hypothyreose muss vor allem in der zweiten Lebenshälfte gerechnet werden [25–27]. So betrug das mittlere Manifestationsalter für die Hypothyreose in der Whickham Studie bei Frauen 59,9 Jahre und bei Männern 57,2 Jahre [29].

Inzidenz der Hypothyreose

Die Inzidenz sowohl für die Hypo- wie auch für die Hyperthyreose ist für Frauen deutlich höher. In der Whickham-Studie betrug die Inzidenz für die spontan auftretende

Hypothyreose 3,5 Fälle pro 1000 Frauen. Für Männer lag sie um ein Mehrfaches niedriger. Die Inzidenz der männlichen Hypothyreose wurde mit 0,6 Fällen pro 1000 Einwohnern errechnet. Die spontan auftretende Hypothyreose kann im Wesentlichen mit der Manifestation einer Autoimmunthyroiditis gleichgesetzt werden, da andere Erkrankungen der Schilddrüse, die mit einer Hypothyreose einhergehen, extrem selten und statistisch vernachlässigbar sind. Lediglich der M. Basedow spielt noch eine gewisse Rolle, da ein kleiner Teil der Patienten im Langzeitverlauf eine hypothyreote Stoffwechsellage entwickeln kann. Eine ähnlich wie die Whickham-Studie angelegte Untersuchung in Norwegen konnte Daten von mehr als 1900 Personen präsentieren, deren Seren sowohl auf die Konzentration von Schilddrüsenhormonen wie auch auf die Höhe der schilddrüsenspezifischen Antikörper untersucht wurde. Der Verlaufszeitraum betrug sieben Jahre. In Norwegen wurde die jährliche Hypothyreose-Inzidenz mit 2,7 % errechnet. Dies waren nahezu ausschließlich Patienten, die positiv für mikrosomale Antikörper waren.

Vanderpump publizierte im Jahre 1995 die Ergebnisse einer Nachuntersuchung der Whickham-Studie [29]. Von den 2 779 Erwachsenen der Ursprungserhebung im Jahre 1977 waren 825 Patienten verstorben. Von immerhin 91 % der Überlebenden konnten klinische, immunologische und biochemische Daten erhoben werden. Bei 3,5 von 1000 überlebenden Frauen entwickelte sich pro Jahr spontan eine Hypothyreose. Bei Männern war die Rate spontaner Hypothyreosen mit 0,6 pro 1 000 Überlebenden pro Jahr deutlich niedriger. Das Risiko, eine Hypothyreose zu entwickeln, stieg dabei zwischen dem 40. und 60. Lebensjahr moderat und nach dem 60. Lebensjahr steil an. Das Risiko für die Entwicklung einer Hypothyreose stieg um das achtfache, wenn bei der Ausgangsuntersuchung 20 Jahre zuvor ein basal erhöhter TSH-Spiegel ($> 6\ \mu$U/ml) gemessen wurde und war bei einer isolierten Erhöhung der Antikörper gegen Schilddrüsenantigene (thyroidale Peroxydase und Thyreoglobulin) ebenfalls um das achtfache erhöht. War sowohl eine TSH-Erhöhung wie auch eine Erhöhung der Schilddrüsenautoantikörper vorhanden, so war das Hypothyreose-Risiko um den Faktor 38 erhöht. So errechnete sich für Frauen eine jährliche Hypothyreoserate von 4,3 %, wenn sowohl TSH wie auch erhöhte Schilddrüsenautoantikörper messbar waren. War nur TSH erhöht, betrug das Risiko 2,6 % pro Jahr und bei einer isolierten Autoantikörpererhöhung 2,1 % pro Jahr. So war bei 55 % aller Frauen zum Zeitpunkt des follow-up eine Hypothyreose aufgetreten, wenn basal sowohl eine TSH-Erhöhung wie auch eine Schilddrüsenautoantikörpererhöhung vorgelegen hatte. War lediglich TSH bei der Basaluntersuchung pathologisch, hatten 33 % der Frauen eine definitive Hypothyreose entwickelt und 27 % der Frauen, die 20 Jahre zuvor lediglich positiv für Schilddrüsenautoantikörper waren. Der hohe Aussagewert der Whickham-Studie liegt in der repräsentativen Stichprobe der britischen Bevölkerung in bezug auf das Alter, die Geschlechtsverteilung, Mortalität und den sozialen Status.

M. Basedow

Der M. Basedow ist klinisch charakterisiert durch die Hyperthyreose, den Nachweis von Autoantikörpern gegen TSH-Rezeptoren, das sonographisch echoarme Parenchym der Schilddrüse mit dopplersonographischem Nachweis erhöhter Blutflussgeschwindigkeiten und erhöhtem Technetium-uptake in der Szintigraphie. Begleitend können extraglanduläre Organmanifestationen wie endokrine Orbitopathie, prätibiales Myxödem und die Akropachie auftreten.

Der M. Basedow ist vor allem eine Erkrankung des weiblichen Geschlechts mit einem Verhältnis von 5 bis 10:1 im Vergleich mit der männlichen Erkrankungshäufigkeit. In Ländern mit guter Iodversorgung ist der M. Basedow die weitaus häufigste Ursache für das Auftreten einer Hyperthyreose, so dass in diesen Ländern eine Hyperthyreose überwiegend mit der Manifestation eines M. Basedow gleichgesetzt werden kann.

In Südschweden wurden Ende der 80er Jahre über eine Fünfjahresperiode 333 neue Hyperthyreosefälle in einer urbanen Bevölkerung von 258000 Einwohnern beobachtet. Dies entspricht einer Inzidenz von 25,8 neuen Fällen pro hunderttausend Einwohner pro Jahr. Die Basedowhyperthyreose war mit einer Inzidenz von 17,7 Fällen fast dreimal so häufig wie die multifokale Autonomie mit einer Inzidenz von 5,4 und die unifokale Autonomie mit 2,7/100000/Jahr [3].

In Iodmangelgebieten wie Deutschland ist die autonome Funktionsstörung der Schilddrüse häufiger als die Autoimmunerkrankung [14, 22]. In iodreichen Ländern liegt die jährliche Inzidenz der Hyperthyreose bei 0,09 bis 0,8 neue Fälle pro 1000 Einwohnern [2, 3, 12, 15], siehe Tabelle 4.

Tabelle 4: Inzidenz der Hyperthyreose in unterschiedlichen Ländern

Autor	Jahr	Land	Inzidenz /1000/Jahr	
			Frauen	Männer
Mogensen	1980	Dänemark	0,47	0,087
Barker	1984	Großbritannien	0,36	0,0092
Haraldson	1985	Island	0,38	0,089
Kalk	1989	Südafrika	0,09	0,007
Berglund	1990	Schweden	0,41	0,101
Vanderpump	1995	Großbritannien	0,8	< 0,1

Relativ valide Daten zur Prävalenz der Hyperthyreose liegen aus der Whickham Studie vor. In den 70er Jahren lag die Prävalenz der nicht diagnostizierten Hyperthyreose ausgehend von klinischen Symptomen und erhöhten Werten für gesamtes und freies T4 für Frauen bei 4,7 pro 1 000 Einwohnerinnen. Bei 20 von 1 000 Frauen war die Hyperthyreose bereits vorbekannt und anbehandelt. In der Follow-up-Untersuchung zwanzig Jahre später stellte sich heraus, dass elf neue Fälle bei den überlebenden Frauen aufgetreten waren, wobei sieben Fälle eindeutig als M. Basedow klassifiziert werden konnten. Drei Fälle waren multifokale Autonomien und bei einem Fall handelte es sich um eine Hashimoto-Thyroiditis. Diese Zahlen repräsentieren recht gut die Verteilung der Hyperthyreoseursachen in einer Region mit adäquater Iodversorgung. Das mittlere Alter bei Ausbruch der Erkrankung betrug 48 Jahre.

Literatur

[1] Aghini-Lombardi, F., L. Antonangelli, E. Martino et al.: The spectrum of thyroid disorders in an iodine-deficient community: The Pescopagano Survey. J. Clin. Endocrinol. Metab. 84 (1999) 561–566.
[2] Barker, D. J. B., D. I. W. Phillips: Current incidence of thyrotoxicosis and past prevalence of goitre in 12 British towns. Lancet 2 (1984) 567–570.
[3] Berglund, J., S. B. Christensen, B. Hallengren: Total and age-specific incidence of Graves' thyrotoxicosis, toxic nodular goitre and solitary toxic adenoma in Malmö, 1970–1974. J. Intern. Med. 227 (1990) 137–141.
[4] Bjoro, T., J. Holmen, O. Krüger et al.: Prevalence of thyroid disease, thyroid dysfunction and thyroid peroxidase antibodies in a large, unselected population. The health study of Nord-Trondelag (HUNT). Eur. J. Endocrinol. 143 (2000) 639–647.
[5] Brander, A., P. Viikinkoski, J. Nickels et al.: Thyroid gland: US screening in a random adult population. Radiology 181 (1991) 683–687.
[6] Bryhni, B., S. Aanderud, J. Sundsfjord et al.: Thyroid antibodies in northern Norway: prevalence, persistence and relevance. J. Intern. Med. 239 (1996) 517–523.
[7] Brix, T. H., K. O. Kyvik, L. Hegedüs: A population-based study of chronic autoimmune hypothyroidism in Danish twins. J. Clin. Endocrinol. Metab. 85 (2000) 536–539.
[8] Dos Remedios, L. V., P. M. Weber, R. Feldman et al.: detecting unsuspected thyroid dysfunction by the free thyroxine index. Arch. Intern. Med. 140 (1980) 1045–1049.
[9] Eggertsen, R., K. Petersen, P.-A. Lundberg et al.: Screening for thyroid disease in a primary care unit with a thyroid stimulating hormone assay with a low detection limit. Brit. Med. J. 297 (1988) 1586–1592.
[10] Gordin, A., B. A. Lamberg: Spontaneous hypothyroidism in symptomless autoimmune thyroiditis: A long-term follow-up study. Clin. Endocrinol. 15 (1981) 537–543.
[11] Harach, H. R., D. A. Escalante, A. Onativa et al.: Thyroid carcinoma and thyroiditis in an endemic goitre region before and after iodine prophylaxis. Acta Endocrinol. (Copenh.) 108 (1985) 55–60.
[12] Haraldson, A., S. T. Gudmundsson, G. Larusson et al.: Thyrotoxicosis in Iceland 1980–1982. An epidemiological survey. Acta Med. Scand. 217 (1985) 253–258.
[13] Helfrand, M., L. M. Crapo: Screening for thyroid disease. Ann. Intern. Med. 112 (1990) 840–849.
[14] Joseph, K.: Thyroidale Autonomie, Diagnostik, Therapie und Nachsorge. Therapiewoche 36 (1986) 1711–1715.
[15] Kalk, W. J., J. Kalk: Incidence and causes of hyperthyroidism in blacks. S. Afr. Med. J. 75 (1989) 114–117.
[16] Konno, N., K. Yuri, H. Taguchi et al.: Screening for thyroid diseases in an iodine sufficient area with sensitive TSH assays, and serum thyroid autoantibody and urinary iodide determinations. Clin. Endocrinol. 38 (1993) 273–281.
[17] Laurberg, P., K. M. Pedersen, A. Heidarsson et al.: Iodine intake and the pattern of thyroid disorders: A comparative epidemiological study of thyroid abnormalities in the elderly in Iceland and in Jutland, Denmark. J. Clin. Endocrinol. Metab. 83 (1998) 765–769.

[18] Lazarus, J. H., M. L. Burr, A. M. McGregor et al.: The prevalence and progression of autoimmune thyroid disease in the elderly. Acta Endocrinol. 106 (1984) 199–202.
[19] Mogensen, E. F., A. Green: The epidemiology of thyrotoxicosis in Denmark. Incidence and geographical variation in the Funen region 1972–1974. Acta Med. Scand. 208 (1980) 183–186.
[20] Okamura, K., K. Ueda, H. Sone et al.: A sensitive thyroid stimulating hormone assay for screening of thyroid functional disorder in elderly Japanese. J. Am. Geriatr. Soc. 37 (1989) 317–322.
[21] Parle, J. V., J. A. Franklyn, K. W. Cross et al.: Prevalence and follow-up of abnormal thyrotrophin (TSH) concentrations in the elderly in the United Kingdom. Clin. Endocrinol. 34 (1991) 77–83.
[22] Reinwein, D., G. Benker, M. P. König et al.: Klinische Aspekte der Hyperthyreose in Gebieten unterschiedlicher Jodversorgung. Schw. Med. Wschr. 117 (1987) 1245–1255.
[23] Roti, E., E. Gardini, R. Minelli et al.: Prevalence of anti-thyroid peroxidase antibodies in serum in the elderly. Clin. Chem. 38 (1992) 88–92.
[24] Sawin, C. T., W. P. Castelli, J. M. Hershman et al.: The aging thyroid. Thyroid deficiency in the Framingham Study. Arch. Intern. Med. 145 (1985) 1386–1388.
[25] Sunbeck, G., P. A. Lungberg, G. Lindstedt et al.: Incidence and prevalence of thyroid disease in elderly women: Results from the longitudinal population study of elderly people in Gothenburg, Sweden. Age Ageing 20 (1991) 291–298.
[26] Szabolcs, I., J. Podoba, J. Feldkamp et al.: Comparative screening for thyroid disorders in old age in areas of iodine deficiency, long-term iodine prophylaxis and abundant iodine intake. Clin. Endocrinol. 47 (1997) 87–92.
[27] Tunbridge, W. M. G., M. Brewis, J. M. French et al.: Natural history of autoimmune thyroiditis. Br. Med. J. 282 (1981) 258–262.
[28] Tunbridge, W. M. G., D. C. Evered, R. Hall et al.: The spectrum of thyroid disease in a community: The Whickham survey. Clin. Endocrinol. 7 (1977) 481–493.
[29] Vanderpump, M. P. J., W. M. G. Tunbridge: The effects of drugs on endocrine function. Clin. Endocrinol. 39 (1993) 389–397.

Diskussion

Weiß:
Es ist sicher richtig, dass nach den meisten Literaturangaben die Rezidivquote nach einer Radioiodtherapie etwas höher liegt als in den von Ihnen gezeigten chirurgischen Statistiken. Allerdings sind die beiden Verfahren nicht unmittelbar vergleichbar, da ein operativer Zweiteingriff problematisch ist, eine zweite Radioiodtherapie jedoch problemlos durchführbar. Nach meinen Erfahrungen beträgt die Erfolgsquote nach zweiter Radioiodtherapie 100 %.

Feldkamp:
Da kann ich nur gänzlich zustimmen, die Zeit hat nicht erlaubt, alles darzustellen. Es ist keine Wertung, welche der Therapien besser ist.

Grußendorf:
Nochmal eine Frage zur latenten Hypothyreose unter Thyroxin-Therapie. Jetzt haben wir schon viel darüber erzählt, ich will auch nicht fragen. Aber gibt es irgendwelche Studien, die zeigen, dass sich bei diesen Patienten, die Thyroxin in der latenten Hypo-

thyreose bekommen, keine Hypothyreose wie in der Wikham-Studie entwickelt oder weniger?

Feldkamp:
Dazu gibt es keine guten Daten. Es zeigt sich allerdings, dass einige Patienten ihr Schilddrüsenhormon doch wieder absetzen konnten, das gibt es. Allerdings bekommen die meisten Patienten - das kann man ja auch den Wikham-Daten entnehmen: 55 % landen in der Hypothyreose, d. h. die meisten Patienten mit einer latenten Hypothyreose brauchen dauerhaft eine L-Thyroxin-Substitution.

Umwelteinflüsse auf das Immunsystem der Schilddrüse: ionisierende Strahlung

C. Reiners, V. Drozd, T. Mityukova, J. Biko

Bei den Effekten ionisierender Strahlung auf biologische Systeme unterscheidet man deterministische Effekte, die an eine Schwellendosis gebunden sind und die sich im allgemeinen auf Zellverbände auswirken, von stochastischen Effekten, die sich an einzelnen Zellen manifestieren können und an keine Schwellendosis gebunden sind.

Ein typisches Beispiel für deterministische Strahleneffekte an der Schilddrüse ist die Hypothyreose, die sich bei Strahlendosen von mehr als 10 Gy entwickeln kann [2]. Dabei können sowohl externe Bestrahlungen (z. B. im Rahmen der Therapie des Morbus Hodgkin) als auch interne Expositionen (z. B. durch I-131) Ursache der strahleninduzierten Hypothyreose sein. Im Rahmen dieser Strahlenwirkungen bei relativ hohen Dosen kommt es zu Zelltod und Antigenfreisetzung [3]. Hierdurch können Autoimmunphänomene ausgelöst werden, die selbst wiederum über eine Autoimmunthyroiditis zur Hypothyreose führen können.

Stochastische Strahlenwirkungen können demgegenüber bereits bei sehr kleinen Strahlendosen auftreten. Die Wahrscheinlichkeit dafür korreliert mit der Dosis. Über die Induktion von Doppelstrangbrüchen an der DNA kann es zu Mutationen und damit zu Neoplasien kommen. Typische Beispiele für stochastische Strahlendefekte an der Schilddrüse sind die Induktion von gutartigen und vor allem bösartigen Schilddrüsentumoren [2].

Bei den Szenarien für eine Strahlenexposition der Schilddrüse ist zwischen externen Expositionen (z. B. durch perkutane Strahlentherapie) und internen Expositionen (z. B. durch die Verwendung von Radioiod in der nuklearmedizinischen Diagnostik und Therapie) zu unterscheiden. In Zusammenhang mit den Atombombenabwürfen auf Hiroshima und Nagasaki oder der Reaktorkatastrophe von Tschernobyl kam es sowohl zu externen Expositionen aus der „Radioaktivitätswolke" als auch zur Inkorporation von verschiedenen Isotopen des Radioiods.

Autoimmunerkrankungen der Schilddrüse nach perkutaner Strahlentherapie

Verschiedene Studien haben gezeigt, dass es nach perkutaner Bestrahlung des Halsbereichs wegen maligner Lymphome in einem hohen Prozentsatz der exponierten Patienten zu Hypothyreosen kommt. Beispielhaft sei hier die Studie von Hancock und Mitarbeitern [5] aufgeführt, bei der 1677 Patienten über durchschnittlich zehn Jahre nach perkutaner Strahlenexposition nachuntersucht wurden. 31 % der Patienten entwickelten eine Hypothyreose, wobei hier nicht zwischen direkt durch Strahlenthyroiditis oder indirekt durch Autoimmunthyreopathie entstandenen Unterfunktionen unterschieden wurde. Bei 2 % der Patienten kam es nach perkutaner Bestrahlung zu einer Autoimmunhyperthyreose vom Typ des M. Basedow; in 1 % der Fälle zur Entwicklung einer endokrinen Orbitopathie.

Die „Childhood Cancer Survivor Study", die 1791 Hodgkin Patienten erfasst, die im Alter von 2–20 Jahren perkutan bestrahlt worden waren, ermittelt sogar ein Hypothyreoserisiko von 50 % nach 20 Jahren [7].

Autoimmunthyreopathien nach Radioiodtherapie

Es gibt verschiedene Berichte in der Literatur über Patienten, die nach Radioiodtherapie fokaler funktioneller Autonomien der Schilddrüse eine immunogene Hyperthyreose entwickelten. Aktuell haben Weiss und Mitarbeiter [8] die Resultate einer multizentrischen deutschen Studie an 2 867 Patienten zusammengestellt. Dabei fanden sich bei primär TSH-Rezeptorautoantikörper-negativen Patienten 2–12 Monate nach der Radioiodtherapie in einem sehr geringen Prozentsatz erhöhte Autoantikörpertiter. Dies betraf jeweils 0,3 % der Patienten, die wegen einer fokalen oder disseminierten funktionellen Autonomie mit Radioiod behandelt worden waren. Die Autoren schließen aus ihren Befunden, dass aus den beobachteten Phänomenen keine Konsequenzen bezüglich des therapeutischen Regimes abzuleiten sind.

Autoimmunthyreopathien nach Atombombenexplosionen oder Reaktorunfällen

Akiyama [1] untersuchte bei Überlebenden der Atombombenabwürfe auf Hiroshima und Nagasaki Auswirkungen auf das Immunsystem. Diese Analysen wurden zwanzig Jahre nach den Bombenabwürfen im Jahr 1945 begonnen. Die bemerkenswertesten Späteffekte bestanden in funktionellen und quantitativen Veränderungen der T- und B-Zellen bei Überlebenden, die Strahlendosen von mehr als 1 Gy ausgesetzt waren. Dabei fanden sich ein verminderter Anteil von $CD3^+$ T-Zellen in Lymphozyten des peripheren Bluts und eine erhöhte Häufigkeit von $CD4^+$- und $CD8^-$- (doppelt negativ) $\alpha\beta^+$-T-Zellen sowie funktionelle Defekte der T-Zell Antwort auf Mitogene und Alloantigene. Die B-Zellen waren signifikant im peripheren Blut erhöht. Allerdings war es mittels epidemiologischer Untersuchungsansätze bisher nicht möglich, Zusammenhänge zwischen der Häufigkeit von Autoimmunerkrankungen der Schilddrüse und den beobachteten Veränderungen an den T- und B-Zell Subpopulationen der Lymphozyten nachzuweisen.

Zwölf Jahre nach der Reaktorkatastrophe von Tschernobyl berichteten Pacini und Mitarbeiter [6] über Autoantikörperbefunde, die in unterschiedlich hoch strahlenexponierten Gebieten Weißrusslands an Kindern beobachtet worden waren. Die Untersuchungen wurden in den Jahren 1992–1994 an Kindern aus dem „hoch exponierten" Gebiet um Khoiniki (n = 287) und der „niedrig exponierten" Region um Braslav (n = 208) durchgeführt, ohne dass Angaben zur tatsächlichen Strahlenexposition gemacht wurden. Die Kinder waren zum Zeitpunkt der Exposition 0–10 Jahre alt. Eine erhöhte Häufigkeit manifester oder latenter Hypothyreosen im exponierten Gebiet wurde nicht nachgewiesen (Khoiniki n = 5, Braslav n = 6). Allerdings wurden bei den höher exponierten Kindern aus Khoiniki wesentlich häufiger Autoantikörper gegen Thyreoglobulin und/oder TPO beobachtet (19,5 % versus 3,8 %).

Eigene Untersuchungen nach der Reaktorkatastrophe von Tschernobyl

Im Jahre 1998 beobachteten wir in den gleichen Gebieten, in denen Pacini und Mitarbeiter 1992–1994 Untersuchungen zu Autoimmunphänomenen der Schilddrüse nach Tschernobyl durchgeführt hatten (detailliertere Studie siehe [4]), Kinder, die zum Zeitpunkt der Reaktorkatastrophe 0–1,5 Jahre alt waren. Insgesamt wurden 328 Fälle aus dem hoch exponierten Gebiet um Koiniki (Strahlendosis an der Schilddrüse 0,4–1,1 Gy) und 98 Kinder aus dem niedrig exponierten Gebiet um Braslav (Strahlendosis < 0,1 Gy) erfasst. In die relativ umfassenden Untersuchungen wurden neben dem Serum-TSH die Iodurie, das Schilddrüsenvolumen und das Serum-Thyreoglobulin eingeschlossen.

Abbildung 1 fasst Mittelwerte dieser Parameter aus den Vergleichsregionen zusammen. Es ist erkennbar, dass es sich bei der Region um Braslav um ein Iodmangelgebiet handelt (Iodurie im Durchschnitt 4,4 ug/dl in Relation zur Vergleichsregion mit 10,6 ug/dl). Dementsprechend liegt das mittlere Schilddrüsenvolumen bei den Kindern aus Braslav mit 8,2 ml höher als in Khoiniki mit 6,5 ml. Während die basalen TSH-Spiegel mit 2,4 mU/l identisch sind, liegt das Serum-Thyreoglobulin in der Iodmangelregion Braslav mit 16,5 ng/ml erwartungsgemäß deutlich höher als in Koiniki mit 6,8 ng/dl.

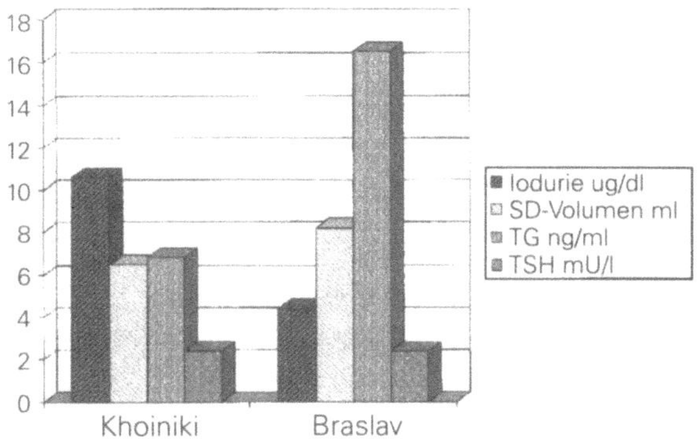

Abb. 1: Ergebnisse der Untersuchung verschiedener Schilddrüsenparameter bei Kindern aus der hoch exponierten Region um Khoiniki (n = 328) und der Kontrollregion Braslav (n = 98)

Wesentlich in Zusammenhang mit der hier zu diskutierenden Fragestellung der Wirkung von relativ niedrigen Strahlendosen in der Größenordnung von 1 Gy und darunter sind die in Abbildung 2 zusammengefassten Ergebnisse der Bestimmung von Schilddrüsenautoantikörpern und die Echogenität bei der Schilddrüsensonographie. Abbildung 2 lässt erkennen, dass überzufällige Erhöhungen der Autoantikörpertiter und eine auffällige Echoarmut der Schilddrüse in der höher exponierten Region Khoiniki im Vergleich zur Kontrollregion Braslav (jeweils bei etwa 2 % der Kinder) nicht zu beobachten waren. Die Ergebnisse der älteren Untersuchungen von Pacini und Mitarbeitern [6] konnten somit nicht bestätigt werden.

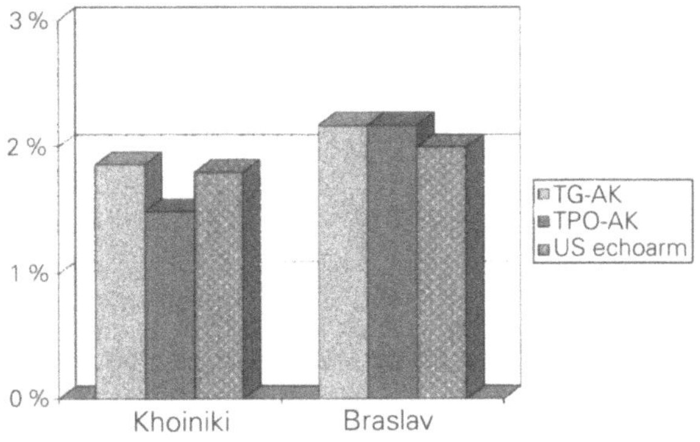

Abb. 2: Ergebnisse der Bestimmung von Schilddrüsenautoantikörpern und Sonographiebefunde bei Kindern aus der hoch exponierten Region um Khoiniki (n = 328) und der Kontrollregion Braslav (n = 98)

Schlussfolgerungen

Nach den vorliegenden Daten kann ionisierende Strahlung in hohen (therapeutischen) Dosen an der Schilddrüse selten Autoimmunphänomene im Sinne einer Autoimmunthyroiditis und eines M. Basedow auslösen. Als Folge davon ist es möglich, dass sich später eine Hypothyreose entwickelt.

Relativ niedrige Strahlendosen im Bereich der natürlichen Exposition bis hin zu Strahlendosen von etwa 1 Gy zeigen keine sicheren Effekte an der Schilddrüse.

Literatur

[1] Akiyama, M.: Late effects of radiation on the human immune system: an overview of immune response among the atomic-bomb survivors. Int. J. Radiat. Biol. 68 (1995) 497–508.

[2] DeGroot, L. J.: Effects of irradiation on the thyroid gland. Endocrinol. Metabol. Clinc. North America 22 (1993) 607–615.

[3] DeGroot, L. J.: Radioiodine and the Immune System. Thyroid 7 (1997) 259–264.

[4] Drozd, V., Mityukova, T., Davidova, E. et al.: Screening of thyroid status in children exposed to ionising radiation in utero and the 1st year of life as a result of the Chernobyl accident. Int. J. Radiat. Med. 3 (2001) 34–35.

[5] Hancock, S. L., Cox, S. L., McDougall, I. R.: Thyroid diseases after treatment of Hodgkin's disease. N. Engl. J. Med. 325 (1991) 599–605.

[6] Pacini, F., T. Vorontsova, E. Molinaro et al.: Prevalence of thyroid autoantibodies in children and adolescents from Belarus exposed to the Chernobyl radioactive fallout. Lancet 352 (1998) 763–766.

[7] Sklar, C., J. Whitton, A. Mertens et al.: Abnormalities of the thyroid in survivors of Hodgkin's Disease: Data from the Childhood Cancer Survivor Study. J. Clin. Endocrinol. Metab. 85 (2000) 3227–3232.

[8] Weiss, M., R. Görges, C. Hirsch et al.: Auftreten einer immunogenen Hyperthyreose nach Radioiod-Therapie fokaler Schilddrüsenautonomien – Ergebnisse einer multizentrischen Erhebung. Med. Klin. 94 (1999) 239–244.

Diskussion

Müller:
Ein Kommentar: Dass das Auftreten von Schilddrüsenantikörpern nach Radioiodtherapie einer Autonomie mit 0,6–0,8 % selten und damit nicht unbedingt kausal ist, sondern möglicherweise ein zufälliges Zusammentreffen beider Formen der Hyperthyreose aufzeigt, wird durch unsere Beobachtung in München unterstrichen, wo bei zwei Patientinnen mit M. Basedow und endokriner Orbitopathie im weiteren Verlauf nach Jahren eine Autonomie der Schilddrüse gesichert werden konnte.

Feldkamp:
Sie haben Daten mit der Prävalenz von Schilddrüsenantikörpern bei Kindern aus Weißrussland gezeigt. Haben diese Kinder nach dem Tschernobylunfall Iodtabletten zum

„rescue" der Schilddrüse bekommen, und gibt es einen Zusammenhang mit der Höhe der Antikörper?

Reiners:
Es ist damals in Weißrussland sehr unsystematisch und überhaupt nicht konsequent gehandhabt worden. Höchstens 10 % der Kinder haben damals Iodtabletten bekommen, genaue Daten, welche Kinder wieviel bekommen haben, sind leider heute nicht mehr verfügbar.

Umwelteinflüsse auf das Immunsystem der Schilddrüse: Iod und Rauchen

B. Quadbeck, A. Eckstein

Einleitung

Autoimmunerkrankungen sind „systemisch" oder „organspezifisch". Die Autoimmunerkrankungen der Schilddrüse sind organspezifisch und zeichnen sich durch einen hohen Grad an Heterogenität aus. Organspezifische Autoimmunerkrankungen sind polygenetischer Natur, deren Penetranz durch Einflussfaktoren moduliert wird. Viele Gene sind an einer aberranten Immunantwort beteiligt. Zu den wichtigsten Genen zählen die der MHC-Region, jedoch auch Gene, die generell eine Immunantwort regulieren, sind beteiligt, z. B. das CTLA-4-Gen [45]. Ein genetischer Polymorphismus allein ist jedoch nicht entscheidend, so dass den Faktoren, die das Immunsystem und das organspezifische Gewebe beeinflussen, eine wichtige Rolle zukommt. Iod und Rauchen gelten als wichtige exogene Modulatoren des zugrundeliegenden Immunprozesses. Anhand von Tiermodellen konnte gezeigt werden, dass es sich um einen Prozess handelt, an dem multiple Phasen der Immunantwort beteiligt sind, die wiederum durch verschiedene genetische Anlagen und Umweltbedingungen beeinflusst werden, bevor sich phänotypisch ein organspezifischer Autoimmunprozess entwickelt. Bei den verschiedenen Phasen des Immunprozesses in der Schilddrüse lassen sich unterscheiden:

1. Eine Induktionsphase mit Akkumulation antigenpräsentierender Zellen (antigen presenting cells, APC), z. B. Makrophagen und dendritische Zellen (DC, dendritic cells), die essentiell für die Stimulation naiver T-Zellen sind. Diese Zellen kommen physiologisch im Schilddrüsengewebe zur Aufrechterhaltung der Zellhomöostase vor. Im Schilddrüsengewebe von Patienten mit M. Basedow ist die Anzahl MHC II^+-dendritischer Zellen perifollikulär erhöht mit Bildung fokaler, interfollikulärer Lymphozytenansammlungen, sogenannter Lymphozytencluster [34]. Der Pathomechanismus dieser Akkumulation ist zur Zeit noch rein spekulativ. Man vermutet, dass es sich um inflammatorische Signale infolge einer Zellzerstörung durch virale oder bakterielle Infektionenen oder durch Toxine (z. B. Iodexzess, Rauchen) handelt. Die endgültige Entwicklung eines Autoimmunprozesses ist jedoch an einer Aberration der DC und Lymphozyten geknüpft.
2. Eine zentrale Phase der Immunantwort mit unkontrollierter Produktion von autoreaktiven $CD4^+$-T-Zellen, $CD8^+$-T-Zellen und Autoantikörpern vom IgG-Typ. Der Akkumulation von DC und Makrophagen folgt eine Phase der klonalen Expansion und Reifung

autoreaktiver T- und B-Zellen, zunächst in den drainierenden Lymphknoten der Schilddrüse und in einer späteren Phase im lymphoiden Gewebe, das sich in der Schilddrüse selbst gebildet hat. Am Tiermodell der BB-Ratte [10] konnte gezeigt werden, dass ein Regulator (-Suppressor)-Gen der T-Zellen im peripheren Immunsystem fehlt (sogenannte $RT6^+$-T-Zellen). Bei der NOD-Maus wurden Defekte der T-Zell-Apoptose beschrieben. Ob es beim Menschen zu ähnliche Defekten der immunregulativen Zellen kommt, ist bislang nicht bekannt. In dieser Phase kommt es in der Regel noch nicht zu einem destruierenden Prozess.
3. Eine Effektorphase, in der autoreaktive T-Zellen und Autoantikörper in der Schilddrüse akkumulieren. Dies kann zu einer Destruktion von Thyreozyten führen (Autoimmunthyroiditis) bzw. zu einer Stimulation bzw. Blockade des TSH-Rezeptors durch Antikörper (M. Basedow).

Iod und das Immunsystem der Schilddrüse

Iod gilt als ein exogener, modulierender Einflussfaktor auf den Autoimmunprozess der Schilddrüse. Im Tiermodell kann eine Iodfütterung Immunzellen (T-, B-Zellen, Makrophagen und dendritische Zellen) in den verschiedenen Phasen der Immunanwort alterieren [28, 29]. In der Induktions- und Effektorphase der Immunantwort spielt hierbei der Einfluss auf den Metabolismus der Thyreozyten eine zentrale Rolle. In der zentralen Phase der Immunantwort wurden direkte Effekte auf die Thymusentwicklung beobachtet.

Iodmangel und Schilddrüsenautoimmunität im Tiermodell

Die immunologische Antwort des Individuums auf einen Iodmangel ist vermutlich sehr variabel und hängt von der genetischen Vorprägung ab. Möglicherweise triggert ein Iodmangel die Entwicklung einer späteren Autoimmunerkrankung der Schilddrüse. Im Tiermodell konnte gezeigt werden, dass der Effekt von Iod bei genetisch nicht autoimmun-geprägten Individuen unterschiedlich sein kann. Die bio-breeding- (BB-) -Ratte, die NOD-Maus [1] und das obese strain of chicken (OS-Chicken) [46] sind Tiere, die spontan Autoimmunerkrankungen entwickeln können, während die Wistar-Ratte als nicht autoimmun vorgeprägtes Tier gilt. Unter Iodmangelbedingungen konnte bei der Wistar-Ratte eine milde Form einer autoimmunen Reaktion innerhalb der Schilddrüse beobachtet werden. Dendritische Zellen akkumulieren unter Iodmangelbedingungen innerhalb der Schilddrüse [28]. Auch in humanen Schilddrüsengeweben in Iodmangelgebieten wird ein Anstieg von intrathyroidalen DC beobachtet [47]. Höchstwahrscheinlich handelt es sich um eine physiologische Anpassung an die thyroidale Zellhomoöstase unter Iodmangelbedingungen und repräsentiert in diesem Stadium nicht zwangsläufig einen autoaggressiven Prozess. Es könnte sich jedoch auch um einen Triggermechanismus für einen späteren Autoimmunprozess handeln. Auf eine milde Iodmangelsituation reagiert die BB Ratte mit einer Strumaentwicklung. Immunologisch kann dabei ein Anstieg intrathyroidaler DC beobachtet werden [11]. Die Schilddrüsen von autoimmun-vorgeprägten BB-Ratten zeigen in einer Iodmangelsituation weniger Lymphozyteninfiltrationen als die der Wistar-Ratten. Schwerer Iodmangel führt immunologisch zu einem immunodefizienten Status bei der BB-Ratte mit unauffälliger Autoantikörperproduktion. Möglicherweise reflektiert dies infolge der geringeren Iodierung von Thyreoglobulin eine verminderte Antigenwirkung des Moleküls.

Iodexzess und Schilddrüsenautoimmunität im Tiermodell

Ein Iodexzess wirkt sich unterschiedlich auf die Immunantworten bei nicht autoimmun vorgeprägten Tieren (weibliche Wistar-Ratte) und autoimmun vorgeprägten Tieren (z. B. BB-Ratte) aus. Bei der Wistar-Ratte wird eine Immunantwort supprimiert, während bei der BB-Ratte und NOD-Maus eine Akzeleration der Autoimmunreaktivität zu beobachten ist [29].

In der ersten Phase des chronischen Iodexzesses entwickelt die Wistar-Ratte schilddrüsenassoziiertes ektopes Thymus-Gewebe, möglicherweise zur Toleranzinduktion.

Wenn der NOD-Maus mit hyperplastischer Struma eine sehr hohe Iodmenge gegeben wird (Akuteffekt), resultiert ein toxischer Effekt auf Thyreozyten (Zellnekrose) mit unspezifischer Entzündungsreaktion [23].

„Oxidativer Stress“ gilt als ein wichtiger Pathomechanismus. Nach Gabe größerer Iodmengen wurde ein direkt toxischer Effekt auf Thyreozyten (Oxidation von Membranlipiden und -proteinen) beobachtet [23]. Es wird angenommen, dass exzessive Iodmengen von hyperplastischen, metabolisch hoch aktiven Schilddrüsenzellen oxidiert werden und freie Radikale produzieren. Auch wurde eine erhöhte Expression von Hitzeschockproteinen beschrieben. Im Tiermodell werden bei autoimmun vorgeprägten Individuen diese toxischen Effekte auch durch einen chronischen Iodexzess diskutiert. Im Schilddrüsengewebe von iodbehandelten BB-Ratten wurde eine Akkumulation von Lysosomen und Zellverfettungen, geschwollene Mitochondrien und eine Dilatation des endoplastmatischen Retikulums beobachtet. Bei den OS-chicken führte „oxidativer Stress“ auch unter normalen Iodversorgungsbedingungen zur Entwicklung einer spontanen Thyroiditis [43]. Wurden die Tiere vom Zeitpunkt des Ausbrütens an mit Antioxidantien behandelt, minimierte sich die intrathyroidale Lymphozyteninfiltration. Falls jedoch eine Autoimmunthyreoditis bereits bestand, war eine Behandlung mit Antioxidantien ohne Erfolg.

Die Gabe von Iod stimuliert in vitro direkt Immunzellen (DC, Makrophagen, T- und B-Zellen). Iodiertes Thyreoglobulin verstärkt die Bildung von dendritischen Zellen aus deren Vorläuferzellen, den Monozyten [12]. Welchen Stellenwert der Iodgehalt des Thyreoglobulins für die Entwicklung einer Autoimmunreaktion in der Schilddrüse hat, ist Gegenstand weiterer Untersuchungen.

Beim Menschen ist vermutlich eine dem Tiermodell ähnliche genetische Prädisposition anzunehmen, da auch nach höhergradiger Iodexposition nicht in jedem Fall die Entwicklung einer Autoimmunthyreopathie zu erwarten ist [36, 38]. Jedoch ist im Zuge einer verbesserten Iodversorgung in Deutschland in den nächsten Jahren mit einem Wandel der relativen Häufigkeit und Ausprägung von Autoimmunthyreopathien zu rechnen. Dies bestätigen epidemiologische Daten aus Ländern nach Verbesserung der Iodversorgung [8, 15]. Die Inzidenz der durch Autonomie bedingten Hyperthyreosen nimmt in der Schweiz seit 1980 ab, jedoch im Gegenzug die der Immunhyperthyreosen (M. Basedow) zu. Auch in anderen Länder mit verbesserter Iodversorgung konnte dieser Wandel bestätigt werden [27]. Laurberg und Mitarbeiter beschrieben bei genetisch verwandten Populationen die unterschiedliche Auswirkung der Iodversorgung auf die Inzidenz von Autoimmunthyreopathien. Im iodreichen Island (Iodzufuhr 330–350 μg/d) wurde eine deutlich höhere Inzidenz des M. Basedow im Vergleich zum iodarmen Ostjütland (Iodzufuhr 50–60 μg/d) beobachtet [21].

Die Dosis, die zeitliche Verteilung einer Iodprophylaxe und die genetische Prädisposition scheinen wesentliche Einflussfaktoren zu sein. Einige Arbeiten sprechen dafür, dass eine Iodprophylaxe in physiologischer Dosis keine erhöhte Inzidenz von Autoimmunthyreopathien zur Folge hat [36, 38]. Unter der täglichen Einnahme von 200 μg Iodid zeigte sich bei Personen mit unauffälliger Schilddrüse kein Anstieg von Thyreoglobulin- (Tg-) -Antikörpern und Peroxidase- (TPO-) -Antikörpern und keine erhöhte Inzidenz von Autoimmunthyreopathien [36]. Unter Prophylaxe mit einer einmaligen Depoteinnahme von 1,53 mg Iod pro Woche wurde ein signifikanter Anstieg dieser Antikörper und doppelt so häufig die Entwicklung einer Autoimmunthyroiditis beobachtet. Umgekehrt kam es bei Patienten, die bereits eine Autoimmunthyroiditis entwickelt hatten, infolge einer reinen Iodprophylaxe (tägliche Einnahme von 200 μg Iodid) zu einem signifikanten Abfall der Tg-Antikörper.

Rauchen und das Immunsystem der Schilddrüse

Rauchen hat multiple Effekte auf die Schilddrüse. Es kann das Zellwachstum der Thyreozyten, die Funktion und das Immunsystem der Schilddrüse beeinflussen.

Epidemiologie

Anhand fallkontrollierter Zwillingsstudien konnten Brix und Mitarbeiter [7] zeigen, dass Rauchen generell das Risiko einer Schilddrüsenerkrankung erhöht (Odds-Ratio 3,0, 95 % Konfidenzintervall, 1,4–6,6; p = 0,03). Am besten wurde der Einfluss des Rauchens auf die Entwicklung einer endokrinen Orbitopathie untersucht [2, 18]. Das Risiko einer endokrinen Orbitopathie ist bei Rauchern [44] deutlich erhöht (Odds-Ratio 7,7, 95 % Konfidenzintervall 4,3–13,7). Bei Patienten mit endokriner Orbitopathie zeigen Raucher darüber hinaus auch die schwereren Verlaufsformen der Erkrankung [31, 32]. Diese korrelieren mit der täglich gerauchten Zigarettendosis [31]. Rauchen hat negative Auswirkungen auf den Verlauf der Erkrankung und auf das therapeutische Ansprechen (Steroide und Radiatio der Orbita) der schweren endokrinen Orbitopathie [5]. Dies kann durch eigene Daten bestätigt werden [13]. Wir schlossen 60 unbehandelte Patienten (41 Raucher und 19 Nichtraucher) mit milder endokriner Orbitopathie in eine prospektive Studie ein. Alle Patienten wurden zunächst mit Steroiden behandelt (Fluorcortolon 100 mg, um 10 mg reduziert alle vier Tage) und sechs Wochen später eine Orbitaradiatio durchgeführt (12 Gy Gesamtdosis). Die Verlaufskontrollen nach 4,5, 7,5 und 12 Monaten schlossen die opthalmologische Untersuchung der Lidspalte, des Exophthalmus, der klinischen Aktivität und der Motilität ein. Ausschlusskriterien waren eine vor Therapiebeginn mehr als ein Jahr bestehende endokrine Obitopathie, ein klinischer Aktivitätsscore von weniger als zwei, ein Exophthalmus größer als 23 mm, eine Sehnervenkompression und eine Radioiodbehandlung. Als biologisches Monitoring diente die Bestimmung der Konzentration des Hämoglobinadduktes N-2-Hydroxyethylvalin (HEV) als Parameter eines kumultativen Zigarettenkonsums [3]. Die Ergebnisse unserer Studie zeigen, dass hinsichtlich der klinischen Manifestation kein Unterschied zwischen Rauchern und Nichtrauchern zu Beginn der Studie bestand, siehe Abbildung 1 und 2. Die klinische Aktivität der Erkrankung nahm jedoch bei Nichtrauchern unter der Therapie signifikant schneller ab und die Motilität verbesserte sich bei Nichtrauchern signifikant schneller und in höherem Ausmaß als bei Rauchern, siehe Abbildung 1 und 2. Raucher sprachen verzögert und schlechter auf die Therapie an. Eine verzögerte Besserung der Lidödeme kann bei Rauchern den Prolaps des orbitalen Fettgewebes fördern und somit den Bedarf an orbitalen Fettresektionen erhöhen. Ebenso könnte die geringere Besserung der Augenmotilität bei Rauchern häufiger Schieloperationen erforderlich machen. Inwieweit jedoch eine Aufgabe des Rauchens den Verlauf der endokrinen Orbitopathie beeinflussen kann, muss derzeit noch offen bleiben.

Daten zum Einfluss von Rauchen auf die Autoimmunthyroiditis sind relativ heterogen. Das Auftreten einer Postpartumthyroiditis korreliert positiv mit dem täglichen Zigarettenkonsum von mehr als zwanzig Zigaretten pro Tag [17]. Im Rattenmodell konnte eine Autoimmunthyroiditis durch die Inhalation von 3-Methylcholanthren-Zigarettenrauch ausgelöst werden [9]. Laut retrospektiver Datenlage treten Hyothyreosen bei Rauchern häufiger als bei Nichtrauchern auf [16]. Bei Frauen mit subklinischer Hypothyreose haben Raucherinnen höhere TSH-Werte als Nichtraucherinnen [30]. In anderen Studien fehlt jedoch eine Korrelation zwischen Rauchen und dem Auftreten einer Autoimmunthyroiditis [4, 34].

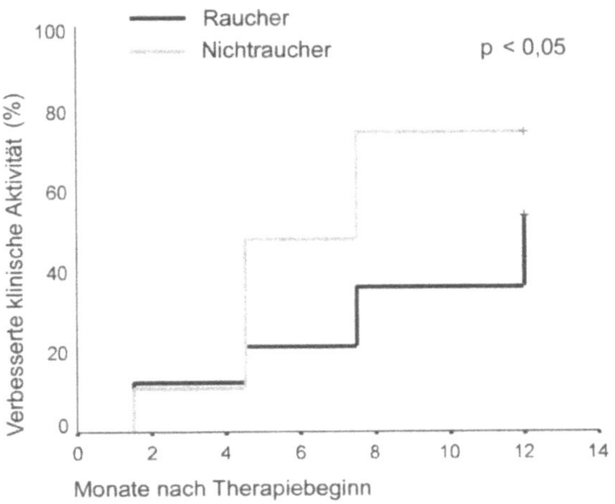

Abb. 1: Verbesserung der klinischen Aktivität der endokrinen Orbitopathie durch Reduktion auf Score 1 oder 0. Die klinische Aktivität nahm bei 74 % der Nichtraucher und bei nur 53 % der Raucher nach 12 Monaten auf Score 1 oder 0 ab ($p < 0,05$) [13]

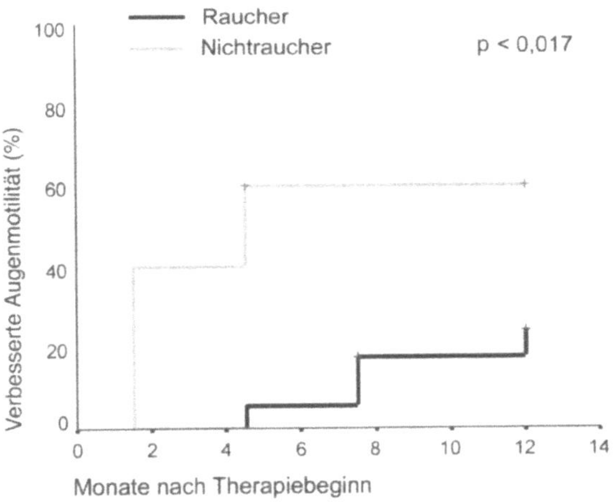

Abb. 2: Verbesserung der Motilität der Augen durch Reduktion von Score 3 oder 2 auf Score 1-0. Die Motilität verbesserte sich bei 60 % der Nichtraucher und bei nur 24 % der Nichtraucher nach 12 Monaten ($p < 0,017$) [13]

Pathophysiologie

Inwieweit Rauchen das Immunsystem beeinflusst, ist letztendlich unklar. Über die Vielzahl der möglichen Wechselwirkungen kann angesichts der über 4000 Inhaltsstoffe einer Zigarette nur spekuliert werden. Es existieren eine Reihe von Hypothesen, die hauptsächlich auf in-vitro-Daten beruhen. Generell wurden bei Rauchern ein Anstieg der Gesamt-Lymphozytenpopulation [37, 40] und eine erniedrigte Aktivität natürlicher Killerzellen beobachtet. Frühere Arbeiten zeigen eine funktionelle Änderung von Lymphozyten und eine Verschiebung des Lymphozyten- und Zytokinprofils. So wurde in einer Arbeit von Hughes und Mitarbeitern von einem relativem Abfall der OKT4$^+$- (Helfer-) und Anstieg der OKT8$^+$- (Suppressor-) -Zellen bei hohem Zigarettenkonsum berichtet [20]. In einer anderen Studie wird eine Dosisabhängigkeit dieses Lymphozytenprofils beschrieben. Nach Aufgabe des Rauchens wurde bei ehemaligen starken Rauchern eine Normalisierung der OKT4$^+$/OKT8$^+$-Ratio gefunden [26]. Bei Rauchern fand man eine erhöhte γδ-T-Zell-Population im Bronchialsystem [35]. Unsere eigene Essener Arbeitsgruppe hat immunhistochemisch eine erhöhte Anzahl von γδ-T-Zellen im Orbitafettgewebe nachgewiesen [14]. Die Bedeutung dieser Zellen ist jedoch noch unklar.

Pathogenetisch wird u. a. die Induktion einer Hypoxie durch Rauchen diskutiert. So führen Hypoxiebedingungen zum Anstieg der Glykosaminoglykan-, Protein- und DNA-Synthese in Hautfibroblasten unter Basalbedingungen und nach Stimulation mit den Zytokinen IL-1, TNF-alpha, INF-γ [25]. Auch wird eine erhöhte Expression von Hitzeschockproteinen (72kDA) mit Induktion zellulärer Proliferationen bei Rauchern, die an einer Immunhyperthyreose leiden, beschrieben [33]. Zytokine induzieren unter Hypoxiebedingungen die Expression von Adhäsionsmolekülen, IL-1 und IL-6 [42]. Bei Rauchern mit endokriner Orbitopathie wurden geringere IL-1-Rezeptor-Antagonisten unter Therapie (Orbitaradiatio 10 × 2 Gy in zwei Wochen) beobachtet [19]. Eine andere Arbeitsgruppe konnte einen Einfluss von Rauchen auf die IL-1/IL-1RA- und IL6-Spiegel bei Patienten mit endokriner Orbitopathie nicht bestätigen [39].

Mack und Mitarbeiter fanden in einer In-vitro-Studie eine dreifach erhöhte Expression von HLA-DR in Orbitafibroblasten bei Patienten mit schwerer endokriner Orbitopathie unter dem Einfluss von Nikotin und Interferon-γ und eine zweifach erhöhte Expression von HLA-DR unter dem Einfluss von Teer und Interferon-γ [22].

Zusammenfassung

Pathogenetisch handelt es sich bei Autoimmunthyreopathien um multifaktorielle Erkrankungen, bei denen sich eine Immunantwort aus dem Zusammenspiel von genetischen Anlagen und Einflussfaktoren entwickelt. Iod und Rauchen zählen zu den Modulatoren des zugrundeliegenden immunologischen Prozesses. Jedoch sind die genauen Pathomechanismen, die letztendlich zu einer aberranten Immunantwort führen, weitestgehend unbekannt. Die genetische Vorprägung und die Dosierung von Iod spielen im Tiermodell eine Rolle, ob diese Verhältnisse auch auf den Menschen zu übertragen sind, muss vorerst offen bleiben. Epidemiologischen Daten aus anderen Ländern nach Verbesserung der alimentären Iodversorgung zufolge sind jedoch auch in Deutschland in den nächsten Jahren häufiger Autoimmunthyreopathien zu erwarten.

Rauchen alteriert das Immunsystem auf vielfältige Weise. Raucher entwickeln nicht nur häufiger eine endokrine Orbitopathie, sondern sprechen hinsichtlich der Besserung der Lidödeme und der Augenmotilität schlechter auf die Therapie als Nichtraucher an. Dies ist möglicherweise von sozialmedizinischer Bedeutung, da durch die verzögerte Besserung der Lidödeme nachfolgende Fettresektionen bei Rauchern häufiger durchgeführt werden müssen. Auch die geringere Besserung der Augenmotilität könnte bei Rauchern die Anzahl nachfolgender Schieloperationen erhöhen.

Literatur

[1] Bach, J. F., D. Mathis: The NOD mouse. Res. Immunol. 148 (1997) 285–286.

[2] Balazs, C., V. Stenszky, N. R. Farid: Association between Graves‘ ophthalmopathy and smoking. Lancet 22 (1999) 336–754.

[3] Bailey, E., A. G. F. Brooks, C. T. Dollery et al.: Hydroxyethylvaline adduct formation in haemoglobin as a biological monitor of cigarette smoke intake. Arch. Toxicol. 62 (1988) 247–253.

[4] Bartalena, L., E. Martino, C. Marcocci et al.: More on smoking habits and Graves‘ ophthalmopathy. J. Endocrinol. Invest. 12 (1989) 733–737.

[5] Bartalena, L., C. Marcocci, M. L. Tanda et al.: Cigarette smoking and treatment outcomes in Graves' ophthalmopathy. Ann. Intern. Med. 22 (1998) 632–635.

[6] Boyages, S. C., A. M. Bloot, G. F. Maberly et al.: Thyroid autoimmunity in endemic goitre caused by excessive iodine intake. Clin. Endocrinol. 31 (1989) 453–465.

[7] Brix, T. H., P. S. Hansen, K. O. Kyvik et al.: Cigarette smoking and risk of clinically overt thyroid disease: a population-based twin case-control study. Arch. Intern. Med. 13 160(5) (2000) 661–666.

[8] Burgi, H., M. Kohler, B. Morselli: Thyrotoxicosis incidence in Switzerland and benefit of improved iodine supply. Lancet Sep. 26 352(9133) (1998) 1034.

[9] Cohen, R. Y., J. Sattler, M. R. Felix et al.: Experimentation with smokeless tobacco and cigarettes by children and adolescents: relationship to beliefs, peer use, and parental use. Am. J. Public Health 77 (1987) 1454–1456.

[10] Delemarre, F. G. A., P. J. Simons, H. A. Drexhage: Histomorphological aspects of the development of thyroid autoimmune diseases: consequences for our understanding of endocrine ophthalmopathy. Thyroid 4 (1996) 367–375.

[11] Drexhage,H. A., F. G. A. Delemarre, K: Radosevic et al.: Dendritic cells in autoimmunity. In: Lotze, M. T., A. W. Thomson (Hg.): Dendritic cells. Biology and Clinical Applications. Academic Press 1999.

[12] Ebner, S. A., W. Lueprasitsakul, S. Alex et al.: Iodine content of rat thyroglobulin affects ist antigenity in inducing lymphocytic thyroiditis in the BB rat. Autoimmunity 13 (1992) 209–214.

[13] Eckstein, A., B. Quadbeck, G. Mueller et al.: Impact of smoking on the response to treatment of thyroid associated ophthalmopathy (TAO). 72nd Annual Meeting of the American Thyroid Association, Palm Beach, Florida 1999.

[14] Eckstein, A., B. Quadbeck, S. Tews et al.: Cellular immunity of orbital fat. Active thyroid-associated orbitopathy (TAO) is associated with the occurrence of proinflammatory macrophages and elevated numbers of gamma delta–T cells. P-74, Satellite Symposium, 12th International Thyroid Congress, Kyoto, Japan 2000.

[15] Fradkin, J. E., J. Wolff: Iodide-induced thyrotoxicosis. Medicine (Baltimore) 62(1) (1983) 1–20.

[16] Fukata, S., K. Kuma, M. Sugawara: Relationship between cigarette smoking and hypothyroidism in patients with Hashimoto‘s thyroiditis. J. Endocrinol. Invest. 19(9) (1996) 607–612.

[17] Fung, H. Y., M. Kologlum, K. Collison et al.: Postpartum thyroid dysfunction in Mid Glamorgan. Br. Med. J. (Clin. Res. Ed.) 23 (1988) 241–244.
[18] Hägg, E., K. Asplund: Is endocrine ophthalmopathy related to smoking? Br. Med. J. (Clin. Res. Ed.) 295 (1987) 634–635.
[19] Hofbauer, L. C., T. Muhlberg, A. Koenig et al.: Interleukin-1 receptor antagonist serum levels in smokers and nonsmokers with Graves' ophthalmopathy undergoing orbital radiotherapy. J. Clin. Endocrinol. Metab. 82 (1997) 2244–2247.
[20] Hughes, D. A., P. L. Haslam, P. J. Townsend, et al.: Numerical and functional alterations in circulatory lymphocytes in cigarette smokers. Clin. Exp. Immunol. 61(2) (1985) 459–466.
[21] Laurberg, P., K. M. Pedersen, H. Vestergaard et al.: High incidence of multinodular toxic goitre in the elderly population in a low iodine intake area vs. high incidence of Graves'disease in the young in high iodine intakee area: comparative surveys of thyrotoxicosis epidemiology in East-Jutland, Denmark and Iceland. J. Intern. Med. 229 (1991) 415–420.
[22] Mack, W. P., G. O. Stasior, H. J. Cao et al.: The effect of cigarette smoke constituents on the expression of HLA-DR in orbital fibroblasts derived from patients with Graves ophthalmopathy. Ophthal. Plast. Reconstr. Surg. 15 (1999) 260–271.
[23] Many, M-C., S. Maniratunga, I. Varis et al.: Two step development of a Hashimoto-like thyroiditis in genetically autoimmune prone non obese diabetic (NOD) mice. Effects of iodine-induced cell necrosis. J. Endocrinol. 147 (1995) 311–320.
[24] McAllister-Sistilli, C. G., A. R. Caggiula, S. Knopf et al.: The effects of nicotine on the immune system. Psychoneuroendocrinol. 23 (1998) 175–187.
[25] Metcalfe, R. A., A. P. Weetman: Stimulation of extraocular muscle fibroblasts by cytokines and hypoxia: possible role in thyroid-associated ophthalmopathy. Clin. Endocrinol. (Oxf.) 40 (1994) 67–72.
[26] Miller, L. G., G. Goldstein, M. Murphy et al.: Reversible alterations in immunoregulatory T cells in smoking. Analysis by monoclonal antibodies and flow cytometry. Chest 82(5) (1982) 526–529.
[27] Mostbeck, A., G. Galvan, P. Bauer et al.: The incidence of hyperthyroidism in Austria from 1987 to 1995 before and after an increase in salt iodization in 1990. Eur. J. Nucl. Med. 25(4) (1998) 367–374.
[28] Mooij, P., H. J. de Wit, A. M. Bloot et al.: Iodine deficency induces thyroid autoimmune reactivity in Wistar rats. Endocrinology 133 (1993) 1197–1204.
[29] Mooij, P., J. J. de Wit, H. A. Drexhage: An excess of dietary iodine accelerates the development of a thyroid-associated lymphoid tissue in autoimmune prone BB rats. Clin. Immunol. Immunopathol. 69 (1993) 189–198.
[30] Mueller, B., H. Zulewski, P. Huber: Impaired action of thyroid hormone associated with smoking in women with hypothyroidism. N. Engl. J. Med. 333 (1995) 964–969.
[31] Pfeilschifter, J., R. Ziegler: Smoking and endocrine ophthalmopathy: impact of smoking severity and current vs lifetime cigarette consumption. Clin. Endocrinol. (Oxf.) 45 (1996) 477–481.
[32] Prummel, M. F., W. M. Wiersinga: Smoking and risk of Graves' disease. JAMA 269 (1993) 479–482.
[33] Prummel, M. F., Y. Van Pareren, O. Bakker et al.: Anti-heat shock protein (hsp)72 antibodies are present in patients with Graves' disease (GD) and in smoking control subjects. Clin. Exp. Immunol. 110(2) (1997) 292–295.
[34] Quadbeck, B., A. Eckstein, S. Tews et al.: Maturation of thyroidal dendritic cells in Graves'disease. Scandinavian Journal of Immunology (2002), im Druck.
[35] Regius, O., E. Lengyel, L. Borzsonyi et al.: The effect of smoking on the presence of antinuclear antibodies and on the morphology of lymphocytes in aged subjects. Z. Gerontol. 3 (1988) 161–163.
[36] Richmond, I., G. E. Pritchard, T. Ashcroft et al.: Distribution of gamma delta T-cells in the bronchial tree of smokers and non-smokers. J. Clin. Pathol. 46(10) (1993) 926–930.
[37] Rink, Th., H.-J. Schroth, L.-H. Holle et al.: Effekte von Iodid und Schilddrüsenhormonen bei der Induktion und Therapie einer Thyroiditis Hashimoto. Nuklearmedizin 38 (1999) 144–149.

[38] Robertson, M. D., J. E. Boyd, J. M. Fernie et al.: Some immunological studies on coalworkers with and without pneumoconiosis. Am. J. Ind. Med. (1983) 467–476.
[39] Saller, B., R. Hoermann, M. M. Ritter et al.: Course of thyroid iodine concentration during treatment of endemic goitre with iodine and a combination of iodine and levothyroxine. Acta Endocrinol. (1991) 662–667.
[40] Salvi, M., M. Pedrazzoni, G. Girasole et al.: Serum concentrations of proinflammatory cytokines in Graves' disease: effect of treatment, thyroid function, ophthalmopathy and cigarette smoking. Eur. J. Endocrinol. 143(2) (2000) 197–202.
[41] Schwartz, J., S. T. Weiss: Cigarette smoking and peripheral blood leukocyte differentials. Ann. Epidemiol. 4 (1994) 236–242.
[42] Shine, B., P. Fells, O. M. Edwards et al.: Association between Graves' ophthalmopathy and smoking. Lancet 335 (1990) 1261–1263.
[43] Shreeniwas, R., S. Koga, M. Karakurum et al.: Hypoxia-mediated induction of endothelial cell interleukin-1 alpha. An autocrine mechanism promoting expression of leukocyte adhesion molecules on the vessel surface. J. Clin. Invest. 90(6) (1992) 2333–2339.
[44] Sundick, R. S., N. Bagchi, T. R. Brown: The obese strain chicken as a model for human Hashimoto's thyroiditis. Exp. Clin. Endocrinol. Diabetes 104 (1996) 4–6.
[45] Tellez, M., J. Cooper, C. Edmonds: Graves' ophthalmopathy in relation to cigarette smoking and ethnic origin. Clin. Endocrinol. (Oxf.) 36 (1992) 291–294.
[46] Todd, J. A., M. Farrall: Panning for gold: genome wide scanning for linkage in type 1 diabetes. Human Molecular Genetics 6 (1996) 1443–1448.
[47] Wick, G., H. P. Brezinschek, K. Hala et al.: The obese strain of chickens: an animal model with spontaneouss autoimmune thyroiditis. Adv. Immunol. 47 (1989) 433–500.
[48] Wilders-Truschnig, M. M., P. J. Kabel, H. A. Drexhage et al.: Intrathyroidal dendritic cells, epitheloid cells, and giant cells in iodine deficient goiter. Am. J. Pathol. 135 (1989) 219–225.
[49] Winsa, B., A. Mandahl, F. A. Karlsson: Graves' disease, endocrine ophthalmopathy and smoking. Acta Endocrinol. (Copenh.) 128 (1993) 156–160.

Diskussion

Müller:
Wir haben nun eine ganze Menge über den Zusammenhang von Iod und Autoimmunphänomenen gehört. Was macht die Essener Gruppe mit einer Schwangeren, die eine gesicherte Hashimoto-Thyroiditis hat? Iod oder nicht Iod in der Schwangerschaft? Das ist eine wichtige Frage für eine Fortbildungsveranstaltung, da wird man das nämlich immer gefragt.

Quadbeck:
Es gibt Untersuchungen, die zeigen, dass eine milde Iodgabe auch bei einer Autoimmunvorprägung, also 100–200 µg Iod, nicht schaden wird. Wir wissen aus klinischer Erfahrung, dass die Schilddrüse auch bei diesen Frauen gut 100 und 200 µg Iod verträgt.

Ruppert:
Ich wollte auf Ihr erstes Dia eingehen, wo sie darstellen, dass es in Jütland vermehrt Autonomien gibt und die Vergleichsgruppe nur Basedow-Hyperthyreosen hat. Daraus könnte man ja schließen, dass in Jütland überhaupt keine Autonomien vorkommen, und da ist ihr Dia nicht ganz korrekt.

Quadbeck:
Das Dia zeigt die Originalabbildung von Herrn Laurberg. Ich habe sagen wollen, dass die Verteilung der jeweiligen Phänomene, was Hyperthyreosen betrifft, sehr wohl etwas mit der Iodversorgung zu tun hat. Das wissen wir aus Japan, dort sind die Autoimmunthyreopathien die häufigste Ursache der Hyperthyreosen.

Herrmann:
Würden Sie aus der Tatsache, dass ein Patient raucht, bei milder oder schwerer Orbitopathie die Therapie der Basedow-Hyperthyreose modifizieren? Das heißt, sollte dieser Patient eher subtotal operiert werden, anstatt thyreostatisch oder mit Radioiod behandelt zu werden?

Quadbeck:
Nein, das kann man nicht sagen. Wir suchen die Patienten aus, die gut für eine Radioiodtherapie in Frage kommen Es gibt Daten, die belegen, dass Radioiodtherapie die endokrine Orbitopathie verschlechtern kann, wenn man diesen Patienten kein Cortison gibt. Wir haben gute Erfahrungen damit gemacht, dass man mit Cortison zum Schutz für die endokrine Orbitopathie gute Ergebnisse erhält. Deswegen würden wir Patienten nicht raten, mit einer kleinen Schilddrüse sich gleich operieren zu lassen - es sei denn, die Patienten möchten das so.

Galvan:
Zur Epidemiologie: In Österreich wurde die Speisesalziodierung 1990 von 10 mg/kg Salz auf 20 mg/kg erhöht. Die Immunhyperthyreosen stiegen daraufhin innerhalb von drei Jahren über 120 % an. Auch die Immunhypothyreosen stiegen um 100 % an.

Hufschmidt:
Eine kurze und praktische Frage bezüglich des iatrogenen Iodexzess im Rahmen einer Kontrastmittelgabe bei Röntgenuntersuchung: Würden Sie bei nachgewiesener Autoimmunthyroiditis in Euthyreose oder substituierter Hypothyreose Kontrastmittel spritzen oder nicht?

Quadbeck:
Ja, können Sie machen, dadurch haben wir keine Hyperthyreosen gesehen.

Hufschmidt:
Gibt es keine Untersuchungen dazu?

Quadbeck:
Beim M. Basedow ist es etwas anderes, aber bei der Autoimmunthyroiditis sehe ich da keine Probleme.

Polyglanduläres Autoimmunsyndrom

G. J. Kahaly

Autoimmunerkrankungen können sich sowohl als Systemerkrankungen als auch als Erkrankungen spezifischer Organe manifestieren, wobei der Übergang oft fließend ist. Bei organspezifischen Immunopathien sind vor allem die endokrinen Drüsen betroffen, neben dem Inselzellapparat des Pankreas und der Nebennierenrinde am häufigsten die Schilddrüse. Der Autoimmunprozess führt durch Zelldestruktion in den meisten Fällen zur sekretorischen Insuffizienz der entsprechenden Drüse. Pathologisch-anatomisches Korrelat ist zu Beginn eine lymphozytäre Infiltration, die in einem späteren Stadium zur Fibrosierung und Insuffizienz des Organs führt. Eine Ausnahme ist der M. Basedow, bei dem es durch den Immunprozess zur Überfunktion der Schilddrüse kommt. Auffällig ist, dass die Entwicklung einer Immunendokrinopathie nicht immer auf ein einziges Organ begrenzt ist, so dass Patienten mit einer Immunendokrinopathie häufig zusätzlich noch weitere Organbeteiligungen aufweisen, wobei sich zwei oder mehrere dieser Erkrankungen gleichzeitig oder im weiteren Lebensverlauf des Patienten entwickeln können. Beim polyglandulären Autoimmunitätssyndrom (PAS) finden sich zusätzlich zu einer endokrinen Autoimmunerkrankung mindestens eine weitere Autoimmunerkrankung und/oder Antikörper gegen ein anderes Organ. Das klassische Beispiel des PAS ist die Kombination einer Nebennierenrindeninsuffizienz (Morbus Addison) mit einer chronisch lymphozytären Thyroiditis (Hashimoto-Thyroiditis) und/oder einem Typ-I-Diabetes, bezeichnet als Schmidt-Syndrom bzw. Carpenter-Syndrom. Allerdings werden auch Kombinationen mit nicht-endokrinen Autoimmunerkrankungen, wie zum Beispiel Vitiligo, Alopezie und perniziöse Anämie gehäuft angetroffen.

Nach den klinischen Manifestationen und dem Lebensalter der Patienten wird das PAS in zwei Gruppen eingeteilt. Das PAS vom Typ I manifestiert sich im frühen Kindesalter, wobei es zur Entwicklung eines Hypoparathyroidismus, eines Morbus Addison und einer chronisch-mukokutanen Candidiasis und seltener auch zu einer Malabsorption, einer perniziösen Anämie, einer Gonadeninsuffizienz und einer Immunthyreoapthie kommen kann. Dieses sehr seltene Syndrom tritt häufig sporadisch auf, wird allerdings autosomal-rezessiv vererbt und lässt sich einem Erkrankungs-Lokus auf Chromosom 21 zuordnen. Das PAS vom Typ II ist ein Syndrom des Erwachsenenalters. Bei den Patienten können Autoimmunthyreopathien, der Typ-I-Diabetes, der Morbus Addison, der primäre Hypogonadismus, die perniziöse Anämie, die Vitiligo, die autoimmunbedingte Hypophysenvorderlappeninsuffizienz, der autoimmune Diabetes insipidus und andere Autoimmunerkrankungen vorkommen. Diese Krankheiten können in beliebiger Zahl und Reihenfolge miteinander kombiniert auftreten. Im Gegensatz zum PAS vom Typ I kommt das adulte PAS öfter vor und in vielen Fällen familiär gehäuft, wobei eine Assoziation zu den Antigenen HLA-DR3 und HLA-DR4 des Histokompatibilitätssystems besteht. Manchmal wird noch ein PAS vom Typ III vom Typ II unterschieden, wenn keine Nebennierenrindeninsuffizienz vorliegt. Ein Morbus Addison kann sich allerdings auch im späten Lebensalter manifestieren, so dass meist nur das juvenile vom adulten PAS unterschieden wird. Da die einzelnen Erkrankungen des PAS eine beträchtliche Morbidität und eine potentielle Mortalität aufweisen, vor allem wenn sie lange unerkannt bleiben, ist eine Frühdiagnose erforderlich.

Bei über der Hälfte der PAS-Patienten konnten Antikörper gegen Parietalzellen, wobei das eigentliche Antigen die H^+-K^+-ATPase ist, nachgewiesen werden. Die Assoziation von Endokrinopathien mit einer Autoimmungastritis ist gut belegt und wird oft mit höheren Prozentzahlen angegeben. Desweiteren ist die Zeit vom Auftreten der Antikörper bis zur Manifestation der Erkrankung bei der Schilddrüse deutlich länger als bei den anderen Autoimmunopathien. Bei Patienten mit manifester Autoimmunthyreopathie finden sich häufig organspezifische Autoantikörper, die auf das latente Vorliegen einer Erkrankung hinweisen können. So wurden zum Beispiel bei Patienten mit PAS und arterieller Hypertonie gehäuft organspezifische Herz-Antikörper gefunden. Inzwischen sind viele Autoantigene genau charakterisiert worden, so dass Autoantikörper gegen ganz spezifische und bekannte Strukturen in Patientenseren getestet werden können. Bei der Vitiligo z. B. lassen sich Autoantikörper gegen die Tyrosinase finden, Nebennierenrinden-Antikörper sind gegen die Antigene des Cytochroms P450, Enzyme der Steroidbiosynthese, gerichtet.

Autoimmunopathien treten häufig gemeinsam auf und umfassen ein breites Spektrum von endokrinen und nicht-endokrinen Manifestationen. Ein pathogenetisches Konzept, das die gleichzeitige oder sukzessive Manifestation von Autoimmunerkrankungen an verschiedenen endokrinen Organen erklären würde, konnte bisher nicht gefunden werden. Insbesondere finden sich keine gemeinsamen Antigendeterminanten bei Polyendokrinopathien, die autoimmunologische Prozesse an zwei oder mehreren endokrinen Organen erklären könnten. Wegen der Häufigkeit des PAS sollte bei Patienten mit einer autoimmunen Endokrinopathie an das Vorliegen einer weiteren Autoimmunerkrankung gedacht werden, speziell bei positiver Familienanamnese. In solchen Fällen ist die Bestimmung entsprechender Autoantikörper, des Blutbildes, des Blutzuckers und des basalen TSH sinnvoll. Falls ein PAS vorliegt oder bei klinischem Verdacht auf einen Morbus Addison ist die Durchführung eines ACTH-Tests zum Ausschluss einer Nebennierenrindeninsuffizienz unumgänglich. Weitere spezielle Untersuchungen sollten sich bei entsprechendem klinischen Verdacht anschließen. Wichtig erscheint jedoch eine Langzeitbeobachtung von Patienten mit Autoimmunerkrankungen in Anbetracht des oft beträchtlichen zeitlichen Intervalls zwischen der Manifestation der ersten Immunopathie und der Diagnose einer nachfolgenden.

Zusammenfassung

Das polyglanduläre Autoimmunsyndrom (PAS) ist durch das gemeinsame Auftreten verschiedener Autoimmunerkrankungen gekennzeichnet, die vorwiegend endokrine Drüsen betreffen. Man unterscheidet eine juvenile Form (PAS Typ I), die sich im Kindes- und Jugendalter zumeist mit einer mukokutanen Candidiasis, dem idiopathischen Hypoparathyroidismus und der Nebennierenrindeninsuffizienz manifestiert, von dem adulten PAS Typ II, bei dem die Autoimmunthyreopathie, die Nebennierenrindeninsuffizienz und der Typ-I-Diabetes vorherrschend sind. Das PAS kommt in endokrinologischen Zentren häufig vor, wobei Frauen etwa dreimal so oft betroffen sind wie Männer. In Anbetracht der langen Intervall-Zeiten zwischen dem Auftreten der verschiedenen Endokrinopathien erscheinen regelmäßige Kontrollen von Patienten mit einer endokrinen Autoimmunerkrankung und gezielte Untersuchungen bei Verdacht auf eine weitere Immunopathie sinnvoll.

Diskussion

Grußendorf:
Vielen Dank, Herr Kahaly, für den schönen Vortrag. Trotzdem eine Einschränkung: Sie haben empfohlen, dass man so viele Antikörper bestimmt. Das ist natürlich nicht für die tägliche Routine. Sie sagen sogar, dass man das in der freien Praxis machen sollte, das kann kein Mensch machen. Können Sie bitte nennen, was wirklich wichtig ist. Im Grunde genommen würden die Hormonbestimmungen reichen. Meinetwegen auch die Schilddrüsenantikörper, aber die ganze andere Latte von Antikörpern, die Sie jedes Jahr fordern, werden Sie nicht im Ernst fordern.

Kahaly:
Für die Praxis würde ich zustimmen, wobei ich auch sagen muss, dass der Nachweis von Antikörpern einen sehr hohen prädiktiven Wert hat. Und Sie können das auch – wenn sie solche Patienten haben – z. B. mit Parietal-Zell-Antikörpern feststellen. Wir machen jetzt eine Biopsie bei jedem Patienten mit Parietal-Zell-Antikörpern, und bei jedem Patienten sehen wir eine Immun-Gastritis, das ist auch wichtig. Es bildet sich mit der Zeit eine Eisenmangelanämie. Sie können sonst bei diesen Patienten keine Diagnose stellen, weil diese Patienten wenig Symptome haben. Wenn Sie solche Antikörper nicht bestimmen, kommen Sie nicht weiter. Aber ich gebe Ihnen recht, in der Praxis muss man auch wirtschaftlich arbeiten.

Müller:
Ein Kommentar: Erstens, Sie haben offensichtlich keine Patienten (trotz der hohen Zahl) mit Morbus Werlhof bzw. Myasthenia gravis beobachtet. Ich erinnere mich an eine Patientin mit Hashimoto-Thyroiditis, Autoimmun-Gastritis, Morbus Werlhof und Myasthenia gravis. Zweitens, es gibt auch Kombinationen systemischer Autoimmunerkrankungen mit organspezifischen Autoimmunerkrankungen, z. B. tritt bei systemischer Sklerodermie über zufällig gehäuft eine Hashimoto-Thyroiditis auf.

Kahaly:
Die Daten, die ich vorgestellt habe, basieren hauptsächlich auf einer Untersuchung, die wir Mitte der neunziger Jahre durchgeführt haben. Wir haben bei zwei Patienten von 151 den Nachweis einer Myasthenia gravis. Wir untersuchen jetzt die Antikörper gegen Acetylcholin und prüfen auch die anderen Antikörper, aber wir haben das früher, Anfang der neunziger Jahre, nicht gemacht. Arbeiten der Arbeitsgruppe aus Pisa, Italien, haben nachgewiesen, dass in 2–5 % der Fälle bei Patienten mit M. Basedow, insbesondere mit Augenbeteiligung, eine Myasthenia gravis okkulärer Form auftreten kann.

Haberkorn:
Ihr Vorgehen ist bisher deskriptiv. Haben Sie daran gedacht, High-throughput-Methoden anzuwenden, z. B. um ein identifizierendes Genexpressionsmuster bei diesen Patienten zu erhalten? Ich denke z. B. an Expressionsanalyse mit DNA-Chips.

Kahaly:
Das nicht, was wir z. Z. untersuchen, ist eigentlich die Rolle der regulatorischen CD4/CD25-T-Zellen. Wir untersuchen, ob die Patienten mit pluriglandulärer Autoimmunität einen Defekt auf diesem Gebiet haben.

Klinik des Morbus Basedow

G. Brabant, H. Leitolf

Einleitung

Der Morbus Basedow hat nach Schätzungen in gut mit Iod versorgten Ländern eine jährliche Inzidenz von ca. 20 Patienten pro 100 000 Einwohner, während in schlecht mit Iod versorgten Ländern eine Inzidenz von ca. 15 Patienten pro 100 000 Einwohner angenommen wird [7]. Nicht alle Formen der Erkrankung sind mit einer klinischen Veränderung verbunden. Dies ist durch die unterschiedliche Ausprägung der Erkrankung wie durch die Charakteristika der für die Erkrankung typischen Antikörper erklärt. TSH-Rezeptor-blockierende Antikörper sind weit seltener als stimulierende Antikörper, welche letztlich eine hyperthyreote Stoffwechsellage hervorrufen, wenn im Regelkreis Hypothalamus-Hypophyse-Schilddrüse keine Kompensationsmöglichkeiten mehr bestehen.

Die Klinik der Autoimmunthyreopathie bei der klassischen Immunthyreopathie vom Typ M. Basedow ist durch Störungen der Proliferation mit Ausbildung einer Struma gekennzeichnet. Wegweisend für die Diagnose sind in jedem Fall parallel auftretende weitere Stigmata der Autoimmunerkrankung wie eine endokrine Orbitopathie (s. Abb. 1) oder seltene Zeichen wie ein prätibiales Myxödem oder eine Akropathie (s. Abb. 2).

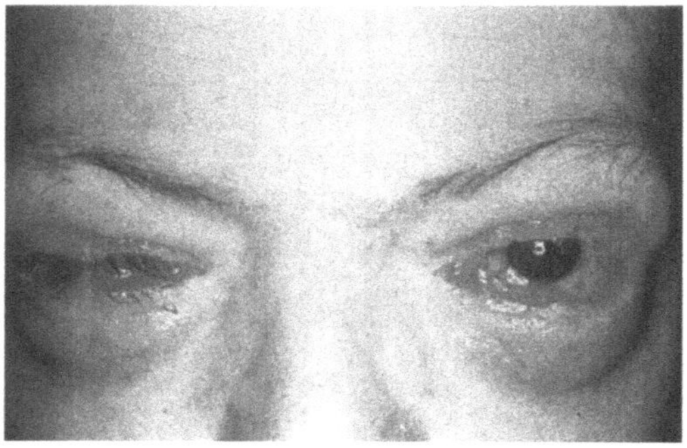

Abb. 1: Endokrine Orbitopathie

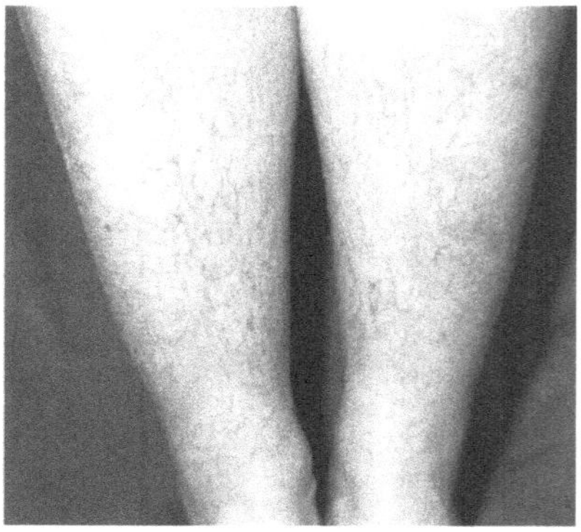

Abb. 2: Prätibiales Myxödem

Morphologische Veränderungen bei Immunthyreopathie

Begleiterscheinungen eines M. Basedow müssen sich nicht zeitgleich manifestieren, sondern können nach großen Beobachtungsserien auch der Schilddrüsenerkrankung vorausgehen oder auch sekundär nach klinischer Manifestation der Schilddrüsenerkrankung auftreten. Typischerweise ist die Veränderung der Schilddrüse mit einer verstärkten Durchblutung des Organs verbunden, die sich klinisch in Rauschen oder Schwirren über der Schilddrüse äußern und sonographisch im Farbdopplerbild als verstärkte Vaskularisierung mit einem erhöhten Blutfluss darstellbar sind (s. Abb. 3). Bei der bekannten Unsicherheit der palpatorischen Evaluation der Schilddrüse ist die sonographische Untersuchung der Schilddrüse bei Verdacht auf eine Immunthyreopathie unerlässlich. Hier lässt sich bei einem M. Basedow klassischerweise neben der Vergrößerung der Schilddrüse ein fleckig-echoarmes Muster als Ausdruck der entzündlichen Ödembildung und gesteigerten Durchblutung nachweisen.

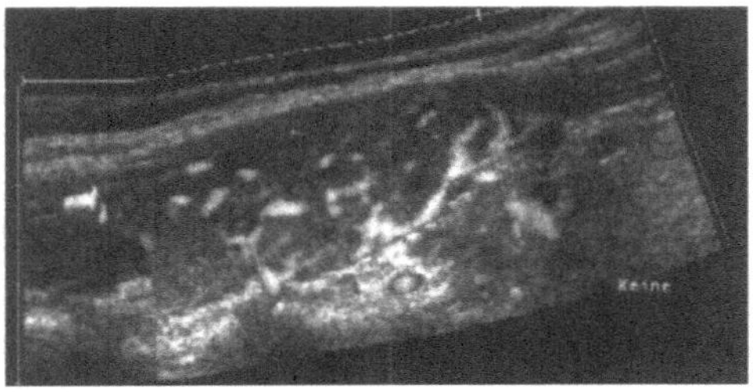

Abb. 3: Farbdoppleruntersuchung bei M. Basedow

Dieses findet sich üblicherweise in der gesamten Schilddrüse, im Einzelfall können die Veränderungen auch fokal auftreten und dann differentialdiagnostische Probleme in der Abgrenzung gegenüber autonomen Arealen oder kalten Knoten bieten.

Funktionsstörungen bei Immunthyreopathie

Immunthyreopathien lösen nicht in jedem Fall Funktionsstörungen der Schilddrüse aus, da in Abhängigkeit vom Ausmaß des Befalls Kompensationsmöglichkeiten durch das Normalgewebe bestehen bzw. eine Balance zwischen Antikörpern, welche die Schilddrüsenfunktion stimulieren und inhibieren, vorliegen kann. Bei Erkrankungen vom Typ M. Basedow führen in der Regel TSH-Rezeptor-stimulierende Antikörper zu einer Überstimulation der Schilddrüse mit den klinischen Zeichen des Schilddrüsenwachstums und der Schilddrüsenüberfunktion. TSH-Rezeptor-blockierende Antikörper können dagegen eine Schilddrüsenunterfunktion auslösen, wobei die Effekte auf das Schilddrüsenwachstum uneinheitlich sind. Meist kommt es parallel zu einem wenig ausgeprägten Schilddrüsenwachstum. Dies kann dazu dienen, diese Formen von der klassischen Hashimoto-Thyroiditis abzugrenzen, bei der die hypothyreote Stoffwechsellage mit einer Verkleinerung bzw. einem Verschwinden der Schilddrüse durch die entzündliche Zerstörung des Organs assoziiert ist. Sowohl die Schilddrüsenüber- wie -unterfunktion kann aufgrund mono- oder oligosymptomatischer Verläufe differentialdiagnostische Schwierigkeiten bereiten. Die große Heterogenität der Klinik der Schilddrüsenüberfunktion lässt sich leicht aus der modularen Aktivierung von Schilddrüsenhormonen in den Zielgeweben erklären, wobei sowohl der Aufnahmemodus in das jeweilige Gewebe, die gewebsspezifische Aktivierung über Deiodasen und deren Kofaktoren wie Selen als auch die nukleäre Aktivierung durch Homodimere der unterschiedlichen T3-Rezeptoren bzw. Heterodimere mit anderen Rezeptoren der Steroidsuperfamilie erklärt sind.

Hyperthyreosezeichen

Die Leitsymptome einer Hyperthyreose sind uncharakteristisch. Über die sensitivierende Wirkung von Schilddrüsenhormonen auf katecholaminabhängige Signalwege ist eine Vielzahl der Symptome erklärbar. So lassen sich die Einflüsse auf die Gewichtsentwicklung über eine direkte sympathikusabhängige Wirkung auf den Grundumsatz, aber auch über direkte zentrale Wirkungen auf die Steuerung des Appetitverhaltens erklären. Zentrale Einflüsse wie Nervosität, Unruhe und Schlaflosigkeit passen ebenso zu einer Sympathikusaktivierung wie kardiale Effekte [2] im Sinne von Rhythmusstörungen und einem erhöhten Sauerstoffbedarf. Diese und direkte kardiale Wirkungen (s. Tab. 1) führen bei nahezu allen Patienten zu einem erhöhten Ruhepuls von > 80/Minute, einer Belastungsinsuffizienz und zu subjektiv bemerkten Palpitationen, während eine Angina pectoris eher seltener beobachtet wird. Die Ergebnisse der Framinghamstudie belegen, dass selbst milde subklinische Formen der Hyperthyreose zu einem etwa dreifach erhöhten Risiko für Vorhofflimmern führen.

Tabelle 1: Kardiopulmonale Symptome bei Hyperthyreose (in % der Häufigkeit)

Ruhetachykardie	95
Palpitationen	85
Belastungsintoleranz	65
Belastungsdyspnoe	45
Vorhofflimmern	5–10
Angina pectoris	3–5
Trachealkompression mit Dyspnoe	ca. 15

Auch die häufig beschriebenen gastrointestinalen Symptome einer Hyperthyreose mit einer im Mittel auf ca. 40 % verkürzten intestinalen Transitzeit sind heterogen. Zwar wird bei Hyperthyreose meist eine Gewichtsabnahme, verbunden mit Diarrhöen, beobachtet, aber in ca. 3 % werden nach Untersuchungen verschiedener Autoren Obstipationen und in ca. 15 % eine Gewichtszunahme festgestellt. Wichtig erscheint es, mögliche assoziierte Begleiterkrankungen wie eine perniziöse Anämie (in ca. 1–5 %) oder eine Sprue (in ca. 5 %) abzuklären. Dies gilt insbesondere, wenn zusätzlich klinische oder laborchemische Hinweise (megaloblastäre Anämie oder intestinale Resorptionsstörungen) vorliegen.

Tabelle 2: Neurologisch-psychiatrische Symptome bei Hyperthyreose (in % der Häufigkeit)

feinschlägiger Tremor	etwa 70	
Muskelschwäche	6–63	(als primäres Zeichen selten)
Myasthenia gravis		
Muskelatrophie	selten	
periodische Paralyse	Rarität	
Schlaflosigkeit		
Hyperaktivität und Agitiertheit		
Ängstlichkeit	62	
Depression	31–69	

Neurologisch-psychiatrische Störungen lassen sich meist nachweisen (s. Tab. 2), wobei klinisch in ca. 70 % der Fälle ein feinschlägiger Tremor der Hände beobachtet wird. Das Auftreten einer Muskelschwäche kann bei Hyperthyreosen sehr ausgeprägt sein und die Leistungsfähigkeit der Patienten erheblich beeinträchtigen. Eine Muskelschwäche ist allerdings selten das Leitsymptom einer Hyperthyreose. Im Gegensatz hierzu sind psychiatrische Symptome häufig richtungsweisend, wobei nahezu zwei Drittel aller Patienten mit psychiatrischen Veränderungen unter Ängstlichkeit und/oder depressiven Verstimmungen leiden. Insbesondere bei psychiatrischen Störungen im höheren Lebensalter [6] muss daher in jedem Fall eine diagnostische Abklärung der Schilddrüsenfunktion erfolgen, um mono- oder oligosymptomatische Formen auszuschließen und diese sehr einfach zu behandelnden Ursachen der psychiatrischen Alteration abzuklären. Der Einfluss einer Hyperthyreose auf die Entwicklung einer Osteoporose wird kontrovers diskutiert. In großen Metaanalysen ergibt sich ein heterogenes Bild mit einer Variation der Knochendichteminderung zwischen 0 und 20 %. Bei der oben diskutierten oligosymptomatischen Verlaufsform der Hyperthyreose sollte bei älteren Patienten mit Osteoporose in jedem Fall eine Abklärung der Schilddrüsenfunktion erfolgen.

Ein weiteres wichtiges, oft nicht bedachtes Zeichen einer Schilddrüsenfehlfunktion bei jüngeren Patienten ist der Einfluss auf die reproduktiven Funktionen bei beiden Geschlechtern. Insbesondere zeigen große Untersuchungen, dass eine subklinische Hyper- und Hypothyreose häufiger die Begleitursache eines unerfüllten Kinderwunsches darstellt. Eine Prüfung der Schilddrüsenfunktion zumindest über eine Bestimmung von TSH im Serum sollte daher bei allen Patienten mit Fertilitätsproblemen erwogen werden.

Diagnostik einer Immunthyreopathie

Die sichere Diagnostik der Schilddrüsenfehlfunktion gelingt in nahezu allen Fällen einer Immunthyreopathie über die Bestimmung von TSH. Die Erhöhung von TSH zeigt bei Immunthyreopathie nahezu sicher eine hypothyreote Stoffwechsellage an, während die TSH-Suppression Hinweise auf eine Überfunktion gibt. In Verbindung mit der Messung von freien Schilddrüsenhormonen (erniedrigt bei Hypothyreose, erhöht bei Hyperthyreose) gelingt nahezu immer eine sichere Einordnung. Berücksichtigt werden muss allerdings, dass freie Schilddrüsenhormonkonzentrationen bei Patienten mit schweren Leber- oder Nierenfunktionsstörungen alteriert sein können, so dass im Einzelfall auch weitere Parameter wie die Bestimmung der Gesamthormon- und der TBG-Konzentration nötig sein können.

Die Diagnose eines M. Basedow kann bei extrathyroidaler Beteiligung klinisch sicher gestellt werden, insbesondere wenn neben den klinischen Zeichen auch das sonomorphologische Muster eindeutige Veränderungen zeigt. Die Bestimmung schilddrüsenspezifischer Antikörper sichert die Diagnose weiter ab. TPO-Antikörper lassen sich in mehr als 80 % aller Patienten mit M. Basedow nachweisen. Dagegen lassen sich nur in ca. 60 % der Fälle positive TG-Antikörper beim M. Basedow nachweisen [3]. Entscheidend für die Diagnose ist der Nachweis erhöhter TSH-Rezeptor-Antikörper, da sowohl TG- als auch TPO-Antikörper auch bei der Hashimoto-Thyroiditis gefunden werden. Durch eine weitere Verbesserung der Methodik ist der Nachweis von TSH-Rezeptor-Antikörpern kürzlich noch sicherer geworden. Die Expression der extrazellulären Domäne des humanen TSH-Rezeptors und der Fixierung des Proteins durch spezifische Antikörper an den Röhrchen („coated tube"-Test) erlaubt eine noch höhere Genauigkeit des Tests, der eine nahezu optimale Charakteristik aufweist [1]. Dadurch ist es möglich geworden, den Schwellenwert noch weiter zu senken und die Trennschärfe zu verbessern. Der Test erlaubt allerdings weiterhin nicht, unter Routinebedingungen zwischen stimulierenden und inhibierenden Antikörpern zu unterscheiden, sondern erfasst nur die Menge an Antikörpern, die in der Lage ist, radioaktiv markiertes TSH aus der Bindung am Rezeptor zu verdrängen. Interessante neue Ergebnisse der Göttinger Arbeitsgruppe um Becker [4] machen deutlich, dass mit diesem Test eine Reihe von Patienten mit fokalen Formen und mit unregelmäßiger, sog. disseminierter Schilddrüsenautonomie in Wahrheit Patienten mit M. Basedow gleichen, welche keinen homogenen Befall des Organs aufweisen. Deshalb muss überlegt werden, ob Patienten mit fokaler Autonomie und mit disseminierten Autonomieformen nicht primär hinsichtlich des Vorliegens von TSH-Rezeptor-Antikörpern untersucht werden müssen. Trotz dieser Verbesserungen der Antikörperbestimmungen bleibt ein Rest von Patienten, welcher klinisch beispielsweise durch das Vorliegen einer endokrinen Orbitopathie eindeutig eine Immunthyreopathie vom Typ M. Basedow aufweist, ohne dass Antikörper nachweisbar sind. Bei diesen Patienten bestand die Hoffnung, dass neue Antikörpertests beispielsweise gegen den kürzlich klonierten Natrium-Iodid-Symporter die

Möglichkeit bieten, die Diagnostik zu verbessern. Die bislang vorliegenden Daten sind allerdings enttäuschend und lassen nicht erwarten, dass die anti-NIS-Antikörperbestimmung Fortschritte für die diagnostische Sicherheit bringt [5].

Zusammenfassung

Die klinische Diagnostik der Schilddrüsenfehlfunktion ist bei Patienten mit den klassischen Stigmata einer Autoimmunerkrankung der Schilddrüse vom Typ M. Basedow einfach. Durch mono- oder oligosymptomatische Verlaufsformen bietet die Diagnostik allerdings im Einzelfall große differentialdiagnostische Probleme, so dass die kostengünstige Bestimmung des Serum-TSH-Spiegels großzügig eingesetzt werden sollte, um Schilddrüsenfehlfunktionen auszuschließen. Die Absicherung der Diagnose einer Autoimmungenese gelingt dann in ca. 90 % der Fälle durch die Bestimmung der schilddrüsenspezifischen Antikörper durch Assays der neueren Generation.

Literatur

[1] Costagliola, S., N. G. Morgenthaler, R. Hoermann et al.: Second generation assay for thyrotropin receptor antibodies has superior diagnostic sensitivity for Graves' disease. J. Clin. Endocrinol. Metab. 84 (1) (1999) 90–97.

[2] Klein, I., K. Ojamaa: Thyroid hormone and the cardiovascular system. N. Engl. J. Med. 344 (7) (2001) 501–509.

[3] Mariotti, S., P. Caturegli, P. Piccolo et al.: Antithyroid peroxidase autoantibodies in thyroid diseases. J. Clin. Endocrinol. Metab. 71 (3) (1990) 661–669.

[4] Meller, J., A. Jauho, M. Hüfner: Disseminated thyroid autonomy or Graves' disease: reevaluation by a second generation TSH receptor antibody assay. Thyroid. 10 (12) (2000) 1073–1079.

[5] Seissler, J., S. Wagner, M. Schott et al.: Low frequency of autoantibodies to the human Na(+)/I(–) symporter in patients with autoimmune thyroid disease. J. Clin. Endocrinol. Metab. 85 (12) (2000) 4630–4634.

[6] Trivalle, C., J. Doucet, P. Chassagne et al.: Differences in the signs and symptoms of hyperthyroidism in older and younger patients. J. Am. Geriatr. Soc. 1996 44 (1) (1996) 50–53.

[7] Wallaschofski, H., C. Orda, D. Fuhrer et al.: Distinction between autoimmune and nonautoimmune hyperthyroidism by determination of thyrotropin-receptor antibodies in patients with the scintigraphic diagnosis of disseminated autonomy. Thyroid 11 (7) (2001) 710–711.

Diskussion

Buchali:

Ein Problem durchzieht den ganzen Tag. Es ist die Abgrenzung gegenüber dem Normbereich erhöhter Werte der Antikörperbestimmung und deren Zuordnung zur Diagnose einer Autoimmun-Thyreopathie. Denn gering erhöhte Werte sind dies sicherlich nicht, und das ist in vielen Vorträgen bisher nicht ganz klar herausgekommen. Deswegen wollte ich lieber eine Wertung hören.

Brabant:
Sie haben völlig recht, es gibt leider keinen Goldstandard für eine Immunthyreopathie, so dass man sagen könnte, der Antikörper entscheidet dies vollständig. Es kann sein, dass der leicht erhöhte Titer bedeutet, dies ist der Autoimmunkranke, unterwegs und im weiteren Verlauf oder durch eine Iodexposition (wenn TSH-Rezeptor-Antikörper vorhanden sind) entwickelt sich eine floride Immunthyreopathie mit Hyperthyreose. Aber das können Sie allein aus einem diskret erhöhten Antikörpertiter nicht ablesen. Die Frage ist meist, wie komme ich zum klinischen Verdacht, um diese Antikörperdiagnostik einzusetzen. Sie werden ein Sonogramm haben, das vielleicht typische Befunde zeigt oder auch eine Szintigraphie, die dies zeigt, und dann ist die Einordnung auch beim euthyreoten Patienten etwas leichter und das Risiko leichter abzuschätzen, ob er in ein solches Problem hineinkommen wird.

Schicha:
Wenn man die Antikörper immer bestimmt, findet man häufig bei Knotenkröpfen leicht erhöhte Antikörper, ohne dass das ein Hashimoto ist. Ich glaube, das Problem ist der ungezielte Einsatz.

Diagnostik der Immunthyreopathien – bildgebende Verfahren

J. Rendl

Einleitung

Es gibt keine international akzeptierte Klassifikation der Autoimmunerkrankungen der Schilddrüse [11]. Einige Autoren [2] betrachten die Autoimmunthyroiditis als histologische Diagnose, die man in eine lymphozytäre Thyroiditis unterteilen kann, sofern ausschließlich lymphozytäre Infiltrate vorliegen, und in die Hashimoto Thyroiditis, wenn zusätzlich Atrophie und Fibrose nachzuweisen sind.

Unter klinisch praktischen Gesichtspunkten versteht man unter Immunthyreopathien zum einen die chronisch lymphozytären Thyroiditiden, zum anderen die Autoimmunthyreopathie vom Typ des Morbus Basedow. Während man bei der chronischen Autoimmunthyroiditis klinisch zwei Verlaufsformen unterscheidet, wobei die strumigene Form als klassische Hashimoto-Thyroiditis anzusehen ist und die atrophische Form korrekterweise als Atrophische Thyroiditis bezeichnet werden muss, gilt der M. Basedow zwar als verwandte Immunerkrankung, nicht jedoch als Autoimmunthyroiditis im strengen Sinn.

Die sogenannte „silent thyroiditis" zählt auch zu den lymphozytären Schilddrüsenerkrankungen und ist charakterisiert durch schmerzlose Struma, Hyper- oder Hypothyreose, bzw. beides. Tritt diese Erkrankung im Anschluss an eine Schwangerschaft auf, heißt sie Post-Partum-Thyroiditis. Sowohl die Silent- als auch die Postpartum-Thyroiditis gelten als Manifestationen der chronischen Autoimmunthyroiditis, wobei sie typischerweise transient verlaufen.

Sonographie

Bei den Immunthyreopathien stellt die Sonographie das wichtigste bildgebende Verfahren dar. Seit kurzem gibt es allgemein anerkannte, auch im Internet (http://www.uni-duesseldorf.de/WWW/AWMF/ll/ll_nukle.htm) nachlesbare *Leitlinien zur Schilddrüsendiagnostik*, die von der Deutschen Gesellschaft für Nuklearmedizin in Abstimmung mit der Deutschen Gesellschaft für Endokrinologie (Sektion Schilddrüse) und der Deutschen Gesellschaft für Chirurgie publiziert wurden [3]. Im Abschnitt „In-vivo-Diagnostik" dieser Leitlinien ist die Schilddrüsensonographie ausführlich dargestellt, siehe Tabelle 1. Bezüglich der Indikationen, technischen Voraussetzungen, der Durchführung, Beurteilung und Bilddokumentation sind in diesen Leitlinien Standards definiert, an die man sich halten sollte.

Die Ultraschalldiagnostik der Schilddrüse ist demnach bei jedem Verdacht auf eine Schilddrüsenerkrankung indiziert. Dieser hohe diagnostische Stellenwert der Schilddrüsensonographie, bedingt durch die anatomische Lage des Organs etablierte sich nach Einführung des Ultraschalls in die klinische Praxis Mitte bis Ende der sechziger Jahre durch Yamakawa [16] und Fujimoto und Mitarbeitern [6], vor allem aber seit Anfang 1980, als neben dem aufwendigen compound-Verfahren hochauflösende realtime-Schallköpfe für oberflächennahe Organe entwickelt wurden.

Die wichtigste Anwendung der Schilddrüsensonographie ist der Nachweis und die Charakterisierung von Herdbefunden [8] komplementär zur Schilddrüsenszintigraphie. Die rasante Entwicklung in der Gerätetechnologie ermöglichte den Einsatz von realtime-Schallköpfen mit hohen Schallfrequenzen in der Größenordnung von 7,5–12 MHz. Dies führte zu einer erheblichen Verbesserung der Auflösung, welche eine genauere Beurteilung der Binnenechostruktur des Schilddrüsengewebes erlaubte.

Die Einführung der Grauwerttechnik brachte eine weitere Verbesserung hinsichtlich einer optimalen Bildgebung. Normales Schilddrüsengewebe zeigt dabei ein homogenes Echomuster, welches etwas echodichter als die umgebenden Halsweichteile und die Halsmuskulatur erscheint, so dass die Schilddrüse leicht abzugrenzen ist (Abb. 1). Die Echogenität des Schilddrüsenparenchyms beruht auf der follikulären Drüsenstruktur. Die Grenzfläche zwischen Schilddrüsenzelle und Kolloid weist eine hohe akustische Impedanz auf, die dazu führt, dass auftreffende Schallwellen zum Schallkopf zurückreflektiert werden, siehe Abbildung 2. Schilddrüsenerkrankungen, welche die normale anatomische Struktur des Organs verändern, verursachen daher entsprechend unterschiedliche Muster der Binnenechostruktur.

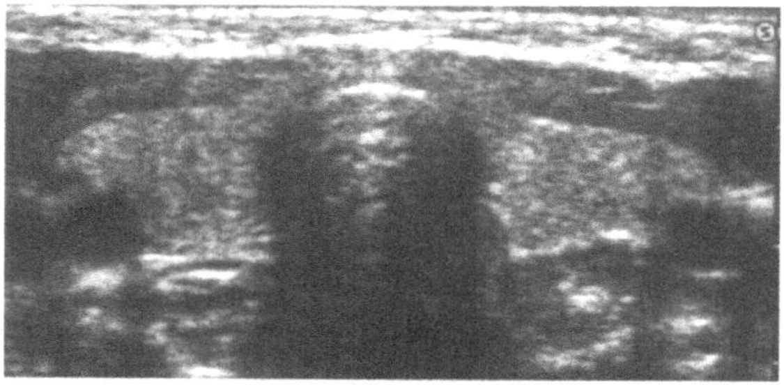

Abb. 1: Homogenes, feingranuliertes Binnenechomuster einer normalen Schilddrüse im sonographischen Querschnitt. Die gegenüber den Halsweichteilen leicht erhöhte Echogenität erlaubt eine einfache, gute Abgrenzung der Schilddrüse

Tabelle1: Leitlinie zur Schilddrüsensonographie (nach Dietlein et al. [3])

Indikation: bei jedem V. a. Schilddrüsenerkrankung

Technische Voraussetzungen:

- B-Mode Ultraschallgerät mit Linear- oder Sektor-Schallkopf mindestens 5 MHz, besser 7,5 MHz-Schallkopf
- Für die Längenmessung: häufig 3,5 MHz-Sektor-Schallkopf erforderlich

Qualitätskontrolle:

- Bislang existieren keine standardisierten Maßnahmen zur Qualitätskontrolle der eingesetzten Geräte
- Herdbefunde > 3 mm sollten zuverlässig erkannt werden
- Der jeweilige Anwender ist für die regelmäßige Kontrolle des einwandfreien technischen Zustandes seines Ultraschallgerätes verantwortlich
- Auf eine konstante Einstellung (Schallleistung und Verstärkung) des verwendeten Gerätes sollte geachtet werden!

Durchführung:

- Voraussetzung: in der Schilddrüsensonographie erfahrener Arzt
- Klinische Fragestellung und Vorbefunde sollten dem Untersucher vorliegen
- Üblicherweise im Liegen
- Darstellung beider Schilddrüsenlappen im Transversal- und Longitudinalschnitt
- Bestimmung des Schilddrüsenvolumens als Summe der Volumina beider Schilddrüsenlappen
- Das Lappenvolumen wird nach der Formel für das Rotationsellipsoid bestimmt:
  - Volumen (cm^3) = Länge (cm) × Breite (cm) × Tiefe (cm) × 0,5

Beurteilung:

- Das Schilddrüsenvolumen ist alters-, geschlechts- und gewichtsabhängig
- Referenzbereich für Erwachsene:
  ≤ 18 ml für Frauen
  ≤ 25 ml für Männer
- Untersucherabhängiger Fehler (Interobserver-Varianz): 10–30 %

Dokumentation:

- Inhalte der schriftlichen Dokumentation:
  - errechnetes Volumen
  - Besonderheiten in Lage und Form
  - Beurteilung der Binnenstruktur:
    * echonormal/echoarm/echoreich
    * homogen/inhomogen
  - exakte Beschreibung umschriebener Herdbefunde durch:
    * Lokalisation
    * Größe (in drei Ebenen)
    * Echogenität
    * Begrenzung
  - Beurteilung benachbarter Strukturen im Halsbereich:
    * zervikale Lymphknoten
    * Nebenschilddrüsenregion
- Bilddokumentation der wesentlichen Befunde

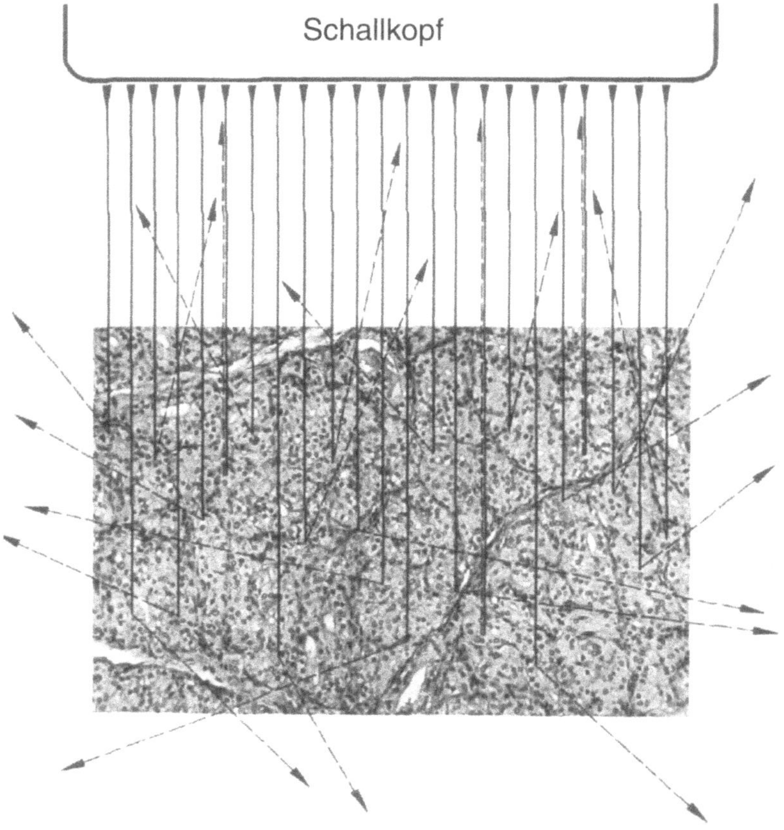

Abb. 2: Schema zur Entstehung der diffusen Echoarmut bei den Immunthyreopathien: Die diffuse lymphozytäre Infiltration mit stark erhöhter Zellularität führt zur vermehrten, diffusen Streuung von Schallwellen weg vom Schallkopf, welcher gleichzeitig als Sender und Empfänger fungiert. In der B-Mode-Darstellung resultiert daher eine verminderte Echogenität mit weniger hellen Bildpunkten (schwärzeres Bild)

Typisch für die Immunthyreopathien ist das homogene, diffus echoarme Erscheinungsbild der Schilddrüse, siehe Abbildung 3. Vitti [15], Espinasse [4] und Gutekunst [7] beschrieben als erste die charakteristische diffus homogen verminderte Echogenität bei Patienten mit Hashimoto-Thyroiditis und M. Basedow. Marcocci und Mitarbeiter [9] fanden eine diffuse Echoarmut bei 44 von 238 Patienten mit Struma und nachweisbaren Schilddrüsenautoantikörpern. Histologische Ergebnisse zeigten, dass die Hypoechogenität bei der chronischen Autoimmunthyroiditis durch eine diffuse Thyroiditis bedingt ist, welche mit der Hypothyreose korreliert [9]. Während die diffuse lymphozytäre Infiltration als ursächlich für die Echoarmut bei der Hashimoto-Thyroiditis anzusehen ist, siehe Abbildung 2, wird beim M. Basedow von Müller und Mitarbeitern [10] die echoarme Binnenstruktur auf einen verminderten Kolloidgehalt mit gesteigerter Zellularität, auf eine reduzierte Zell-Kolloid-Grenzfläche sowie einen gesteigerten Blutfluss zurückgeführt.

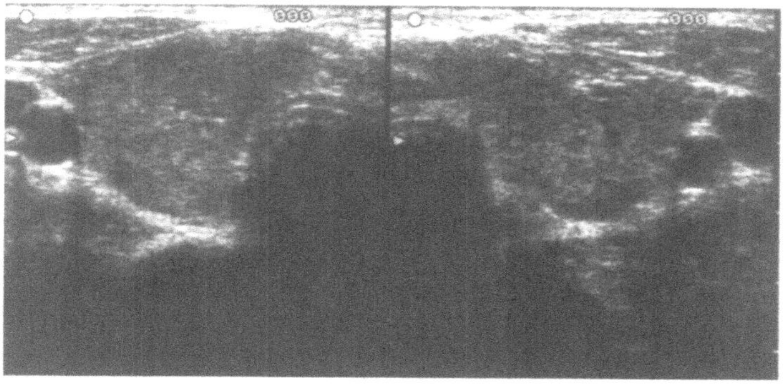

Abb. 3: Typisches, homogenes, diffus echoarmes Erscheinungsbild der Schilddrüse bei der Autoimmunthyreopathie vom Typ Morbus Basedow im sonographischen Querschnitt. Charakteristische Betonung des Tiefendurchmessers

Den erhöhten Blutfluss kann man mit der erst kürzlich entwickelten Farbdopplersonographie quantifizieren. Diese nicht-invasive Technik ermöglicht die Darstellung intraparenchymaler Blutgefäße, was zur direkten Messung des thyroidalen Blutflusses benutzt werden kann, wie Fobbe und Mitarbeiter zeigten [5].

Ralls [12], Castagnone [1] und Vitti [14] wiesen mit ihren Mitarbeitern in Studien nach, dass der intrathyroidale Fluss bei Patienten mit M. Basedow diffus stark gesteigert ist. Dieses als „thyroid inferno" (Abb. 4) bezeichnete Farbdopplermuster korreliert mit dem Grad der Schilddrüsenüberfunktion, wobei behandelte Patienten oder Patien-

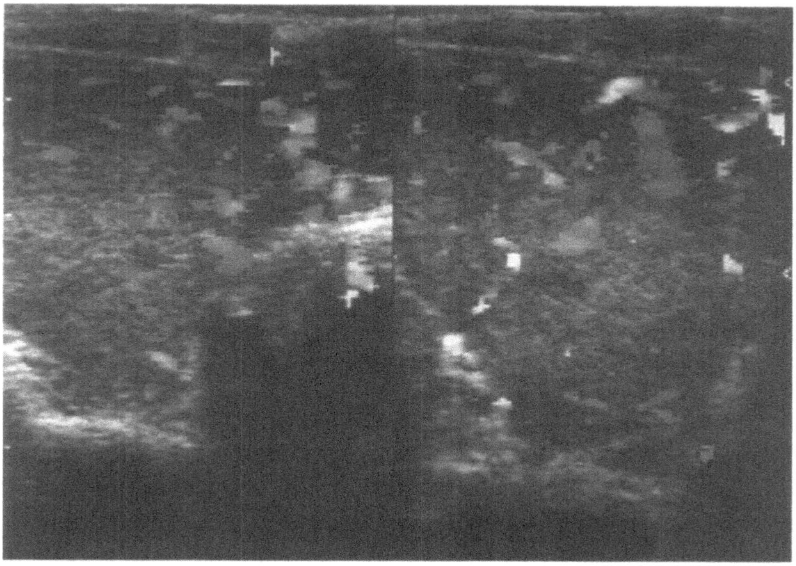

Abb. 4: Hyperperfusion der Schilddrüse in der Farbdopplersonographie (sonographisches Querschnittsbild) mit multiplen mehrperfundierten Arealen bei der Immunthyreopathie vom Typ des Morbus Basedow (sog. „Thyroid Inferno")

ten in Remission einen signifikant geringeren oder normalen intrathyroidalen Blutfluss aufweisen [14]. Bei Patienten mit Hashimoto-Thyroiditis dagegen zeigt sich kein ausgeprägt gesteigerter Fluss und auch kein Zusammenhang zwischen Blutfluss und Schilddrüsenstatus oder ein Einfluss der Behandlung. Eine ganz aktuelle Arbeit von Saleh und Mitarbeitern [13] untersuchte die Wertigkeit der Farbdopplersonographie hinsichtlich der Differentialdiagnose zwischen M. Basedow und diffuser Autonomie. Offensichtlich ist es möglich, mit dieser Technik zuverlässig beide Krankheiten zu unterscheiden, was in der Abgrenzung eines Basedow mit nicht nachweisbaren Antikörpern von der diffusen Autonomie von Bedeutung ist.

Szintigraphie

Die Schilddrüsenszintigraphie liefert eine funktionstopographische Darstellung des Organs. Wie bei der Sonographie gibt es auch für die Szintigraphie entsprechende Leitlinien (Tab. 2). Die Stärke der Szintigraphie liegt in der Beurteilung des funktionellen Status nodulärer Veränderungen, was man, vereinfacht gesagt, als die Unterscheidung zwischen „heißen" (hyperfunktionellen) und „kalten" (hypofunktionellen) Knoten bezeichnen kann.

Hingegen bei den Immunthyreopathien mit diffusem Befall des Schilddrüsenparenchyms liefert die Schilddrüsenszintigraphie, von wenigen Ausnahmen abgesehen, meist wenig Zusatzinformation von diagnostischer oder therapeutischer Konsequenz. In den Leitlinien sind deshalb die Immunthyreopathien als Indikation zur Szintigraphie nicht explizit erwähnt. Beim hyperthyreoten M. Basedow bekommt man fast immer eine homogene, häufig auch sehr intensive Speicherung mit meist ausgeprägt hohem Nuklid-uptake, welcher allerdings nicht mit dem Schweregrad der Hyperthyreose korreliert (Abb. 5).

Bei der Hashimoto-Thyroiditis ist in Abhängigkeit vom jeweiligen Funktionszustand der Schilddrüse ein buntes Speicherverhalten möglich. Das Szintigramm ist dabei unter Umständen sogar irreführend, weil die uptake-Verteilung wie bei anderen Schilddrüsenerkrankungen imponieren kann. In der hypothyreoten Phase einer Hashimoto-Thyroiditis mit entsprechend hoher endogener TSH-Stimulation z. B. ist das Szintigramm nicht von dem einer Autoimmunhyperthyreose vom Typ Basedow zu unterscheiden.

Sind die lymphozytären Infiltrate bei der Autoimmunthyroiditis dagegen inhomogen verteilt, so kann das zugehörige Szintigramm funktionell autonome Areale vortäuschen, siehe Abbildung 6, welche aber wenig entzündeten und somit noch funktionierenden Parenchymbezirken entsprechen, während das übrige Schilddrüsengewebe durch den Entzündungsprozess typischerweise einen sehr niedrigen Uptake aufweist.

Bei diagnostisch unklaren, eher seltenen Fällen in der Abgrenzung eines M. Basedow von einer Hashimoto-Thyroiditis mit hyperthyreoter Stoffwechsellage mag der Szin-

Tabelle 2: Leitlinie zur Schilddrüsenszintigraphie (nach Dietlein et al. [3])

Indikation für eine Schilddrüsenszintigraphie mit Tc-99m-Pertechnetat:

- Tastbar und/oder sonographisch abgrenzbare Herdbefunde (Knoten 1 cm)
- V. a. fokale oder diffuse Autonomie bei manifester oder latenter Hyperthyreose
- Diagnostisch unklare Fälle in der Abklärung M. Basedow gegen chronisch lymphozytäre Thyroiditis
- Nach Radioiodtherapie zur Dokumentation des Therapieerfolges
- Ggf. im Verlauf unbehandelter autonomer Adenome

Technische Voraussetzungen:

- Gammakamera (Kleinfeldkamera bevorzugt) mit angeschlossenem Rechnersystem
- Schilddrüsen-Spezial-Kollimator: hochauflösend, Aussparung für Kinnauflage

Durchführung:

- Aktivität von 20–80 MBq Tc-99m-Pertechnetat, Kalibrierung mit einem Aktivimeter
- Messung der Tc-99m enthaltenden Injektionsspritze
- Intravenöse Injektion
- Beginn der Szintigraphie zwischen 15 und 25 min. nach Injektion oder integral ab 5. min p. i.
- Akquisitionsdauer: mindestens 5, besser 10 min.
- Spritzenrückmessung
- Messung der Injektionsstelle (10 oder 15 sec)
- Übertragung von anatomischen Fixpunkten und von Knoten mit externer Quelle auf das Szintigramm
- TcTU (Technetium Thyroid Uptake) immer mitbestimmen:
  - Quadratische oder irregulär der Schilddrüse angepasste Region of Interest (ROI)
  - Untergrundkorrektur, flächenkorrigiert mit ROI in ausreichendem Abstand zur Schilddrüse und zu Regionen mit vermehrter extrathyroidaler Speicherung
  - Ggf. Berücksichtigung von paravenös verbliebener Aktivität durch Subtraktion von der Gesamtaktivität

Dokumentation:

- Inhalte der schriftlichen Dokumentation:
  - auf Röntgenfilm oder als Farbausdruck
  - Bezeichnung des verabreichten Radiopharmakons
  - Verabreichte Aktivität in MBq
  - Aufnahmezeitpunkt
  - Messdauer in min
  - TcTU in Prozent der applizierten Aktivität
  - Schilddrüsenbild im Maßstab 1 : 1 mit Angabe des Maßstabs (cm)
  - Farbskala
  - ROI-Bild mit Darstellung der verwendeten ROIs (Schilddrüse und Untergrund)

Beurteilung:

- TcTU einer normal großen Schilddrüse bei ausreichender Iodversorgung: 0,5–2,0 %
- Abhängig vom Ausmaß des Iodmangels liegt der TcTU meist zwischen 2 und 8 %
- Erniedrigter TcTU z. B. nach Iodkontamination und bei florider Thyroiditis

tigraphie eine gewisse Bedeutung insofern zukommen, als beim M. Basedow ein hoher Uptake-Wert resultiert im Gegensatz zur hyperthyreoten Phase bei der lymphozytären Autoimmunthyroiditis, die, bedingt durch den Zellzerfall im Sinne einer Hyperthyroxinämie, ein schlechtes Speicherverhalten zeigt.

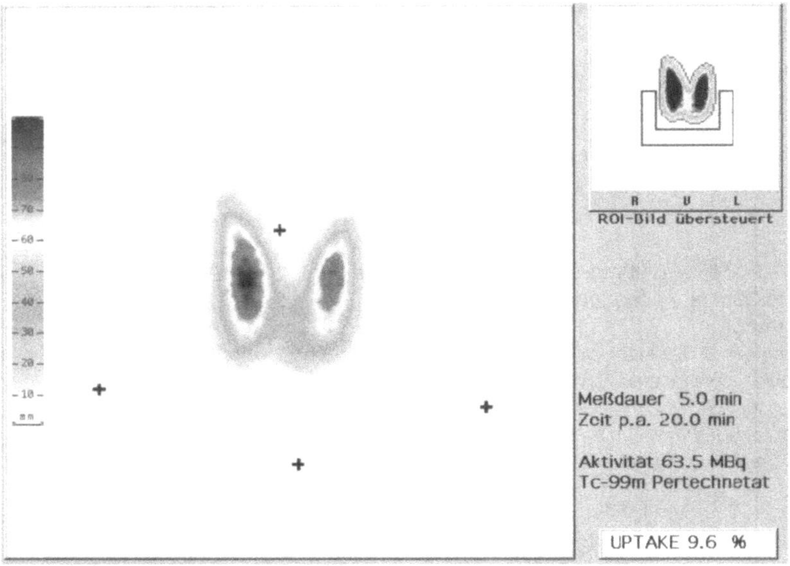

Abb. 5: Homogene, intensive Nuklidspeicherung im Schilddrüsenszintigramm beim Morbus Basedow

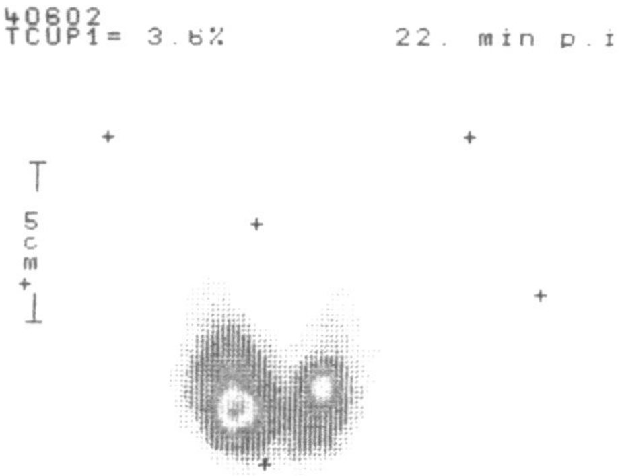

Abb. 6: Schilddrüsenszintigramm mit Technetium-99m-Pertechnetat (37 MBq) bei einer Autoimmunthyroiditis vom Typ Hashimoto. Inhomogene Nuklidaufnahme mit zwei umschrieben mehrspeichernden Arealen rechts kaudal und links zentral, funktionell autonome Bezirke vortäuschend (Erläuterung s. Text)

Zusammenfassung

In der bildgebenden Diagnostik von Immunthyreopathien steht die Schilddrüsensonographie ganz im Vordergrund. Typischer Befund im Ultraschall ist bei allen Autoimmunerkrankungen der Schilddrüse das homogene, diffus echoarme Grundmuster bei 80–90 % aller Patienten.

Charakteristisch für den M. Basedow ist ein vergrößertes Organ mit Zunahme vor allem des Tiefendurchmessers sowie eine mögliche Veränderung der Echostruktur im Sinne einer Normalisierung bei Remission, während bei der chronisch lymphozytären Thyroiditis vom Typ Hashimoto oder vom atrophischen Typ die Schilddrüse nur gering vergrößert bzw. klein ist und das diffus echoarme Grundmuster zeitlebens erhalten bleibt.

Der M. Basedow zeichnet sich in charakteristischen, üblicherweise deutlich hyperthyreoten Fällen zusätzlich noch dadurch aus, dass im Farbdopplerbild eine Hyperperfusion mit multiplen hyperperfundierten Arealen dominiert. Dieses als „thyroid inferno“ bezeichnete Bild ist fast pathognomonisch für den M. Basedow und findet seine klinische Entsprechung bei florid hyperthyreoten Patienten im manchmal tastbaren sogenannten „Schwirren“ der Schilddrüse.

Eine Szintigraphie ist bei Patienten mit einem M. Basedow nur dann erforderlich, wenn gleichzeitig klinisch oder sonographisch Herdbefunde vorliegen oder bei diagnostisch unklaren Fällen in der Abklärung des M. Basedow gegen eine chronisch lymphozytäre Thyroiditis oder gegen eine Thyroiditis de Quervain, was z. B. dann der Fall sein kann, wenn beide Thyroiditisformen mit hyperthyreoten Phasen einhergehen.

Die Szintigraphie bei der Autoimmunthyroiditis vom Typ Hashimoto ist differentialdiagnostisch wenig hilfreich und manchmal sogar irreführend, da sie funktionell autonome Areale vortäuschen kann und gelegentlich dazu führt, dass Patienten irrtümlich zur Radioiodtherapie vorgestellt werden.

Literatur

[1] Castagnone, D., R. Rivolta, S. Rescalli et al.: Color Doppler sonography in Graves‘ disease: value in assessing activity of disease and predicting outcome. Am. J. Roentgenol. 166 (1996) 203–207.

[2] Costa, A., B. Torchio, G. Zoppetti: What is meant today by Hashimoto’s thyroiditis? J. Endocrinol. Invest. 12 (1989) 355–356.

[3] Dietlein, M., J. Dressler, K. Joseph et al.: Leitlinien zur Schilddrüsendiagnostik. Nuklearmedizin 38 (1999) 215–218.

[4] Espinasse, P.: L’echograpie thyroidienne dans les thyroidites lymphocytaires chroniques autoimmunes. J. Radiol. 64 (1983) 537–544.

[5] Fobbe, F., R. Finke, E. Reichenstein et al.: Appearance of thyroid diseases using colour-coded duplex sonography. Eur. J. Radiol. 9 (1989) 29–31.

[6] Fujimoto, Y., A. Oka, R. Omoto et al.: Ultrasound scanning of the thyroid gland as a new diagnostic approach. Ultrasonics 5 (1967) 177–180.

[7] Gutekunst, R., W. Hafermann, T. Mansky et al.: Ultrasonography related to clinical and laboratory findings in lymphocytic thyroiditis. Acta Endocrinol. (Copenh) 121 (1989) 129–135.
[8] Hegedüs, L., S. Karstrup: Ultrasonography in the evaluation of cold thyroid nodules. Eur. J. Endocrinol. 138 (1998) 30–31.
[9] Marcocci, C., P. Vitti, F. Cetani et al.: Thyroid ultrasonography helps to identify patients with diffuse lymphocytic thyroiditis who are prone to develop hypothyroidism. J. Clin. Endocrinol. Metab. 72 (1991) 209–213.
[10] Müller, H. W., S. Schröder, C. Schneider et al.: Sonographic tissue characterisation in thyroid gland diagnosis. A correlation between sonography and histology. Klin. Wochenschr. 63 (1985) 706–710.
[11] Nagataki, S.: The concept of Hashimoto disease. In: Nagataki, S., T. Mori, K. Torizuka (Hg.): 80 Years of Hashimoto disease. Elsevier Science, Amsterdam 1993, 539–545.
[12] Ralls, P. W., D. S. Mayekawa, K. P. Lee et al.:Color-flow Doppler sonography in Graves disease: „thyroid inferno". Am. J. Roentgenol. 150 (1988) 781–784.
[13] Saleh, A., M. Cohnen, G. Fürst et al.: Differential diagnosis of hyperthyroidism: Doppler sonographic quantification of thyroid blood flow distinguishes between Graves' disease and diffuse toxic goiter. Exp. Clin. Endocrinol. Diabetes 110 (2002) 32–36.
[14] Vitti, P., T. Rago, S. Mazzeo et al.: Thyroid blood flow evaluation by color-flow Doppler sonography distinguishes Graves' disease from Hashimoto's thyroiditis. J. Endocrinol. Invest. 18 (1995) 857–861.
[15] Vitti, P.: Grey scale thyroid ultrasonography in the evaluation of patients with Graves' disease. Eur. J. Endocrinol. 142 (2000) 22–24.
[16] Yamakawa, K., S. Nato: Application for the disease of the thyroid (with special reference to the measurement of the weight of the thyroid gland). In: Diagnostic Ultrasound. Proceedings of 1. International Conference. Plenum Press, New York 1966, 41.

Diskussion

Bockisch:
Sie hatten ausgeführt, dass die Schilddrüsenszintigraphie für die Diagnostik der Hashimoto-Thyroiditis wenig hilfreich ist. Ist aber die szintigraphische Abklärung von Strumaknoten bei gleichzeitiger Thyroiditis nicht induziert?

Rendl:
Das ist ja unbestritten, dass man Herdbefunde szintigraphisch abklären muss, da gibt es sowieso keinen Zweifel. Das heißt, wenn man einen M. Basedow hat mit Knoten, dann sollte man das schon szintigraphisch klären, aber das steht auch in den Leitlinien drin: Fokale Veränderungen im Sonogramm sollten immer szintigraphisch abgeklärt werden. Ich habe von der homogenen Echoarmut im Sonogramm gesprochen.

Mann:
Was wir nicht brauchen, sind szintigraphische Methoden bei einer endokrinen Orbitopathie. Wir brauchen einen guten Augenarzt, und wir brauchen in Ausnahmefällen eine MRT-Untersuchung. Das Szintigramm an der Schilddrüse brauchen wir dann, wenn wir einen Herdbefund haben und nicht wissen, ob ein Malignom dahintersteckt, sonst brauchen wir es nicht, sondern machen Ultraschall.

Rendl:
Die stärkste Untersuchung am Anfang ist die Sonographie, die stärkste apparative Untersuchung.

Mann:
Und meine Frage an Sie ist: Wie ist die Spezifität dieser Interleukin-2-Rezeptor-Szintigraphie wie z. B. bei Nebenhöhlenerkrankungen, bei entzündlichen Erkrankungen? Ist das sozusagen eine erste Beobachtung?

Rendl:
Das ist nur ein erster experimenteller Ansatz, und es gibt noch keine Untersuchungen zur Spezifität, das kann man gar nicht sagen. Ich wollte nur mal zeigen, dass auf dem Gebiet auch noch etwas geschieht, dass es nicht abgeschlossen ist.

Reiners:
Das war ja nur ein kurzer Kommentar, und dabei greife ich etwas vor auf die morgige Diskussion über die Diagnose und Therapie der Amiodaron-induzierten Hyperthyreose. Bei dieser Fragestellung kann die Szintigraphie natürlich dazu verhelfen, die von Bartalena vorgeschlagenen zwei unterschiedlichen Typen einzuteilen. Und da das therapeutisch sehr relevant ist, sollte man daran denken, bei der Amiodaron-induzierten Hyperthyreose zu szintigraphieren.

Schicha:
Ich will vielleicht eines noch ergänzen: Beim M. Basedow, also bei der Immunthyreopathie, spielt die Szintigraphie eine kleine Rolle, das wissen wir. Beim M. Basedow ist es selbstverständlich so, daß eine Indikation u. U. besteht, nämlich z. B. zum Abschluss einer thyreostatischen Behandlung. Wenn man nicht weiß, in welche Richtung gehen die Parameter, dann ist der Technetium-uptake mit 90 % ein ganz starkes Indiz, darüber gibt es englische Arbeiten.

Rendl:
Und vor Radioiodtherapie.

Schicha:
Das sowieso, das ist klar.

Die Wertigkeit von TSH-Rezeptorantikörpern für die Prognose des Morbus Basedow

H. Wallaschofski, K. Miehle, A. Meyer, U. Tuschy, R. Paschke

Hintergrund

Als Basis für eine Remission des Morbus Basedow (MB) wird zum einen ein Abfall von stimulierenden TSH-Rezeptorantikörpern (TSAB), zum andern ein Wechsel von TSAB zu blockierenden TSH-Rezeptorantikörpern (TSBAB) diskutiert [1, 3]. Durch die Bestimmung von TSH-Rezeptorantikörpern (TSHR-AK) am Ende der thyreostatischen Therapie (tTH) als TBII im porcinen TRAK-Assay allein [5] oder in Kombination mit TSAB [2] konnte bisher keine individuelle Vorhersage von Rezidiv bzw. Remission des MB gestellt werden. Auch die Bestimmung von TBII mittels eines hochsensitiven humanen TSHR-AK-Assays erlaubt keine Aussage für die Prognose [4]. Das Fehlen des prädiktiven Werts ist im wesentlichen durch die funktionelle Heterogenität der TSHR-AK begründet [6–8]. Zudem wurden TSBAB in allen bisherigen Verlaufsbeurteilungen nicht berücksichtigt. Weiterhin wurde der Verlauf der TSHR-AK nach Beendigung der tTh in den bisherigen Verlaufsbeurteilungen nicht ausgewertet.

Patienten und Methoden

Durch Bestimmung aller TSHR-AK-Qualitäten (TBII, TSAB und TSBAB) nach Absetzen der tTh könnte sich eine verbesserte Prognose des Erkrankungsverlaufs ergeben. Deshalb wurde der Verlauf von TBII, TSAB und TSBAB bei 54 konsekutiven Patienten mit MB nach Beendigung der tTh mittels CHO-Zell-JP26-Bioassay [6] und DYNO-Test-TRAKhuman (BRAHMS Diagnostica GmbH) untersucht. Die Beobachtungszeit nach Beendigung der tTh betrug zwölf bis dreizehneinhalb Monate, in der 30 von 54 Patienten ein Rezidiv erlitten.

Ergebnisse

Nach Beendigung der tTh konnte in der Remissiongruppe ein signifikanter Wechsel der TSAB, der durch einen vollständigen Verlust der TSAB gekennzeichnet war, detektiert werden ($p < 0{,}001$). Demgegenüber kam es in der Rezidivgruppe zu keinem signifikanten Wechsel der TSAB ($p < 0{,}34$). In beiden Gruppen war nach Beendigung der tTh kein signifikanter Wechsel der TBII bzw. TSBAB festzustellen. Durch multivariate Analyse konnte in einem Modell des TSHR-AK-Verlaufs die prognostische Wertigkeit der TSHR-AK verglichen werden.

Die kombinierte Bestimmung von TBII, TSAB und TSBAB nach Beendigung der tTh war von höherer prognostischer Wertigkeit zur Remissionsvorhersage (OR = 15, $p < 0{,}0001$, Sens. 75 %, Spez. 83 %) als die bisherigen Bestimmungen von TBII allein (OR = 4, $p < 0{,}1$) oder in Kombination mit TSAB (OR = 10, $p < 0{,}004$) bei Absetzen der tTh.

Schlussfolgerung

Diese Ergebnisse geben zu der Hoffnung Anlass, dass durch eine gemeinsame Bestimmung aller TSHR-AK-Qualitäten (TBII, TSAB, TSBAB) eine Aussage zur individuellen Prognose des M. Basedow nach Beendigung der thyreostatischen Therapie möglich ist. In der prospektiven M.-Basedow-Therapie-Optimierungsstudie (MoBaTho-Studie, Prof. Dr. R. Paschke, Universität Leipzig) wird daher die kombinierte Bestimmung von TBII ,TSAB und TSBAB nach Beendigung der thyreostatischen Therapie als Kriterium der Remissionsprognose des M. Basedow untersucht.

Literatur

[1] Cho, B. Y., Y. K. Shong, H. K. Lee et al.: Graves‘ hyperthyroidism following primary hypothyroidism: sequential changes in various activities of thyrotropin receptor antibodies. Acta Endocrinol. (Copenh.) 120 (1989) 447–450.

[2] Feldt-Rasmussen, U., H. Schleusener, P. Carayon: Meta-analysis evaluation of the impact of thyrotropin receptor antibodies on long term remission after medical therapy of Graves' disease. J. Clin. Endocrinol. Metab. 78 (1994) 98–102.

[3] Kung, A. W., B. M. Jones: A change from stimulatory to blocking antibody activity in Graves‘ disease during pregnancy. J. Clin. Endocrinol. Metab. 83 (1998) 514–518.

[4] Maugendre, D., C. Massart: Clinical value of a new TSH binding inihibitory activity assay using human TSH receptors in the follow-up of antithyroid drug treated Graves‘ disease. Comparison with thyroid stimulating antibody bioassay. Clin. Endocrinol. (Oxf.) 54 (2001) 89–96.

[5] Schleusener, H., J. Schwander, C. Fischer et al.: 1989 Prospective multicentre study on the prediction of relapse after antithyroid drug treatment in patients with Graves' disease. Acta Endocrinol. (Copenh.) 120 (1989) 689–701.

[6] Wallaschofski, H., M. Kaczmarek, K. Miehle et al.: Differences between thyrotropin receptor antibody bioactivity and inhibition of 125I-bovine thyrotropin binding. Thyroid 10 (2000) 897–907.

[7] Worthington, J., P. G. Byfield, R. L. Himsworth: Heterogeneity of circulating TSH-receptor antibodies in thyroid disease demonstrated directly by chromatography. Clin. Endocrinol. (Oxf.) 34 (1991) 147–154.

[8] Yamano, Y., J. Takamatsu, S. Sakane et al.: Differences between changes in serum thyrotropin-binding inhibitory antibodies and thyroid-stimulating antibodies in the course of antithyroid drug therapy for Graves' disease. Thyroid 9 (1999) 769–773.

Diskussion

Hensen:
Ich bin sicher, dass es mehrere Fragen dazu gibt. Vielleicht darf ich gleich die erste Frage stellen: Wieviel mehr an Sicherheit bringt denn die Bestimmung? Das ist ja eine recht teure Methode – ich meine, das war eine Pilotstudie –, aber wieviel mehr an Sicherheit schätzen Sie denn – was es bringt? Denn es gibt ja ganz gute, neuere Daten, dass mit dem humanen Assay alleine die Sicherheit schon recht gut ist.

Wallaschofski:
Im Vergleich, was man abschätzen kann, bringt der humane TRAK-Assay zum Zeitpunkt des Absetzens gegenüber dem alten TRAK-Assay keine höhere Sicherheit für die Prognose, er erreicht die gleichen relativen Risiken, wie sie vor Jahren Herr Schleusener in seiner prospektiven Studie ermittelt hat. Vorhersagen mag ich das nicht. Ich denke, wir sind hier an einem Modell gewesen, haben eine Frage aufgeworfen, und die können wir eigentlich nur mittels einer prospektiven Studie beantworten.

Mann:
Herr Wallaschofski, das sind sehr schöne Daten, nur Sie müssen natürlich auch sagen, dass ja die große prospektive Basedow-Studie, die wir über sieben Jahre gemacht haben, ganz gut gezeigt hat, dass Sie zum Zeitpunkt des Absetzens der Therapie vier Wochen danach, wenn man TSH bestimmt, und das TSH supprimiert ist, dass das einen sehr hohen prädektiven Wert hat. Und wenn Sie diese Gruppe der Frührezidive herausnehmen, dann haben Sie ja nur noch eine relativ kleine Rate überhaupt an Rezidiven. Die liegt ja dann nur noch etwa bei 20 %. Und dann geht es natürlich los, dass Sie im weiteren Verlauf sehen müssen, was dann passiert, und dann können Sie wahrscheinlich mit Ihren Antikörpermessungen – wenn Sie die denn seriell machen – möglicherweise das Rezidiv ein bißchen früher erkennen. Zum gegenwärtigen Zeitpunkt haben wir eine gute Möglichkeit, wenn wir vier Wochen nach Absetzen der thyreostatischen Therapie TSH bestimmen. Ist das TSH supprimiert, dann ist das Rezidiv vorprogrammiert. Ist das TSH normal, dann kann man ganz gut zuwarten.

Wallaschofski:
Da gebe ich Ihnen vollkommen Recht, es ist ein Ansatz, um die bisherigen Möglichkeiten zu verbessern. Wir wissen nicht genau, wann dieser Zeitpunkt X liegt, und es wird sicher auch von klinischer Bedeutung sein, wann dieser Zeitpunkt X liegt. Wenn der sehr, sehr nahe am Rezidiv liegt, dann hat er überhaupt keine klinische Relevanz, das stimmt, aber wir müssen es untersuchen, denke ich, und das geht nur innerhalb einer prospektiven Studie.

Die disseminierte Schilddrüsenautonomie (DISA): eine TRAK-negative Autoimmunhyperthyreose?

J. Meller, K. Krohn, C. O. Sahlmann, K. Schreiber, M. Hüfner, R. Paschke, W. Becker

Einleitung

Die funktionelle Schilddrüsenautonomie wird szintigraphisch traditionellerweise in unifokale, multifokale und disseminierte (diffuse) Formen unterteilt [2, 7]. Eine latente oder manifeste nicht immunogene (TRAK-negative) Hyperthyreose, die mit einem erhöhten TCTUs (globaler thyroidaler 99m-Tc-Pertechnetat-Uptake unter Suppressionsbedingungen) und einer homogenen Aktivitätsverteilung im Schilddrüsenszintigramm einhergeht, wird im deutschen Sprachraum als disseminierte Autonomie (DISA) bezeichnet [1, 2, 7, 17, 21, 23, 24, 27].

Disseminierte Autonomien werden im Vergleich zu uni- und multifokalen Autonomieformen relativ selten diagnostizert. Sie umfassen meist weniger als 10 % der Fälle in publizierten Serien von Patienten mit einer funktionellen Schilddrüsenautonomie [3, 16, 18, 19]. Bei 370 Patienten, die in unserer Abteilung in den letzten Jahren mittels I-131 therapiert wurden, lag eine DISA bei lediglich 7,6 % vor, während eine unifokale (UFA) bzw. multifokale (MFA) Autonomie bei 36,8 und 55,7 % der Patienten nachweisbar war [16].

Mittels konventioneller Radiorezeptor-Antikörper-Assays (RRAs), die als Antigen-Thyreozytenmembran-Präperationen vom Schwein verwenden, mißlingt der Nachweis von TSH-Rezeptor-Antikörpern (TRAKS) bei 10–30 % der immunogenen Hyperthyreosen (IH). Aus diesem Grund bestand schon immer der Verdacht, dass ein Teil der disseminierten Autonomien in Wirklichkeit TRAK-negativen immunogenen Hyperthyreosen ohne endokriner Orbitopatie (eO) entsprachen.

Ein seit kurzem auch kommerziell verfügbarer neuer Assay verwendet u. a. den rekombinanten humanen TSH-Rezeptor (hTSH-R) als Antigen und eine solide-phase-Technik. Mehrere kürzlich erschienene Publikationen belegten, dass dieser Assay in der Diagnosestellung eines floriden, thyreostatisch behandelten oder in Remission befindlichen M. Basedow dem konventionellen Assay signifikant überlegen ist [5, 11, 15].

Innerhalb der letzten Jahre ist deutlich geworden, dass sich die funktionelle Autonomie in Iodmangelgebieten sowohl auf dem Boden polyklonaler und wahrscheinlich häufiger auf dem Boden monoklonaler Schilddrüsenknoten entwickeln kann. Auch das Nebeneinander poly- und monoklonaler Knoten in einer einzigen Schilddrüse ist mittlerweile molekularbiologisch nachgewiesen. Die häufigsten Mutationen in monoklonalen autonomen Knoten sind aktivierende TSH-Rezeptor-Mutationen, die zu einer TSH-unabhängigen Selbststimulation des TSH-Rezeptors mit nachfolgender Aktivierung der cAMP-abhängigen Signaltransduktion führen [6, 8, 12, 13, 20]. Hierdurch kommt es zu einer Überexpression der Natrium-Iodid-Symporter an der basolateralen Thyreozytenmembran, einer Zunahme der Iodorganifizierung, sowie zu einer vermehrten Synthese und Freisetzung von Schilddrüsenhormonen.

Es stellt sich somit die Frage, was sich hinter dem zunächst klinisch definierten Krankheitsbild einer disseminierten Autonomie eigentlich verbirgt. Es könnte sein, dass DISA-Patienten an einer immunogenen Hyperthyreose erkrankt sind. Dann wäre der fehlende TRAK-Nachweis u. a. Folge einer unzureichenden Sensitivität der bisher verwendeten RRAs. Mit einem sensitiveren Assay müsste der TRAK-Nachweis bei einem Teil dieser Patienten gelingen.

Wenn das pathomorphologische Korrelat bei DISA-Patienten hingegen in einer nicht immunogenen, autonomen Umwandlung der Gesamtschilddrüse besteht, müßte man bei DISA-Patienten, die auch in einem sensitiven RRA TRAK-negativ bleiben, TSH-Rezeptormutationen nachweisen können.

Ziel der vorliegenden Studie war es, zu evaluieren, wie häufig der Nachweis von TRAKs bei Einsatz eines Zweitgenerations-RRA bei Patienten, bei denen ursprünglich eine DISA diagnostiziert worden war, gelingt. Ferner war es unser Ziel, bei einer Teilgruppe von Patienten, bei denen eine Histologie vorlag, mit molekularbiologischen Methoden nach TSH-Rezeptormutationen zu fahnden.

Eine verbesserte Differenzierung zwischen IH und DISA ist deswegen von klinischer Relevanz, weil beide Krankheitsbilder in Mitteleuropa verschieden therapiert werden. Während eine IH, da die Möglichkeit einer Spontanremission besteht, primär meist thyreostatisch behandelt wird, sollten Patienten, bei denen eine DISA diagnostiziert wurde, definitiv therapiert werden, weil es sich um einen prinzipiell irreversiblen Prozess handelt [14].

Patienten und Methoden

In diese retrospektive Studie wurden 32 Patienten (W: n = 25, M: n = 7; mittleres Alter: 46 ± 18 Jahre), bei denen zwischen Oktober 1995 und Oktober 1999 eine DISA diagnostiziert worden war, eingeschlossen.

Eingangsuntersuchung

Alle Patienten waren subklinisch oder manifest hyperthyreot und in einem konventionellen RRA (TSH-REZAK®-Radioimmunoassay; MEDIPAN DIAGNOSTICA, Selchow, Germany) TRAK-negativ. Keiner dieser Patienten war thyreostatisch vorbehandelt. Bei allen Patienten lagen erhöhte TCTUs-Werte zwischen 2,1 und 3,8 (Normalwert < 1,6 %) unter endo- oder exogener Suppression vor. Die Eingangsuntersuchung beinhaltete eine sorgfältig durchgeführte Anamnese und klinische Begutachtung des Patienten, wobei insbesondere auf die klinischen Zeichen einer eO geachtet wurde. Während der ersten Untersuchung und im Follow-up fanden sich bei keinem unserer Patienten Hinweise auf eine endokrine Orbitopathie.

Therapie

Eine subtotale Schilddrüsenresektion wurde vor unserer Reevaluation bei fünf Patienten und danach bei einem Patienten vorgenommen. Vier Patienten wurden nach initialer Evaluation mit I-131 behandelt. Zehn Patienten wurden mit Thionamiden therapiert und 13 Patienten verblieben ohne schilddrüsenspezifische Therapie.

Reevaluation

Zum Zeitpunkt der Reevaluation waren zwölf Patienten euthyreot (TSH >3 mU/l), 13 Patienten latent hyperthyreot (TSH < 0,1 mU/l, FT3/FT4 im Normbereich) und acht Patienten manifest hyperthyreot (TSH < 0,1 mU/l, FT3 und/oder FT4 erhöht).

Schilddrüsen-in-vitro-Parameter

Die Werte für freies Thyroxin i. S., freies Triiodthyronin i. S. und Serum-TSH wurden mit einem automatischen Chemiluminiszenzsystem (CHIRON Diagnostica, Fernwald, Deutschland; funktionelle Sensitivität für den TSH-Assay: < 0,1 mU/l) ermittelt.

Anti-TPO-Antikörper (Antikörper gegen die thyroidale Peroxidase) wurden mit dem Radioimmunassay DYNO-anti-TPO® (B.R.A.H.M.S. Diagnostica, Berlin, Deutschland; cut-off für einen positiven Befund: > 60 U/ml) bestimmt.

TSH-Rezeptor-Antikörper wurden bei der Eingangsuntersuchung und während der Reevaluation mit dem Radioimmunassay TSH-REZAK® (MEDIPAN DIAGNOSTICA, Selchow, Deutschland; cut-off für einen positiven Befund > 14 U/ml) bestimmt.

Seren aller Patienten wurden anlässlich der Reevaluation mit dem DYNOtest®-TRAKhumanassay (B.R.A.H.M.S. Diagnostica, Berlin, Deutschland; cut-off: 1 IE/l) untersucht. Angaben zur Reproduzierbarkeit des DYNOtest®-TRAKhumanassays finden sich in der Arbeit von Castagliola et al. [5]. Der verwendete Standard ist der WHO Standard.

Sonographische Untersuchungen

Diese wurden bei allen Patienten mit einem EUB-420-Scanner (Hitachi, Tokyo, Japan), der mit einem 7,5 MHz-Linearschallkopf ausgestattet war, durchgeführt. Lag die Echogenität der Schilddrüse über der der Halsmuskulatur wurde ein echonormales Schallmuster des Organs angenommen. Ein echoarmes Schallmuster wurde diagnostiziert, wenn die Echogenität der Schilddrüse der der Halsmuskulatur entsprach. Als oberster Normwert für das Schilddrüsenvolumen wurde bei Frauen ein Wert bis 18 ml und bei Männern ein Wert bis 25 ml definiert [10]. Eine nodöse Schilddrüse wurde diagnostiziert, wenn mindestens ein Herdbefund > 1 cm vorlag.

Szintigraphie

Bei allen Patienten erfolgte eine Szintigraphie mit 99 m-TcO_4^- in unmittelbarem Anschluß an die intravenöse Applikation von 37–74 MBq-99m-TcO_4^-. Die Akquisition in einer 128 × 128 Matrix erfolgte über zehn Minuten mit einem CX-250-System (Picker International, Ohio, USA) und einem LEHR- (Low Energy High Resolution) Kollimator. Der globale 99 m-TcO_4^--Uptake unter Suppression (TCTUs) wurde in einer vorbeschriebenen Weise errechnet, wobei publizierte obere und untere Normwerte aus dem Göttinger Raum zur Befundung herangezogen wurden [2]. Für den TCTUs liegen diese bei < 1,6 %.

Kontrollen

Als Kontrollen dienten 113 Patienten (W: n = 79, M: n = 34; mittleres Alter: 48 ± 18 Jahre) ohne Schildrüsenerkrankungen (n = 30), Iodmangelstruma (n = 52) und fokaler Autonomie (n = 31). Diese Kontrollen wurden sowohl mit dem TSH-REZAK®-Assay als auch mit DYNOtest®-TRAKhumanassay untersucht.

Histologie

Nach durchgeführter subtotaler Thyroidektomie lag bei allen sechs operierten Patienten eine Histologie vor. Alle Histologien wurden von der Abteilung für Pathologie der Universität Göttingen begutachtet.

Molekularbiologische Untersuchung

Bei fünf operierten Patienten konnte ein Screening nach TSH-Rezeptormutationen anhand der asservierten Paraffinschnitte erfolgen. Fragmente des TSH-Rezeptors

Tabelle 1: Screening auf TSH-Rezeptormutationen

Fragmente AS	10-1 295–419	10-2 399–515	10-3A 490–576	10-3B 527–603	10-4 658–677	10-5 665–752	9 232–294
PAT 1	kein PCR-Produkt	k. A.	k. A.	k. A.	kein PCR-Produkt	k. A.	k. A.
PAT 2	kein PCR-Produkt	k. A.	k. A.	k. A.	kein PCR-Produkt	k. A.	k. A.
PAT 3	kein PCR-Produkt	k. A.	k. A.	k. A.	kein PCR-Produkt	k. A	k. A.
PAT 4	kein PCR-Produkt	k. A.	k. A.	k. A.	kein PCR-Produkt	k. A.	k. A.
PAT 5	kein PCR-Produkt	k. A.	k. A.	k. A.	kein PCR-Produkt	k. A.	k. A.

Abkürzungen: Fragmente: TSH-Rezeptor-Fragmente, PAT: Patient, k. A.: keine Aufspaltung, AS: Aminosäuresequenz

wurden mittels PCR vervielfältigt [26]. Die Fragmente umfassen die Codons für die in der Zeile AS (s. Tab. 1) aufgeführten Aminosäuren. Die Auftrennung der PCR-Produkte erfolgte mittels der denaturierenden Gradientengelelektrophorese (DGGE), wobei sich Mutationen durch Aufspaltung der Wildtypbande in bis zu vier Banden (zwei Hetero- und zwei Homoduplices) nachweisen lassen.

Ergebnisse

Allgemeine Ergebnisse

7/32 (22 %) aller Patienten, die ursprünglich als DISA klassifiziert worden waren, wurden im Zweitgenerationsassay TRAK-positiv. Bei fünf von sieben dieser Patienten fand sich ein Schilddrüsenvolumen < 30 ml (positiv prädiktiver Wert [PPW] für das Vorliegen einer TRAK-Positivität im Zweitgenerations-Assay: 71 %). Bei fünf der sieben Patienten lag sonographisch kein Herdbefund > 1 cm vor (PPW für das Vorliegen einer TRAK-Positivität im Zweitgenerations-Assay: 71 %). Sechs von sieben Patienten waren anti-TPO-positiv (PPW für das Vorliegen einer TRAK-Positivität im Zweitgenerations-Assay: 85 %). Der PPW für das Vorliegen einer TRAK-Positivität im Zweitgenerationsassay lag bei 100 %, wenn eine Schilddrüse mit einem Gesamtvolumen unter 30 ml mit Anti-TPO-Positivität verknüpft war. Allerdings fand sich diese Kombination bei lediglich vier der sieben Patienten (52 %).

Nicht vorbehandelte Patienten

13 Patienten waren zum Zeitpunkt unserer Reevaluation nicht therapiert worden (Gruppe A; Tab. 2). Fünf dieser Patienten waren im konventionellen RRA TRAK-negativ und TRAK-positiv im Zweitgenerationsassay (Mittelwert: 2,9 ± 0,5 IU/I). Vier dieser Patienten waren anti-TPO-positiv (Mittelwert: 1326 mU/l). Vier Patienten hatten ein Schilddrüsenvolumen unter 30 ml (Mittelwert: 19 ± 7,3 ml). Ein Patient wies ein echoarmes Schallmuster in der Sonogaphie auf. Die TCTUs-Werte in der Gruppe A waren moderat erhöht (Mittelwert: 2,4 ± 1,3 %).

Tabelle 2: Gruppe A

Gruppe A PAT	TTV (ml)	1. G. RRA (U/ml)	2. G. RRA (IU/I)	TPO (U/I)	TCTUs %
d	29	5,7	3,7	1546	4,9
d	11	6,3	2,5	12,2	1,9
d	14	9,2	3,1	1466,4	1,7
d	24	7,8	3	763	1,8
n	48	2,3	2,2	1529,1	1,7
M	25,2	6,3	2,9	1326	2,4
SD	13,1	2,3	0,5	326	1,3

Die Werte werden als Mittelwerte (M) ± SD angegeben. PAT: Patient, d: Diffuse Schildddrüse, n: noduläre Schildddrüse, TTV: Schilddrüsenvolumen, 1. G.RRA: Erstgenerations-RRA (TSH-REZAK®), 2. G.RRA: Zweitgenerations-RRA (DYNOtest® TRAKhuman), TCTUs: globaler Pertechnetat-Uptake unter Suppression.

Tabelle 3: Gruppe B

Gruppe B PAT	TTV (ml)	1. G. RRA (U/ml)	2. G. RRA (IU/I)	TPO (U/I)	TCTUs (%)
d	60	5,3	0,3	146	4,4
d	33	9,7	1,2	43	1,7
d	15	2,3	1,5	28,1	1,8
d	17	5	1,2	34	1,8
d	48	0,7	0,4	56	2,1
n	30	1,4	0,7	19,4	2
n	49	2	0,3	45	1,7
n	48	2,5	1,4	36	1,7
M	37,5	3,6	0,875	50,9	2,1
SD	15,2	2,7	0,5	37,4	0,9

Die Werte werden als Mittelwerte (M) ± SD angegeben. PAT: Patient, d: Diffuse Schildddrüse, n: noduläre Schildddrüse, TTV: Schilddrüsenvolumen, 1.G.RRA: Erstgenerations-RRA (TSH-REZAK®), 2.G.RRA: Zweitgenerations-RRA (DYNOtest® TRAKhuman), TCTUs: globaler Pertechnetat-uptake unter Suppression.

8/13 der nicht vorbehandelten Patienten waren sowohl im konventionellen als auch im Zweitgenerationsassay TRAK-negativ (Gruppe B; Tab. 3). Die Schilddrüsenvolumina dieser Patienten waren höher als die der Gruppe A (Mittelwert: 38,5 ± 19,2). Bis auf drei Patienten waren alle Patienten anti-TPO-negativ. Die TCTUs-Werte der Gruppe B waren mit denen der Gruppe A vergleichbar. Einer der Patienten wurde nach unserer Reevaluation operiert. Die Histologie ergab eine Struma nodosa colloides ohne lymphozytäre Infiltration.

Thyreostatisch behandelte Patienten

Zehn Patienten wurden mit Thionamiden therapiert. Zum Zeitpunkt der Reevaluation bestand diese Therapie im Mittel seit neun Monaten. Zwei dieser Patienten waren im konventionellen RRA negativ, aber positiv im Zweitgenerationsassay (Mittelwert: 3,5 IU/l; Gruppe C; Tab. 4). Beide Patienten waren anti-TPO-positiv und wiesen in der Sonographie ein echoarmes Muster auf. Acht der Patienten waren sowohl im konventionellen als auch im Zweitgenerationsassay TRAK-negativ (Gruppe D Tab. 4). Keiner dieser Patienten wies erhöhte Anti-TPO-Werte auf. Zwei Patienten hatten eine echoarme Schilddrüse.

Tabelle 4: Gruppen C und D

Gruppe C PAT		TTV (ml)	1. G. RRA (U/ml)	2. G. RRA (IU/l)	TPO (U/l)	TCTUs (%)
	n	160	3,2	4,47	322,4	3,9
	d	19	8,6	2,52	731	6,5
M		89,5	5,9	3,5	526,7	5,2
Gruppe D						
16.	d	38,7	2,8	0,7	34	4,3
17.	d	26,5	0,5	0,55	25,5	2,8
18.	d	19	4,3	0,83	12	4,5
19.	d	41	9,4	1,4	23	1,8
20.	n	62,5	2,4	1,34	40,7	1,9
21.	n	46,5	7,8	1,56	36	4,1
22.	n	61	2,8	1,7	24	1,8
23.	n	27,5	5,3	1,82	54,3	1,9
M		40,3	4,4	1,23	31,2	2,8
SD		14,96	2,8	0,45	12,1	1,3

Die Werte werden als Mittelwerte (M) ± SD angegeben. PAT: Patient, d: Diffuse Schildddrüse, n: noduläre Schildddrüse, TTV: Schilddrüsenvolumen, 1. G.RRA: Erstgenerations-RRA (TSH-REZAK®), 2. G.RRA: Zweitgenerations-RRA (DYNOtest® TRAKhuman), TCTUs: globaler Pertechnetat-uptake unter Suppression.

Operierte Patienten

Fünf Patienten waren vor (Gruppe E; Tab. 5) und ein Patient nach unserer Reevaluation operiert worden.

Alle Patienten waren sowohl im konventionellen als auch im Zweitgenerationsassay während der Reevaluation TRAK-negativ. Keiner dieser Patienten, bis auf einen, wies erhöhte Anti-TPO-Werte auf. Eine nodöse Struma mit einem mittleren Volumen von 49 ± 27,3 lag bei vier dieser Patienten vor. Bei einem Patienten bestand eine diffuse Struma mit einem Volumen von 25 ml. Der TCTUs war bei Patienten der Gruppe E (4,3 ± 2,9 %) relativ hoch. Die histologische Aufarbeitung der operierten Schilddrüsen ergab durchwegs den Befund einer Struma colloides mit multiplen Adenomen der adenmatösen Hyperplasien. Bei zwei Patienten fanden sich unspezifische perinoduläre lymphatische Infiltrate.

Im Screening nach TSH-Rezeptormutationen konnte eine Aufspaltung der Wildtypbande in keiner der untersuchten Proben festgestellt werden, wobei die Bedingungen der Elektrophorese mit der Aufspaltung einer mutations-positiven Probe kontrolliert wurden. Für die Fragmente 10-1 und 10-4 konnte kein PCR Produkt amplifiziert werden. Da diese Fragmente im Vergleich zu den anderen Fragmenten größere PCR Produkte darstellen, ist die Ursache dafür in der Fragmentierung von DNA aus Paraffinschnitten zu sehen [9].

Tabelle 5: Gruppe E

Gruppe E PAT		TTV (ml)	1. G. RRA (U/ml)	2. G. RRA (IU/l)	TPO (U/l)	TCTUs (%)
24.	n	87	4,9	0,3	45,3	9,3
25.	n	61	10,1	1,3	23	1,9
26.	n	19	1,2	1,1	75,4	5,9
27.	n	27	5,3	0,2	34	1,8
28.	d	25	1,7	1,4	16	2,4
M		43,8	4,6	0,96	38,7	4,3
SD		26,1	3,2	0,5	20,8	2,9

Die Werte werden als Mittelwerte (M) ±SD angegeben. PAT: Patient, d: Diffuse Schildddrüse, n: noduläre Schilddrüse, TTV: Schilddrüsenvolumen, 1. G.RRA: Erstgenerations-RRA (TSH-REZAK®), 2. G.RRA: Zweitgenerations-RRA (DYNOtest® TRAKhuman), TCTUs: globaler Pertechnetat-uptake unter Suppression.

Radioiod-therapierte Patienten

Vier Patienten waren vor unserer Reevaluation mittels I-131 behandelt worden (Gruppe F; Tab. 6). Diese Patienten waren sämtlich sowohl im konventionellen als auch im Zweitgenerationsassay TRAK-negativ. Keiner dieser Patienten wies erhöhte Anti-TPO-

Tabelle 6: Gruppe F

Gruppe F PAT		TTV (ml)	1. G. RRA (U/ml)	2. G. RRA (IU/l)	TPO (U/l)	TCTUs (%)
29.	n	76	4,7	0,7	54	6,4
30.	n	22	3,2	1,56	49,2	2,8
31.	n	42	6,5	1,3	22	5,4
32.	d	47	1,7	0,3	26,7	2,1
M		46,7	4	0,9	37,9	4,2
SD		19,3	1,8	0,5	13,8	1,8

Die Werte werden als Mittelwerte (M) ± SD angegeben. PAT: Patient, d: Diffuse Schildddrüse, n: noduläre Schildddrüse, TTV: Schilddrüsenvolumen, 1. G.RRA: Erstgenerations-RRA (TSH-REZAK®), 2. G.RRA: Zweitgenerations-RRA (DYNOtest® TRAKhuman), TCTUs: globaler Pertechnetat-uptake unter Suppression.

Werte auf. Bei drei Patienten lag eine Struma nodosa (Mittleres Schilddrüsenvoumen: 46,6 ± 22,3 ml) und bei einem Patienten eine Struma diffusa mit einem Volumen von 47 ml vor. Der TCTUs lag in dieser Gruppe bei 4,2 ± 1,78 %.

Kontrolllen

112 von 113 Kontrollen mit normaler Schildddrüse oder multifokaler Autonomie waren übereinstimmend in beiden Assays negativ (TSH-REZAK®: Mittelwert: 4,2 ± 2,4 U/ml; DYNOtest® TRAKhuman: Mittelwert: 0,87 ± 0,45 IU/l). Ein Patient mit einer Iodmangelstruma war im Erstgenerationsassay negativ, zeigte aber hohe TRAK-Werte im Zweitgenerationsassay. (TRAK: 29,8 IU/l). Histologisch handelte es sich um einen typischen Iodmangelkropf ohne Hinweise auf ein autoimmunes Geschehen. Ein weiterer Patient war im Erstgenerationsassay positiv (TRAK: 34 U/l), ohne dass sich klinisch oder laborchemisch Hinweise für eine Immunthyreopathie ergaben.

Erörterung

In unserer Studie waren 22 % der Patienten, bei denen initial die Diagnose einer disseminierten Autonomie gestellt worden war, in einem Zweitgenerationsassay TRAK-positiv. Dies bedeutet, dass mittels verbesserter Labormethoden bei einem signifikanten Anteil von DISA-Patienten ein M. Basedow als eigentliche Grunderkrankung identifiziert werden konnte.

Von den Patienten, bei denen zum Zeitpunkt der Reevaluation keine thyreostatische Therapie erfolgte, waren 39 % TRAK-positiv, während dies bei lediglich 11 % der thyreostatisch vorbehandelten Patienten der Fall war. Dies könnte bedeuten, dass der prozentuale Anteil immunogener Hyperthyreosen in unserem Kollektiv unterschätzt wurde, da die Wahrscheinlichkeit des Autoantikörpernachweises unter einer thyreostatischen Therapie abnimmt [5, 15]. In einer früheren Arbeit konnten wir zeigen, dass bei Verwendung eines Zweitgenerationsassays der Nachweis von TRAKs bei unbehandelter IH bei 100 % lag, während nur 75 % der thyreostatisch behandelten Patienten TRAK-positiv waren. [15]. Ein weiterer Hinweis auf eine tatsächlich höhere Frequenz immunogener Hyperthyreosen bei DISA-Patienten gibt die Studie von Wallaschofski et al., die bei fünf von zehn untersuchten Patienten mit disseminierter Autonomie in einem CHO-Zell-JP26-Bioassay stimulierende TSH-Rezeptor-Antikörper nachweisen konnten. Drei dieser fünf Patienten waren in einem Zweitgenerationsassay ebenfalls TRAK-positiv [28].

Die histologische Aufarbeitung der Schilddrüsen von Patienten, die in beiden Assays übereinstimmend TRAK-negativ waren, ergab durchgängig den Befund einer Struma colloides mit multiplen Adenomen oder adenmatösen Hyperplasien. Bei zwei Patienten fanden sich als unspezifisch beschriebene, perinoduläre lymphatische Infiltrate. Ob man hieraus folgern darf, dass diese Patienten tatsächlich eine disseminierte autonome Umwandlung der Schilddrüse aufwiesen, bleibt fraglich. Alle diese Patienten hatten eine subklinische Hyperthyreose, die keine thyreostatische Vorbehandlung erforderlich machte. Es könnte sich somit um eine spezielle Subgruppe von Basedow-Patienten in einem sehr frühen Krankheitsstadium gehandelt haben, bei denen Autoantikörper oder nennenswerte lymphozytäre Infiltrate in der Schildddrüse noch nicht nachweisbar waren. Diese Hypothese wird durch die Tatsache unterstützt, dass bei keinem einzigen dieser Patienten molekularbiologisch eine TSH-Rezeptormutation nachweisbar war, wie man sie bei Vorliegen einer autonomen Umwandlung der Schilddrüse zumindest bei einem Teil der Fälle erwartet hätte.

Schlussfolgerung

Ein signifikanter Anteil von Hyperthyreosen, die ursprünglich als DISA klassifiziert wurden, entsprechen einem M. Basedow. Ob es das Krankheitsbild der disseminierten Autonomie überhaupt gibt, und wie man dieses histologisch und molekularbiologisch charakterisieren kann, bleibt weiterhin ungeklärt.

Zusammenfassung

Ziel

Ziel der Studie war es, zu evaluieren, wie häufig der Nachweis von TSH-Rezeptor-Autoantikörpern (TRAKs) bei Einsatz eines Zweitgenerations-Radiorezeptor-Antikörper-Assays (RRA) bei Patienten, bei denen ursprünglich eine disseminierte Autonomie

(DISA) diagnostiziert worden war, gelingt. Ferner sollte bei einer Teilgruppe operierter Patienten, bei denen eine Histologie vorlag, mit molekularbiologischen Methoden nach TSH-Rezeptormutationen gefahndet werden.

Patienten und Methoden

In diese retrospektive Studie wurden 32 DISA- Patienten (W: n = 25, M: n = 7; mittleres Alter: 46 ± 18 Jahre) eingeschlossen. Diese Patienten wurden mit einem Zweitgenerations-RRA reevaluiert. Alle Patienten waren in einem Erstgenerations-RRA TRAK-negativ, zeigten eine homogene Aktivitätsverteilung im Schilddrüsenszintigramm und einen erhöhten TCTUs (globaler Technetium-uptake unter Suppression). Kein Patient hatte Zeichen oder Symptome einer endokrinen Orbitopathie. Eine subtotale Schilddrüsenresektion wurde vor unserer Reevaluation bei fünf Patienten und nach unserer Reevaluation bei einem Patienten vorgenommen. Vier Patienten waren vor unserer Reevaluation mit I-131 behandelt worden. Zehn Patienten wurden zum Zeitpunkt der Reevaluation thyreostatisch behandelt. 13 Patienten erhielten im Zeitraum zwischen Erstuntersuchung und Reevaluation keine spezifische Therapie.

Ergebnisse

7/32 (22 %) der Patienten, bei denen ursprünglich eine DISA diagnostiziert worden war, waren im Zweitgenerationsassay TRAK-positiv. Ein Schilddrüsenvolumen von < 30 ml fand sich bei 5/7 dieser Patienten (positiv prädiktiver Wert [PPW] für TRAK-Positivität: 71 %). Eine diffuse Struma fand sich bei 5/7 Patienten (PPW für TRAK-Positivität: 71 %). 6/7 Patienten waren anti-TPO positiv (PPW für TRAK-Positivität: 85 %). Eine diffuse Echoarmut im Sonogramm hatte einen PPW für TRAK-Positivität von 41 %. Der PPW für das Vorliegen einer TRAK-Positivität im Zweitgenerationsassay lag bei 100 %, wenn eine Schilddrüse mit einem Gesamtvolumen unter 30 ml mit Anti-TPO-Positivität verknüpft war. Allerdings fand sich diese Kombination bei lediglich vier der sieben Patienten (52 %).

Mittels DGGE konnten bei fünf operierten Patienten, die übereinstimmend sowohl im Erstgenerations- als auch im Zweitgenerationsassay TRAK-negativ waren, keine somatischen TSH-Rezeptor-Mutationen identifiziert werden.

Resultat

Ein signifikanter Anteil von Hyperthyreosen, die ursprünglich als DISA klassifiziert wurden, entsprechen einem M. Basedow. Ob es das Krankheitsbild der disseminierten Autonomie überhaupt gibt und wie dieses histologisch und molekularbiologisch zu charakterisieren ist, bleibt weiterhin ungeklärt.

Literatur

[1] al-Fakhri, N., A. Schwartz, N. Runkel et al.: Die Komplikationsrate bei systematischer Darstellung des Nervus recurrens und der Epithelkörperchen für Operationen benigner Schilddrüsenerkrankungen. Zentralblatt Chir. 123 (1998) 21–24.

[2] Bähre, M., R. Hilgers, C. Lindemann et al.: Thyroid autonomy: sensitive detection and estimation of its functional relevance using quantified high-resolution scintigraphy. Acta Endocrinol. (Copenh.) 117 (1988) 145–153

[3] Berding, G., H. Schicha: Ergebnisse der Radiojodtherapie der manifesten Hyperthyreose und der autonomen Struma mit Euthyreose. Nuklearmedizin 29 (1990) 158–165

[4] Bolton, J., J. Sanders, Y. Oda et al.: Measurements of thyroid-stimulating hormone receptor-autoantibodies by ELISA. Clin. Chem. 45 (1999) 2285–2287.

[5] Castagliola, S., N. G. Morgenthaler, R. Hoermann et al.: Second generation assay for thyrotropin receptor antibodies has superior sensitivity for Graves` disease. J. Clin. Endocrinol. Metab. 84 (1999) 90–97.

[6] Dehrwahl, M.: Molecular aspects of the pathogenesis of nodular goiters, thyroid nodules, and adenomas. Exp. Clin. Endocrinol. Diab. (Suppl 4) 104 (1996) 32–35.

[7] Emrich, D.: Szintigraphie der Schilddrüse. Internist 29 (1988) 541–544.

[8] Gerber, H., U. Bürgi, H. J. Peter: Etiology and pathogenesis of thyroid nodules Exp. Clin. Endocrinol. (Suppl 3) 101 (1993) 97–101.

[9] Greer, C. E., J. K. Lund, M. M. Manos: PCR amplification from paraffin-embedded tissues: recommendations on fixatives for long-term storage and prospective studies. PCR Methods Appl. 1 (1991) 46–50.

[10] Gutekunst, R., W. Becker, R. Hehrmann et al.: Ultraschalldiagnostik der Schilddrüse. Dtsch. Med. Wochenschr. 113 (1988) 1109–1112.

[11] Kakinuma, A., I. Morimoto, T. Kuroda et al.: Comparison of recombinant human thyrotropin receptors versus porcine thyrotropin receptors in the thyrotropin binding inhibition assay for thyrotropin receptor autoantibodies. Thyroid 9 (1999) 849–855.

[12] Krohn, H., D. Führer, H. P. Holzapfel: Clonal origin of toxic thyroid nodules with constitutively activating thyrotropin receptor mutations. J. Clin. Endocrinol. Metab. 83 (1998) 130–134.

[13] Krohn, K., S. Wohlgemuth, H. Gerber et al.: Hot microscopic areas of iodine-deficient euthyroid goitres contain constitutively activating TSH receptor mutations. J. Pathol. 192 (2000) 37–42.

[14] Meller, J., W. Becker: Scintigraphy with 99m-Tc-pertechnetate in the evaluation of functional thyroidal autonomy. Q. J. Nucl. Med. 43 (1999)179–187.

[15] Meller, J., I. Schreivogel, A. Bergmann et al.: Klinische Implikationen eines neuen TSH-Rezeptor-Antikörper-Assays (DYNOtest® TRAKhuman) bei autoimmunen Schilddrüsenerkrankungen. Nuklearmedizin 39 (2000) 14–18.

[16] Meller, J., S. Wisheu, U. Munzel et al.: 99m-TcO_4^- thyroid uptake-based radioiodine therapy (RIT) of Plummer`s disease. Eur. J. Nucl. Med. 27 (2000) 1286–1291.

[17] Meng, W.: Schilddrüsenerkrankungen. Gustav Fischer Verlag, Jena, Stuttgart 1992, S.162.

[18] Moser, E., C. R. Pickardt, K. Mann et al.: Ergebnisse der Radiojod-Behandlung von Patienten mit immunogener und nicht immunogener Hyperthyreose bei Anwendung unterschiedlicher Herddosen. Nuklearmedizin 27 (1988) 98–104.

[19] Oexle, C., M. Reinhardt, E. Moser: Erste Ergebnisse der Radioiodtherapie bei multifokaler und disseminierter Autonomie der Schilddrüse unter Verwendung eines TcTUs-adaptierten Dosiskonzepts. Nuklearmedizin 37 (1998) 192–196.

[20] Parma, J., L. Duprez, J. Van Sande et al.: Somatic mutations in the thyrotropin receptor gene cause hyperfunctioning thyroid adenomas. Nature 365 (1993) 649–651.

[21] Reiners, C.: Endokrine Organe. In: Büll, U., H. Schicha, H. J. Biersack et al. (Hg.): Nuklearmedizin. Georg Thieme Verlag, Stuttgart, New York 1994, 157–202.

[22] Sanders, J., Y. Oda, S. Robert et al.: The interaction of TSH receptor autoantibodies with ^{125}I-labelled TSH receptor. J. Clin. Endocrinol. Metab. 84 (1999) 3797–3802.
[23] Sektion Schilddrüse der Deutschen Gesellschaft für Endokrinologie: Diagnostik und Therapie von Schilddrüsenkrankheiten. Internist 38 (1997) 177–185.
[24] Studer, H., M. Dehrwahl: Mechanisms of nonneoplastic endocrine hyperplasia – A changing concept: A review focused on the thyroid gland. Endocr. Rev. 16 (1995) 411–426.
[25] Studer, H., H. J. Peter, H. Gerber: Morphologic and functional changes in developing goiters. In: Thyroid disorders associated with iodine deficiency and excess. Raven Press, New York 1985, 227–240.
[26] Trülzsch, B., K. Krohn, P. Wonerow et al.: Detection of thyroid-stimulating hormone receptor and Gsalpha mutations: in 75 toxic thyroid nodules by denaturing gradient gel electrophoresis. J. Mol. Med. 78 (2001) 684–691.
[27] Wahl, R. A., I. Rimpl, S. Saalabian et al.: Differentiated operative therapy of thyroid autonomy (Plummer's disease). Exp. Clin. Endocrinol. Diabetes (Suppl. 4) 106 (1998) 78–84.
[28] Wallaschofski, H., P. Georgi, R. Paschke: Stimulierende TSH-Rezeptor Antikörper bei disseminierter Autonomie. In: Seibel, M. J., B. Weinheimer, R. Ziegler (Hg.): Schilddrüse 1999. Walter de Gruyter, Berlin–New York 2000, 118–122.

Diskussion

Hensen:
Wie soll man sich das überhaupt vorstellen, bei der disseminierten Autonomie mit den Mutationen im TSH-Rezeptor? Würden die praktisch gleichzeitig in mehreren Zellen auftreten oder wie ist die Vorstellung heute?

Meller:
Das haben wir uns auch gefragt. Es ist vom Pathomorphologischen her schwer einsehbar, wieso eine Schilddrüse plötzlich als ganzes Organ autonom werden sollte. Das, was bislang bei TSH-Rezeptor-Mutationen geschrieben worden ist, sind Umwandlungen einzelner oder mehrerer Knoten in einer Schilddrüse. Dass sich aber die gesamte Schilddrüse unter dem Einfluß des Iodmangels in ein autonomes Organ umwandelt, ist schwer vorstellbar, und bislang gibt es ja auch nichts, was dafür spricht.

Mann:
Also vorstellen kann man sich das schon. Es gibt ja auch eine multifokale Autonomie, dass an verschiedenen Stellen was passiert. Aber klar definiert ist das natürlich nicht. Meine Frage ist: Sie haben ja bei dieser Gruppe gezeigt, dass sie, glaube ich, in 80 % TPO-Positivität hatten. Es spricht natürlich ganz eindeutig für die Autoimmunität. Denn wir wissen, dass im Initialstadium die Sensitivität dieser TSH-Rezeptor-Antikörper extrem hoch ist, nämlich 95 %. Aber dass innerhalb von Monaten die Sensitivität deutlich runtergeht. Dass aber auf der anderen Seite die TPO-Antikörper viel länger persistieren, und dann diese immunologische Narbe natürlich bleibt. Und wenn Sie in diesem Kollektiv 85 % TPO-Positive haben, dann spricht es natürlich eindeutig für Autoimmunität, und deswegen hilft auch hier im Grunde der Zweitgenerationsassay

gar nicht so viel weiter, weil der natürlich genauso runtergeht wie der Erstgenerationsassay und die TPO-Antikörper bleiben. Insofern ist aus meiner Sicht der zusätzliche Wert gar nicht so groß.

Schicha:
Also ich denke, das Hauptproblem bei der disseminierten Autonomie ist das, dass man Probleme kriegt, wenn diese Patienten einer definitiven Therapie unterzogen werden unter der Diagnose einer disseminierten Autonomie, und sehen ihn mit einer endokrinen Orbitopathie zurückkommen, dann wundern Sie sich nämlich.

Hat der TRH-Stimulationstest mit sensitiver TSH-Messung zur Abklärung des TSH-Suppressionssyndroms noch einen diagnostischen Wert?

M. Christ-Crain, C.Meier, J. J. Staub, M.Guglielmetti, P. Huber, S. Alscher, B. Müller

Einleitung

Zur frühzeitigen Erfassung von Schilddrüsenfunktionsstörungen wird zunehmend ein generelles TSH-Screening empfohlen [2, 7]. Dabei wurden gehäuft biochemische Konstellationen eines basal supprimierten Thyrotropin (TSH) bei gleichzeitig normalen peripheren Schilddrüsenhormonkonzentrationen (TSH-Suppressionssyndrom) entdeckt.

Ätiologisch kann es sich bei supprimierten TSH-Konzentrationen um eine exogene oder endogene TSH-Suppression handeln. Die endogene TSH-Suppression wird entweder durch nicht-thyroidale Faktoren wie Allgemeinerkrankungen, Medikamente (z. B. Steroide) und hohes Alter [5] oder durch thyroidale Erkrankungen (M. Basedow, Schilddrüsenautonomie) verursacht. Letztere wird als subklinische Hyperthyreose bezeichnet [13]. Die Prävalenz der subklinischen Hyperthyreose variiert von 0,7 bis 6,0 %, je nach Studie und Alter der untersuchten Population. In einer großen amerikanischen Studie wurde die Prävalenz mit 0,7 % angegeben, in einer ähnlich angelegten englischen Studie wiesen 6,3 % der Frauen und 5,5 % der Männer eine subklinische Hyperthyreose auf. Parle et al. zeigten kürzlich, dass die subklinische Hyperthyreose mit einem basalen TSH von < 0,5 mU/L mit einer zweifach erhöhten Mortalität verbunden ist und insbesondere die kardiovaskuläre Mortalität bei Patienten mit subklinischer Hyperthyreose erhöht ist [9]. Bei älteren Patienten mit subklinischer Hyperthyreose wird ein erhöhtes Risiko für Alzheimerdemenz postuliert [4].

Die suppressive Schilddrüsenhormontherapie stellt einen wichtigen Bestandteil der Schilddrüsenkarzinombehandlung dar und wird auch zur Größenreduktion bei Struma bzw. Strumarezidiven eingesetzt [6]. Dabei ist eine optimale TSH-Suppression anzustreben; bei zu schwach suppressiver Therapie kann es zu einem Karzinomrezidiv respektive zu einem Größenwachstum der Struma kommen, bei zu starker TSH-Suppression ist das Risiko für kardiale Nebenwirkungen wie Vorhofflimmern [10] und ventrikuläre Hypertrophie [8] sowie für Osteoporose [1] erhöht.

Der TRH-Test wurde angewendet zur Abklärung des TSH-Suppressionssyndroms und zur Therapieeinstellung bei Schilddrüsenkarzinom, da die TSH-Assays der ersten und zweiten Generation ungenügende Sensitivität aufwiesen. Seit sensitivere TSH-Assays der zweiten und dritten Generation in der Routinediagnostik erhältlich sind, wird die Anwendung des TRH-Tests kontrovers diskutiert.

Das Ziel unserer Studie war es, den diagnostischen Wert der basalen TSH-Messung (gemessen mit einem sensitiven Zweitgenerationsassay, funktionelle Sensitivität 0,03 mU/L) mit dem TSH-Wert nach TRH-Stimulation bei Patienten mit TSH-Suppressionssyndrom zu vergleichen.

Patienten und Methodik

In dieser retrospektiven Untersuchung wurden 272 Patienten mit basal supprimiertem TSH (< 0,05 mU/L) und gleichzeitig durchgeführtem nasalem TRH-Test eingeschlossen (mittleres Alter 60,4 ± 17,4 Jahre, 83 % Frauen). Alle Studienteilnehmer wurden durch die Schilddrüsenforschungseinheit der Abteilung für Endokrinologie der Universitätsklinik in Basel, Schweiz, ambulant betreut. Patienten mit einer Hypophysenpathologie, schwerer Allgemeinerkrankung oder manifester Hyperthyreose wurden ausgeschlossen.

186 der Patienten waren unter einer suppressiven L-Thyroxin-Therapie (exogenes TSH-Suppressionssyndrom) und 86 Patienten hatten ein endogenes TSH-Suppressionssyndrom bei thyroidaler oder nicht-thyroidaler Erkrankung.

Das basale Serum-TSH wurde vor und 30 Minuten nach der nasalen Verabreichung von 2 mg Thyrotropin-Releasinghormon (Relefact®-TRH-nasal, Hoechst, Deutschland) mit einem immunometrischen TSH-Assay der zweiten Generation (funktionelle Sensitivität 0,03 mU/L; Access, Beckman/Sanofi und Cobas Core, Roche) gemessen.

Die Patienten wurden anhand der maximalen TSH-Antwort auf TRH in vier Gruppen eingeteilt:

- *Gruppe A:* max. TSH-Wert nach TRH < 0,05 mU/L (n = 137),
- *Gruppe B:* max. TSH-Wert nach TRH 0,05–0,20 mU/L (n = 98),
- *Gruppe C:* max. TSH-Wert nach TRH > 0,20–0,50 mU/L (n = 29),
- *Gruppe D:* max. TSH-Wert nach TRH > 0,50 mU/L (n = 8).

In den vier Gruppen wurden jeweils der basale TSH-Wert mit dem TSH-Wert nach TRH verglichen (Tab. 1).

Ergebnisse

Die basalen TSH-Werte in Gruppe A (0,01 ± 0,01 mU/L), Gruppe B (0,02 ± 0,01 mU/L), Gruppe C (0,03 ± 0,01 mU/L) und Gruppe D (0,03 ± 0,02 mU/L) waren nicht signi-

Tabelle 1: Patientencharakteristika in Gruppen unterschiedlicher TSH-Suppression (mean ± SEM)

Gruppe	A (N = 137)	B (n = 98)	C (n = 29)	D (n = 8)	ANOVA
TSH basal (mU/L)	< 0,05	< 0,05	< 0,05	< 0,05	
TSH n. TRH (mU/L)	< 0,05	0,05–0,20	0,20–0,50	> 0,50	
TSH basal (mU/L	0,01 ± 0,01	0,02 ± 0,01	0,03 ± 0,01	0,03 ± 0,02	p = ns
fT4 (pmol/L)	25,2 ± 6,2	22,8 ± 4,5	23,0 ± 7,3	20,3 ± 3,5	p = ns
T3 (nmol/L)	1,7 ± 0,4	1,6 ± 0,3	1,6 ± 0,3	1,5 ± 0,3	p = ns
L-T4 Therapie (n)	116	83	27	7	
Dosis/Tag (µg)	160 ± 45	148 ± 38	142 ± 38	125 ± 46	p < 0,01

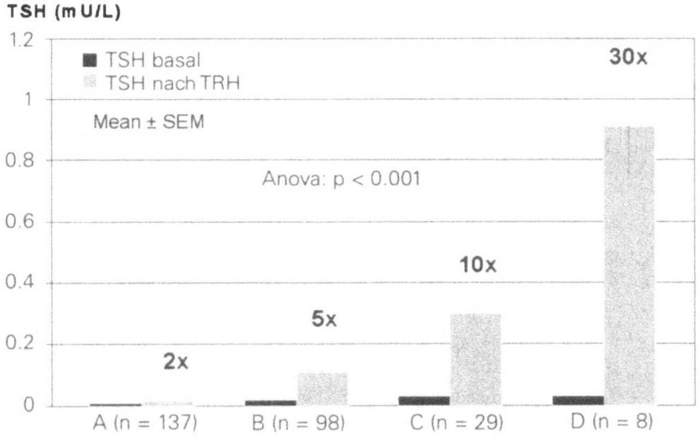

Abb. 1: Basale TSH-Werte vor und nach TRH-Stimulation in den 4 Gruppen

fikant unterschiedlich (p = ns, ANOVA), obwohl die TSH-Werte nach nasalem TRH (Gruppe A: 0,02 ± 0,01 mU/L, Gruppe B: 0,11 ± 0,05 mU/L, Gruppe C: 0,30 ± 0,26 mU/L und Gruppe D: 0,91 ± 0,41 mU/L) sich hochsignifikant unterschieden (p < 0,001, ANOVA) (Abb. 1). In Gruppe A, entsprechend totaler TSH-Suppression, war der stimulierte TSH-Wert um den Faktor 2,0 höher als der basale TSH-Wert. In der Gruppe B (subtotale TSH-Suppression) zeigte sich ein Anstieg des stimulierten Werts im Vergleich zum basalen Wert um den Faktor 5,5, in der Gruppe C und D um den Faktor 10 respektive 30.

Der basale TSH-Wert der Gruppe mit totaler TSH-Suppression (Gruppe A, n = 137) war nicht signifikant unterschiedlich zum basalen TSH-Wert der Gruppe mit nur partieller TSH-Suppression (C + D, n = 37). In den gleichen Gruppen war aber der TSH-Wert nach TRH signifikant unterschiedlich (p < 0,001, Abb. 2).

Die Korrelation des basalen TSH-Wertes mit dem TSH-Wert nach TRH war in der Gruppe mit partieller Suppression (Gruppe C + D) nicht signifikant (r = 0,14, n. s.). In der total supprimierten Gruppe (Gruppe A) zeigte sich eine schwache Korrelation (r = 0,36, p < 0,001, Abb. 3).

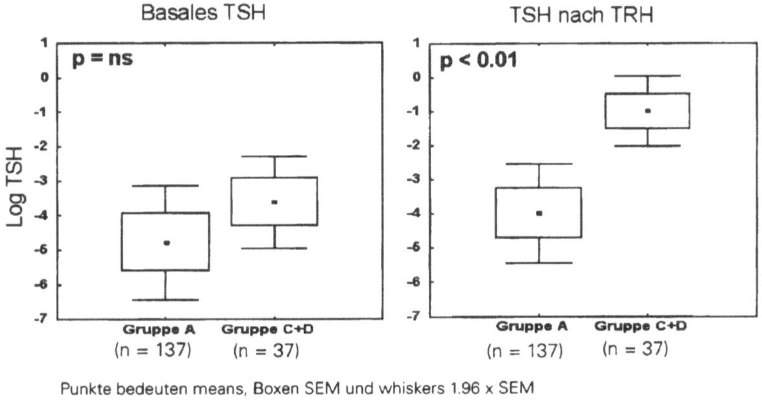

Abb. 2: TSH-Werte vor und nach TRH-Stimulation bei Patienten mit totaler (Gruppe A) und partieller (Gruppen C und D) TSH-Suppression

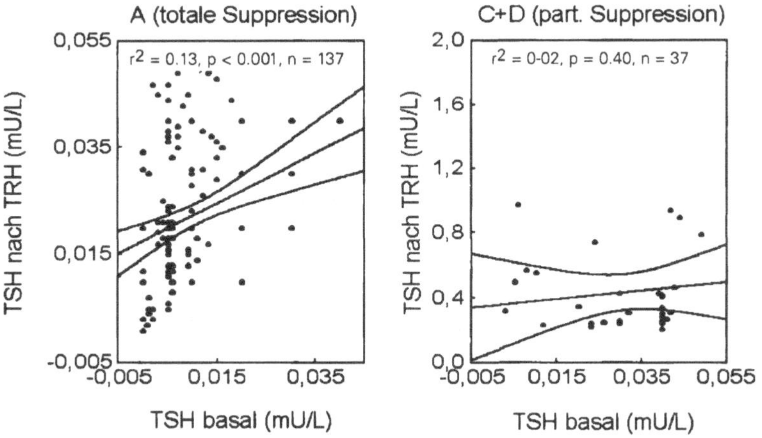

Abb. 3: Korrelation des basalen TSH-Wertes mit TSH nach TRH

Schlussfolgerung

Wegen der Assoziation des TSH-Suppressionssyndroms mit erhöhter Mortalität, Risiko für Vorhofflimmern und Osteoporose [3, 10] sind exakte TSH-Messmethoden für die Diagnosestellung der subklinischen Hyperthyreose sowie zur L-Thyroxin-Einstellung in der Behandlung des SD-Karzinoms oder der Struma essentiell.

Seit Einführung der zweiten, dritten und vierten TSH-Generationsassays wird die Anwendung des TRH-Tests kontrovers diskutiert. Spencer et al. zeigten eine lineare

Korrelation des basalen TSH-Wertes, gemessen mit einem Drittgenerationsassay, mit dem stimulierten TSH-Wert nach TRH auf. Sie postulierten, dass der TRH-Test keine zusätzlichen diagnostischen Informationen erbringe und in seiner Anwendung hinterfragt werden müsse [11]. Wilkinson et al., Taimela et al. und andere Gruppen argumentierten für den TRH-Test und zeigten, dass der TRH-Test besser zwischen subklinischer und manifester Hyperthyreose und besser zwischen partieller und totaler TSH-Suppression unterscheiden kann [12, 14]. Unsere Daten zeigen, dass mit dem basalen TSH-Wert, gemessen mit einem sensitiven Zweitgenerationsassay, nicht zwischen partieller, subtotaler und totaler TSH-Suppression unterschieden werden kann, die basalen TSH-Werte in den vier Gruppen waren nicht signifikant unterschiedlich. Die Resultate zeigen zudem, dass bei vollständig supprimiertem basalem TSH im TRH-Test eine fehlende, schwache oder markante TSH-Stimulation auftreten kann und der genaue Grad der TSH-Suppression (totale oder partielle Suppression) mit dem TRH-Test besser als mit dem basalen TSH-Wert bestimmt werden kann.

Die maximale TSH-Antwort auf TRH zeigte in der Gruppe mit partiellem TSH-Suppressionssyndrom keine Korrelation mit dem basalen TSH-Wert. Eine schwache Korrelation war in der Gruppe mit totaler TSH-Suppression ersichtlich.

Zusammenfassend postulieren wir, dass mit dem in einem Zweitgenerationsassay bestimmten basalen TSH-Wert der genaue Grad der TSH-Suppression nicht festgestellt werden kann. Insbesondere kann die Antwort auf TRH in der partiell supprimierten Gruppe nicht und in der total supprimierten Gruppe schlecht vorhergesagt werden. Solange ein sensitiver TSH-Assay der zweiten Generation mit einer Sensitivität von 0,03 mU/L in der Routinediagnostik angewendet wird, kann der nasale TRH-Test ein zusätzliches Hilfsmittel bieten für eine optimale individuelle Anpassung der LT4-Dosis bei Patienten mit Schilddrüsenkarzinom oder Struma und für eine differenzierte Abklärung einer subklinischen Hyperthyreose. Präliminäre Daten von uns zeigen, dass mit einem sensitiveren Drittgenerationsassay mit dem basalen TSH-Wert eine partielle von einer totalen TSH-Suppression unterschieden werden kann und eine lineare Korrelation zwischen basalem und stimuliertem TSH besteht. Stehen Dritt- oder Viertgenerationsassays zur Verfügung, kann die Anwendung des TRH-Tests in den meisten Fällen vermieden werden.

Literatur

[1] Bauer, D. C., B. Ettinger, M. C. Nevitt et al.: Risk for fracture in women with low serum levels of thyroid-stimulating hormone. Ann. Intern. Med. 134 (2001) 561–568.

[2] Danese, M. D., N. R. Powe, C. T. Sawin et al.: Screening for mild thyroid failure at the periodic health examination: a decision and cost-effectiveness analysis. Jama 276 (4) (1996) 285–292.

[3] Faber, J., A. M. Galloe: Changes in bone mass during prolonged subclinical hyperthyroidism due to L-thyroxine treatment: a meta-analysis. Eur. J. Endocrinol. 130 (4) (1994) 350–356.

[4] Kalmijn, S., K. M. Mehta, A. P. Polse et al.: Subclinical hyperthyroidism and the risk of dementia. The Rotterdam study. Clin. Endocrinol. (Oxf) 53 (6) (2000) 733–737.
[5] Lerch, M., C. Meier, J. J. Staub: Is there a need for treatment in subclinical hypo- and hyperthyroidism?. Ther. Umsch. 56 (7) (1999) 369–373.
[6] Mazzaferri, E. L., R. L. Young: Papillary thyroid carcinoma: a 10 year follow-up report of the impact of therapy in 576 patients. Am. J. Med. 70 (3) (1981) 511–518.
[7] Meier, C., J. J. Staub, C. B. Roth et al.: Ultrasensitive TSH screening for detection of thyroid gland dysfunctions in women of a medical ambulatory care patient group. Schweiz. Med. Wochenschr. 128 (7) (1998) 250–253.
[8] Mercuro, G., M. G. Panzuto, A. Bina et al.: Cardiac function, physical exercise capacity, and quality of life during long-term thyrotropin-suppressive therapy with levothyroxine: effect of individual dose tailoring. J. Clin. Endocrinol. Metab. 85 (1) (2000) 159–164.
[9] Parle, J. V., P. Maisonneuve, M. C. Sheppard et al.: Prediction of all-cause and cardiovascular mortality in elderly people from one low serum thyrotropin result: a 10-year cohort study. Lancet 358 (9285) (2001) 861–865.
[10] Sawin, C. T., A. Geller, P. A. Wolf et al.: Low serum thyrotropin concentrations as a risk factor for atrial fibrillation in older persons. N. Engl. J. Med. 331 (19) (1994) 1249–1252.
[11] Spencer, C. A., D. Schwarzbein, R. B. Guttler et al.: Thyrotropin (TSH)-releasing hormone stimulation test responses employing third and fourth generation TSH assays. J. Clin. Endocrinol. Metab. 76 (2) (1993) 494–498.
[12] Taimela, E., R. Thätelä, P. Koskinen et al.: Ability of two new thyrotropin (TSH) assays to separate hyperthyroid patients from euthyroid patients with low TSH. Clin. Chem. 40 (1) (1994) 101–105.
[13] Toft, A. D.: Clinical practice. Subclinical hyperthyroidism. N. Engl. J. Med. 345 (7) (2001) 512–516.
[14] Wilkinson, E., P. W. H. Rae, K. J. T. Thomson et al.: Chemiluminescent third-generation assay (Amerlite TSH-30) of thyroid- stimulating hormone in serum or plasma assessed. Clin. Chem. 39 (10) (1993) 2167–2173.

Diskussion

Schicha:
Ich finde die Untersuchung und die Fragestellung sehr interessant, die Schlussfolgerung aber falsch. Interessant ist, dass wir auch mit dem supersensitiven Assay bisher nicht wussten, was der Unterschied bedeutet, ob ein Patient 0,001 oder 0,1 hat. Wo fängt die latente Hyperthyreose an und wo hört sie auf? Und in dieser Hinsicht ist es ein wichtiger Beitrag. Ich glaube nicht, dass das jetzt die klinische Relevanz ist, wie Sie das sagen, das müsste anders untersucht werden.

Reiners:
Sie setzen voraus, dass der stimulierte TSH-Wert immer richtig ist. Dabei haben Sie aber z. B. nicht die möglicherweise zur Stimulation individuell unterschiedliche TRH-Dosis berücksichtigt (z. B. in Bezug auf das Körpergewicht).

Christ:
Wir sind ganz einfach von der Situation ausgegangen, dass der TRH-Test stimmt bei diesen Patienten und haben den basalen Wert hinterfragt. Natürlich könnte man das auch anders herum formulieren.

Herrmann:
Ich möchte Ihnen insofern im Gegensatz zu Herrn Reiners zustimmen, dass ich einem funktionellen Assay immer mehr vertrauen würde als einer basalen Messung in Form einer Konzentration im Serum, insofern würde ich Ihnen zustimmen. Aber die klinische Relevanz sehe ich genausowenig wie Herr Schicha. Ich würde mich freuen, wenn Sie damit differenzieren könnten zwischen supprimierten TSH-Basalwerten, die nicht auf Schilddrüsenhormonwirkung beruhen, sondern durch andere Substanzen verursacht werden, also eine thyreogene von einer nicht-thyreogenen Suppression unterscheiden lassen.

Christ:
Es gibt Studien, die zeigen, dass die höher sensitiven Drittgenerationsassays mit funktioneller Sensitivität von 0,005 unterscheiden können zwischen TSH-Suppressionssyndrom in Form von Non-Thyroid illness, infolge von Medikamenten oder exogener TSH-Suppression und einer endogenen thyreodalen Suppression. Es ist nicht so, dass der TRH-Test oder ein super-sensitiver TSH-Assay immer die Unterscheidung machen können, doch es erleichtert die Differentialdiagnose.

Hensen:
Haben Sie versucht, diese Gruppen A, B, C, D klinisch einmal zu charakterisieren? Ob die sich in irgendeiner Form unterscheiden, welche Medikamente sie genommen haben, oder gab es dann irgendwelche Erklärungsmöglichkeiten für die Diskrepanz?

Christ:
Nein, wir haben einfach die Schilddrüsenhormone bestimmt, die alle gleich waren in den verschiedenen Gruppen und sonst haben wir die periphere Wirkung nicht untersucht.

Mann:
Ich kann mich dem anschließen, was Herr Schicha gesagt hat. Ich denke, die Schlussfolgerungen, die Sie gezogen haben, sind nicht zutreffend. Denn das erste ist, es fehlt der Beweis, dass jemand in dem definitiv hyperthyreoten Bereich supprimiert werden muss, auch beim Schilddrüsenkarzinom, um die Therapie günstig zu gestalten. Das zweite ist, es gibt überhaupt keine Daten dafür, dass jemand Vorhofflimmern leichter bekommt, wenn er völlig nicht meßbares TSH hat. Die Schlussfolgerung heißt: Wir müssen nicht etwas tun, um sie soweit runterzusupprimieren, damit an diesem kleinen Unterschied das Risiko zu messen ist. Die American Society of Pathology unter Frau

Spencer hatte sich ganz eindeutig festgelegt, dass man für den praktischen Gebrauch den TRH-Test nicht mehr braucht, wenn man richtig misst. Und das heißt, unsere Forderung muss dahin gehen, dass wir möglichst sensitive Assays haben mit einer niedrigen Nachweisgrenze, mit einer sauber definierten, funktionellen Sensitivität.

Schicha:
Ich möchte Sie beglückwünschen zu dieser schönen Arbeit, die ist wirklich sehr schön, das sehen, glaube ich, viele. Die Schlussfolgerung ist entscheidend, weil uns das wirklich einen der Schwachpunkte des basalen TSH aufzeigt, egal wie supersensitiv er ist. Das sehe ich ganz klar so. Und wie Herr Herrmann sagte, es ist wirklich ein wichtiger pathophysiologischer Beitrag - aber es wäre ein Fehler, zu sagen, das reaktiviert den TRH-Test in der Klinik, das wäre ganz falsch, ich glaube, darüber sind wir uns alle einig.

Müller:
Mein Kommentar: Den Normalbereich der stimulierten TSH-Werte bei Gesunden haben Sie uns vorenthalten. Man würde dann sehen, dass die stimulierten TSH-Spiegel in der vierten Gruppe natürlich zu niedrig liegen, das heißt, man braucht den TRH-Test für die aufgezeigte klinische Fragestellung natürlich nicht.

TCTUs zur Differenzierung einer autoimmunen Hyperthyreose: In-vivo-Quantifizierung funktionell intakter Natrium-Iodid-Symporter

J. Meller, C. O. Sahlmann, K. Schreiber, K. Lehmann, I. Meyer, G. Altenvoerde, U. Siefker, M. Hüfner, W. Becker

Ziel

Der TCTUs (globaler thyroidaler Pertechnetat-Uptake unter Suppression) wird als zuverlässiger Schätzwert für die Iodclearance TSH-unabhängigen Schilddrüsengewebes angesehen. Auf molekularer Ebene ist die Höhe des TCTUs proportional zur Anzahl exprimierter und *funktionell intakter* Natrium-Iodid-Symporter und kann somit zu ihrer In-vivo-Quantifizierung verwendet werden. Hohe TCTUs-Werte finden sich typischerweise beim Morbus Basedow (MB). Erniedrigte Werte wurden bei der Autoimmunthyroiditis (AIT) beschrieben, es existieren aber bis heute keine systematischen Daten zu diesem Kollektiv. Dies gilt insbesondere für die Subgruppe der hyperthyreoten AIT-Patienten. Ziel unserer Studie war die Evaluation der Trennschärfe des TCTUs-Werts bei der Differenzierung zwischen floridem MB und hyperthyreoter AIT.

Patienten und Methoden

Wir bestimmten den TCTUs bei 59 konsekutiven Patienten mit unbehandeltem MB und 51 konsekutiven Patienten mit AIT und subklinischer oder manifester Hyperthyreose. Bei allen MB-Patienten bestand eine verminderte Echogenität der Schilddrüse im Ultraschall und erhöhte TSH-Rezeptorautoantikörper-Werte (TRAk-Werte) in einem Erstgenerationsassay. Die MB-Patienten wurden 12–16 Monate thyreostatisch behandelt. AIT-Patienten wiesen eine verminderte Echogenität der Schilddrüse im Ultraschall, keine erhöhten TRAk-Werte, aber erhöhte Autoantikörper gegen thyroidale Peroxidase (anti-TPO) auf.

Ergebnisse

Patienten mit AIT hatten ein signifikant niedrigeres Schilddrüsenvolumen (Median: 13 ml, Minimum: 3,5 ml, Maximum: 24 ml) als MB-Patienten (Median: 22 ml, Minimum: 12 ml, Maximum 42 ml; $p < 0,05$). MB-Patienten wiesen signifikant höhere

TRAk-Werte (Median: 19,5 U/ml, Minimum: 15,3 U/ml, Maximum: 35 U/ml) als AIT-Patienten (Median: 1,3 U/ml, Minimum: 0 U/ml, Maximum: 4,1 U/ml; $p < 0{,}05$) auf. *Die* TCTUs Werte waren bei AIT-Patienten (Median: 0,9 %, Minimum: 0,1 %, Maximum: 3,2 %) hoch signifikant niedriger ($p < 0{,}05$) als bei Patienten mit einem M. Basedow (Median: 5,7 %, Minimum: 1,9 %, Maximum: 28,3 %). Ein TCTUs von 2 % oder höher wies eine Sensitivität von 96 % und eine Spezifität von 94 % bei der Diagnose eines M. Basedow auf.

Schlussfolgerung

Die quantitative Schilddrüsenszintigraphie mit Pertechnetat besitzt bei der Differentialdiagnostik autoimmunbedingter Hyperthyreosen eine hohe Trennschärfe zwischen hyperthyreoter AIT und MB. Eine solche Differenzierung ist klinisch von Bedeutung, da diese Krankheitsbilder eine unterschiedliche Prognose aufweisen und unterschiedlich behandelt werden müssen.

Einleitung

Die Aufnahme von Iodid in die Schilddrüse erfolgt über den Natrium-Iodid-Symporter (NIS), der kürzlich kloniert und charakterisiert wurde [8]. Die Expression dieses Symporters auf der basolateralen Membran von Thyreozyten ist unter anderem abhängig von TSH und Zytokinen [18].

Pertechnetat (99 m-TcO_4^-) ist der in Europa zur Schilddrüsenszintigraphie routinemäßig verwendete Tracer. Aufgrund einer ähnlichen Ionengröße von Pertechnetat ($V = 4{,}05 \times 10^{-23}$) und Iodid ($V = 4{,}22 \times 10^{-23}$) wird 99 m-$TcO_4^-$ über den NIS in den Thyreozyten transportiert. Im Unterschied zu Iodid kommt es aber zu keiner Organifizierung von Pertechnetat [3].

Der thyroidale Uptake von 99 m-TcO_4^- (TCTU: globaler thyroidaler Pertechnetat-Uptake) steigt innerhalb der ersten Viertelstunde nach intravenöser Applikation an (Influx > Efflux), weist zwischen der 15. und 30. Minute ein Plateau auf (Influx = Efflux) und fällt danach wieder ab (Influx > Efflux) [2, 14, 19]. Der TCTU wird mittels Gammakamera unter Zuhilfenahme der region-of-interest- (ROI)- Technik unmittelbar nach intravenöser Applikation des Tracers oder in der Plateauphase durch eine zehnminütige Messung nach der folgenden Formel bestimmt [14]:

$$\text{TCTU (\%)} = \frac{(\text{Zählrate über der Schilddrüse} - \text{Zählrate über dem Hintergrund}) \times 100}{\text{Zählrate der injizierten Aktivität}}$$

In früheren Studien konnte eine hohe Korrelation zwischen der Radioiod-Clearance (123/I-131) und dem TCTU nachgewiesen werden [14]. Der klinische Nutzen des

TCTU ist insgesamt gering, weil er durch eine Vielzahl von Einflussfaktoren beeinflussbar und daher störanfällig ist [3]. Liegen hingegen thyreosuppressive Bedingungen (TSH < 0,1 U/ml) vor, so ist der sogenannte Suppressionsuptake (TCTUs: globaler thyroidaler Pertechnetat-Uptake unter Suppression) als zuverlässiger Schätzwert für die Iodclearance TSH-unabhängigen Schilddrüsengewebes anzusehen [2, 3, 14, 19]. Auf molekularer Ebene ist die Höhe des TCTU(s) in erster Näherung proportional zur Anzahl exprimierter und *funktionell intakter* Natrium-Iodid-Symporter und kann somit zu ihrer in-vivo-Quantifizierung verwendet werden.

Hohe TCTUs-Werte finden sich typischerweise beim M. Basedow. Erniedrigte Werte wurden bei der Autoimmunthyroiditis (AIT) beschrieben [3], aber es existieren bis heute keine systematischen Daten zu diesem Kollektiv. Dies gilt insbesondere für die Subgruppe der hyperthyreoten AIT-Patienten.

Der M. Basedow (MB) ist vor allem durch das Auftreten von TSH-Rezeptorautoantikörpern (TRAks) charakterisiert, die bei 80–90 % der Erkrankten mit einem konventionellen Radiorezeptor-Autoantikörper-Assay (RAA) nachgewiesen werden können. Die Sensitivität der Autoantikörperbestimmung konnte in den letzten Jahren durch Verwendung eines Zweitgenerationsassays, der u a. eine solide-phase-Technik und den rekombinanten humanen TSH-Rezeptor als Antigen verwendet, deutlich (von ca. 80 % auf bis zu 100 % im floriden Stadium eines MB) gesteigert werden [4, 6, 16, 17]. Bei Verwendung der älteren Assays war der Nachweis von TRAks in Seren von AIT-Patienten eine Rarität. In einer eigenen Serie lag die Prävalenz bei lediglich 1 % [17]. Mit einem Zweitgenerationsassay hingegen lassen sich TRAks bei AIT in bis zu 14 % der Fälle nachweisen [6, 17].

Eine Anti-TPO-positive Hyperthyreose ohne Nachweis erhöhter TSH-Rezeptorautoantikörper in einem konventionellen Assay kann sowohl einer hyperthyreoten AIT oder einem floriden M. Basedow entsprechen. Andererseits ist die Kombination einer im Zweitgenerationsassay TRAk-positiven (subklinischen) Hyperthyreose und einer echoarmen Schilddrüse nicht gleichbedeutend mit einem M. Basedow, da es sich auch um eine TRAk-positive hyperthyreote AIT handeln könnte. Ziel unserer Studie war die Evaluation der Trennschärfe des TCTUs-Werts bei der Differenzierung von floridem MB und hyperthyreoter AIT.

Patienten und Methoden

Patienten

Bei 110 konsekutiven Patienten mit autoimmunen Schilddrüsenerkrankungen und subklinischer oder manifester Hyperthyreose wurde der 99 mTc-Uptake unter Suppression (TCTUs) bestimmt. Bei keinem dieser Patienten war es anamnestisch in den letzten sechs Monaten vor der Untersuchung zu einer Iodkontamination gekommen.

Bei keinem Patienten fanden sich erhöhte Iod-Urin-Werte (Bestimmungsmethode: HPLC).

Bei 59 Patienten diagnostizierten wir einen unbehandelten M. Basedow (MB, Gruppe A; weiblich: n = 37, männlich: n = 22; mittleres Alter: 36 ± 18 Jahre). Bei allen Patienten bestand eine manifeste Hyperthyreose (TSH < 0,1 mU/l, FT3 und FT4 erhöht). MB-Patienten wiesen eine verminderte Echogenität der Schilddrüse im Ultraschall und erhöhte TSH-Rezeptorautoantikörperwerte (TRAk-Werte) in einem Erstgenerationsassay auf. Klinische Zeichen einer endokrinen Orbitopathie fanden sich bei zwölf Patienten (21 %). Nach Diagnosenstellung wurden die Patienten 12–16 Monate thyreostatisch mit Thionamiden behandelt. Nach Absetzen der Therapie erlitten 24 Patienten (43 %) innerhalb eines Jahres ein Hyperthyreoserezidiv.

Bei 51 nicht vorbehandelten Patienten diagnostizierten wir eine Autoimmunthyroiditis (AIT, Gruppe B; weiblich: n = 40, männlich: n = 11; mittleres Alter: 40 ± 24 Jahre). Diese Patienten waren entweder subklinisch (TSH < 0,1 mU/l, FT3 und FT4 im Normbereich; n = 38) oder manifest (TSH < 0,1 mU/l, FT3 und FT4 erhöht; n = 13) hyperthyreot. AIT-Patienten wiesen eine verminderte Echogenität der Schilddrüse im Ultraschall, keine erhöhten TRAk-Werte in einem Erstgenerationsassay, aber erhöhte Autoantikörper gegen thyroidale Peroxidase (anti-TPO) auf. Bei keinem Patienten der Gruppe B bestanden klinische Zeichen einer endokrinen Orbitopathie. Die hyperthyreote Stoffwechsellage normalisierte sich bei allen Patienten innerhalb kurzer Zeit (< 3 Monate) spontan ohne thyreostatische Therapie. 45 Patienten blieben innerhalb einer einjährigen Nachbeobachtungszeit euthyreot und bei sechs Patienten entwickelte sich eine subklinische Hypothyreose.

Sonographie

Untersuchungen wurden bei allen Patienten mit einem EUB-420-Scanner (Hitachi; Tokyo, Japan), der mit einem 7,5 MHz-Linearschallkopf ausgestattet war, durchgeführt. Lag die Echogenität der Schilddrüse über der der Halsmuskulatur, wurde ein echonormales Schallmuster des Organs angenommen. Ein echoarmes Schallmuster wurde diagnostiziert, wenn die Echogenität der Schilddrüse der der Halsmuskulatur entsprach.

Szintigraphie

Die Szintigraphie mit 99 m-TcO_4^- erfolgte bei allen Patienten in unmittelbarem Anschluss an die intravenöse Applikation von 37–74 MBq 99 m-TcO_4^-. Die Akquisition in einer 128 × 128 Matrix erfolgte über zehn Minuten mit einem CX 250-System (Picker International; Ohio, USA) und einem LEHR- (Low Energy High Resolution)-Kollimator. Der globale 99 m-TcO_4^--Uptake unter Suppression (TCTUs), wurde in einer vorher beschriebenen Weise errechnet, wobei der publizierte obere Grenzwert im Göttinger Raum bei 1,6 liegt [2, 13, 14].

Labordiagnostik

Die Werte für freies Thyroxin i. S., freies Triiodthyronin i. S. und Serum-TSH wurden mit einem automatischen Chemiluminiszenzsystem (CHIRON Diagnostica, Fernwald, Deutschland) ermittelt. Anti-TPO-Antikörper (Antikörper gegen die thyroidale Peroxidase) wurden mit dem Radioimmunassay DYNO-anti-TPO® (B.R.A.H.M.S Diagnostica, Berlin, Deutschland; cut-off für einen positiven Befund: > 60 U/ml) bestimmt. TSH-Rezeptor-Antikörper-Bestimmungen erfolgten mit dem Radioimmunassay der ersten Generation TSH-REZAK® (MEDIPAN DIAGNOSTICA, Selchow, Deutschland; cut-off für einen positiven Befund > 14 U/ml).

Statistische Auswertung

Unterschiede zwischen den TCTUs-Werten, Schilddrüsenvolumina und der Höhe der Autoantikörperwerte beider Patientengruppen wurden mittels eines Mann-Whitney-U-Tests auf ihre Signifikanz hin überprüft (Statistica 5.1 for Windows™).

Ergebnisse

Allgemeines

Patienten mit AIT hatten ein signifikant niedrigeres Schilddrüsenvolumen (Median: 13 ml, Minimum: 3,5 ml, Maximum: 24 ml) als MB-Patienten (Median: 22 ml, Minimum: 12 ml, Maximum 42 ml; $p < 0{,}05$).

MB-Patienten wiesen signifikant höhere TRAk-Werte (Median: 19,5 U/ml, Minimum: 15,3 U/ml, Maximum: 35 U/ml) als AIT-Patienten (Median: 1,3 U/ml, Minimum: 0 U/ml, Maximum: 4,1 U/ml; $p < 0{,}05$) auf.

73 % (38/59) der MB-Patienten hatten erhöhte Anti-TPO-Werte. Die Höhe der Werte bei diesen Patienten (Median: 768 U/l, Minimum: 83 U/l, Maximum: 6 397 U/l) unterschied sich nicht signifikant von jenen, die sich in der AIT-Gruppe ergaben (Median: 834 U/l, Minimum: 107 U/l, Maximum: 8.675 U/l; $p = 0{,}27$).

Qualitative Szintigraphie

21 (41 %) der AIT-Patienten zeigten einen homogenen Uptake und 30 (59 %) einen inhomogenen Uptake im Szintigramm. Bei acht Patienten (15 %) erinnerte das Szintigramm an das Vorliegen einer unifokalen Autonomie. Alle Patienten mit MB zeigten eine homogene Aktivitätsverteilung des Tracers im Szintigramm.

TCTUs

Die TCTUs-Werte waren bei AIT-Patienten (Median: 0,9 %, Minimum: 0,1 %, Maximum: 3,2 %) hochsignifikant niedriger ($p < 0{,}05$) als bei Patienten mit einem M. Basedow (Median: 5,7 %, Minimum: 1,9 %, Maximum: 28,3 %; s. Abb. 1). Zwei Patienten mit MB hatten Werte unter 2 % und drei Patienten mit AIT Werte über 2 %. Ein TCTUs von 2 % oder höher wies eine Sensitivität von 96 % und eine Spezifität von 94 % bei der Diagnose eines M. Basedow auf.

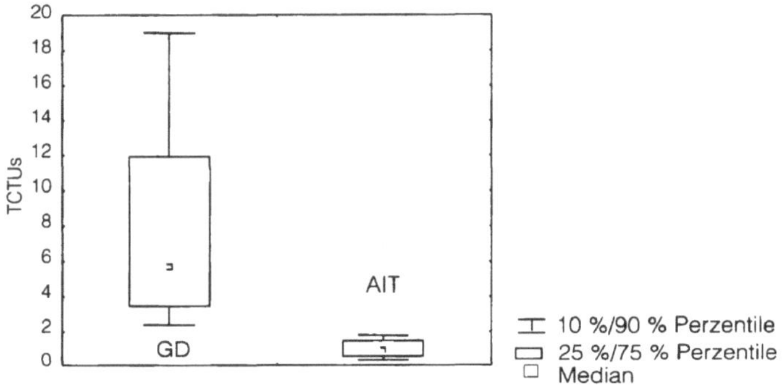

Abb. 1: TCTUs bei MB- und AIT-Patienten

Erörterung

Ziel der Studie war die Evaluation der Trennschärfe des TCTUs-Wertes bei der Differenzierung von floridem MB und hyperthyreoter AIT. Wir konnten zeigen, dass der TCTUs bei hyperthyreoter AIT hochsignifikant niedriger lag als bei Patienten mit neu diagnostizierter immunogener Hyperthyreose und somit in den meisten Fällen eine sichere Differentialdiagnose erlaubte. Desweiteren erwies sich ein TCTUs < 1,6 % als zuverlässiger Parameter zur Voraussage einer spontanen Normalisierung der Stoffwechsellage, so dass bei diesen Patienten eine unnötige thyreostatische Therapie vermieden werden kann.

Die Aufnahme von Iodid und anderen großen Anionen wie Perchlorat in den Thyreozyten erfolgt über den The-Na^+/I^--Symporter (NIS) [11]. TCTUs-Werte korrelieren gut mit der Iodclearance nicht TSH-regulierbarer Schilddrüsenzellen [3, 14, 19] und können daher zur in-vivo-Quantifizierung der Expression funktionell intakter Na^+/I^--Symporter unter Thyreosuppression verwendet werden.

Die NIS-Expression in normalem Schilddrüsengewebe ist heterogen und beschränkt sich auf die basolaterale Membran der Thyreozyten [7]. Kürzlich konnte gezeigt werden, dass NIS in Schilddrüsengewebe von MB-Patienten sowohl auf mRNA- als auch auf Proteinebene im Vergleich zu Kontrollen drei- bis vierfach überexprimiert wird [12]. Dies ist am ehesten Ausdruck einer TRAk-bedingten TSH-Rezeptor-Stimulation mit konsekutiver Aktivierung der cAMP-abhängigen sekundären Signaltransduktion. Unsere Ergebnisse stehen im Einklang mit diesen in-vitro-Befunden. Die TCTUs-Werte bei MB-Patienten (Median: 5,7 %, Minimum: 1,9 %, Maximum: 28,3 %) lagen deutlich über dem in unserer Abteilung gültigen Grenzwert von 1,6 % [2, 9]. Der erhöhte Uptake muss hierbei als Äquivalent einer globalen und TSH-unabhängigen autoimmunen Stimulation der Iodclearance angesehen werden.

Die NIS-Expression in Thyreozyten von AIT-Patienten ähnelt der Expression von NIS in gesundem Schilddrüsengewebe. Interessanterweise fand sich in vitro die höchste Expression auf der Membran von Thyreozyten, die sich in unmittelbarer Nachbarschaft zu lymphozytären Infiltraten befanden. Dies könnte darauf hindeuten, dass Lymphozyten entweder direkt oder indirekt die NIS-Expression an der basolateralen Thyreozytenmembran beeinflussen [5].

Die *qualitative* Szintigraphie bei der AIT zeigte bei unseren Patienten höchst variable Verteilungsmuster, die diagnostisch nicht wegweisend oder sogar irreführend waren. Eine Thyroiditis kann, wie schon früher gezeigt wurde, in der qualitativen Szintigraphie jedes Krankheitsbild vortäuschen, insbesondere wenn eine fokale Restspeicherung bei ansonsten reduzierter Gewebsaufnahme fälschlicherweise für eine Schilddrüsenautonomie gehalten wird [21].

Eine systematische Evaluation der *quantitativen* Schilddrüsenszintigraphie in der hyperthyreoten Initialphase einer Autoimmunthyroiditis ist bislang unseres Wissens nicht erfolgt. In unserer Studie lagen die TCTUs-Werte in diesem Kollektiv signifikant unter denen der MB-Patienten und ermöglichten eine hinreichend genaue Differenzierung beider Krankheitsbilder. Hierzu gibt es mehrere theoretisch gut zu begründende Erklärungen:

- Im Unterschied zu den TRAk-stimulierten Thyreozyten bei MB-Patienten ist die TSH-abhängige Regulation der Schilddrüsenzellen bei AIT-Patienten wahrscheinlich erhalten. Aus diesem Grund zeigten in unserer Studie fast alle (48/51) subklinisch oder manifest hyperthyreoten Patienten mit einer Autoimmunthyroiditis einen (niedrig) normalen TCTUs.
- Die NIS-Expression ist nicht nur TSH-abhängig, sondern wird auch durch bestimmte Zytokine moduliert, die eine wichtige Rolle bei der Pathogenese einer AIT spielen [15]. IL-1β und IL-6 vermindern beispielsweise in vitro die NIS-mRNA-Expression. Während IL-6 aber die funktionelle Aktivität von NIS nicht beeinträchtigt, führt IL-1β zu einer Beeinträchtigung der Fähigkeit des Thyreozyten, Iod zu akkumulieren [20]. Ein erniedrigter TCTUs bei der hyperthyreoten AIT ist möglicherweise auf eine verminderte NIS-Expression oder funktionelle Inaktivierung bereits exprimierter Symporter zurückzuführen. Ob gegen NIS gerichtete Autoantikörper eine wesentliche Rolle bei der Pathogenese der AIT spielen und inwiefern sie bei der verminderten Aufnahme von Iodid bzw. Pertechnetat von Bedeutung sind, bleibt vorerst umstritten [1, 10].

Schlussfolgerung

Die quantitative Schilddrüsenszintigraphie mit Pertechnetat ist nicht nur zur Abgrenzung des M. Basedow von der Schilddrüsenautonomie, sondern auch zur Differentialdiagnostik autoimmunbedingter Hyperthyreosen geeignet, da sie die Pathophysiologie des Natrium-Iodidsymporters auf einer molekularen Ebene widerspiegelt. Eine Differenzierung zwischen hyperthyreoter AIT und einem MB ist klinisch von Bedeutung, da diese Krankheitsbilder eine unterschiedliche Prognose aufweisen und unterschiedlich behandelt werden müssen.

Literatur

[1] Ajjan, R. A., E. H. Kemp, E. A. Waterman et al.: Detection of binding and blocking autoantibodies to the human sodium-iodide symporter in patients with autoimmune thyroid disease. Journal of Clinical Endocrinology and Metabolism 85 (2000) 2020–2027.

[2] Bähre, M., R. Hilgers, C. Lindemann et al.: Sensitive detection and estimation of its functional relevance using quantified high-resolution scintigraphy. Acta Endocrinologica (Copenh.) 117 (1988) 145–153.

[3] Becker, W., F. Wolf: Thyroid scintigraphy: Tc-99m-pertechnetate and I-123. Experimental and Clinical Endocrinology & Diabetes 102 (Suppl. 3) (1994) 1–11.

[4] Bolton, J., J. Sanders, Y. Oda et al.: Measurements of thyroid-stimulating hormone receptor-autoantibodies by ELISA. Clinical Chemistry 45 (1999) 2285–2287.

[5] Caillou, B., F. Troalen, E. Baudin et al.: Na+/I- symporter distribution in human thyroid tissues: An immunohistological study. Journal of Clinical Endocrinology and Metabolism 83 (1998) 4102–4106.

[6] Castagliola, S., N. G. Morgenthaler, R. Hoermann et al.: Second generation assay for thyrotropin receptor antibodies has superior sensitivity for Graves` disease. Journal of Clinical Endocrinology and Metabolism 84 (1999) 90–97.

[7] Castro, M. R., E. R. Bergert, T. G. Beito: Development of monoclonal antibodies against the human sodium iodine symporter: Immunohistochemical characterization of this protein in thyroid cells. Journal of Clinical Endocrinology and Metabolism 84 (1999) 2957–2962.

[8] Dai, G., O. Levy, N. Carrasco: Cloning and characterization of the thyroid iodine transporter. Nature 379 (1996) 458–460.

[9] Emrich, D., U. Erlenmaier, M. Pohl: Determination of the autonomously functioning volume of the thyroid. European Journal of Nuclear Medicine 20 (1993) 410–414.

[10] Endo, T., M. Kaneshige, M. Nakazato et al.: Autoantibody against iodine transporter in sera of patients with Hashimoto's thyroiditis possesses iodine transport inhibitory activity. Biochemical and Biophysical Research Communications 228 (1996) 199–202.

[11] Eskandari, S., D. D. F. Loo, G. Dai et al.: Thyroid Na^+/I^- symporter: mechanisms, stoichiometry, and specifity. Journal of Biological Chemistry 272 (1997) 27230–27238.

[12] Joba, W., C. Spitzweg, K. Schriever et al.: Analysis of human sodium/iodide symporter, thyroid transcription factor-1, and paired-box-protein-8 gene expression in benign thyroid diseases. Thyroid 9 (1999) 455–466.

[13] Joseph, K.: Statische, dynamische und quantifizierte Schilddrüsenszintigraphie. Der Nuklearmediziner 2 (1979) 83–101.

[14] Mahlstedt, J., H. Schmidt, K. Joseph: Untersuchungen zur Verlässlichkeit des ^{99m}Tc-Speichertestes als Schätzer der thyroidalen Stimulation. Fortschritte Röntgenstrahlen (Röfo) 131 (1979) 536–544.

[15] Mariano, M., F. Latrofa, G. Barbesino et al.: Pathogenetic and clinical aspects of autoimmune thyroiditis. Experimental and Clinical Endocrinology & Diabetes 107 (Suppl. 3) (1999) 79–83.
[16] Meller, J., A. Jauho, M. Hüfner: Disseminated Thyroid Autonomy versus Graves Disease: Reevaluation by a second generation TSH-receptor-antibody assay. Thyroid 10 (2000) 1085–1091.
[17] Meller, J., I. Schreivogel, A. Bergmann et al.: Klinische Implikationen eines neuen TSH-Rezeptor-Antikörper-Assays (DYNOtest® TRAKhuman) bei autoimmunen Schilddrüsenerkrankungen. Nuklearmedizin 39 (2000) 14–18.
[18] Pekary, A. E., J. M. Hershman: Tumor necrosis factor, ceramide, transforming growth factor-beta1, and aging reduce Na+/I- symporter messenger ribonucleic acid levels in FRTL-5 cells. Endocrinology 139 (1998) 703–712.
[19] Shimmins, J., W. D. Alexander, D. McLarty et al.: ^{99m}Tc-pertechnetate for measuring thyroid-suppressibility. Journal of Nuclear Medicine 12 (1971) 51–54.
[20] Spitzweg, C., W. Joba, J. C. Morris et al.: Regulation of sodium iodide symporter gene expression in FRTL-5 rat thyroid cells. Thyroid 9 (1999) 821–830.
[21] Yarman, S., A. Mudun, F. Alagol et al.: Scintigraphic varieties in Hashimoto's thyroiditis and comparison with ultrasonography. Nuclear Medicine Communications 18 (1997) 951–956.

Diskussion

Grußendorf:
Nur eine kleine Informationsfrage: TCTUs heißt: supprimierter TCTU beim Basedow – geben Sie dann aber kein L-Thyroxin zusätzlich, sondern beim Basedow ist es immer ein TCTU nach Ihrer Theorie?

Meller:
Beide Patientengruppen waren endogen supprimiert.

Grußendorf:
Also beide Gruppen haben kein L-Thyroxin bekommen, auch die anderen nicht?

Meller:
Eine zusätzliche L-Thyroxintherapie erfolgte bei keinem Patienten.

Mann:
Warum messen Sie den TCTUs nach zehn Minuten und nicht, wie meist angewandt, nach zwanzig Minuten? Hatten Sie Gelegenheit, mit Duplex-Schilddrüsensonographie AIT und M. Basedow zu untersuchen?

Meller:
Zur ersten Frage: Es gibt ja in Deutschland zwei Möglichkeiten, den Suppressionsuptake zu bestimmen. Die eine ist die Göttinger Tradition, die den Suppressionsuptake in der Frühphase bestimmt, die andere ist die Marburger oder eigentlich weiter verbreitete Tradition, die erst nach zwanzig Minuten misst. Es gibt Untersuchungen aus den siebziger und achtziger Jahren, die zeigen, dass der Unterschied eigentlich klinisch

nicht relevant ist, und es gibt keinen Grund, nicht in der frühen Phase zu bestimmen, wenn man das zwanzig Jahre lang so gemacht hat. Zum zweiten: Wir haben nicht die Möglichkeit, mit Duplex zu untersuchen, insofern kann ich Ihnen darüber keine Information geben.

Reiners:
Hätten Sie nicht eine ähnliche Differenzierung der Gruppen durch eine Bestimmung von TG-Antikörpern erreicht?

Meller:
Wir haben diese Antikörper nicht bestimmt, insofern kann ich dazu nichts sagen.

Reiners:
Ist sehr hilfreich bei dieser Fragestellung. Und Sie haben darauf hin argumentiert, dass das therapeutische Konsequenzen hat. Wie sind denn die Ergebnisse der unterschiedlichen Behandlungen in ihren Gruppen?

Meller:
Mit therapeutischen Konsequenzen meinte ich, dass ich eine Autoimmunthyroiditis nicht thyreostatisch behandeln würde.

Reiners:
Darauf zielt meine Frage ab: Sind die Patienten so behandelt worden und lagen Sie dann nach dem Ergebnis der Therapie richtig?

Meller:
Ja. Patienten mit niedrigem Uptake wurden nicht thyreostatisch behandelt, und wir lagen richtig damit.

Wallaschofski:
Hatten Sie die Möglichkeit zur Differenzierung beider Erkrankungen, TPO-Antikörper oder stimulierende TSH-Rezeptor-Antikörper zu bestimmen?

Meller:
Nein, leider nicht.

Szintigraphischer Nachweis eines Lobus pyramidalis bei Autoimmunthyreopathien

U. Müh, R. Wahl

Einleitung

Entwicklungsgeschichtlich entsteht die Schilddrüsenanlage am Boden des Schlunddarms. Die ausdifferenzierte Schildddrüse kommt schließlich unterhalb des Kehlkopfs zu liegen [12]. Reste des Tractus thyroglossalis (thyreoglossus) können als Lobus pyramidalis zurückbleiben. Der Lobus pyramidalis ist das häufigste Relikt des Deszensus. Die Domäne der bildlichen Darstellung dieser embryonalen Relikte, von denen der Lobus pyramidalis das bedeutendste ist, ist das Szintigramm. Bisweilen ist der Lobus pyramidalis in a. p.-Sicht nicht oder nicht sicher zu erkennen, sondern nur in seitlicher Sicht. Savage et al. [14] benutzten die SPECT-Kamera zum Nachweis eines Lobus pyramidalis. Sonographisch werden solche Relikte nur selten erkannt. Der Lobus pyramidalis wird meist zum normalen Erscheinungsbild der Schilddrüse gerechnet und vielleicht deswegen in den Schilddrüsenbefunden nur selten erwähnt. Ziel der vorliegenden retrospektiven Studie war es, die Bedeutung dieser Relikte anhand des eigenen Krankenguts zu evaluieren.

Methoden

Für die szintigraphische Darstellung der Schilddrüse wurden den Patienten 7,4 MBq ^{123}I per os morgens auf nüchternen Magen in flüssiger Form zusammen mit 2×10 ml Wasser verabreicht. In einigen Fällen wurde das ^{123}I auch intravenös appliziert.

Die globale Radioaktivität in der Schilddrüse wurde mittels eines Szintillationszählers gemessen, der mit einen 2×2 Zoll großen NaI-(Tl) Kristall ausgerüstet und von einem IAEA-Kollimator abgeschirmt war. Dadurch war eine quantitative Beurteilung der Szintigramme möglich. Der Abstand vom Kristall zur Haut des Patienten betrug 400 mm, der Abstand vom Vorderende des Kollimatortrichters zum Hals 200 mm. Der Standard für die Messung der Radioiodspeicherung wurde in einem auf 50 ml aufgefüllten 100 ml-Stehkolben im Wasserphantom gemessen.

Fünf bis sechs Stunden nach oraler Radioiodgabe oder ca. zwei Stunden nach intravenöser Applikation wurde das Szintigramm mit einer Szintillationskamera (Ohio-Nuclear, Solon, Ohio/USA), die mit einem Pinhole-Kollimator ausgerüstet war, aufgenommen. Bei zehn Patienten wurde neben diesem Frühszintigramm auch noch eine Spätaufnahme nach 24 h angefertigt. Der Abstand dieses speziellen Kollimatorendes zur Haut betrug 50 mm und war so justiert, dass sich die Schilddrüse etwa im Maßstab 1 : 1 darstellte. Die Bildbearbeitung erfolgte mit einem Rechner der Firma Ketronic (Ketronic, Leonberg, Deutschland) und wurde nach einem vorgegebenen Schema durchgeführt. Insgesamt wurden für die vorliegende Studie 349 Schilddrüsenszintigramme von Patienten aus dem Raum Südwürttemberg retrospektiv ausgewertet. Es befanden sich darunter 230 Frauen und 119 Männer im Alter zwischen 12 und 89 Jahren.

Für die im Szintigramm sich darstellenden Relikte des Tractus thyroglossalis wurden folgende Begriffsdefinitionen zu Grunde gelegt: Für die vorliegende Studie wurde der Lobus pyramidalis als direkt von der Schilddrüse abgehendes, kranialwärts gerichtetes Relikt ohne Unterbrechung der Nuklideinlagerung definiert. Nuklideinlagerungen kaudal der Schilddrüse mit oder ohne Unterbrechung der Nuklideinlagerung wurden als Lobus accessorius bezeichnet. Eine oder mehrere Nuklideinlagerungen im Verlauf des Tractus thyroglossalis ohne sichere szintigraphische Verbindung zur Schilddrüse wurden als Ductus thyroglossalis (thyreoglossus) vom eigentlichen Lobus pyramidalis abgegrenzt.

Die Fläche all dieser Relikte wurde planimetrisch erfaßt. Aus je sieben Umfahrungen der gesamten Schilddrüsen und der Relikte mit dem Planimeter wurden die Mittelwerte und der Median der umfahrenen Flächen berechnet und die Fläche der Relikte als prozentualer Anteil an der Gesamtfläche der Schilddrüse angegeben. In der statistischen Auswertung wurde der Bereich zwischen der 25. und 75. Perzentile (Interquartilbereich) der Kontrollgruppe, also die Hälfte aller Meßwerte um den Median als Maß für deren Streubreite, als Referenzbereich für die Fläche der Relikte definiert.

Für die klinischen Krankheitsbilder wurde folgender Diagnoseschlüssel gewählt:

A) *Kontrollgruppe:* Sie mußte aus dem Patientenkollektiv ausgesucht werden, da die deutsche Gesetzgebung die Radioiodapplikation an gesunde Probanden verbietet. Als Kontrollpersonen dienten 27 Patienten. Bei diesen Patienten lagen die Parameter Thyroxin, Freies Thyroxin, Triiodthyronin, Freies Triiodthyronin und der TSH-Spiegel im Referenzbereich. Nach TRH-Applikation zeigte der TSH-Spiegel einen normalen Anstieg. Der Radioiodtest mit Bestimmung der Speicherwerte bis zu 48 h sowie des proteingebundenen ^{123}I (PB^{123}I) und der Konversionsrate (Quotient aus PB^{123}I und Serumgesamtradioaktivität) waren ebenso unauffällig wie die Sonographie oder wie die zugehörigen zytologischen Befunde.

B) Hyperthyreosen: Hier wurde unterschieden zwischen Immunhyperthyreose (M. Basedow, Graves' disease), Autoimmunthyroiditis, nicht-immunogener Thyroiditis; funktioneller Autonomie und unklaren (vermutlich iodinduzierten) Hyperthyreosen.

C) Eu- und Hypothyreose: Hier wurde unterschieden zwischen Iodmangelzustand mit latenter Hypothyreose, manifesten Hypothyreosen, Rebound-Phänomen nach Absetzen von Thyreostatica.

Ergebnisse

In Tabelle 1 ist die Aufteilung der Patienten, bei denen ein Schilddrüsenszintigramm mit ^{123}I durchgeführt wurde, nach Geschlecht und nach Diagnosegruppen inklusive der Gliederung in solche mit und ohne Relikt vorgenommen. Bei Frauen ist demnach ein Relikt des Tractus thyroglossalis doppelt so häufig wie bei Männern. In Tabelle 2 sind die Hyperthyreose-Patienten mit und ohne entsprechendes Relikt im Szintigramm aufgeschlüsselt. Bei 81 % der Fälle von Immunhyperthyreose (n = 21) und bei 70 % der Fälle von anderweitiger Immunthyroiditis (n = 7) stellte sich ein Relikt szintigraphisch dar. Tabelle 3 enthält die entsprechenden Fälle für die Hypo- und Euthyreose-Gruppe.

Tabelle 1

		Zahl der Fälle		
	mit Relikten	(n =169)	ohne Relikte	(n =180)
Diagnose	Frauen	Männer	Frauen	Männer
Immunhyperthyreose	15	2	2	2
Autoimmunthyroiditis	6	1	3	0
nicht-immunogene Thyroiditis	5	2	4	2
funktionelle Autonomie	5	0	52	19
unklare Hyperthyreosen	3	4	4	3
Iodmangel mit latenter Hypothyreose	59	30	17	14
manifeste primäre Hypothyreose	2	2	4	5
Rebound-Phänomen	5	1	0	0
Gesamtzahl der Fälle (ohne Kontrollen)	100	42	86	45
Kontrollgruppen	17	10	27	22

Tabelle 2

Diagnose	n	Patienten mit Relikten (% Häufigkeit in der Fallgruppe)	Patienten ohne Relikte (% Häufigkeit in der Fallgruppe)
Immunhyperthyreose	21	17 (81%)	4 (19%)
Autoimmunthyroiditis	10	7 (70%)	3 (30%)
nicht-immunogene Thyroiditis	13	7 (54%)	6 (46%)
funktionelle Autonomie	76	5 (7%)	71 (93%)
unklare Hyperthyreosen	14	7 (50%)	7 (50%)

Tabelle 3

Diagnose	Gesamt zahl	Patienten mit Relikten (% Häufigkeit in der Fallgruppe)	Patienten ohne Relikte (% Häufigkeit in der Fallgruppe)
Iodmangel mit latenter Hypothyreose	120	89 (74%)	31 (26%)
Manifeste primäre Hypothyreose	13	4 (31%)	9 (69%)
Rebound-Phänomen	6	6 (100%)	0 (0%)
Kontrollgruppe	76	27 (36%)	49 (64%)

Wie sich daraus ergibt, treten Relikte auch bei Iodmangelzuständen mit latenter Hypothyreose gehäuft auf. Bei manifesten primären Hypothyreosen sind die Relikte wesentlich seltener.

Bei insgesamt zehn Fällen wurde das verabreichte Radioiod neben dem üblichen Frühszintigramm auch für ein Spätszintigramm nach 24 h ausgenutzt. Innerhalb von 18 h nahm die mittlere Radioaktivität und damit die Größe der Relikte des Tractus thyreoglossus ab. Bei zwei Patienten mit Immunhyperthyreose verringerte sie sich in dieser Zeit auf die Hälfte. Bei sechs Patienten mit latenter Hypothyreose bei Iodmangel und bei zwei Patienten der Kontrollgruppe war die Abnahme jedoch unbedeutend.

In den 349 Iodszintigrammen haben wir insgesamt in 169 Fällen von 349, das sind 48 %, eine der oben aufgeführten Reliktformen gesehen. In 52 % der Fälle fehlten die Relikte.

Die einzelnen Reliktformen verteilen sich wie folgt: In 126 Fällen wurde entsprechend unserer Definition ein Lobus pyramidalis gesehen, in drei Fällen ein Lobus pyramidalis duplex, in 30 Fällen ein Ductus thyroglossalis, in einem Fall ein Lobus accessorius und in neun Fällen Kombinationen aus allen drei Reliktformen; unter den Kombinationen wiesen drei Fälle auch einen Lobus accessorius auf. Werden die Fälle mit Operation und Radioiodtherapie separat betrachtet, so ergibt sich folgendes: Unter den 21 operierten Fällen hatten acht einen Lobus pyramidalis, elf einen Ductus thyroglossalis, und drei Fälle hatten Kombinationen aus verschiedenen Reliktformen. Von fünf mit Radioiod behandelten Fällen hatten vier einen Lobus pyramidalis und ein Patient einen Ductus thyroglossalis.

Im Seitenvergleich fand sich der Lobus pyramidalis in 53 % der Fälle links, in 39 % rechts und in 8 % auf der Mittellinie. Der Ductus thyroglossalis fand sich in 37 % links, in 30 % rechts und in 33 % auf der Mittellinie. Nur in einem Fall kam ein Lobus accessorius allein vor. Er war links lokalisiert. Kombinierte Relikte fanden sich in 47 % links, in 34 % rechts, in 12 % median und in 7 % auf alle drei Positionen verteilt.

In Abbildung 1 sind die Relikte des Tractus thyroglossalis nach Diagnosegruppen und nach der Größe ihrer sich szintigraphisch darstellenden Fläche als Box-and-Whisker-

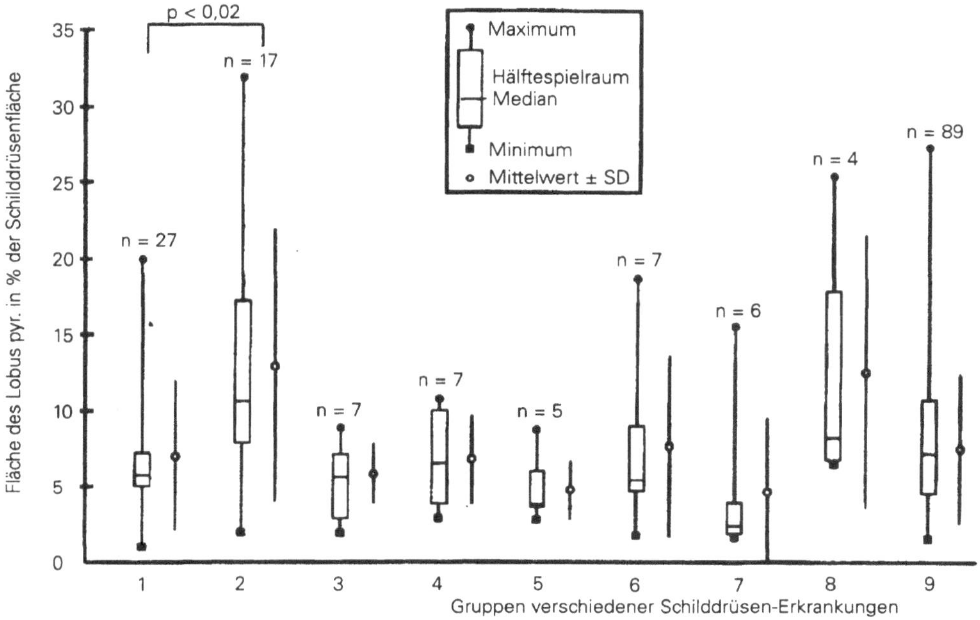

1 Kontrollgruppe
2 Immunhyperthyreose
3 Autoimmunthyreoiditis
4 nicht-immunogene Thyreoiditis
5 funktionelle Autonomie
6 unklare Hyperthyreose
7 Reboundphänomen
8 manifeste primäre Hypothyreose
9 Iodmangel mit latenter Hypothyreose

Abb. 1: Größe des Lobus pyramidalis bei verschiedenen Schilddrüsenerkrankungen

Plot aufgetragen. Bei der Kontrollgruppe betrug der statistisch zwischen der 25. und 75. Perzentile liegende Anteil der Relikte an der Gesamtfläche der Schilddrüsenszintigramme 5–7 %. Dieser Bereich wurde als Referenzwert für die Fläche der Relikte definiert.

Bei insgesamt 18 Patienten wurde innerhalb von sechs Jahren das Szintigramm wiederholt. Bei sieben Patienten mit Iodmangelzustand und latenter Hypothyreose und bei zwei Patienten aus der Kontrollgruppe war die Größe des Relikts des Tractus thyroglossalis zwischenzeitlich angestiegen. Allerdings war die Größenzunahme nicht signifikant. Bei vier Patienten mit der Diagnose funktionelle Autonomie zeigte sich auch im Wiederholungsszintigramm kein Relikt. Bei einem Fall von M. Basedow wurde das Relikt zwischen Ausgangsszintigramm und Wiederholungsszintigramm größer, bei einem anderen Fall mit der gleichen Erkrankung kleiner. Bei einem Fall von unklarer Hyperthyreose war erst im Wiederholungsszintigramm nach einem Jahr ein Lobus pyramidalis zu sehen. Das gleiche galt für zwei Fälle von Rebound-Phänomen.

Bei einigen Fällen von Immunhyperthyreose und anderweitigen Immunthyroiditiden wurde eine Korrelation zwischen der Höhe der Antikörper, die gegen den TSH-Rezeptor gerichtet sind (TRAC-Test, Henning, Berlin, Deutschland) und der Größe der Relikte hergestellt. Die Korrelationskoeffizienten betrugen für die Fälle der Immunhyperthyreosen ($n = 17$) 0,7 und für die übrigen Immunthyroiditiden ($n = 7$) 0,5. Für die Fälle von Immunhyperthyreose ist die Korrelation erst für $p < 0{,}02$ signifikant. Für die Fälle mit latenter Hypothyreose und Iodmangel ($n = 87$) und für manifeste Hypothyreosen ($n = 4$) wurde eine Korrelation zwischen den TSH-Spiegeln und der Fläche der Relikte im Szintigramm hergestellt. Die Korrelationskoeffizienten betrugen hier $r = 0{,}1$ und –0,2.

Die unterschiedliche Häufigkeit eines Relikts des Tractus thyroglossalis zwischen den Diagnosen Immunhyperthyreose und funktionelle Autonomie war im Fisher-exact-Test für $p < 0{,}001$ hochsignifikant. Auch zwischen der Kontrollgruppe und der Gruppe latenter Hypothyreosen bei Iodmangel war der Unterschied mit $p < 0{,}001$ hochsignifikant.

Schlussfolgerung

Für unsere Szintigramme verwendeten wir das Nuklid ^{123}I. Auch mit $^{99m}TcO_4$ lassen sich Relikte der Schilddrüse darstellen [1, 11]. Aus theroretischen Überlegungen erscheint jedoch das Iodnuklid geeigneter als das Pseudohalid ^{99m}Tc, zumal dieses sehr viel kürzer in der Schilddrüse verweilt als das ^{123}I [7].

In den Iodszintigrammen waren bei 48 % der untersuchten Patienten Relikte des Tractus thyroglossalis nachzuweisen. Bei Frauen traten sie doppelt so häufig auf wie bei Männern. Möglicherweise besteht bei Frauen ein erhöhter Bedarf an Schilddrüsenhormonen in hormonellen Umstellungsphasen, wie in der Gravidität und in der Menopause. Kann der Mehrbedarf an Hormonen nicht gedeckt werden, so hat dies über den TSH-Stimulus Auswirkungen auf die Reaktivierung der Relikte [15]. Auch unter einer thyreostatischen Therapie kann es zu einem verstärkten TSH-Stimulus kommen. Das bevorzugte Auftreten eines Lobus pyramidalis am linken Schilddrüsenlappen dürfte wohl entwicklungsgeschichtlich bedingt sein [2, 4, 10, 12, 17, 18].

Wie aus unseren Untersuchungen hervorgeht, sind Relikte des Tractus thyroglossalis vor allem bei zwei völlig konträren Erkrankungen der Schilddrüse nachzuweisen: Bei der latenten primären Hypothyreose, wie sie häufig durch Iodmangel hervorgerufen wird, und bei Immunhyperthyreose. Beide Krankheitsbilder werden durch einen die Schilddrüse stimulierenden Faktor hervorgerufen [17, 18]. Im Falle der Immunhyperthyreose ist dieser Faktor ein von den intrathyroidalen B-Lymphozyten gebildetes schilddrüsenstimulierendes Immunglobulin, das den TSH-Rezeptor stimuliert [8]. Bei der latenten primären Hypothyreose infolge Iodmangels dagegen ist dieser Faktor das leicht erhöhte TSH selbst, oder die erhöhte Empfindlichkeit des iodverarmten Schilddrüsen-Parenchyms gegenüber einem normalen TSH-Spiegel oder die verstärkte Aktivierung anderweitiger Wachstumsfaktoren wie EGF, IGF und FGF unter dem intrathyroidalen Iodmangel [3, 19].

Auch bei einigen unserer Fälle von manifester Hypothyreose war der Lobus pyramidalis nachweisbar. Hier fiel besonders seine Größe auf. Wahrscheinlich sind diese Formen der manifesten Hypothyreose nur sehr langsam entstanden und haben den Lobus pyramidalis noch ausgespart. In der Literatur sind sogar Fälle von knotig umgewandeltem Lobus pyramidalis bei Hypothyreose beschrieben [9].

Bei Vorliegen eines Rebound-Phänomens nach thyreostatischer Therapie erklärt sich die gehäufte Darstellung eines Lobus pyramidalis mit einem relativ erhöhten TSH, das auf eine durch die thyreostatische Therapie iodverarmte, nun nicht mehr blockierte Schilddrüse trifft.

Kommt bei einer Hyperthyreose die gesamte Schilddrüse im Szintigramm zur Darstellung, so stellt sich differentialdiagnostisch immer die Frage, ob es sich um eine disseminierte funktionelle Autonomie oder um eine Immunhyperthyreose handelt, insbesondere dann, wenn bei dem Patienten Augensymptome fehlen und keine entsprechenden Immunparameter vorliegen. Hier weist das Fehlen eines Relikts des Tractus thyroglossalis auf eine funktionelle Autonomie hin.

Bisweilen sind zu Beginn einer Immunhyperthyreose Immunparameter wie Antikörper gegen Thyreoglobulin, gegen Thyreoperoxidase und gegen den TSH-Rezeptor im peripheren Blut noch nicht meßbar. Schilddrüsenstimulierende Immunglobuline werden im peripheren Blut im Verlauf der Immunhyperthyreose ohnehin nur bei 80–90 % der Fälle nachweisbar [16]. Gerade bei diesen diagnostischen Lücken kann der szintigraphische Nachweis eines Lobus pyramidalis zu einer Entscheidung über den Typus der Hyperthyreose beitragen.

In der Literatur wird der Lobus pyramidalis am häufigsten im Zusammenhang mit M. Basedow beschrieben, allerdings fehlen bislang Hinweise auf seine differentialdiagnostische Bedeutung. Wie wir an einigen wenigen Fällen beobachten konnten, ist gerade bei Immunhyperthyreose auch das Frühszintigramm für die Darstellung des Lobus pyramidalis entscheidend, da der Iodumsatz bei diesem Krankheitsbild beschleunigt ist und das Iod den Lobus pyramidalis rasch wieder verläßt [5, 13]. Für einen Iodmangel bei latenter Hypothyreose trifft dies nicht zu. Hier verweilt das Radioiod länger in der Schilddrüse.

Itzenstark et al. [7] fanden in den USA einen signifikanten Zusammenhang zwischen den Radioiodspeicherwerten und der Häufigkeit eines Lobus pyramidalis. Wir haben diesen speziellen Zusammenhang nicht verfolgt. Aber auch für unsere Fälle dürfte dies zutreffen, denn sowohl bei M. Basedow als auch beim banalen Iodmangel finden wir in aller Regel über die Norm hinausgehende erhöhte Radioiodspeicherwerte.

Ist ein Lobus pyramidalis im Szintigramm nicht nachweisbar, so bedeutet dies noch nicht, dass er anatomisch nicht vorhanden ist. Wahrscheinlich enthält er replikationsfähige Zellen, die sich erst unter einem verstärkten Dauerstimulus reaktivieren lassen. Fehlt dieser Stimulus, so können die Thyreozyten des Lobus pyramidalis offensichtlich wieder ruhen.

Die unterschiedliche Häufigkeit eines Lobus pyramidalis war beim Vergleich zwischen unseren Fällen von Immunhyperthyreose und funktionellen Autonomien mit Hyperthyreosen hochsignifikant. Bei Hyperthyreose spricht das Vorhandensein eines Lobus pyramidalis mit einer Sensitivität von 81 % und einer Spezifität von 93 % für eine Immunhyperthyreose. Umgekehrt spricht bei Hyperthyreose das Fehlen eines Lobus pyramidalis in unserem Krankengut mit einer Sensitivität von 93 % und einer Spezifität von 81 % für eine funktionelle Autonomie. Der Lobus pyramidalis oder Ductus thyroglossalis kann also für diese beiden differentialdiagnostisch gelegentlich Schwierigkeiten bereitenden Hyperthyreoseformen ein entscheidendes Testkriterium sein.

Dem Lobus pyramidalis kommt also durchaus eine diagnostische Bedeutung zu. Er kann richtungweisend für den Typus einer Hyperthyreose und damit für das chirurgische Vorgehen sein [20]. Bei der Immunhyperthyreose wird oft eine fast vollständige Resektion empfohlen. Wird der Lobus pyramidalis im Falle einer Immunhyperthyreose nicht mitentfernt, so kann er sich postoperativ vergrößern. Ferner kann sein Verbleiben der Besserung einer endokrinen Orbitopathie entgegenstehen oder gar deren Progredienz begünstigen.

Zusammenfassung

Relikte des Tractus thyroglossalis (Lobus pyramidalis, Ductus thyreoglossus oder Lobus accessorius) ließen sich mit ^{123}I in Verbindung mit einer Gamma-Kamera deutlicher darstellen als mit $^{99m}TcO_4$.

1. Der Nachweis eines dieser Relikte sichert mit hoher Wahrscheinlichkeit bei Patienten mit Hyperthyreose mit oder ohne Orbitopathie die Diagnose einer Immunhyperthyreose und bei Fällen mit euthyreoter Stoffwechsellage die Diagnose Iodmangelzustand mit latenter Hypothyreose.

2. Bei Iodmangel mit latenter Hypothyreose verursacht der Iodmangel selbst oder die erhöhte Empfindlichkeit des iodverarmten Parenchyms gegenüber dem TSH ein signifikant häufigeres szintigraphisches Auftreten der Relikte des Tractus thyroglossalis gegenüber der Kontrollgruppe mit euthyreoter Stoffwechsellage. Damit verbunden ist auch eine Größenzunahme der Relikte.

3. Bei der Diagnose M. Basedow verursachen Antikörper, die den TSH-Rezeptor stimulieren, ein signifikant häufigeres szintigraphisches Auftreten und eine Größensteigerung der Relikte gegenüber den Fällen mit funktioneller Autonomie.

4. Das Fehlen eines Ductus thyroglossalis oder Lobus pyramidalis im Szintigramm spricht bei Hyperthyreose mit hoher Wahrscheinlichkeit für eine funktionelle Autonomie.

Danksagung

Herrn Professor Dr. med. E. Kallee danken wir für die Anregung zu dieser Studie.

Literatur

[1] Atkins, H. L., J. F. Klopper, R. M. Lambrecht, et al.: A comparison of ^{99m}Tc and ^{123}I for thyroid imaging. Am. J. Roentgenol. Radium Ther. Nucl. 117 (1973) 195–201.
[2] Blumberg, N. A.: Observations on the pyramidal lobe. S. Afr. Med. J. 59 (1981) 949–950.
[3] Bray, G. A.: Increased sensitivity of the thyroid in iodine-depleted rats to the goitrogenic effects of thyrotropin. J. Clin. Invest. 47 (1968) 1640–1649.
[4] Charkes, N. D.: The utilization of ^{125}I for thyroid scanning. J. Nucl. Med. 5 (1964) 312–313.
[5] Charkes, N. D.: Thyroid and whole body imaging. In: Ingbar, S. H., L. E. Braverman, S. C. Werner (Hg.): Werner's the thyroid. Lippincott, Philadelphia 1986, 5.Auflage, 458–478.
[6] Hay, I. D., G. G. Klee: Thyroid dysfunction. Endocrinol. Metab. Clin. North. Am. 17 (1988) 473–509.
[7] Itzenstark, J. L., A. L. Forsaith, N. H. Horwitz: The pyramidal lobe in thyroid imaging. J. Nucl. Med. 10 (1969) 519–524.
[8] Kendall-Taylor, P., A. Knox, J. Steel et al.: Evidence that thyroid stimulating antibody is produced in the thyroid gland. Lancet 1 (1984) 654–656.
[9] Klopp, C. T., S. M. Kirson: Therapeutic problems with ectopic non-cancerous follicular thyroid tissue in the neck. Ann. Surg. 163 (1966) 653–664.
[10] Lanz,T. v., W. Wachsmut: Praktische Anatomie. Ein Lehr- und Hilfsbuch der anatomischen Grundlagen ärztlichen Handelns, Band I, Teil 2, Hals. Springer, Berlin, Göttingen, Heidelberg, 1955, 215–322.
[11] Levi, H. A., J. J. Sziklas, R. J. Rosenberg et al.: Evidence of a pyramidal lobe on thyroid scans. Clin. Nucl. Med. 7 (1982) 560–561.
[12] Pintar, J. E., C. D. Toran-Allard: Normal development of the hypothalamic-pituitary-thyroid axis. In: Braverman, L. E., R. D. Utiger (Hg.): Werner and Ingbar's The Thyroid. A Fundamental and Clinical Text, edn. 6, J. B. Lippincott, Philadelphia, New York, London, Hagerstown, 1991, 7–21.
[13] Ramos-Gabatin, A., H. T. Pretorius, Radionuclide turnover studies on ectopic thyroid glands. J. Nucl. Med. 26 (1985) 258–262.
[14] Savage, P. E., O. Khan, S. Grover et al.: The appearance of the pyramidal lobe on thyroid scintigraphy. Nucl. Med. Commun. 5 (1984) 163–168.
[15] Sirai, Q. H., N. Aleem, A. Inam-Ur-Rehman et al.: The pyramidal lobe: a scintigraphic assessment. Nucl. Med. Commun. 10 (1989) 685–693.
[16] Studer, H., H. J. Peter, H. Gerber: Toxic nodular goiter. Clin. Endocr. Metab. 14 (1985) 351–372.
[17] Wahl, R., U. Müh, E. Kallee: The pyramidal lobe – A helpful criterion in the differential diagnosis of thyroid diseases. Klin. Wochenschr. 67 (1989) 647.
[18] Wahl, R., U. Müh, E. Kallee: Hyperthyroidism with or without pyramidal lobe. Graves' disease or disseminated autonomously functioning thyroid tissue. Clin.Nucl.Med. 22 (1997) 451–458.

[19] Wahl, R.: Modulation der TSH-Wirkung an der Thyreozytenmembran durch einen intrathyroidalen Regelkreis. Verh. Dtsch. Ges. Inn. Med. 88 (1982) 1125–1127.
[20] Winsa, B., J. Rastad, G. Akerström et al.: Restrospective evaluation of subtotal and total thyroidectomy in Graves' disease with and without endocrine ophthalmopathy. Eur. J. Endocrinol. 132 (1995) 406–412.

Diskussion

Hensen:
Vielen Dank, Herr Müh, dass Sie uns den Lobus pyramidalis ins Gedächtnis zurückgerufen haben – alter Tübinger Tradition entsprechend.

Bockisch:
Ich habe die Darstellung des Lobus pyramidalis immer im Zusammenhang mit einem hohen TcTU gesehen, der ja bei einem M. Basedow oft besonders hoch ist. Damit wäre die gehäufte Darstellung des Lobus pyramidalis beim M. Basedow erklärt. Haben Sie Ihre Ergebnisse mit der Höhe des TcTU korreliert?

Müh:
Wir sahen bei den M. Basedow-Patienten mit Hyperthyreose einen sehr starkenIoduptake. Wir hatten auch damals noch Radioiodtests durchgeführt mit einer sehr starken Iodspeicherung. Aber Sie können auch bei Fällen, die nicht ganz hyperthyreot waren – also wo der TRH-Test damals noch leicht positiv anstieg – auch deutliche Lobi pyramidales sehen. Es ist sicher nicht nur eine Frage des Uptake, auch sicher eine Frage der Reaktivierung über die schilddrüsenstimulierenden Immunglobuline in diesen sonst ruhenden Thyreozyten. Nur nachweisen kann man es dann so auch nicht.

Hensen:
Was macht der Lobus pyramidalis im hochauflösenden Ultraschall? Kann man ihn darstellen?

Müh:
Wir hatten einige Fälle, in denen er tatsächlich auch im Ultraschall vor Durchführung des Schilddrüsenszintigramms aufgefallen war und auch in einigen Operationsberichten über Patienten, die dann zur Operation kamen, wurde er deswegen auch sehr deutlich sichtbar und musste mit entfernt werden.

Subakute Thyroiditis de Quervain – farbdopplersonographische Befunde

W. Blank, B. Braun, A. Kunz, M. Littmann

Einleitung

Die subakute Thyroiditis ist ein gut charakterisiertes Krankheitsbild wahrscheinlich viraler Genese. *Klinisch* imponieren Halsschmerzen, teils mit Ausstrahlung in Ohren und Unterkiefer. Typisch sind wandernde Entzündungsherde in der Schilddrüse mit umschriebener Druckdolenz. *Laborchemisch* lassen sich Entzündungszeichen (Erhöhung von Blutsenkung und C-reaktivem Protein) nachweisen. Passagere, geringe Schilddrüsenfunktionsstörungen (Hyper- und Hypothyreose) sind in bis zu 50 % der Fälle beschrieben [14, 15, 18, 21].

Sonographisch stellt sich meist ein vergrößertes Organ dar, mit echoarmen, selten echofreien Bezirken, die landkartenartig an normales Schilddrüsegewebe angrenzen [3, 7, 8, 19]. Farbdopplersonographische Befunde bei subakuter Thyroiditis de Quervain sind bisher nur vereinzelt beschrieben [6, 8, 11].

Das durch Feinnadelaspirationspunktion entnommene Gewebe zeigt *zytologisch* eine granulomatöse Entzündung mit Riesenzellen vom Fremdkörpertyp [4].

Die *Szintigraphie* weist einen deutlich erniedrigten uptake der radioaktiven Testsubstanz und eine inhomogene Nukleoidverteilung auf, siehe Tabelle 1.

Tabelle 1: Subakute Thyroiditis – Diagnostik

Klinik:	Krankheitsgefühl, Halsschmerz, Druckdolenz
Labor:	Entzündungszeichen, SD-Funktionsstörung
Sonographie:	inhomogenes vergrößertes Organ, echoarme Bezirke (dynamischer Prozess)
FDS:	?
FNP:	granulomatöse Entzündung
Szintigraphie:	reduzierter Uptake, inhomogene Verteilung

Kurze Einführung in die Schilddrüsensonographie

Indikation zur Schilddrüsensonographie ist der Nachweis bzw. der Ausschluss von *Schilddrüsenerkrankungen,* seit der Einführung der farbcodierten Sonographie einschließlich der Differenzierung von *Schilddrüsenfunktionsstörungen* [8].

Technische Voraussetzung für eine qualifizierte B-Bild-Sonographie sind Transducer mit 7–12 MHz. Neuentwicklungen von hochauflösenden Schallsonden und neue Untersuchungsmodalitäten wie Harmonic Imaging haben zu einer weiteren Verbesserung des Orts- und Kontrastauflösungsvermögens geführt. Die Morphologie der Schilddrüse kann in nahezu millimetergroße Bereiche aufgelöst werden.

Durch real-time Beobachtung der Schilddrüse (Pulsatilität, Kompressibilität, Schluckverschieblichkeit) kann in vielen Fällen schon B-Bild-sonographisch neben der Morphologie auch die Funktion mit beurteilt werden. Indirekte Rückschlüsse auf eine gestörte Organfunktion lässt z. B. die Darstellung eines echoarmen Schilddrüsenrests bei fortgeschrittener Hashimoto- oder Strahlenthyroiditis zu.

Plummer [16] stellte schon 1928 die Beziehung zwischen Funktion und Durchblutung der Schilddrüse her. Die Mehrdurchblutung der Schilddrüse bei M. Basedow, die sich klinisch mit tastbarem und auskultierbarem Schwirren äußert, kann seit Einführung der Farbdopplersonographie sichtbar gemacht werden [11]. 1988 beschrieb Ralls das „vaskuläre Inferno“ bei 16 an M. Basedow Leidenden [17]. Mehrere Autoren [1, 6] fanden bei einem Teil der wieder in Euthyreose befindlichen Patienten mit M. Basedow unverändert eine ausgeprägte Hypervaskularisation, die teils auch noch in hypothyreoten Zuständen nachweisbar war. Es wurde daraufhin eher die Korrelation der Durchblutung zur Aktivität des Immunstatus postuliert.

Bei den fokalen Veränderungen lässt sich eine vermehrte Durchblutung nicht nur bei autonomen Adenomen, sondern auch bei anderen benignen und bei malignen Schilddrüsentumoren darstellen [2, 4, 8, 13].

Die Sensitivität (Durchblutungsnachweis) der Farbdopplersonographie ist durch die verbesserte Gerätetechnik in den letzten Jahren deutlich angestiegen – die Spezifität (Unterscheidung zwischen benignen oder malignen, hormonaktiven bzw. -inaktiven Knoten) ist jedoch nicht ausreichend. Die Darstellung der Durchblutung stellt in vielen Fällen zusammen mit klinischen Informationen (insbesondere TSH basal) ein Bindeglied zwischen der Morphologie und der Funktion der Schilddrüse dar [10].

Technische Voraussetzungen für eine qualifizierte Farbdopplersonographie sind Geräte mit hoher räumlicher und zeitlicher Auflösung, guter Bewegungsdifferenzierung, gleichförmigem Bildaufbau, computerunterstützter Bedienung und standardisierter und dadurch reproduzierbarer Geräteeinstellung.

Mit der Farbdopplersonographie können jedoch nur semiquantitative Informationen gewonnen werden. Jeder Untersucher muss deshalb *seine* Normalbefunde mit *seinem* Gerät kennen: Der Vaskularisationsgrad einer fokalen Veränderung (Rand- und/oder Binnenvaskularisation) kann im Vergleich zum normalen Schilddrüsenparenchym gut beurteilbar sein. Schwieriger ist es bei diffusen Veränderungen, hier muss der (geräteabhängige) Normalbefund gekannt und mit dem umgebenden Weichteilgewebe verglichen werden.

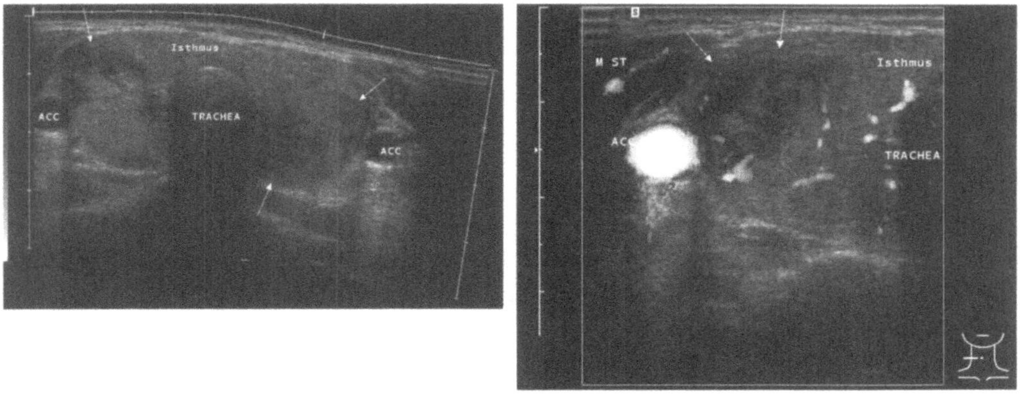

Abb. 1: **a.** Subakute Thyroiditis de Quervain. 40-jährige Patientin mit seit 2 Wochen in die Ohren ausstrahlenden Halsschmerzen. Laborchemisch deutlich erhöhtes CRP. Sonographisch in beiden Schilddrüsenlappen multiple echoarme Bezirke (Pfeile). Die Dokumentation erfolgte in Panoramabildtechnik (Sie-Scape, Elegra, Siemens). **b.** Farbdopplersonographisch (Power-Doppler) keine Durchblutung in den echoarmen Bezirken nachweisbar (Pfeile)

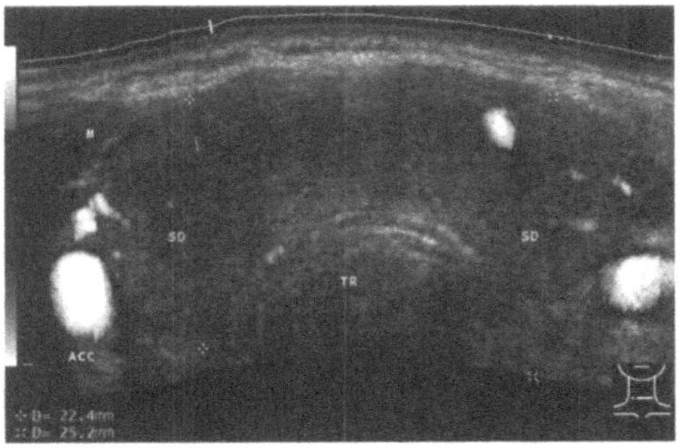

Abb. 2: Sonographisch diffus echoarme Schilddrüsenvergrößerung. Differentialdiagnostisch muss rein B-Bild-morphologisch an einen M. Basedow, eine Struma Hashimoto oder an die seltene Form einer „diffusen" Thyreoiditis de Quervain gedacht werden. Die farbdopplersonographisch nachweisbare deutlich reduzierte Durchblutung schließt auch ohne klinische Informationen einen M. Basedow sicher aus. Die minimale Durchblutung, die klinische Symptomatik mit Halsschmerzen und Entzündungszeichen macht die Thyroiditis de Quervain hochwahrscheinlich. Zum Beweis wurde eine Aspirationspunktion mit zytologischem Nachweis einer granulomatösen Entzündung mit Riesenzellen durchgeführt

Eine quantitative Durchblutungsinformation kann durch die duplexsonographisch mittels Spektralanalyse gewonnene maximale systolische Geschwindigkeit (PSV normal: 20–40(50) cm/s) in den zuführenden Arterien (A. thyroidea inferior oder superior) erhalten werden. Die von den italienischen Arbeitsgruppen [1, 6, 15, 20] empfohlene Messung der PSV in den intraglandulären Arterien ist sehr störanfällig (kleines Messtor: 2–3 mm, Winkelkorrektur eingeschränkt möglich, deshalb mehrere Messungen notwendig) und noch nicht ausreichend validiert, sehr variabel und hängt vom Messort und vom Normalkollektiv (PSV „normal“: 3–6 cm/s italienisches Kollektiv, bis 10 cm/s Reutlinger Kollektiv) ab [6, 13].

Patienten und Methodik

Zwölf Patienten mit subakuter Thyroiditis wurden im Zeitraum von 1994–2001 erfasst und die Befunde retrospektiv ausgewertet. Die sonographische Untersuchung erfolgte mit High-End-Geräten (Siemens Elegra und Siemens-Acuson Sequoia). Hochauflösende Schallsonden (7–12 MHz), Harmonic Imaging und Farbdopplereinheiten mit hoher räumlicher und zeitlicher Auflösung und langsamen Flussgeschwindigkeiten kamen bei standardisierten Geräteeinstellungen zur Anwendung (7 MHz-Schallsonden, Geschwindigkeitseinstellung zwischen 0,04 m/sec und 0,08 m/sec). Nach Erhebung der B-Bild-Befunde wurde farbdopplersonographisch die Durchblutung der entzündlichen (echoarmen) Areale im Vergleich zum normalen umgebenden Parenchym bestimmt.

Duplex-sonographisch (Spektralanaylse) wurde die maximale systolische Geschwindigkeit (PSV) in der zuführenden A. thyroidea superior gemessen.

Ergebnisse

Unter den zwölf Patienten mit gesicherter subakuter Thyroiditis de Quervain fanden sich acht Frauen und vier Männer, der Altersdurchschnitt lag bei 51 Jahren. *Allgemeinsymptome* wie Fieber und Gliederschmerzen hatten acht, Halsschmerzen zehn (mit Schmerzausstrahlung vier) Patienten. Eine lokale Druckdolenz bestand bei zehn von zwölf Patienten, nur bei einem Patienten fiel eine Heiserkeit auf. *Laborchemisch* waren erhöhte Entzündungszeichen bei neun, Schilddrüsenfunktionsstörungen bei fünf und Schilddrüsenantikörper bei keinem Patienten zu finden, siehe Tabelle 2.

Tabelle 2: Subakute Thyroiditis – Klinik (n = 12 Patienten)

Altersdurchschnitt	51 Jahre	Lokale Dolenz	10
Frauen	8	Heiserkeit	1
Allgemeinsymptome	8	Entzündungszeichen	9
Halsschmerzen	10	SD-Funktionsstörung	5
Schmerzausstrahlung	4	SD-Antikörper	0

An *sonographischen Befunden* zeigte sich sechsmal eine Organvergrößerung, elfmal fokal echoarme Bezirke und einmal eine diffuse Echoarmut des gesamten Organs. Farbdopplersonographisch wiesen alle zwölf Patienten eine reduzierte oder fehlende Vaskularisation in den echoarmen Bezirken auf, bei elf von zwölf Patienten ließ sich eine normale Vaskularisation in der Restschilddrüse nachweisen.

Bei fünf Patienten wurde die maximale systolische Geschwindigkeit (PSV) in der A. thyroidea superior bestimmt. Diese lag zwischen 30 und 50 cm/sec.

Eine zytologische oder histologische Beurteilung (zehnmal Feinnadelpunktion, zweimal OP) erfolgte bei zehn Patienten, siehe Tabelle 3.

Tabelle 3: Subakute Thyroiditis – sonographische Befunde (n = 12 Patienten)

Organvergrößerung	6
fokale echoarme Bezirke	11
diffuse Echoarmut	1
normale Vaskularisation in Restschilddrüse	11
Red./fehlende Vaskularisation in echoarmen Bezirken	12
Zytologie/Histologie (2 × OP)	10

Schlussfolgerung

Die subakute Thyroiditis ist ein gut charakterisiertes Krankheitsbild und ausführlich beschrieben [14, 15, 18, 21]. Sie ist neben der „akuten" Schilddrüsenzyste die häufigste Ursache für Schmerzen im Bereich der Schilddrüse.

Die *B-Bild-sonographischen Befunde* sind in mehreren Arbeiten Anfang der neunziger Jahre beschrieben [3, 7, 8, 19]: Es findet sich eine normal große oder gering vergrößerte, sehr inhomogen strukturierte Schilddrüse mit lokaler Dolenz bei Fingerpalpation. Echoarme bis echofreie unscharf begrenzte Areale entsprechen Entzündungsherden und können sich im Krankheitsverlauf und unter Therapie innerhalb von Tagen in der Morphologie und topographischen Verteilung ändern. Dies ist zusammen mit der richtungsweisenden Klinik (Halsschmerzen, Entzündungszeichen) geradezu pathognomonisch für die Erkrankung. Trotz teils überlappender sonographischer Befunde ist die Erkrankung deshalb meist problemlos von anderen echoarmen Schilddrüsenerkrankungen wie Regressionen, Malignomen oder der chronischen Thyroiditis vom Typ Hashimoto oder den M. Basedow abzugrenzen, siehe Tabelle 4. Die Szintigraphie mit Nachweis von reduziertem uptake und inhomogener Nukleotidverteilung ist im Zeitalter der hochauflösenden Sonographie entbehrlich. Die ergänzende sonographisch gezielte Feinnadelpunktion mit zytologischem Nachweis der granulomatösen Entzündung mit Riesenzellen kann in unklaren Fällen zur Differenzierung von Regressionen,

Tabelle 4: Subakute Thyroiditis – sonographische Differentialdiagnosen

Echoarme Schilddrüsenerkrankungen	
fokal	Regressionen Malignom akute (eitrige) Thyroiditis
diffus	chronische Thyroiditis Morbus Basedow

Malignomen oder der chronisch lymphozytären Autoimmunthyroiditis hilfreich sein, siehe Tabelle 1.

Farbdopplersonographische Befunde bei subakuter Thyroiditis de Quervain sind bisher nur vereinzelt beschrieben. Bogazzi [6] fand bei zwölf Patienten mit subakuter Thyroiditis während der hyperthyreoten Phase eine deutlich reduzierte Durchblutung bei normalen systolischen Geschwindigkeiten (PSV). Dabei wurde nicht zwischen den entzündlich veränderten Arealen und der normalen Restschilddrüse unterschieden.

Die zwölf Patienten unserer *eigenen Studie* entsprechen in ihren klinischen Befunden weitgehend den in der Literatur beschriebenen. Die typischen echoarmen, den entzündlichen Arealen entsprechenden Bezirke konnten bei elf von zwölf Patienten dargestellt werden. Bei einer Patientin fand sich der seltene Befund eines diffusen echoarmen Typs, so dass primär an eine Riedelstruma gedacht wurde. Die typische Klinik mit Halsschmerzen und mit erhöhten Entzündungszeichen machte die Diagnose der Thyroiditis de Quervain wahrscheinlich. Bewiesen wurde sie durch eine Aspirationszytologie mit Nachweis der granulomatösen Entzündung.

Mittels hochauflösender Sonographie und Harmonic Imaging konnten bei allen Patienten die echoarmen Areale vom normalen echogenen Schilddrüsengewebe gut abgegrenzt werden. Bei allen zwölf Patienten zeigte sich in den echoarmen Arealen eine reduzierte oder fast vollständig fehlende Vaskularisation (bei sensitiven Geräteeinstellungen). In den echonormalen Restschilddrüsenanteilen fand sich dagegen eine „normale" Durchblutung. Unsere Untersuchungsergebnisse waren dabei nicht abhängig vom Funktionszustand der Schilddrüse, sondern von den Ausmaßen des destruierenden entzündlichen Prozesses.

Unsere Ergebnisse entsprechen weitgehend der Hypothese der Pisa-Gruppe [6]: Erkrankungen mit Schilddrüsenüberfunktion werden in Erkrankungen mit gesteigerter Bildung (z. B. M. Basedow) oder gesteigerter Freisetzung (z. B. chronische Thyroiditis) von Schilddrüsenhormonen unterteilt. Die meist nur geringere und vorübergehende Erhöhung der peripheren Schilddrüsenwerte ist in der letztgenannten Gruppe durch eine gesteigerte Freisetzung von präformierten Schilddrüsenhormonen (aus den destruierten Arealen) bedingt.

Die Farbdopplersonographie hilft diese beiden Gruppen zu unterscheiden. Während in der ersten Gruppe die Durchblutung meist deutlich vermehrt ist, ist sie in der zweiten Gruppe eher normal oder reduziert. Die leicht zu messenden maximalen systolischen Geschwindigkeiten (PSV) sind auch nach unserer eigenen Erfahrung in der zweiten Gruppe normal, in der ersten Gruppe meist kräftig erhöht (bei M. Basedow bis zu 2 m/sec.), siehe Tabelle 5.

Die Diagnosesicherung der subakuten Thyroiditis erfolgte bei unseren zwölf Patienten zehnmal durch zyto- bzw. histologische Befunde. Dieses wäre außerhalb einer Studie nur bei vier Patienten wegen differentialdiagnostischer Abgrenzungsprobleme notwen-

Tabelle 5: Schilddrüsenerkrankungen mit erhöhten Schilddrüsenhormonenspiegeln – Farbdopplerbefunde

Gesteigerte Bildung von Schilddrüsenhormonen	Farbdopplerbefunde
Morbus Basedow	vaskuläres Inferno
Uni- oder multifokale Autonomien	Knoten mit verstärkter Rand- und Binnenvaskularisation
disseminierte Autonomie	diffus vermehrte Vaskularisation
Medikamententoxisch: Amidaron Typ I	fokal oder diffus gesteigerte Durchblutung
Gesteigerte Freisetzung von Schilddrüsenhormonen	**Farbdopplerbefunde**
subakute Thyroiditis de Quervain	fokal reduzierte Durchblutung
chronische lymphozytäre Thyroiditis	diffus reduzierte oder normale, selten leicht vermehrte Vaskularisation
Post-partum Thyroiditis	diffus reduzierte Vaskularisation
Hyperthyreosis factitia	diffus reduzierte Durchblutung
medikamententoxisch: Amidaron Typ II	diffus reduzierte Durchblutung

dig gewesen. Bei drei Patienten bestand bei solitären echoarmen Bezirken ein Tumorverdacht, bei einem Patienten bei diffusem echoarmem Typ der Verdacht auf eine chronisch lymphozytäre Thyroiditis oder eine Riedelstruma.

Der Farbdopplersonographie kam trotz typischer Befunde meist eine untergeordnete Bedeutung in der Diagnosesicherung zu. Sie half bei einem Patienten durch den Nachweis von reduziertem Blutfluss in der Differentialdiagnose zum M. Basedow. Bei einem weiteren Patienten machte die Farbdopplersonographie einen Tumor bei fehlender Vaskularisation im echoarmen Areal trotz negativer Zytologie unwahrscheinlich. Die Diagnose einer Thyroiditis de Quervain wurde hier durch eine Operation gesichert.

Zusammenfassung

Die Farbdopplersonographie ist in der Hand des Geübten unverzichtbar bei der Diagnosestellung des M. Basedow, insbesondere der in Strumaendemiegebieten häufig auf eine Struma nodosa aufgepfropften Immunhyperthyreose (Marine-Lenhard-Syndrom), weiter zur Differenzierung der Post-Partum-Thyroiditis und der Struma Hashimoto vom M. Basedow [10, 20]. Bei gesicherter Hyperthyreose und B-Bild-sonographischem Nachweis von Schilddrüsenknoten leistet sie einen wichtigen Beitrag zur Funktionsdiagnostik. Der Nachweis einer Rand- und Binnenvaskularisation ist ein wichtiger Hinweis auf funktionelle Aktivität [2, 12].

Unverzichtbar ist die Farbdopplersonographie auch zur Optimierung der sonographisch gesteuerten Alkoholinstillationstherapie bei uni- und oligofokaler Autonomie mit Hyperthyreose [4, 5].

Eine untergeordnete Bedeutung kommt der Farbdopplersonographie in der Differenzierung der Hypothyreose, der subakuten und der chronischen Thyroiditis und der Struma parenchymatosa et nodosa zu. Der Stellenwert der Farbdopplersonographie in der Tumordiagnostik wird noch kontrovers diagnostiziert und muss durch größere Studien evaluiert werden. Gegenwärtig kann sie als zusätzlicher Baustein neben einer Reihe von B-Bild-sonographisch erhobenen Verdachtskriterien herangezogen werden.

Die *subakute Thyroiditis de Quervain* ist zusammen mit Anamnese, Halsschmerzen und allgemeinem Krankheitsgefühl, dem laborchemischen Nachweis von Entzündungszeichen durch die B-Bild-Sonographie in mehr als 90 % der Fälle konklusiv zu diagnostizieren. Selten sind Zusatzinformationen durch die Farbdopplersonographie notwendig. Die ergänzende, sonographisch gezielte Feinnadelpunktion kann in unklaren Fällen hilfreich sein – die Szintigraphie ist entbehrlich.

Literatur

[1] Baldini, M., D. Castagnone, D. Rivolta et al.: Thyroid vascularization by color Doppler ultrasonography in Graves' disease. Changes related to different phases and to the long-term outcome of the disease. Thyroid 7 (1997) 823–828.

[2] Becker, D., W. Lohner, P. Martus et al.: Farbdopplersonographische Detektion von fokalen Schilddrüsenautonomien. Ultraschall in Med. 20 (1999) 41–46.

[3] Birchall, I. W., C. C. Chow, C. Metrewelli: Ultrasound appearances of de Quervain's thyroiditis. Clin. Radiol. 41 (1990) 57–62.

[4] Blank, W.: Sonographisch gesteuerte Punktionen und Drainagen. In: Braun, B., R. Günther, W. B. Schwerk (Hg.): Ultraschalldiagnostik. Lehrbuch und Atlas, III–11.1. Ecomed, Landsberg/Lech 1994, 1–79.

[5] Blank, W., B. Braun: Ethanol instillation of adenoma of the thyroid gland – a five year experience. Min. Invas. Ther. & Allied Technol. 7/6 (1998) 581–588.

[6] Bogazzi, F., L. Bartalena, E. Martino: Color Flow Doppler Sonography of the Thyroid. In: Baskin, H. J. (Hg.): Thyroid ultrasound and ultrasound-guided FNA biopsy. Kluwer Academic Publisher, Norwell, Massachusetts, USA 2000, 210–235.

[7] Brandner, A.: Ultasound appearances in de Quervain's thyroiditis with longterm follow-up. J. Intern. Med. 232 (1992) 321–325.

[8] Braun, B.: Schilddrüse. In: Braun, B., R. Günther, W. B. Schwerk (Hg.): Ultraschalldiagnostik – Lehrbuch und Atlas, III-3.1. Ecomed, Landsberg/Lech 1992, 3–82.

[9] Braun, B., W. Blank: Farbdopplersonographisch gesteuerte perkutane Alkoholinstillation zur Therapie der funktionellen Schilddrüsenautonomie. Dtsch. med. Wschr.119 (1994) 1607–1612.

[10] Braun, B., W. Blank: Morphologie, Durchblutung und Funktion der Schilddrüse. Ultraschall in Med. 20 (1999) 39–40.

[11] Clark, K. J., J. J. Cronan, F. H. Scola: Color doppler sonography: anatomic and physiologic assessment of the thyroid. J. Clin. Ultrasound 23 (1995) 215–233.

[12] Fobbe, F., K. J. Wolf: Erste klinische Erfahrungen mit der Angiodynographie. Fortsch. Röntgenstr. 148 (1988) 259–264.
[13] Guggenberger, D.: Farbdopplersonographie und Szintigraphie in der Differentialdiagnose der Hyperthyreose. Inaugural Dissertation Tübingen. Medizinische Klinik Reutlingen, 1996.
[14] Kujat, C., R. Dyck, J. Brederhoff et al.: Diagnose und Therapie der subakuten Thyreoiditis de Quervain. Dtsch. Med. Wschr. 116 (1991) 1439–1443.
[15] Lio, S., A. Pontocorvi, M. Caruso et al.: Transitory subclinical and permanent hypothyroidism in the course of subacute thyroiditis de Quervain. Acta Endocrinol. 106 (1984) 67–70.
[16] Plummer, H. S.: The function of the thyroid gland containing adenomatous tissue. Ass. Am. Phys. 43 (1928) 159.
[17] Ralls, P. W., D. S. Mayekawa, K. P. Lee et al.: Color-flow doppler sonography in Graves' disease: "thyroid inferno". Am. J. Radiol. 150 (1988) 781–784.
[18] Singer, P. A.: Thyroiditis: acute, subacute, and chronic. Med. Clin. North Am. 75 (1991) 61–77.
[19] Tokuda, Y., K. Kasagi, Y. Jida et al.: Sonography of subacute thyroiditis. Changes in the findings during the course of the disease. J. Clin. Ultrasound 18 (1990) 21–25.
[20] Vitti, P., T. Rago, S. Mazzeo et al.: Thyroid blood flow evaluation by color-flow Doppler ultrasonography distinguisches Graves' disease from Hashimoto's thyreoiditis. J. Endocrinol. Invest. 18 (1995) 857–861.
[21] Volpe, R.: The management of subacute (de Quervain's) thyroiditis. Thyroid 3 (1993) 253–255.

Diskussion

Hensen:
Eine Frage: Von der Klinik her ist es ja immer ganz klar, aber gibt es sonographisch manchmal Schwierigkeiten bei der Abgrenzung zu einer primären Thyroiditis oder abszedierenden Thyroiditis?

Blank:
Natürlich, die akute Thyroiditis, die eitrige Thyroiditis, würde auch vaskulär erscheinen, das ist klar. Aber das ist natürlich noch seltener, da können wir natürlich durch die Farbdopplersonographie keine Differenzierung erreichen.

Behandlung der Hyperthyreose bei Morbus Basedow

R. Hörmann

Einleitung

Fast auf den Tag genau haben wir bei diesem 15. Symposium über die menschliche Schilddrüse im Oktober 2001 ein fünfzigjähriges Jubiläum in der Behandlung der Hyperthyreose. Am 6. Oktober 1951 berichteten Lawson und Kollegen in der Zeitschrift Lancet über die chemische Synthese und therapeutische Erstanwendung von 2-Carbethoxythio-1-methyl-glyoxaline, besser bekannt unter dem Namen Carbimazol [9]. Begründet wurde die antithyroidale Therapie bereits einige Jahre früher durch Stanley und Astwood, die Thiamazol und Thiouracil beschrieben [2].

Diese Medikamente haben in Ermangelung einer kausalen Therapie des M. Basedow seit über einem halben Jahrhundert und bis heute in Deutschland ihren festen Stellenwert in der Behandlung der Hyperthyreose behalten [15]. Als Alternativen stehen nur ablative Therapieverfahren in Form der Radioiodtherapie und Schilddrüsenoperation zur Verfügung.

Fallbeispiel

Eine junge Patientin stellt sich mit der Anamnese einer seit ungefähr sechs Wochen bestehenden typischen Hyperthyreosesymptomatik und dem laborchemischen Nachweis einer mäßiggradigen Hyperthyreose vor, s. Abbildung 1. Die Schilddrüsenautoantikörper (TRAk, TPO-Ak, Tg-Ak) sind negativ. Thyreoglobulin ist leicht erhöht bei ungestörter Wiederfindung. Die BKS ist nicht beschleunigt. Bei der sonographischen Untersuchung findet sich eine leicht vergrößerte Schilddrüse (Schilddrüsenvolumen 21 ml), die Binnenstruktur ist nicht ausgeprägt echoarm, jedoch deutlich inhomogen und echovermindert, kein Nachweis pathologischer Halslymphknoten (s. Abb. 1). Die Duplexsonographie zeigt keine Hypervaskularisation des Organs. Das Schilddrüsenszintigramm bleibt unauffällig, insbesondere findet sich kein Hinweis für eine fokale oder disseminierte Autonomie der Schilddrüse (globaler Technetiumuptake 0,4 %).

Es stellt sich die Frage nach dem therapeutischen Vorgehen.

Pat. L. S., w, 28 Jahre

Bei seit ca. 3 Jahren durchgeführtem Lauftraining fiel der Pat. vor ca. 6 Wochen eine Pulsbeschleunigung, auch bei langsamerem Laufen bis ca. 180/Min. auf. Ebenso weitere Symptome einer Hyperthyreose in geringer Ausprägung, verstärkte Nervosität, Wärmeintoleranz, Tremor, Haarausfall, häufiger Stuhlgang, gereiztere Stimmung, keine Gewichtsabnahme bei gutem Appetit

UntNr.	Wert	Dimension	Normalwerte
fT3	9,7	pmol/l	3,5–8,5
fT4	39	pmol/l	9,5–25
TSH	0,02	ImU/l	0,4–4,1
TAK	0	U/ml	< 100
TPOAK	0	U/ml	< 50
TRAK	0	U/l	< 2
hTg	63/120	ug/l	5–50

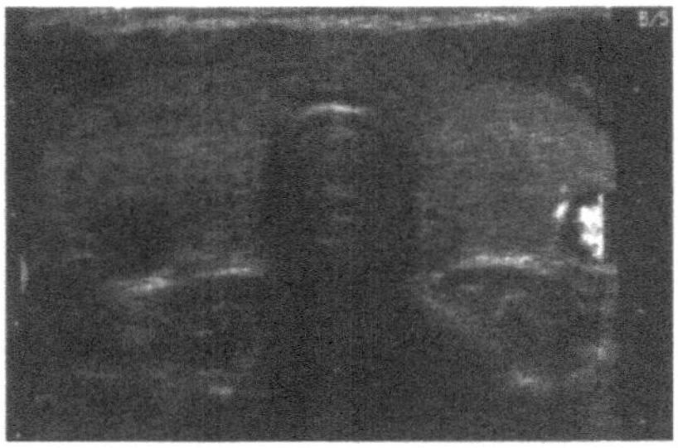

Abb. 1: Fallbeispiel einer Hyperthyreose

Vor Festlegung der Behandlung sollte möglichst eine exakte Diagnose gestellt werden, was in diesem Fall schwierig erscheint. Es findet sich kein Beleg für einen M. Basedow (zwar echoarmes Muster, jedoch keine Hypervaskularisation im Sonogramm, keine Antikörper, kein gesteigerter uptake im Szintigramm). Auch eine Autonomie der Schilddrüse ist weitgehend ausgeschlossen (diffuse Echoarmut der Schilddrüse, uptake unter Suppressionsbedingungen nicht erhöht). Bleibt die Verdachtsdiagnose einer Thyroiditis, wozu die Echominderung der Binnenstruktur ohne gesteigerte Durchblutung am besten passt und wofür auch die relativ niedrige Technetiumaufnahme in die Schilddrüse spricht.

Da man bei Vorliegen einer Thyroiditis von einer selbstlimitierenden Hyperthyreose ausgehen konnte, Thyreostatika ohnehin keinen Erfolg versprachen (siehe unten) und die Symptomatik nicht zu ausgeprägt war, kamen wir bei der Patientin zu der Empfehlung einer Verlaufsbeobachtung ohne spezifische Therapie. Bei weiterer Beobachtung war nach drei Wochen ein Übergang der manifesten Hyperthyreose in eine latente Hyperthyreose (periphere Euthyreose) festzustellen und nach drei Monaten eine völlige Euthyreose. Das Echomuster war erwartungsgemäß noch nicht normalisiert. Im weiteren Verlauf wird auch auf einen möglichen Übergang in die Hypothyreose zu achten sein.

Bei der Patientin gehen wir von der Diagnose einer Thyroiditis, am ehesten einer mitigierten Verlaufsform einer Thyroiditis de Quervain aus. In der amerikanischen Literatur wurde der Sammelbegriff „silent Thyroiditis“ geprägt, der klinisch wenig apparente und ätiologisch nicht immer eindeutig zuzuordnende Entzündungen der Schilddrüse zusammenfasst.

Nachdem sich die Nachweismethoden für Autoimmunerkrankungen und die Autonomie der Schilddrüse verbessert haben, bleibt ein Bodensatz an anderen schwer klassifizierbaren Hyperthyreosen.

Das Fallbeispiel verdeutlicht, dass es sich bei der Hyperthyreose um eine symptomatische Diagnose handelt, die einer weiteren Differenzierung und möglichst ätiologischen Zuordnung bedarf. Häufige Ursachen der Hyperthyreose fasst die Abbildung 2 zusammen.

Für die Therapieplanung ist die *Sicherung der Diagnose* vor Einleitung der Therapie wesentlich, da

- die Therapiewahl bei Hyperthyreose nach ätiopathogenetischen Gesichtspunkten auszurichten und zu differenzieren ist sowie
- die Häufigkeit eines positiven Antikörpernachweises bei M. Basedow mit zunehmender Therapiedauer abnimmt und somit die spätere Diagnose erschwert ist.

Funktionsstörung	⇐	Ätiologische Diagnose
		M. Basedow
		Autonomie der Schilddrüse
		Thyroiditis de Quervain
		Schwangerschaft, Blasenmole
Hyperthyreose	⇐	Hodentumor (hCG-Exzess)
		Schilddrüsenkarzinom (selten)
		Hypophysentumor (selten)
		Iodexzess
		Schilddrüsenhormoneinnahme (Thyreotoxicosis factitia)

Abb. 2: Häufige Ursachen bei „Symptom Hyperthyreose"

Indikation zur Einleitung einer antithyroidalen Therapie

Die Indikation zur Einleitung einer thyreostatischen Therapie der Hyperthyreose besteht sowohl bei M. Basedow als auch einer Autonomie der Schilddrüse, siehe Abbildung 3. Keine Indikation stellen jedoch im Regelfall die selbstlimitierenden Hyperthyreoseformen, insbesondere die Thyroiditiden dar (s. Abb. 3).

Indikation	keine Indikation
• M. Basedow • Autonomie	• Thyroiditis (Autoimmunthyroiditis, Hashimoto-Th., Thyroiditis de Quervain) • HCG-induzierte Hyperthyreose • Sekundäre Hyperthyreose (TSHom) • Thyreotoxicosis factitia

Abb. 3: Indikationen zur antithyroidalen Therapie

Bei letzteren kommt es durch den Entzündungsprozess zu einer Destruktion der Schilddrüsenfollikelarchitektur mit konsekutiver Freisetzung der gespeicherten Schilddrüsenhormonvorräte. Dieser Prozess ist nicht durch die Gabe von Thionamid-Thyreostatika, die als Blocker der Schilddrüsenneusynthese wirken, zu stoppen.

Weiterhin ist es bereits in der anfänglichen Planung der antithyroidalen Therapie wichtig zu unterscheiden, ob

- eine *Kurzzeitbehandlung* mit dem Ziel einer Wiederherstellung der Euthyreose, als vorbereitende Maßnahme für eine definitive Behandlung (Operation oder Radioiodtherapie), oder
- eine *Langzeittherapie* mit dem Ziel einer Remission der zugrundeliegenden Krankheit angestrebt wird (s. Abb. 4).

Kurzzeittherapie Ziel: Euthyreose	Langzeittherapie Ziel: Remission
• funktionelle Autonomie • Rezidivhyperthyreose • große Struma • mechanische Beeinträchtigung • Malignomverdacht • schwere Nebenwirkungen • fehlende Compliance	• M. Basedow ohne große Struma

Abb. 4: Antithyroidale Kurzzeit- oder Langzeittherapie bei Hyperthyreose

Die Langzeitbehandlung macht nach dem heutigen Kenntnistand nur bei der immunogenen Hyperthyreose (M. Basedow) Sinn, und auch da nur bei Fehlen einer größeren Struma (> 50 ml). Bei M. Basedow mit kleiner Struma besteht nach etwa einjähriger thyreostatischer Behandlung eine Erfolgsausicht von ca. 50 %, eine bleibende Remission nach Absetzen der Medikation – nicht nur eine Euthyreose unter Behandlung – zu erreichen. Patienten mit immunogener Hyperthyreose und begleitender großer Struma haben eine deutlich schlechtere Prognose. Bei der Autonomie ist die Remissionswahrscheinlichkeit nach Absetzen des Thyreostatikums unter 5 % anzusetzen.

Einen Überblick und eine kurze Zusammenfassung der differenzierten Wahl der drei zur Verfügung stehenden Therapiemodalitäten

- antithyroidale Therapie,
- Radioiodtherapie und
- Schilddrüsenchirurgie

gibt das Flussschema in der Abbildung 5.

Auf Grund der Überschneidung mit anderen Autoren soll in diesem Beitrag nur auf die antithyroidale Therapie näher eingegangen werden.

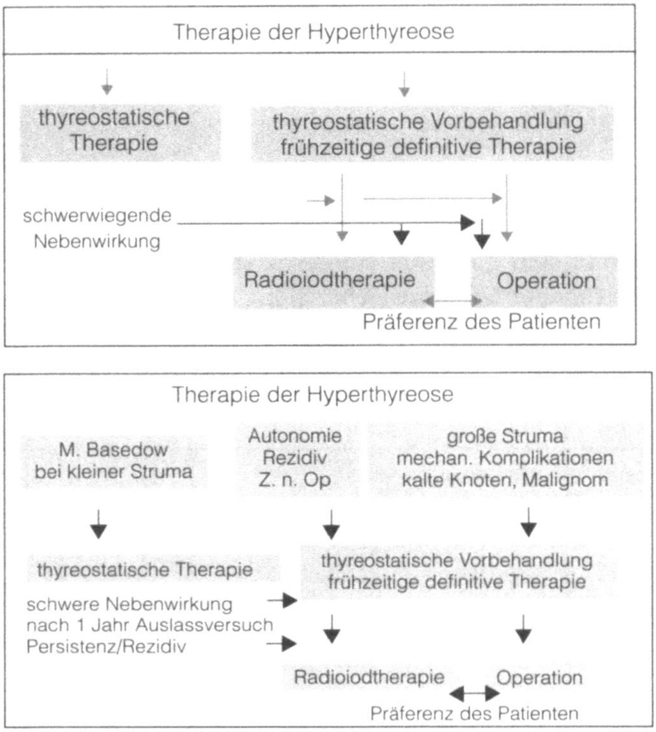

Abb. 5: Therapiewahl bei Hyperthyreose

Durchführung der antithyroidalen Behandlung

Dosierung und Nebenwirkungen

Die Durchführung der antithyroidalen Behandlung wurde durch große klinische Studien der letzten Jahre im Sinne einer auf Evidenzen basierten Medizin überprüft und verbessert.

Ein wesentlicher Diskussionspunkt war dabei die bestmögliche Dosierung des Thyreostatikums. Theoretischer und experimenteller Befund begründeten das Konzept der Dosiseskalation unter der Vorstellung einer Wirkungsverbesserung durch einen gesteigerten immunsuppressiven Effekt bei höherer Dosierung des Thyreostatikums. Das Konzept konnte jedoch durch eine klinische Studie empirisch nicht bestätigt werden. Als Beispiel sei die Essener Studie von Reinwein und Mitarbeitern an über 300 Patienten angeführt [13]. Eine niedrig dosierte thyreostatische Therapie (10 mg Thiamazol) hatte im Vergleich zur Hochdosisbehandlung (40 mg Thiamazol plus Zugabe von Levothyroxin zur Vermeidung einer Hypothyreose) nach einjähriger Gabe die gleiche Erfolgsausicht, gemessen an den vergleichbaren Remissionsraten (64,1 %, n = 153 versus 62,8 %, n = 156, p = ns), war jedoch mit signifikant weniger unerwünschten Wirkungen (16 % versus 26 %) belastet [13].

Auch die Anfangsdosis muss nicht so hoch gewählt werden, wie man früher dachte. Benker und Mitarbeiter konnten zeigen, dass sich bei den meisten Patienten mit niedrigeren Anfangsdosen genauso rasch eine Euthyreose erreichen lässt wie mit hohen Initialdosen, bei geringerer Nebenwirkungsrate [3]. Eine Ausnahme stellen lediglich iodkontaminierte Patienten dar, da Thionamidthyreostatika mit Iod um den Angriffspunkt an der Schilddrüsenperoxidase, die sie reversibel hemmen, kompetieren.

Auf Grund der beschriebenen Datenlage hat sich daher das sogenannte *Niedrigdosiskonzept* der antithyroidalen Therapie in Deutschland in den letzten Jahren eindeutig durchgesetzt. Die Anfangsdosierung sollte üblicherweise im Bereich von 20 mg Thiamazol liegen, die Erhaltungsdosis bei 2,5–10 mg, siehe Tabelle 1. Damit lassen sich bei gleicher Wirksamkeit die Nebenwirkungen reduzieren.

Eine Übersicht über die Nebenwirkungen der antithyroidalen Substanzen gibt Tabelle 2 [7]. Zur Häufigkeit sei auf eine umfangreiche retrospektive Analyse von Meyer-Gessner und Mitarbeitern verwiesen [11].

Tabelle 1: Dosierung von Thyreostatika

Medikament	Anfangsdosis mg/Tag	Erhaltungsdosis mg/Tag
Thiamazol	10–30	2,5–10
Carbimazol	15–30	5–15
Propylthiouracil	150–300	50–200

Tabelle 2: Nebenwirkungen der Thyreostatika nach [7]

Schwerwiegend, selten	Weniger gravierend, häufiger
Agranulozytose (0,1–0,6 %)	Pruritus, Urtikaria, allerg. Exantheme
aplastische Anämie	Leukopenie
Thrombozytopenie	leichte Leberenzymerhöhungen
Panzytopenie	Gelenk- und Muskelschmerzen
Cholestase	Arzneimittelfieber
allergische Vaskulitis	Geschmacks-/Geruchsstörungen
pANCA-positive Vaskulitis	Polyneuropathie
medikamenteninduzierter Lupus erythematodes	gastrointestinale Beschwerden
Hypoglykämie (Anti-Insulinantikörper)	Kopfschmerzen
	Haarausfall (meist durch Hyperhyreose selbst)
	Strumazunahme (bei Überdosierung)

Kombinierte antithyroidale Therapie mit Levothyroxin

Ähnlich dem fehlenden Effekt einer Dosiserhöhung des Thyreostatikums ließ sich auch für die Levothyroxinzugabe zu einer antithyroidalen Medikation keine verbesserte Wirksamkeit nachweisen [13]. Die Levothyroxinzugabe kann jedoch in Fällen mit stark schwankendem Verlauf die Einstellung in der Praxis deutlich erleichtern, indem sie

- die Stoffwechsellage stabilisiert, Schwankungen vermindert,
- die Gefahr einer Überdosierung mit TSH-Anstieg und Strumawachstum reduziert
- und erlaubt, die Kontrollintervalle zu verlängern.

Die Kombinationstherapie kann nur bei bereits wieder angestiegenem messbarem TSH (d. h. nicht in der Anfangsphase!) und bei nicht zu hohem Thyreostatikabedarf angewendet werden (übliche Dosierung: Thiamazol 5–10 mg/d plus Levothyroxin 50 µg/d).

In der Schwangerschaft ist die Zugabe von Levothyroxin grundsätzlich kontraindiziert.

Therapiedauer

Zur Therapiedauer liegen weniger gesicherte Evidenzen vor als zur Dosisfindung. In einer prospektiven randomisierten französischen Studie von Allanic und Mitarbeitern [1] wurde nach einer 18 Monate andauernden antithyroidalen Behandlung eine höhere Remissionsrate erzielt als nach einer nur halbjährlichen Behandlungsdauer, nämlich 61,8 % versus 41,7 % bei zweijähriger Nachbeobachtungszeit ($p < 0{,}05$). In Deutschland wurde gerade eine prospektive Untersuchung von Paschke und Mitarbeitern (MoBaTho-Studie) zu dieser Frage begonnen.

Die allgemeine Empfehlung einer ca. einjährigen Behandlungsdauer mit nachfolgendem Auslassversuch und definitiver Therapiemaßnahme im Falle eines Rezidivs gilt daher unverändert.

Verbesserung der antithyroidalen Therapie

Während sich mit Thyreostatika bei über 90 % der Patienten mit M. Basedow kurzfristig eine Wiederherstellung der Euthyreose erreichen lässt, ist der Langzeiteffekt hinsichtlich einer anhaltenden Remission der Hyperthyreose nach Absetzen des Thyreostatikums weit weniger effektiv, so dass die überwiegende Anzahl der Patienten langfristig einer Radioiodtherapie oder chirurgischer Behandlung zugeführt werden muss.

Eine Verbesserung der medikamentösen Behandlung des M. Basedow wäre daher äußerst wünschenswert.

Mögliche Verbesserungen könnten beinhalten:

- eine Effektivitätssteigerung der verfügbaren Medikamente,
- eine bessere Patientenselektion und
- eine Rezidivprophylaxe im Anschluss an eine thyreostatische Therapie.

Bezüglich effektiverer Medikamente und der Entwicklung stärker kausal orientierter Therapiemodalitäten wurde der Einsatz von TSH-Rezeptorantagonisten oder Immunmodulatoren vorgeschlagen. Jedoch liegen hierzu bisher lediglich experimentelle Daten und keine relevanten klinischen Ergebnisse an Patienten vor [6]. Die alteingeführten Thyreostatika vom Thionamidtyp bieten demgegenüber wahrscheinlich nur ein limitiertes Potential der Verbesserung, obgleich Versuche einer chemischen Modifikation mit verstärkter immunsuppressiver Wirksamkeit in vitro beschrieben wurden.

Durch eine bessere Patientenselektion lässt sich die Behandlung individueller gestalten, um möglichst nur diejenigen Patienten für eine antithyroidale Langzeitbehandlung (ein Jahr) auszuwählen, die auch am meisten davon profitieren. Hingegen sollten Patienten mit erfahrungsgemäß hoher Rezidivneigung frühzeitig (nach Erreichen der Euthyreose) definitiv behandelt werden. In die letzte Gruppe gehören nach der aktuellen Datenlage insbesondere Patienten mit großer Struma und langer Persistenz der TSH-Rezeptorantikörper [14].

Nachdem ein Großteil der Patienten unter der thyreostatischen Behandlung in eine zumindest vorübergehende Remission kommt, wäre auch eine Rezidivprophylaxe nach erfolgreicher Therapie zur Erhaltung der Remission eine nützliche Maßnahme.

Diesbezüglich wurde vor zehn Jahren von Hashizume und Kollegen [4] durch die einfache Maßnahme der Ruhigstellung der Schilddrüse durch die Zugabe von Levothyroxin zu Thiamazol und anschließende alleinige Fortführung der Levothyroxinbehandlung über vier Jahre in einer prospektiven randomisierten Studien eine frappierende Senkung der Rezidivrate berichtet (1,7 % versus 34,7 %, n = 109). Folgestudien der nächsten Jahre mit kleiner Fallzahl konnten den günstigen Einfluss der Schilddrüsenhormongabe der Hashizume-Studien jedoch nicht bestätigen [4, 5, 10, 12].

Rezidivprophylaxe der Basedow-Hyperthyreose

Wir selbst führten daher von 1996 bis 2000 eine multizentrische, prospektive und randomisierte Studie zur Wirksamkeit von Levothyroxin in der Rezidivprophylaxe der Basedow-Hyperthyreose nach abgeschlossener thyreostatischer Behandlung durch [8]. In die Studie wurden 346 Patienten im Anschluss an eine thyreosatische Behandlung (Mono- oder Kombinationsbehandlung mit Levothyroxin) von 12–15 Monaten Dauer eingeschlossen. Die Nachbeobachtungszeit betrug zwei Jahre, mit einer Drop-out-Rate über den Studienverlauf von nur 13,3 %. Nach einem vierwöchigen Auslassversuch erfolgte die computergestützte stratifizierte Randomisierung euthyreoter Patienten in einen Therapiearm (Levothyroxingruppe) und eine Kontrollgruppe. Nach einem Jahr wurde bei der Hälfte der Patienten Levothyroxin ebenfalls randomisiert abgesetzt, bei der anderen Hälfte die Medikation fortgeführt. Die Behandlung mit Levothyroxin wurde TSH-suppressiv (< 0,3 mU/l) eingestellt (variable und individuell angepasste Dosis). Von einer Behandlung mit Levothyroxin ausgeschlossen wurden Patienten mit erneuter manifester Hyperthyreose nach vierwöchiger Therapiepause (Persistenz/Frührezidiv), Patienten mit latenter Hyperthyreose (nichtrandomisierte Beobachtungsgruppe) und Patienten mit latenter Hypothyreose (TSH > 3 mU/l).

Die Studie kommt zu folgenden Hauptergebnissen:

- Die Therapie mit Levothyroxin ist zur Verhütung eines Hyperthyreoserezidivs nach erfolgreicher Therapie des M. Basedow nicht geeignet.
- Es lässt sich eine Patientengruppe mit relativ günstiger Prognose identifizieren.
- Die berichteten günstigen Ergebnisse von Hashizume und Mitarbeitern sind damit wahrscheinlich einem Selektionseffekt und keinem Therapieeffekt zuzuordnen.
- Der basale TSH-Spiegel vier Wochen nach Absetzen der thyreostatischen Behandlung besitzt eine hohen Vorhersagewert für den weiteren Verlauf (mit einer Genauigkeit von 75 %).
- Nikotingenuss ist ein Risikofaktor, der die Rückfallgefahr der Hyperthyreose bei M. Basedow erhöht.

Zusammenfassung

Die Behandlung der Hyperthyreose bei M. Basedow wurde durch Studien der letzten Jahre empirisch besser abgesichert. In Ermangelung einer kausalen Therapie kommen weiterhin die symptomatisch wirkenden antithyroidalen Medikamente zum Einsatz, die einen guten Kurzzeiteffekt mit Erreichen einer Euthyreose, jedoch einen weniger befriedigenden Langzeiteffekt, gemessen an einer anhaltenden Remission nach Beendigung der Therapie, zeigen. Die konservative Behandlung der Hyperthyreose behält bei M. Basedow einen festen Stellenwert. Die antithyroidale Behandlung sollte in angepasster möglichst niedriger Dosierung über ein Jahr durchgeführt werden. Wichtig erscheint die Patientenselektion mit frühzeitiger definitiver Behandlung (Radioiodtherapie, Operation) von Patienten mit hohem Rezidivrisiko (große Struma, hohe persisitierende Ak-Titer) bzw. anderen Formen einer Hyperthyreose (Autonomie). Eine Schilddrüsenhormontherapie unter der Vorstellung einer Verhütung des Rezidivs ist nicht indiziert.Wirksame Möglichkeiten einer Rezidivprophylaxe bestehen derzeit nicht. Bei hoher Rezidivgefährdung ist an Stelle einer antithyroidalen Langzeitbehandlung eine frühzeitige definitive Therapieoption (Radioiodtherapie oder Operation) zu bevorzugen.

Literatur

[1] Allannic, H., R. Fauchet, J. Orgiazzi et al.: Antithyroid drugs and Graves' disease: a prospective randomized evaluation of the efficacy of treatment duration. J. Clin. Endocrinol. Metab. 70 (1990) 675–679.

[2] Astwood, E. B.: Landmark article May 8, 1943: Treatment of hyperthyroidism with thiourea and thiouracil. JAMA 251 (1984) 1743–1746.

[3] Benker, G., C. Nolte, T. Olbricht et al.: Antithyroid drug treatment of von Basedow's disease: results from a multicenter study. Exp. Clin. Endocrinol. 97 (1991) 252–256.

[4] Hashizume, K., K. Ichikawa, A. Sakurai et al.: Administration of thyroxine in treated Graves' disease. Effects on the level of antibodies to thyroid-stimulating hormone receptors and on the risk of recurrence of hyperthyroidism. N. Engl. J. Med. 324 (1991) 947–953.

[5] Hashizume, K., K. Ichikawa, Y. Nishii et al.: Effect of administration of thyroxine on the risk of postpartum recurrence of hyperthyroid Graves' disease. J. Clin. Endocrinol. Metab. 75 (1992) 6–10.

[6] Hoermann, R., P. M. Schumm-Draeger, K. Rehbach et al.: Asialoagalacto-human chorionic gonadotropin, a carbohydrate-modified variant of human chorionic gonadotropin, antagonizes the stimulatory actions of bovine thyroid-stimulating hormone on thyroid function and HLA-DR expression in human thyroid in vitro and in vivo. J. Clin. Invest. 88 (1991) 1947–1954.

[7] Hoermann, R.: Schilddrüsenkrankheiten. Leitfaden für Praxis und Klinik. Dritte aktualisierte und erweiterte Auflage Blackwell, Berlin 2001, 1–209.

[8] Hoermann, R., B. Quadbeck and The Basedow Study Group et al.: Levothyroxine does not prevent relapse of Graves′ disease after antithyroid drug therapy: Results of a prospective randomized study. Im Druck.

[9] Lawson, A., C. Rimington, C. E. Searle: Antithyroid activity of 2-Carbethoxythio-1-methyl-glyoxaline. Lancet II (1951) 619–621.

[10] McIver, B., P. Rae, G. Beckett et al.: Lack of effect of thyroxine in patients with Graves' hyperthyroidism who are treated with an antithyroid drug. N. Engl. J. Med. 334 (1996) 220–224.

[11] Meyer-Gessner, M., G. Benker, T. Olbricht et al.: Side effects of antithyroid therapy of hyperthyroidism. A study of 1256 continuously treated patients. Dtsch. Med. Wochenschr. 114 (1989) 166–171.

[12] Pfeilschifter, J., R. Ziegler: Suppression of serum thyrotropin with thyroxine in patients with Graves' disease: effects on recurrence of hyperthyroidism and thyroid volume. Europ. J. Endocrinol. 136 (1997) 81–86.

[13] Reinwein, D., G. Benker and the European Multicenter Study Group et al. on antithyroid drug treatment. A prospective randomized trial of antithyroid drug dose in Graves' disease therapy. J. Clin. Endocrinol. Metab. 76 (1993) 1516–1521.

[14] Vitti, P., T. Rago, L. Chiovato et al.: Clinical features of patients with Graves' disease undergoing remission after antithyroid drug treatment. Thyroid 7 (1997) 369–375.

[15] Wartofsky, L., D. Glinoer, B. Solomon et al.: Differences and similarities in the diagnosis and treatment of Graves' disease in Europe, Japan, and the United States. Thyroid. 1 (1991) 129–135.

Diskussion

Meng:

Vielen Dank, Herr Hörmann, für den schönen Vortrag und dass Sie diese große Studie so gut bewältigt haben, das ist bewunderungswürdig. Sie wollten nicht einen T-4-Suppressionstest kreieren und schauen, wer T-4 verträgt, der verträgt auch die weitere Beobachtungsphase.

Hörmann:
Es wäre ein neues Indikationsgebiet, zu sagen: „Nur die Helden ertragen das.“

Braun:
Ihr erster Fall war eine ziemliche Provokation: Sie haben die Diagnose einer silent thyroiditis gestellt. Diese Diagnose ist in Deutschland nicht allgemein akzeptiert, ist aber in amerikanischen Schriften beschrieben. Sie haben uns auch noch vorenthalten, was Sie in Ihrer Diagnose so sicher gemacht hat. Wenn, dann würde am ehesten ein niedriger uptake im Technetium-Szintigramm weiterhelfen.

Hörmann:
Ich habe gesagt, das Szintigramm war normal, das heißt, ein uptake von 1,0 im Szintigramm - also ein völlig unauffälliges Szintigramm, nicht der erhöhte uptake wie beim M. Basedow. Am Anfang wurde dieser Fall zur Diskussion gestellt, ich habe klinisch entschieden und abgewartet. Nach drei Wochen war sie euthyreot. Man muss nicht immer sofort behandeln. Die Patientin war nicht gefährdet und der Basedow war nicht gesichert. Wenn ich Thyreostatika gegeben hätte, wären wir wahrscheinlich nie auf die Diagnose gekommen und hätten ein Jahr lang unnötig behandelt. Da wollte ich zeigen, dass es auch spontan remitierende Formen der Hyperthyreose gibt, dass die nicht ganz in Vergessenheit geraten.

Frilling:
Sie sagten in Ihrem Vortrag, dass Sie bei bestimmten Patienten die Operationsindikation heutzutage etwas eher stellen als früher.

Hörmann:
Ich denke, die Größe der Struma ist ein wichtiger Faktor. In unserer Studie waren nur elf Patienten, die ein Schilddrüsenvolumen über 50 ml hatten. Ich meine, es macht keinen Sinn, die großen Kröpfe über 50 oder 60 ml jahrelang mit einem Thyreostatikum konservativ zu behandeln. Wir wissen auch aus anderen Studien, dass die Rezidivrate mit der Größe der Struma zusammenhängt. Da sind wir auch sicher, dass uns der Chirurg helfen kann.

Mann:
Frühere Studien von Reinwein haben gezeigt, dass hohe initiale T_3-Spiegel und Patienten mit großen Strumen zu Persistenz oder Rezidiv eines M. Basedow führen. Hier macht es Sinn, frühzeitig zu operieren und nicht längerfristig thyreostatisch zu behandeln. Allerdings hat sich das Krankheitsbild in soweit geändert, dass nur noch wenige Patienten (in der prospektiven Studie der Sektion Schilddrüse nur 3 von 346) Strumen über 50 ml haben. Patienten mit kleinen Strumen sollten 12–18 Monate medikamentös behandelt werden.

Herrmann:
Welche Rolle spielt die Zunahme der Echogenität im sonographischen Bild als prognostischer Faktor für eine Remission des M. Basedow?

Hörmann:
Nach der kurzen Zeit, die ich jetzt überblicke (ein halbes Jahr), sieht es ziemlich gleich aus, da haben sich die Echomuster noch nicht normalisiert. Aber wir wissen ja, dass bei Thyroiditiden die Funktion häufig zurückkehrt und das Echomuster jahrelang etwas gering echoärmer persistieren kann. Die Patientin hat kein normales Echomuster bekommen in dem halben bis einem Jahr.

Rachel:
Zu dem erstgezeigten Fall: Haben Sie auch den Eindruck, dass es in der letzten Zeit viel mehr atypisch verlaufende Hyperthyreosen gibt, die man nicht sofort einordnen kann, weil Sie keinen richtigen TRAK haben. Patienten, die klinisch nicht sehr hyperthyreot sind, Patienten, bei denen die Sonographie fast unauffällig aussieht – wo man also nicht vermehrte Vaskularisation oder vermindertes Echomuster hat, aber Spontanremission und Rezidive, ohne dass sie klar zuzuordnen sind.

Hörmann:
Deshalb wollte ich den Fall in diesem Forum zur Aufmerksamkeit bringen. Wir würden nicht bei jedem Basedow unbedingt ein Szintigramm machen, wenn kein Knoten auffällt, das hat Herr Rendl gestern gesagt. Aber in solchen Zweifelsfällen sollte immer die Klinik die Wegweisung geben. Ich denke, alle Thyroiditiden, auch die seltenen Formen, nehmen in ihrer Frequenz – nicht, weil wir diagnostisch besser geworden sind, sondern weil es wie bei Diabetes und allen Autoimmunerkrankungen ist – in unserer Gesellschaft zu. Sie haben sich in den letzten fünfzig Jahren um etwa verdoppelt, sagen manche Experten. Deswegen müssen wir mehr achtgeben. Auch Postpartum-Thyroiditis ist solch ein Fall, aber da gibt es einen Extravortrag.

Meng:
Aus meiner Erfahrung heraus kann ich sagen, einer der häufigsten Fehler ist, dass die Differenzierung der Hyperthyreose nicht ausreichend erfolgt ist, und daraus resultieren dann oft auch unterschiedliche, durch diesen Fehler gefärbte, Erfahrungen im Verlauf der Therapie.

Hörmann:
Und unter thyreostatischer Behandlung nimmt die Empfindlichkeit der Antikörper von anfangs über 90 % auf etwa 50 % ab. Deswegen ist es wichtig, dass wir am Anfang eine klinisch orientierte, auf das Notwendige beschränkte, aber auch nicht zu knappe Diagnostik vornehmen – das ist mein Anliegen.

Therapie der endokrinen Orbitopathie

A. E. Heufelder

Einführung

Die Endokrine Orbitopathie (EO) stellt die häufigste und therapeutisch schwierigste extrathyroidale Manifestation der Immunthyreopathie vom Typ M. Basedow dar. An ihrer Entstehung sind im Frühstadium komplexe zelluläre und humorale Immunmechanismen beteiligt, die heute wesentlich detaillierter bekannt sind als noch vor zehn Jahren. Die klinischen Zeichen und Symptome der EO resultieren aus der Volumenzunahme des retrobulbären Binde- und Fettgewebes sowie der interstitiellen Verdickung der Augenmuskeln [18]. Die Diagnose einer EO ist im allgemeinen zuverlässig durch die einschlägige Anamnese, die klinische Untersuchung einschließlich Orbitasonographie und den Nachweis einer Immunthyreopathie zu stellen. Nur in Ausnahmefällen sind zur Diagnosestellung weitere bildgebende Verfahren wie die Computertomographie oder die Kernspintomographie erforderlich. Die enge Kooperation des behandelnden Ärzteteams (Hausarzt, Endokrinologe, Augenarzt) ist für den individuellen Therapieerfolg unerläßlich. Künftig werden sich aus den Erkenntnissen experimenteller Untersuchungen zur Pathogenese der EO verbesserte Therapiestrategien mit stärker kausal orientierter Zielsetzung ergeben. Zwischenzeitlich sollte die Behandlung von Patienten mit aktiver EO durch die Vermeidung von Fehlern, die frühzeitige Identifizierung von Risikopatienten und den rechtzeitigen Einsatz effizienter immunmodulatorischer Therapiemaßnahmen verbessert werden.

Grundsätzliche Aspekte bei der Therapie der EO

Die adäquate, am individuellen Verlauf von Orbitabefund und Krankheitsaktivität orientierte Therapie der EO gestaltet sich häufig schwierig und gehört in die Hand eines erfahrenen, interdisziplinären Ärzteteams (Schilddrüsenspezialist, Augenarzt). Abgesehen vom Fehlen spezifischer und zuverlässiger wie nebenwirkungsarmer Therapieverfahren hat das Fehlen einer einheitlichen und befriedigenden Aktivitäts- und Schweregradklassifikation den Vergleich von Therapiestudien erschwert. Kurzfristiges Ansprechen auf eine Therapiemaßnahme und langfristiger Therapieerfolg werden dabei häufig verwechselt. Ein weiteres Problem besteht darin, dass bislang nur wenige Therapiestudien zur EO ausreichend kontrolliert waren und genügend große Fallzahlen aufwiesen, um eine zuverlässige Unterscheidung zwischen Therapieeffekt und Spontanverlauf der Erkrankung zu ermöglichen. Auch ließen die bisherigen kontrollierten klinischen Therapiestudien zur EO den Einfluss des Rauchens auf den Therapieerfolg weitgehend unberücksichtigt. Langfristig gesehen sind weniger als die Hälfte der Patienten mit dem erreichten Therapieergebnis zufrieden [16]. Die leider unverändert begrenzten Therapieoptionen lassen sich nur dann gezielt und wirkungsvoll nutzen, wenn ein kompetentes interdisziplinäres Team eng kooperiert. Von größter Bedeutung ist dabei eine in kurzen Intervallen überwachte und ganz am individuellen Befund orientierte Differentialtherapie (Tab. 1).

Tabelle 1: Differentialtherapie der endokrinen Orbitopathie

Basisziele
Nikotinkarenz • Interdisziplinäre Betreuung durch Hausarzt, Endokrinologen, Augenarzt (gegebenenfalls durch Strahlentherapeuten, Orbita- bzw. HNO-Chirurgen) • Exakte Einstellung einer Euthyreose mit engmaschigen Verlaufskontrollen • Symptomatische Therapie (Tränenersatzmittel, Schlafen mit erhöhtem Kopfteil) Abwarten des Spontanverlaufs unter engmaschiger Verlaufskontrolle, bei objektivierbarer Verschlechterung frühzeitig immunmodulatorische Therapie
Geringe entzündliche Aktivität, geringe subjektive Beschwerden • Gegebenenfalls orale Glukokortikoidtherpie oder Sandostatin LAR oder antioxidative Therapie (Orbitabestrahlung nach aktueller Studienlage in diesem Stadium nicht sinnvoll)
Hohe entzündliche Aktivität, ausgeprägte subjektive Beschwerden • Glukokortikoide oral oder intravenös in Kombination mit Orbitabestrahlung (insbesondere bei neu aufgetretenen Motilitätsstörungen) • Immunsuppressive Kombinationstherapie (z. B. Glukokortikoide plus Methotrexat) • Gegebenenfalls Sandostatin-LAR bzw. adjuvant antioxidative Therapie
Schwere Komplikationen (Optikusneuropathie oder Cornea-Ulkus) • Intravenös hochdosiert Glukokortikoide • Orbitadekompression (diverse Techniken) • Gegebenenfalls Okklusion durch Uhrglasverband oder Tarsorrhaphie
Experimentell (im Rahmen kontrollierter klinischer Studien) • Methotrexat, Sandostatin-LAR, Nicotinamid, Pentoxiphyllin, antioxidative Kombination, Zytokin-Modulatoren (Antagonisierung von TNF, IL-1), intravenös hochdosiert Immunglobuline, Immunadsorption
Chirurgische Orbitadeompression • diverse Verfahren und Techniken
Rekonstruktive Maßnahmen im inaktiven Stadium • Augenmuskeloperationen, Orbitafettgeweberesektion • Korrekturen an Lidern und Orbita

Die Krankheitsdynamik der EO ist von Patient zu Patient variabel und kaum prognostizierbar. Im Extremfall können eine Vollremission ohne spezifische Therapie oder auch schwere, therapierefraktäre Verläufe mit Amaurose trotz konservativer und chirurgischer Maximaltherapie auftreten. Am häufigsten sind jedoch milde bis mittelschwere Verlaufsformen, die nach einer aktiven Phase, die bis zu zwei Jahren dauern kann, in ein inaktives Stadium mit variablen Residualzuständen münden. Vorrangiges Therapieziel der heute verfügbaren, leider immer noch unselektiven Therapiemodalitäten (Glukokortikoidtherapie, Retrobulbärbestrahlung) ist weniger eine Restitutio ad integrum, sondern vielmehr eine rasche Inaktivierung des floriden, orbitalen Entzündungsprozesses sowie eine Reduzierung unkontrolliert ablaufender fibrogener Effekte. Bei beiden immunmodulatorischen Verfahren muß für Nichtraucher in bis zu 40 % der Behandlungsfälle mit einer ungenügenden Effektivität sowie mit unerwünschten Nebenwirkungen gerechnet werden. Bei Rauchern liegt die Mißerfolgsrate (primäres ungenügendes Ansprechen auf Steroide oder Orbitabestrahlung) bei bis zu 80 % [2, 4].

Basisziele: interdisziplinäres Therapiekonzept, Euthyreose, Nikotinverzicht

Als vordringliche therapeutische Maßnahmen ist bei allen Patienten mit EO eine rasche und dauerhafte Einstellung einer euthyreoten Stoffwechsellage zu gewährleisten, da sich sowohl hyperthyreote als auch hypothyreote Stoffwechsellagen ungünstig auf den Orbitabefund auswirken (Tab. 1). Schon durch die Einstellung einer kontinuierlichen euthyreoten Stoffwechsellage kommt es bei vielen Patienten zu einer Rückbildung oder Konsolidierung des orbitalen Autoimmunprozesses. Wesentliche Voraussetzung für die Einstellung einer euthyreoten Stoffwechselfunktion sind regelmäßige Kontrollen des basalen TSH-Spiegels (zum Ausschluß einer sich abzeichnenden Hypothyreose) und der peripheren Schilddrüsenhormonwerte unter der meist erforderlichen antithyroidalen Medikation. Eine Kombinationstherapie mit einem Thionamid (Carbimazol, Thiamazol) und L-Thyroxin (50-75 µg/d) ist geeignet, die Einstellung einer euthyreoten Stoffwechsellage zu erleichtern und das Risiko hyper- oder hypothyreoter Phasen zu vermeiden. Ob das Auftreten oder der Verlauf einer EO durch die Kombinationstherapie günstig beeinflußt werden, ist bislang allerdings nicht gesichert. Der Nachweis eines signifikanten TRAK kann in unklaren Einzelfällen diagnostisch hilfreich sein. Sehr hohe initiale TRAK-Titer, die im Therapieverlauf nicht wesentlich oder nur passager abfallen, sind mit einem höheren klinischen Aktivitätsgrad und vermutlich auch mit einer ungünstigeren Prognose der EO assoziiert [5, 6]. Entgegen früherer Auffassungen korrelieren die initialen Konzentrationen und der Verlauf der TRAK unter Therapie jedoch nicht eng genug mit der Prognose der EO, um vom Ausfall dieses Parameters differentialtherapeutische Entscheidungen abhängig machen zu können [6].

Patienten mit einer beginnenden oder bereits ausgeprägteren aktiven EO bedürfen der Mitbehandlung durch einen Spezialisten. Ob eine langfristige antithyroidale Behandlung (über 12–18 Monate) begonnen wird oder ob eine chirurgische Thyroidektomie den Vorzug erhält, sollte frühzeitig entschieden werden. Insgesamt ist eine Thyroidektomie bei großem Schilddrüsenvolumen ratsam, wobei die totale Thyroidektomie gegenüber der nahezu totalen Thyroidektomie keine Vorteile bezüglich der EO zu bringen scheint [13]. Mittlerweile existieren Kriterien, die einen unbefriedigenden Therapieerfolg unter konservativ-medikamentöser Behandlung absehen lassen und deshalb ein chirurgisches Vorgehen favorisieren können [7]. Die Durchführung einer (ablativen!) Radioiodtherapie der Schilddrüse bei bereits vorhandener aktiver endokriner Orbitopathie sollte aufgrund der vorhandenen Datenlage nur unter Steroidschutz erfolgen. In Situationen, wo ein definitiver Therapieerfolg durch einmalige ablativ dosierte Radioiodapplikation nicht mit hoher Wahrscheinlichkeit erreicht werden kann, sind Zurückhaltung und andere Therapieoptionen angesagt. Ohne Zweifel liegt die Domäne der Radioiodtherapie beim M. Basedow in der ablativen Behandlung kleinvolumiger Schilddrüsen bei Patienten ohne klinisch relevante, aktive EO [12].

Nikotinkarenz: für Therapieerfolg und Prognose entscheidend

Rauchen stellt einen entscheidenden Risikofaktor für einen ungünstigen Verlauf des M. Basedow und der endokrinen Orbitopathie dar [4, 17]. Die Wahrscheinlichkeit für einen komplizierten Verlauf der EO ist bei Rauchern knapp achtfach erhöht. Darüber hinaus sprechen Raucher auf die Standardtherapieformen (Steroide und/oder Orbitabestrahlung) nur in 15–20 % der Fälle an, bei Nichtrauchern sind die kurzfristigen Erfolge mit 40–60 % zwar sehr viel günstiger, aber ebenfalls unbefriedigend [2, 4, 17]. Der absolute Nikotinverzicht ist damit therapeutisch und prognostisch von größter Bedeutung. Alle Patienten mit M. Basedow und EO sollten ausführlich über diesen Zusammenhang informiert und mit allen im Einzelfall gebotenen Mitteln zur Nikotinkarenz motiviert werden. Der Nikotinverzicht bildet die wichtigste Eigenleistung, die der Patient zum Therapieerfolg beisteuern kann!

Flankierende Therapiemaßnahmen bei gering aktiver endokriner Orbitopathie

Da die EO bei der Mehrzahl der Patienten mit Typ M. Basedow klinisch weitgehend bland verläuft, sind symptomatische Basismaßnahmen wie Lichtschutzgläser, Tränenersatzmittel (tagsüber als Augentropfen, nachts als Augensalbe oder -gel; beide ohne Konservierungsmittel und allergisierende Zusätze!) und Schlafen mit erhöhtem Kopfteil neben einer aufmerksamen Beobachtung des Spontanverlaufs meist ausreichend (Tab. 1). Zusätzliche prophylaktische oder therapeutische Maßnahmen sind bei Patienten mit minimaler oder geringer entzündlicher Aktivität im Bereich der Periorbita und geringen subjektiven Beschwerden in der Regel entbehrlich. Bei jedem Patienten mit aktiver EO sollte gezielt nach dem Nikotinabusus gefragt werden. Höhergradige, progrediente und therapierefraktäre Verlaufsformen der EO finden sich häufiger bei Patienten mit starkem Nikotinabusus, die während des Krankheitsverlaufs ihren Zigarettenkonsum nicht oder nicht entscheidend zu reduzieren vermögen. In allen Stadien der EO sollte daher versucht werden, den Betroffenen diesen ungünstigen Zusammenhang zu verdeutlichen und sie zu einer möglichst weitgehenden Nikotinabstinenz anzuhalten.

Glukokortikoide oder Retrobulbärbestrahlung bei hoher Entzündungaktivität?

Bei ausgeprägter entzündlicher Symptomatik mit Chemosis, konjunktivaler Injektion, Periorbitalödem, beginnender Motilitätsstörung und Beeinträchtigung von Gesamtbefinden und Arbeitsfähigkeit ist die orale Applikation von Glukokortikoiden (Prednisolon 40–60 mg/d, langsame Dosisreduktion über 4–6 Wochen) indiziert, gegebenenfalls in Kombination mit der Retrobulbärbestrahlung [2 ,4, 17] (Tab. 1). Beide Therapieverfahren sind einer gut kontrollierten Studie zufolge bei Patienten mit mäßiggradiger EO gleichwertig. Allerdings ist zu bedenken, dass die zu erwartenden (kurzfristigen) Erfolgsraten bei höchstens 60 % liegen und sich damit kaum vom Spontanverlauf (Besserung in 60 % der Fälle) unterscheiden.

Aufgrund der höheren Patientenakzeptanz und der deutlich geringeren Nebenwirkungsrate wurde bisher im mäßig aktiven Stadium häufig der Retrobulbärbestrahlung der Vorzug gegeben (Kontraindikation: diabetische Retinopathie) [10]. Dabei wird auf den Orbitaapex temporal und zur Vermeidung eines Strahlenkataraktes unter Aussparung der Linsen eine Gesamtdosis von 20 Gy in zehn Fraktionen über zwei Wochen appliziert. Allerdings haben in jüngster Zeit mehrere Studien die Effektivität und Dosierung der Retrobulbärbestrahlung in Frage gestellt [8, 14, sowie Gerling/Freiburg im Rahmen der deutschen ophthalmologischen Multicenter-Studie, zur Publikation eingereicht]. Ihre Wirksamkeit wird deshalb heute von manchen Experten angezweifelt oder relativiert. Eine Indikation zur Retrobulbärbestrahlung besteht nach neuesten Erfahrungen der Amsterdamer EO-Forschergruppe auch nicht bei Patienten mit gering bis mäßig aktiver EO, sodass nach derzeitiger Studienlage am ehesten EO-Patienten mit frisch aufgetretenen Motilitätsstörungen profitieren könnten [14].

Manifestiert sich eine EO mit hochgradiger entzündlicher Aktivität und Komplikationen, kommt zunächst nur die orale oder intravenöse hochdosierte Glukokortikoidtherapie in Betracht (Tab. 1). Die intravenöse Glukokortikoid-Pulstherapie ist zwar aufwendiger, weist jedoch gegenüber der oralen Applikation Vorteile bezüglich Effektivität und Nebenwirkungsrisiko auf [11]. Die Durchführung der intravenösen Pulstherapie ist jedoch bislang hinsichtlich Dosierung, Dauer und Nachbehandlung nicht ausreichend standardisiert. Bei hochaktiver EO favorisieren wir initial die intravenöse Applikation von Glukokortikoiden (z. B. je 1000 mg/d Methylprednisolon über fünf Tage oder eine intravenöse Intervalltherapie, danach orale Weiterbehandlung), gefolgt von einer oralen Immunmodulation mit Glukokortikoiden oder Methotrexat (15 mg/Woche oral oder intramuskulär). Letzteres wirkt unspezifisch immunosuppressiv und mit einer Latenzzeit von bis zu acht Wochen auf die akut entzündliche Komponente des orbitalen Autoimmunprozesses, wobei sich der Therapieerfolg erst nach vier bis sechs Monaten abschließend beurteilen lässt. Die Indikationsstellung und Begleitung der hochdosierten intravenösen Steroid-Pulstherapie und der Methotrexatbehandlung gehören in die Hand des Spezialisten. Im chronischen Stadium der EO, wenn bereits fibrös veränderte externe Augenmuskeln mit eingeschränkter Motilität oder eine chronische Optikusneuropathie vorliegen, zeigen immunmodulatorische Therapieverfahren kaum noch Erfolge. Um so vordringlicher ist es, diese Therapieformen möglichst frühzeitig im Stadium der hohen entzündlichen Aktivität einzusetzen [15] und ihre Effektivität durch Nikotinkarenz zu steigern.

Konservative oder operative Therapie bei therapierefraktärer Situation?

Neben absoluter Nikotinkarenz, engmaschigen Kontrollen und präziser Einstellung einer euthyreotischen Stoffwechsellage sind bei schweren Verlaufsformen einer EO mit hochgradiger entzündlicher Aktivität, massivem Binde- und Fettgewebsprolaps, prominenten Motilitätsstörungen sowie visusbedrohenden Komplikationen (Expositionskeratitis, Optikusneuropathie) aggressivere Behandlungsverfahren indiziert, die zumindest unter teilstationären Bedingungen erfolgen sollten (Tab. 1). Diese zum Teil mit beträchtlichen Nebenwirkungen behafteten Maßnahmen umfassen die hochdosierte intravenöse bzw. orale Stoßtherapie mit Glukokortikoiden (je 1000 mg/d Prednisolon intravenös über fünf Tage, dann orale Fortsetzung mit 40–60 mg/d mit schrittweiser Dosisreduktion um 5–10 mg/Woche bis zu einer Erhaltungsdosis von 10–20 mg/d), die Kombination von Glukokortikoiden mit Methotrexat oder Cyclosporin A und die operative Orbitadekompression. Letztere kommt überwiegend bei Patienten mit komplizierter therapierefraktärer EO und Optikusneuropathie oder progredienter Expositionskeratitis – im Einzelfall auch als Notfalleingriff – zum Zuge und sollte nur von einem in der Orbitachirurgie versierten Spezialisten durchgeführt werden. Bleiben postoperativ ein inkompletter Lidschluß oder eine Expositionskeratopathie bestehen, können zusätzlich supportive Maßnahmen (Uhrglasverband, Tarsorrhaphie) indiziert sein.

Rehabilitation im stabilen Residualstadium

Durch flankierende rehabilitative Maßnahmen, z. B. Prismenverordnungen (Folien, Gläser) bei Doppelbildern lassen sich subjektiv störende Symptome der chronischen EO häufig verbessern, gelegentlich ist eine vorübergehende monokulare Okklusion indiziert (Tab. 1). Operative rehabilitative Eingriffe sind im floriden Stadium der Erkrankung kontraindiziert und erst ratsam, wenn zuvor ein mindestens viermonatiges inaktives Erkrankungsstadium bestand. Motilitätsstörungen der externen Augenmuskeln mit zumeist resultierenden Doppelbildern können im inaktiven Stadium durch operative Augenmuskelkorrekturen verbessert oder beseitigt werden. Bei persistierender Oberlidretraktion können lidverlängernde Operationen (Müllerektomie, Levatoraponeurosenverlängerung mittels Duraimplantat) durchgeführt werden. Im Falle eines störenden periorbitalen Fettgewebsprolaps bzw. bei persistierender Protrusio bulbi werden mit Hilfe der Orbitafettgewebsresektion kosmetisch zufriedenstellende Ergebnisse erreicht. Sämtliche rehabilitative Operationen im Rahmen einer EO sollten nur von erfahrenen Orbitachirurgen an Zentren mit ausreichend hoher Operationsfrequenz durchgeführt werden [2, 4, 17].

Neue Therapieformen: erfolgreich in Einzelfällen

Erfahrungen mit neueren experimentellen Therapieansätzen wie der hochdosierten intravenösen Applikation von Immunglobulinen oder der Behandlung mit langwirksamen Somatostatinanaloga bestehen bislang nur in Form kasuistischer Berichte oder kleinerer, unkontrollierter Serien (Tab. 1). Sie sind daher mit der gebotenen Vorsicht zu bewerten. Ob diese neuen Therapieansätze einen Vorteil gegenüber den etablierten Therapieverfahren bieten, ist derzeit noch offen. Die hochdosierte Immunglobulintherapie bei EO ist einer oralen Glukokortikoidtherapie hinsichtlich der Wirksamkeit nicht überlegen. Die extrem hohen Behandlungskosten und das Risiko unerwünschter Nebenwirkungen (Infektionsrisiko, Hyperviskosität) zwingen zur Restriktion auf Einzelanwendungen in therapierefraktären Fällen bzw. bei Patienten mit schwerer entzündlicher Symptomatik und Kontraindikationen für andere Therapieverfahren. Ähnliches gilt derzeit auch für langwirksame Somatostatinanaloga (z. B. Sandostatin-LAR 30 mg/Monat i. m.) oder Lanreotid, die aufgrund pathophysiologischer und nuklearmedizinischer Aspekte von Interesse sind, deren klinischer Nutzen anhand der wenigen vorliegenden Einzelberichte aber noch nicht beurteilt werden kann. Mit den Ergebnissen der in Newcastle/UK und Marburg/München durchgeführten Plazebo-kontrollierten, randomisierten und prospektiven Studie zu Sandostatin-LAR bei Patienten mit aktiver EO ist 2002 zu rechnen.

Antioxidative Therapie

Pathophysiologisch sinnvoll und experimentell begründbar, jedoch ebenfalls noch ohne gesicherten klinischen Wirksamkeitsnachweis ist die antioxidative und entzündungshemmende Therapie durch eine individuelle oder kombinierte systemische Applikation von Substanzen wie Selen, Nicotinamid, Vitamin E, N-Acetyl-Cystein, Alpha-Liponsäure, Bioflavonoiden, Omega-3-Fettsäuren, Pentoxiphyllin u. a. Insbesondere Raucher könnten von diesem Behandlungsansatz profitieren. Außerdem ist eine prophylaktische Gabe dieser Substanzen bei Patienten mit M. Basedow und hohem Risiko für eine schwere EO (Tab. 1) denkbar, zumal die Behandlung sehr gut verträglich ist und keine wesentlichen Nebenwirkungen aufweist [9]. Mehrere kontrollierte Studien untersuchen derzeit die Wirksamkeit der antioxidativen Therapie bei Patienten mit unterschiedlichen Stadien einer EO. Die bislang publizierten positiven Resultate einiger kleinerer Studien mit Substanzen wie Nicotinamid [3] oder Pentoxiphyllin [1] verliefen positiv, wurden jedoch an kleinen Patientenzahlen und mit einem nicht ausreichend kontrollierten Studiendesign gewonnen.

Einfluss der Therapie des Morbus Basedow auf die endokrine Orbitopathie

Nach wie vor ungeklärt ist die Frage, ob die Therapieform der Basedow-Immunhyperthyreose (Radioiodtherapie oder nahezu vollständige Thyroidektomie) Inzidenz, Grad oder Prognose einer EO relevant beeinflußt. Basierend auf den zum Teil gemeinsamen pathogenetischen Faktoren bei der Entstehung thyroidaler und orbitaler Manifestationen des M. Basedow könnte die längerfristige Freisetzung von Schilddrüsenantigenen durch die protrahiert destruktiv wirkende Radioiodtherapie bzw. durch das kurzfristige operative Gewebstrauma zu einer Verschlechterung des orbitalen Immunprozesses führen. Um wiederholte Radioiodtherapien und die damit verbundene repetitive Antigenfreisetzung zu vermeiden, sollte eine Radioiodtherapie zur Behandlung der Basedow-Hyperthyreose bereits initial in ablativer Dosierung erfolgen, was nur bei kleineren Schilddrüsenvolumina sicher möglich ist. Liegen Risikofaktoren für die Ent-

Tabelle 2: Risikofaktoren für das Auftreten einer schweren endokrinen Orbitopathie

- Nikotinkonsum
- ausgeprägte oder rezidivierende Hyperthyreose (fT3!)
- Hypothyreose
- vorbestehende EO
- großes Schilddrüsenvolumen (> 50 ml)
- hoher TSH-Rezeptor-Antikörpertiter
- wiederholte Radioiodtherapien
- CTLA-4-A/G-Polymorphismus (?)
- ungünstige anatomische Konfiguration der Orbita

stehung einer schweren EO vor (Tab. 2), sollte primär keine Radioiodtherapie erfolgen, oder diese unter passagerem Glukokortikoidschutz (20–30 mg Prednisolon über 4–6 Wochen) durchgeführt werden. Da bereits eine vorübergehende iatrogene Hypothyreose einen wesentlichen aggravierenden Faktor der EO darstellt, sollte der absehbaren Entwicklung einer Hypothyreose nach ablativer Radioiodtherapie (50–75 µg L-Thyroxin) oder nahezu totaler Thyroidektomie durch frühzeitige Substitution mit Schilddrüsenhormon (100–125 µg L-Thyroxin) vorgebeugt werden. Bei Patienten mit Basedow-Immunhyperthyreose, die keine derartigen Risikokonstellationen und ein kleines Schilddrüsenvolumen aufweisen, bleibt die Radioiodtherapie unverändert eine effektive, sichere und risikoarme Therapiemaßnahme.

Literatur

[1] Balazs, C., E. Kiss, A. Vamos et al.: Beneficial effect of pentoxifylline on thyroid associated ophthalmopathy (TAO): a pilot study. J. Clin. Endocrinol. Metab. 82 (1997) 1999–2002.

[2] Bartalena, L., A. Pinchera, C. Marcocci: Management of Graves‘ ophthalmopathy: reality and perspectives. Endocr. Rev. 21 (2000) 168–199.

[3] Bouzas, E. A., P. Karadimas, G. Mastorakos et al.: Antioxidant agents in the treatment of Graves' ophthalmopathy. Am. J. Ophthalmol. 129 (2000) 618–622.

[4] Burch, H. B., L. Wartofsky: Graves‘ ophthalmopathy: current concepts regarding pathogenesis and management. Endocr. Rev. 14 (1995) 747–793.

[5] Gerding, M. N., M. F. Prummel, W. M. Wiersinga: Assessment of disease activity in Graves' ophthalmopathy by orbital ultrasonography and clinical parameters. Clin. Endocrinol. 52 (2000) 641–646.

[6] Gerding, M. N., J. W. van der Meer, M. Broenink et al.: Association of thyrotropin receptor antibodies with the clinical features of Graves‘ ophthalmopathy. Clin. Endocrinol. 52 (2000) 267–271.

[7] Glinoer, D., P. de Nayer, M. Bex: Effects of L-thyroxine administration, TSH-receptor antibodies and smoking on the risk of recurrence of Graves‘ hyperthyroidism treated with antithyroid drugs: a double-blind prospective randomized study. Eur. J. Endocrinol. 144 (2001) 475–483.

[8] Gorman, C. A., J. A. Garrity, V. Fatourechi et al.: A prospective, randomized, double-blind, placebo-controlled study of orbital radiotherapy for Graves‘ ophthalmopathy. Ophthalmology 108 (2001) 1523–1534.

[9] Guerra, L. N., S. Moiguer, M. Karner et al.: Antioxidants in the treatment of Graves' disease. IUBMB Life 51 (2001) 105–109.

[10] Kalmann, R., M. P. Mourits: Diabetes mellitus: a risk factor in patients with Graves' orbitopathy. Br. J. Ophthalmol. 83 (1999) 463–465.

[11] Marcocci, C., L. Bartalena, M. L. Tanda et al.: Comparison of the effectiveness and tolerability of intravenous or oral glucocorticoids associated with orbital radiotherapy in the management of severe Graves‘ ophthalmopathy: results of a prospective, single-blind, randomized study. J. Clin. Endocrinol. Metab. 86 (2001) 3562–3567.

[12] Marcocci, C., L. Bartalena, M. L. Tanda et al.: Graves' ophthlamopathy and 131I therapy. Q. J. Nucl. Med. 43 (1999) 307–312.

[13] Marcocci, C., G. Bruno-Bossio, L. Manetti et al.: The course of Graves' ophthalmopathy is not influenced by near total thyroidectomy: a case-control study. Clin. Endocrinol. 51 (1999) 503–508.

[14] Mourits, M. P., M. L. van Kempen-Harteveld, M. B. Garcia et al.: Radiotherapy for Graves' orbitopathy: randomised placebo-controlled study. Lancet 355 (2000) 1505–1509.

[15] Prummel, M. P., M. N. Gerding, F. W. Zonneveld et al.: The usefulness of quantitative orbital magnetic resonance imaging in Graves' ophthalmopathy. Clin. Endocrinol. 54 (2001) 205–209.

[16] Terwee, C. B., F. W. Dekker, M. P. Mourits et al.: Interpretation and validity of changes in scores on the Graves‘ ophthalmopathy quality of life questionnaire (GO-QOL) after different treatments. Clin Endocrinol 54 (2001) 391–398.
[17] Wiersinga, W. M., M. F. Prummel: An evidence-based approach to the treatment of Graves‘ ophthalmopathy. Endocrinol. Metab. Clin. North Am. 29 (2000) 297–319.
[18] Wiersinga, W. M., M. F. Prummel: Pathogenesis of Graves‘ ophthalmopathy – current understanding. J. Clin. Endocrinol. Metab. 86 (2001) 501–503.

Diskussion

Frilling:
Ich danke Herrn Heufelder für die sehr kritische Darstellung der alten Ergebnisse, wenn man so sagen darf, und für den Ausblick in die Zukunft mit doch sehr vielen neuen therapeutischen Möglichkeiten. Zunächst mal eine Frage: Sie würden die Patienten nach wie vor initial mit Kortikosteroiden behandeln. Wann würden Sie denn die Behandlung beenden bzw. zusätzliche Therapiemaßnahmen hinzuziehen?

Heufelder:
Die interessanteste Frage ist im Moment: Behandele ich einen Patienten, wenn er eine aktive progrediente endokrine Orbitopathie hat, oral oder intravenös mit Steroiden? Ich bevorzuge die intravenöse Therapie, weil sie weniger belastend ist und weil die Ansprechraten etwas höher liegen. Es gibt ein paar Fälle, bei denen die Therapie zu Komplikationen geführt hat, aber nur bei einem ganz kleinen Prozentsatz der Patienten. Dann behandele ich die Patienten in einer oralen Therapieform weiter, und nach etwa drei Monaten beende ich die Therapie. Ich reduziere die Glukokortikoid-Therapie rasch auf 20 mg/d und dann in kleinen Schritten weiter, um langsam auszuschleichen. Den zweiten Punkt - aber den kann ich nicht allgemein empfehlen: Wir kombinieren mittlerweile frühzeitig mit Methotrexat. Aber das läuft unter Studienbedingungen, das ist keine allgemeine Empfehlung.

Grußendorf:
Ein Kriterium Deiner Hochrisikopatienten ist die große Struma, und Du würdest die nicht gleich operieren lassen, wenn sie euthyreot ist?

Heufelder:
Also generell operieren wir alle Patienten, die eine große Struma haben, wenn ich zu entscheiden hätte, würde ich das so machen. Ich sehe nur oft Patienten, die eben schon lange eine endokrine Orbitopathie haben und nicht operiert wurden. Es wäre ein ganz wichtiger Punkt, dass man eher operiert, obwohl die Datenlage nicht so ganz klar ist in der Literatur.

Hörmann:
Gab es einen Hinweis dafür, dass eine Scheinbestrahlung wirkungsvoll im Sinne eines Placebo-Effekts war? Gab es Hinweise für eine Wirkung am unbestrahlten Auge bei Bestrahlung des anderen Auges? Ob man einen Scheineffekt, einen reinen Placeboeffekt von der verum-Wirkung abtrennen kann?

Heufelder:
Es wurden sehr genaue dosimetrische Untersuchungen angestellt, wieviel noch auf die andere Augenhöhle rüberkommen kann. Und man hat festgestellt, dass ein ganz kleiner Effekt nachweisbar sein kann, der aber nach allem, was man berechnet, nicht relevant ist. Das ist ein Kritikpunkt an der Studie. Und der zweite Kritikpunkt ist, dass sie bei einem Teil der Patienten relativ zeitnahe zum Beginn der Bestrahlung noch eine Glukokortikoid-Therapie zugelassen hatten. Aber die haben den Effekt aufgrund von Subgruppen-Analysen letztlich rausgerechnet und können keinen Effekt der Bestrahlung selber sehen.

Hörmann:
Danke, denn der Fisch soll ja noch eine e.O. kriegen!

Heufelder:
Der Fisch noch eine e.O., das wär‘ schön!

Rachel:
Welche Antioxidantien verwenden Sie zur Therapie der endokrinen Orbitopathie? Es ist ja eine Therapie, die, wenn Sie nichts nützt, wenigstens nicht schadet und vom Patienten selbst bezahlt wird. Was nehmen Sie denn da? Vitamin A, E, C, Selen – was und wieviel?

Heufelder:
Das ist im Moment völlig unklar. Ich möchte folgendes sagen: Man sollte eine Therapie nicht machen, nur weil sie nicht schadet oder weil sie kostenneutral läuft. Kenner von Antioxidantien sagen, der Ansatz ist an und für sich sinnvoll. Aber die Frage der Antioxidantien bei der EO muss in kontrollierten Studien beantwortet werden.

Hehrmann:
Herr Heufelder, noch eine Frage zur Dosierung der Steroide. Zwischen der Grammdosierung intravenös und der oralen Therapie mit 50–60 mg liegen ja nun Welten. Welche Studie belegt wirklich, dass Grammdosen von Kortison besser sind als die orale Therapie? Wir wissen, dass die Fachgesellschaft der Neurologen inzwischen offiziell als Standard diese Grammdosen empfiehlt. Können Sie dazu noch einmal Stellung nehmen?

Heufelder:
Es gibt schon Studien, die oral versus intravenös verglichen und gezeigt haben, dass die intravenöse Therapie bessere Erfolge bringt. Es gibt eine finnische Studie und italienische Untersuchungen. Wir waren an einer beteiligt, wo sich das schon gezeigt hat. Die Frage ist nur, wie diese Therapie dosiert wird. Es gibt Therapeuten, die arbeiten mit 500 mg, mit 250 mg, mit einem Gramm. Zumindest der Ansatz, dass man initial hoch dosiert eine Pulstherapie macht, ist interessant bezüglich der Inaktivierung der Erkrankung. Aber für diese Therapie kommt nur ein relativ kleiner Prozentsatz der Patienten in Frage, eben die Patienten mit einer wirklich schweren, hochaktiven endokrinen Orbitopathie.

Köhrle:
Betreffend der „Empfehlung", hochdosierte Antioxidantienmixturen in der Frühphase aktiver endokriner Orbitopathie einzusetzen, möchte ich dringend davor warnen, ohne solide experimentelle (in vitro, z. B. Brüsseler „Basedow"-Maus-Modell) und evidence-based klinische Basis diesen Versuch zu propagieren (z. B. auf der website), da für den geplanten Einsatz dieses Protokolls bei Rauchern die bekannten publizierten Ergebnisse berücksichtigt werden sollten, dass z. B. β-Karotin (auch hochdosierte Antioxidantien) zu einer Zunahme von Lungenkrebs bei Rauchern geführt haben, was jeder Ethikkommission zu denken geben sollte, die dieses Protokoll evaluiert.

Heufelder:
Ich denke, wir lassen es so stehen, denn ich kann nichts anderes dazu sagen, als dass es keine Daten gibt. Ich kenne jetzt nur die Daten zum Betakarotin, die da halt Probleme gemacht haben. Ich weiß nicht, ob allgemein die Antioxidantien im Verdacht sind, tumorfördernde Wirkungen zu haben, die Daten kenne ich nicht. Aber es gibt keine Evidenz im Moment, dass irgendeine antioxidative Kombination zu empfehlen ist.

Kahaly:
Es ist richtig, dass Du so kritisch die Situation dargestellt hast, das ist völlig richtig, und ich würde auch dazu stehen. Es ist aber auch wichtig zu sagen, dass die Strahlentherapie die Fibroblasteneigenschaft ändert, d. h. die Fibroblasten sind nicht mehr in der Lage, Glykosaminoglykane zu produzieren. Die Glykosaminoglykane spielen eine wichtige Rolle für das Ödem und für die Proptosis. Sie produzieren vielmehr Fibronektin und führen zu einer vorzeitigen Fibrosierung. Wenn Du Kortison mit der Strahlentherapie verabreichst, hast Du bessere Ergebnisse als mit Strahlentherapie allein. Das ist wissenschaftlich bewiesen im Rahmen von kontrollierten, prospektiven Studien sowohl aus Pisa als auch aus anderen Städten der Welt, wie Amsterdam. Mit 10 Gy/8 Gy kannst Du nichts verkehrt machen und hast in 50 % der Fälle eine Antwortrate. Reagieren die Patienten nicht, so ist natürlich auch, was wir seit Jahren empfehlen, die operative Dekompression möglich.

Heufelder:
Also ich gehe völlig d'accord, nur das Problem daran ist, so lieb und gerne wir die sehr niedrig dosierte Bestrahlungstherapie hätten, es gibt bis jetzt keine klaren Daten, dass sie überlegen ist. Ich wollte darauf hinweisen, dass die Niedrigdosis vielleicht der günstigere Weg ist, und der muss im Moment untersucht werden. Da sind ja viele Kliniken im Moment auch dran, die Niedrigdosis auszuprobieren, und dann, denke ich, ist die Frage eben neu zu stellen: Können wir die Bestrahlung im Therapiekonzept halten? Meine Empfehlung: Initiale Steroidtherapie vielleicht kombiniert, wenn die Daten es zeigen, mit einer über einen längeren Zeitraum niedrigdosiert, wie Ihr es ja auch praktiziert, durchgeführten Bestrahlungstherapie, das wäre im Moment ein vernünftiger Ansatz.

Ist die totale Thyroidektomie heute schon der Regeleingriff beim Morbus Basedow?

P. E. Goretzki, B. Lammers, C. Dotzenrath, J. Witte

Einführung

Beim Morbus Basedow handelt es sich nach heutigem Verständnis um eine Autoimmunerkrankung, die durch Bildung von spezifischen Antikörpern, wie z. B. Antikörpern gegen den TSH-Rezeptor, hervorgerufen wird [1–4]. Mit der operativen Therapie wird damit nur das Erfolgsorgan Schilddrüse behandelt, ohne einen Anspruch auf Heilung der Grundkrankheit erheben zu können. Da langfristig rezidivierende Hyperthyreosen wie auch eine Destruktion der Schilddrüse durch zytotoxische Antikörper mit nachfolgender Hypothyreose als Spontanverlauf des M. Basedow bekannt sind [2, 3], ist vor einer definitiven Therapie generell ein konservativer Versuch mit Thyreostatika gerechtfertigt. Auch für Symptome wie die endokrine Orbitopathie, das prätibiale Myxödem und die Akrozyanose gilt, dass sie spontan ausheilen können oder aber zunehmend Beschwerden bereiten können [1, 5–7]. So wird die Aktivität einzelner Symptome des M. Basedow nur teilweise von einer durchgeführten Therapie, wie zum Beispiel der medikamentösen oder operativen Therapie, bestimmt, und gibt überdies den therapieunabhängigen Spontanverlauf der Erkrankung wieder.

Definitive Hyperthyreosetherapien – Radioiodtherapie und Chirurgie

Die Radioiodbehandlung wird besonders in den USA zunehmend als Primärtherapie des M. Basedow verwendet, da sie dort ambulant vorgenommen werden kann, wie auch die operative Resektion der Schilddrüse in den USA teilweise ambulant und in der Mehrzahl als Tageschirurgie durchgeführt wird. In Deutschland kann zur Zeit mit einem Aufenthalt von etwa fünf Tagen bei Radioiodtherapie und im Durchschnitt sieben Tagen bei Operation gerechnet werden. Mit Lockerung der Radioiodbestimmungen und Verkürzung der Liegezeiten in der Chirurgie wird jedoch auch bei uns in Zukunft eine Krankenhausaufenthaltsdauer von zwei bis drei Tagen in der Therapie von Patienten mit M. Basedow zu erwarten sein [8]. Generell wird Patienten nach dem zwanzigsten Lebensjahr mit Strumen unter 60 ml und keinen weiteren Problemen primär die Radioiodtherapie angeboten [4, 13–15], während die Operation sich besonders bei Patienten mit großen Strumen, zusätzlichen Knoten, Verdacht auf Malignität und vielleicht für Patienten mit ausgeprägter endokriner Orbitopathie als zu bevorzugende Alternative erwiesen hat [12, 16, 17], siehe Tabelle 1. Berichte über Schilddrüsenmalignome in Basedow-Strumen ließen besonders in den achtziger Jahren den Verdacht auf die sekundäre Entwicklung von Schilddrüsenkarzinomen durch chronische Stimulation von primär vorhandenen differenzierten Schilddrüsenkarzinomen durch die spezifischen Antikörper (TSI) aufkommen [18]. Diese Hypothese konnte jedoch durch retrospektive und prospektive Analysen von verschiedensten Autoren widerlegt werden, so dass wir heute davon ausgehen, dass der M. Basedow keine unterstützenden Effekte auf die Entwicklung und Propagation differenzierter Schilddrüsenkarzinome hat [19–21]. Zusätzlich muss die Prävalenz von im Durchschnitt 1–3 % differenzierten Schilddrüsenkarzinomen in resezierten Strumen bei Patienten mit M. Basedow insofern relativiert werden, als dies der Zahl zu erwartender Karzinome bei Strumen auch ohne immunologische Grundkrankheit entspricht und es sich bei den Karzinomen meist um kleine Tumoren mit weniger als 1 cm Durchmesser handelte [19]. Die Indikationen zur Operation werden somit von dem Hyperthyreoserezidiv nach Absetzen der Thyreostatikatherapie, einer ausgeprägten endokrinen Orbitopathie, einer großen Struma mit Verdrängungserscheinungen, der Medikamentenunverträglichkeit und dem persönlichen Wunsch der Patienten zu dieser Therapie bestimmt, siehe Tabelle 2.

Tabelle 1: Differential-Indikation: Argumente in der Therapie des Morbus Basedow

	Antithyroidale Medikation	Radio-Iod-Therapie	Chirurgie
Strumagröße	klein	bis 50 ml	groß
Alter des Patienten	unabhängig	>14.–16. Lebensjahr	unabhängig > vor Pubertät
Spez. Indikation	Schwangerschaft	Rezidiv nach OP	schwere Hyperthyreose verdächtige Knoten
Kontraindikationen	allergische Reaktion	Schwangerschaft Alter < 5 Jahre	kardiopulmonale Insuffizienz

Tabelle 2: Indikationen zur operativen Therapie des Morbus Basedow.
Heinrich-Heine-Universität Düsseldorf 1986–1999, n = 745 Patienten

Indikation zur Operation bei 745 konsekutiven Patienten	
Hyperthyreoserezidiv unter/nach medikamentöser Therapie	56,8%
Verschlechterung oder Auftreten einer endokrinen Orbitopathie	20,1%
Struma-Größe (Median 92 ml)	9,3%
Medikamentenunverträglichkeit	4,3%
andere (Karzinomverdacht, Kinderwunsch etc.)	9,5%

Präoperative Vorbereitung

Vor Durchführung einer definitiven Therapie (Radioiod und Chirurgie) sollten die Patienten mit antithyroidalen Substanzen vorbehandelt werden und eine stabile Euthyreose erreicht haben. In Europa hat sich die Medikation mit Thiamazol bzw. Methimazol bewährt, während in den USA vermehrt Propylthiourazil verwendet wird [13]. Die früher bevorzugte Vorbereitung der Patienten mit hochdosierten Iodgaben (Plummerung) vor Operation der Schilddrüse hat fast nur noch historische Bedeutung. So können auch Notoperationen bei Patienten mit M. Basedow wegen thyreotoxischer Krise als extreme Rarität angesehen werden. Nach eigener Erfahrung war dies nur in zwei Fällen während der letzten zwölf Jahre notwendig. Alle übrigen, meist jüngere Patienten mit schwerer Hyperthyreose konnten primär konservativ behandelt werden und in später stabilem Allgemeinzustand operiert oder mit Radioiod therapiert werden.

Totale Thyroidektomie – Regeleingriff beim M. Basedow?

Die chirurgische Therapie des M. Basedow kann durch subtotale (sTX) oder totale Entfernung der Schilddrüse (TX) die Hyperthyreose-Persistenz und ein Hyperthyreose-Rezidiv fast vollständig verhindern. Dabei wird die nachfolgende Hypothyreose fast zwangsläufig in Kauf genommen [12, 22, 23]. Dies ist das zur Zeit akzeptierte operative Vorgehen, da Restschilddrüsengewebe von mehr als 4 g zu hohen Rezidivhyperthyreoseraten führen, siehe Abbildung 1. Außerdem liegen uns keinerlei biologische Parameter vor, die eine spezifische Einschätzung des Rezidivrisikos für den einzelnen Patienten zulassen würden, z. B. Höhe der antithyroidalen Antikörper vor Operation, Alter der Patienten, Größe der Struma im Verhältnis zur Höhe der Schilddrüsenhormone im Blut usw. [24, 25].

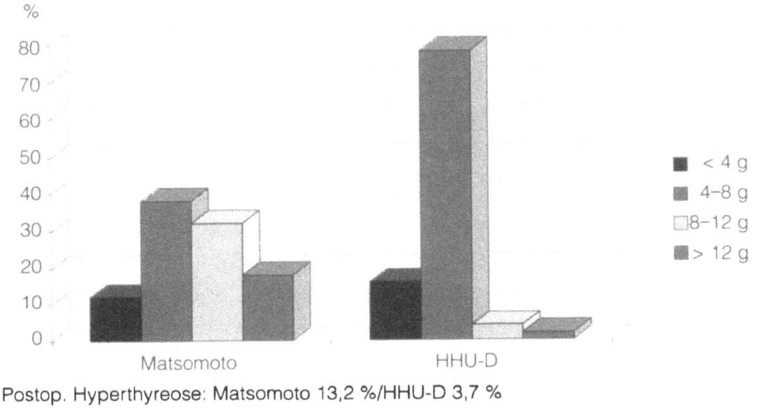

Abb. 1: Thyroidektomie: Regeleingriff beim M. Basedow? Restgrößenverteilung und postop. Hyperthyreose

Die Notwendigkeit der radikalen Schilddrüsenresektion des oft sehr gut durchbluteten Gewebes verlangt Erfahrung in der Schilddrüsenchirurgie, und ein entsprechend vorsichtiges operatives Vorgehen, um hohe Morbiditätsraten zu vermeiden. Das Darstellen der Nervi recurrentes mit gegebenenfalls Prüfung der Funktion mittels Neurostimulator und besonders auch die Schonung der Epithelkörperchen kann die spezifischen Gefahren der Operation heute gering halten [16, 26–29], siehe Tabelle 3. Unter dieser Fragestellung haben Studien den Vorteil der Hemithyroidektomie mit kontralateral größerem Schilddrüsenrest von bis zu 4 ml gegenüber der früher durchgeführten beidseitig subtotalen Resektion bewiesen [29]. Diese Vorgehensweise stellt somit immer dann die Standardoperation des M. Basedow dar, wenn auf eine totale Thyroidektomie als Regeleingriff verzichtet wird [16, 29]. In diesem Zusammenhang ist darauf hinzuweisen, dass durchblutungsgestörte Nebenschilddrüsen sofort exstirpiert, zerkleinert und in eine Muskeltasche des M. sternokleidomastoideus autotransplantiert werden sollten. Weitere Komplikationen wie Paresen des Nervus phrenicus, Nachblutungen, Abszesse und Sepsis sind in der Chirurgie des M. Basedow inzwischen sehr selten geworden, wenn sie früher auch zu den Hauptproblemen dieser Operation zählten.

Tabelle 3: Postoperative Komplikationen (gesamt 80–90 % sTX)

Autor/Jahr	Pat. (n)	postoperative Komplikation (%)	
		perm. NLRP	perm. Hypopara.
Menegaux 1993	215	0	1,9 %
Sugino 1995	28	1,1 %	0,4 %
Böttger 1997	73	1,4 %	1,4 %
Möbius 1998	99	2,0 %	4,0 %
HHU-D	150	1,3 %	3,0%
Gesamt	1265	0–2,0 %	0,4–4,0 %

Spezifische Differentialindikation der operativen Therapie des M. Basedow gegenüber der Radioiodtherapie

Generell stellt die antithyroidale medikamentöse Behandlung die Primärtherapie des M. Basedow dar. Ausnahmen sind besonders bei Kindern und Jugendlichen gegeben, die oft instabile Stoffwechselverhältnisse aufweisen und dadurch häufige Fehlzeiten in der Schule zu beklagen haben, wie auch bei Patienten, die allergische Reaktionen während der medikamentösen Therapie entwickeln. Letzteres tritt in den meisten Fällen innerhalb der ersten 3–4 Monate auf und kann danach als absolute Rarität angesehen werden. Kommt es frühzeitig zu einem Rezidiv oder einer Persistenz der Erkrankung nach Absetzen der medikamentösen Therapie, ist bei Patienten mit kleinen Strumen unter 50 ml und einem diffusen Echomuster der Schilddrüse primär die Radioiodtherapie indiziert, die bei diesen Patienten die Hyperthyreose effektiv und risikolos behandelt, zu einer Verkleinerung der Struma auf etwa die Hälfte des Ausgangswerts führt und kostengünstiger als die operative Therapie ist [8, 14, 15]. Dagegen ist die Indikation zur Operation bei allen Patienten vor dem 14. bis 16. Lebensjahr, allen Patienten mit einem Struma-Volumen von über 60 ml und Patienten mit verdächtigen Knoten gegeben [11, 12, 16, 17, 23]. In letzteren Fällen ist die chirurgische Therapie im Vergleich mit der Radioiodbehandlung sogar kostengünstiger [8].

Für die Entscheidung zur Operation gegenüber einer möglichen Radioiodtherapie spricht zudem die sofortige postoperative Eu- bzw. Hypopthyreose, die bei Verwendung einer Radioiodbehandlung erst nach Wochen bis Monaten erreicht wird, sowie die häufig nachweisbare subjektive Verbesserung von Symptomen der endokrinen Orbitopathie (Augenbrennen, Rötung der Augen).

Totale Thyroidektomie und endokrine Orbitopathie

Die totale Thyroidektomie zeigt gegenüber der subtotalen Schilddrüsenresektion den theoretischen Vorteil, dass alles antigen wirkende thyroidale Material entfernt wird, und somit eine positive Beeinflussung einer gleichzeitig vorhandenen endokrinen Orbitopathie zu erwarten ist. In der eigenen Klinik hat jedoch die totale Thyroidektomie in der Therapie des M. Basedow eine vermehrte Hypoparathyroidismusrate zur Folge gehabt (höher auch als bei Thyroidektomie aufgrund eines differenzierten Schilddrüsenkarzinoms), ohne die Hoffnung auf nachhaltigere Beeinflussung einer gleichzeitig vorhandenen endokrinen Orbitopathie im Vergleich zur subtotalen Schilddrüsenresektion erfüllen zu können, siehe Abbildung 2. Dies entspricht auch den Erfahrungen anderer Autoren, die bisher noch keine entscheidenden Vorteile der totalen Thyroidektomie gegenüber einer subtotalen Schilddrüsenresektion nachweisen konnten [27, 31–34].

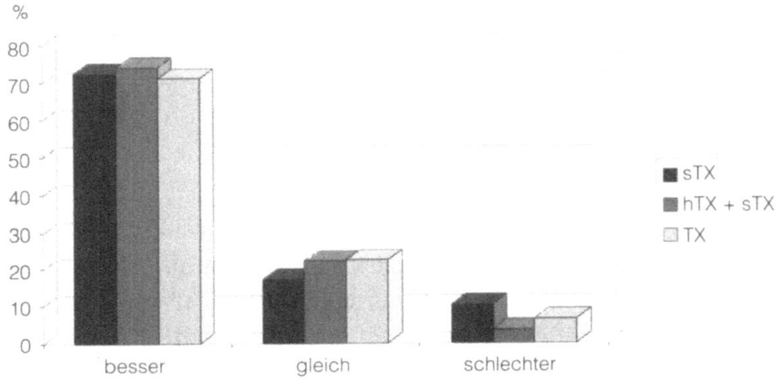

Abb. 2: Totale Thyroidektomie: Regeleingriff beim M. Basedow? Einfluss der Operationsart auf die EO (6 Mon.)

Insgesamt ist auch bei Zurücklassen von bis zu 4 ml Restgewebe in etwa zwei Drittel der Fälle nach Operation der Schilddrüse mit einer Verbesserung zumindest der subjektiven Beschwerden einer endokrinen Orbitopathie zu rechnen, siehe Tabellen 4 und 5.

Tabelle 4: Verlauf der endokrinen Orbitopathie nach Schilddrüsenresektion

Autor/Jahr	n	besser		gleich		schlechter	
Catz et al., 1985	88	76	(86%)	12	(14%)	0	(0%)
Grußendorf et al., 1988	30	16	(53%)	10	(33%)	4	(14%)
Frilling et al., 1990	78	50	(64%)	22	(28%)	6	(8%)
Tallstedt et al., 1992	27	0	(0%)	23	(84%)	4	(16%)
Witte et al., 1997	78	55	(71%)	20	(25%)	3	(4%)
Gesamt	301	197	(65%)	87	(29%)	17	(6%)

Tabelle 5: Endokrine Orbitopathie postop (n/%)

Autor/Jahr	Pat. (n)	Endokrine Orbitopathie postop. (n/%) besser		gleich		schlechter	
Catz 1965	88	76	(86)	12	(14)	0	(-)
Grußendorf 1988	30	16	(53)	10	(33)	4	(14)
Frilling 1990	78	50	(64)	22	(28)	6	(8)
Tallstedt 1992	27	0	(-)	23	(84)	4	(16)
Witte 1997	78	55	(71)	20	(25)	3	(4)
Gesamt	301	197	(65)	87	(29)	17	(6)

Dies gilt nicht in gleicher Weise für die Radioiodtherapie [32]. Bei der Radioiodtherapie ist eine Verbesserung der endokrinen Orbitopathie nur nachweisbar, wenn zusätzlich längerfristig Cortison gegeben wird. Die Cortison-Stoß-Therapie (direkt vor Operation bis zehn Tage nach der Operation) als perioperative Behandlung ist dagegen die Ausnahme und wird von uns nur bei der Behandlung von Patienten mit extrem ausgeprägter, „aktiver" endokriner Orbitopathie im Rahmen eines M. Basedow in Zusammenarbeit mit Endokrinologen und Ophthalmologen verwendet.

Nachbehandlung nach Operation bei M. Basedow

Eine vorübergehende postoperative Hypokalzämie mit Kalzium- und/oder Vitamin-D-Bedürftigkeit ist selbst bei optimaler chirurgischer Therapie in bis zu 20 % der Fälle möglich. Ob es sich dabei zum Teil um Veränderungen der Stoffwechselaktivität des Knochens, und nicht primär um einen klassischen postoperativen Hypoparathyroidismus im Sinne einer Schädigung und Unterfunktion der Nebenschilddrüsen handelt, ist zur Zeit noch offen [28, 30], siehe Abbildung 3. Die großzügige Kalzium- und/oder Vitamin-D-Gabe früh postoperativ ist aber sinnvoll und kann klinische Hypokalzämie-

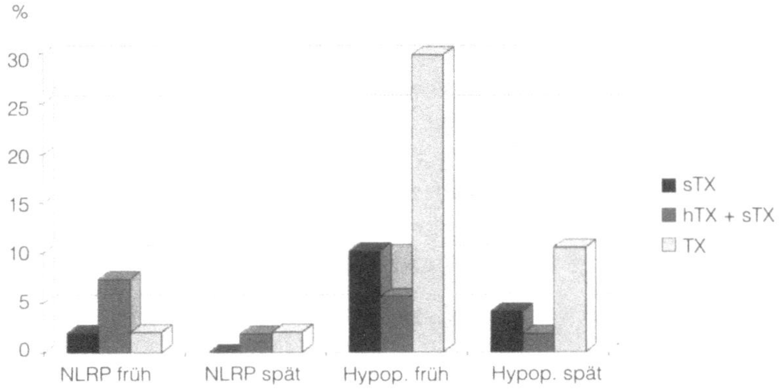

sTX = bds. subtotale Thyreoidektomie
hTX + sTX = hemi + subtotale Thyreoidektomie
TX = totale Thyreoidektomie

NLRP = nervus laryngeus recurrens paralyse
Hypop. = Hypoparathyroid

Abb. 3: Totale Thyroidektomie: Operationsvorgehen und Komplikationshäufigkeit

Symptome direkt koupieren. Dauerhafte Hypokalzämien sprechen dagegen für eine Schädigung der Epithelkörperchen durch die Operation und müssen bei strenger Laborkontrolle langfristig mit Kalzium- und Vitamin-D-Präparaten substituiert werden, um nachfolgende Schäden der Hypokalzämie, wie z. B. die Entwicklung eines Kataraktes, zu verhindern.

Sollte in Einzelfällen eine Schädigung der Stimmbandbeweglichkeit postoperativ zu beklagen sein, ist die frühzeitig einsetzende logopädische Therapie zu empfehlen, auch wenn sich bei Erhalt der Nervenkontinuität nach eigener Erfahrung die Funktion in acht von zehn Fällen wieder vollständig erholt [17, 29].

Nach Entfernung der gesamten Schilddrüse - aber auch nach subtotaler Schilddrüsenresektion mit Resten von bis zu 4 ml – sollte eine Thyroxinsubstitution so bald wie möglich erfolgen. Als technisch am einfachsten hat sich die primäre Therapie mit 75–150 µg/d L-T4 erwiesen, die nach Erhalt der Histologie (Ausschluss eines Karzinoms) begonnen wird. Im weiteren Verlauf kann die Feineinstellung der notwendigen Substitutionsmenge L-T4 etwa vier bis sechs Wochen nach der Operation durch den nachbehandelnden Endokrinologen erfolgen [12].

So ist die postoperative klinische Hypothyreose auf alle Fälle zu vermeiden, um die Verschlechterung einer gleichzeitig vorhandenen endokrinen Orbitopathie verhindern zu können.

Zusammenfassung

Die chirurgische Therapie des M. Basedow ist als definitive Therapie nach der medikamentösen Behandlung alternativ zur Radioiodtherapie weiterhin bei jüngeren Patienten, bei großer nodöser Struma und bei Strumen mit kalten Knoten indiziert. Im Vergleich verschiedener Resektionsverfahren hat die totale Thyroidektomie den Vorteil, dass eine Hyperthyreosepersistenz oder ein Hyperthyreoserezidiv sicher ausgeschlossen ist, sonst aber hat die totale Thyroidektomie gegenüber subtotalen Resektionsverfahren nach unserer eigenen Erfahrung und der in der vorhandenen Literatur dargelegten keinen eindeutigen Vorteil. Die postoperative frühzeitige und ausreichende Thyroxinsubstitution ist besonders bei Patienten mit endokriner Orbitopathie zu beachten, wie auch die möglicherweise notwendige Kalzium- und/oder Vitamin D-Substitution frühzeitig begonnen werden sollte.

Literatur

[1] Auf'mkolk, M., R. Lagasse, D. Glinoer et al.: Diagnostik und Therapie der Basedow Hyperthyreose. Ergebnis der bundesdeutschen Umfrage 1987. Med. Klinik 83 (1988) 590–595.

[2] Derwahl, M., H. Schatz, B. Bolle et al.: Measurement of stimulating TSH receptor antibodies in sera of patients with Graves`disease by a recombinant TSH receptor bioassay. Exp. Clin. Endocrinol. 100 (1992) 72–79.

[3] Lucas, A., I. Salinas, F. Rius et al.: Medical therapy of Graves`disease: does thyroxine prevent recurrence of hyperthyroidism? J. Clin. Endocrinol. Metab. 82 (1997) 2410–2413.

[4] Mann, K., W. Becker, H. Dralle et al.: Diagnostik und Therapie von Schilddrüsenerkrankungen. Internist 38 (1997) 272–280.

[5] Bartalena, L., C. Marcocci, F. Bogazzi et al.: Relation between therapy for hyperthyroidism and the course of Graves`ophthalmopathy. N. Engl. J. Med. 338 (1998) 73–78.

[6] Förster, G., G. Kahaly: Endocrine Orbitopathie 1998. Med. Klinik 93 (1998) 365.

[7] Törring, O, L. Tallstedt, G. Wallin et al.: Graves`hyperthyroidism: treatment with antithyroid drugs, surgery, or radioiodine – a prospective randomized study. J. Clin. Endocrinol. Metab. 81 (1996) 2986–2993.

[8] Dietlein, M., L. Geckle, T. Overbeck et al.: Kostenminimierungsstudie zur definitiven Therapie der Hyperthyreose: Vergleich zwischen Strumaresektion und Radiojodtherapie. Nuklearmedizin 36 (1997) 150–156.

[9] Patwardhan, N. A., M. Moront, S. Rao et al.: Surgery still has a role in Graves' hyperthyroidism. 114 (1993) 1108–1113.

[10] Perrild, H., L. Lavard, B. Brock-Jacobsen: Clinical aspects and treatment of juvenile Graves`disease. Exp. Clin. Endocrinol. Diabetes 105 (Suppl) (1997) 55–57.

[11] Witte, J., P. E. Goretzki, H. D. Röher: Surgery for Graves' disease in childhood and adolescence. Exp. Clin. Endocrinol. Diabetes 105 (1997) 58–60.

[12] Röher, H. D., F. A. Horster, A. Frilling et al.: Morphologie und funktionsgerechte Chirurgie verschiedener Hyperthyreoseformen. Chirurg 62 (1991) 176–181.

[13] Reinwein, D., H. D. Röher, D. Emrich: Therapie der Hyperthyreose. Dtsch. med. Wschr. 118 (1993) 1036–1043.

[14] Sabri, O., G. Schulz, M. Zimny et al.: Bestimmung von Einflußgrößen für den Therapieerfolg der Radiojodtherapie bei Patienten mit Morbus Basedow. Nuklearmedizin 37 (1998) 83–89.

[15] Dedrichs, B., R. Otte, J. E. Klink et al.: Volumenreduktion der Schilddrüse nach Radiojodtherapie bei Patienten mit Schilddrüsenautonomie und Morbus Basedow. Nuklearmedizin 35 (1996) 164–169.

[16] Dralle, H., O. Schober, R. D. Hesch: Operatives Therapiekonzept der Immunthyreopathie. Langenbecks Arch. Chir. 371 (1987) 217–232.

[17] Goretzki, P. E., A. Frilling, M. Grußendorf et al.: Chirurgische Therapie der Hyperthyreose. Akt. Chir. 24 (1989) 47–52.

[18] Belfiore, A, M. R. Garofalo, D. Giuffrida et al.: Increased aggressiveness of thyroid cancer in patients with Graves'disease. J. Clin. Endocrinol. Metab. 70 (1990) 830–835.
[19] Wahl, R. A., P. Goretzki, H. Meybier et al.: Coexistence of hyperthyroidism and thyroid cancer. World J. Surg. 6 (1982) 385–390.
[20] Ozaki, O., K. Ito, K. Kobayashi et al.: Thyroid carcinoma in Graves`disease. World J. Surg. 14 (1990) 437–441.
[21] Haid, A., G. Zimmermann, H. Fritzsche et al.: Synchrones Auftreten von Neoplasien der Schilddrüse und hyperthyreoter Knotenstrumen im Endemiegebiet. Chirurg 60 (1989) 39–43.
[22] Okamoto, T., Y. Fujimoto, T. Obara et al.: Retrospective analysis of prognostic factors affecting the thyroid functional status after subtotal thyroidectomy for Graves`disease. World J. Surg. 16 (1992) 690–696.
[23] Gemsenjäger, E.: Das Resektionsausmaß bei Hyperthyreose. Dtsch. med. Wschr. 112 (1987) 479–482.
[24] Kasuga, Y., S. Kobayashi, M. Fujimori et al. : Changes in thyroid function and immunological parameters long after subtotal thyroidectomy for Graves`disease. Eur. J. Surg. 164 (1998) 173–178.
[25] Ozaki, O., K. Ito, T. Mimura et al.: Factors affecting thyroid function after subtotal thyroidectomy for Graves`disease: case control study by remnant-weight matched-pair analysis. Thyroid 7 (1997) 555–559.
[26] Möbius, E., B. Niermann, A. Ziehlke et al.: Postoperative Komplikationen und Langzeitergebnisse der chirurgischen Therapie der Immunthyreopathie vom Typ Basedow. Dtsch. med. Wschr. 123 (1998) 1297–1302.
[27] Böttger, T.: Morbus Basedow – Thyroidektomie oder subtotale Resektion? Zentralbl. Chir. 122 (1997) 231–235.
[28] Pattou, F., F. Combemale, S. Fabre et al.: Hypocalcemia following thyroid surgery: incidence and prediction of outcome. World J. Surg. 22 (1998) 718–724.
[29] Röher, H. D., P. E. Goretzki, P. Hellmann: Risiken und Komplikationen der Schilddrüsenchirurgie. Chirurg 70 (1999) 999–1010.
[30] Ararta, N., N. Momotani, H. Maruyama et al.: Bone mineral density after surgical treatment for Graves`disease. Thyroid 7 (1997) 547–554.
[31] Catz, B., S. L. Perzik: Total thyroidectomy in the management of thyrotoxic and euthyroid Graves'disease. Am. J. Surg. 118 (1969) 434–439.
[32] Fernandez Sanchez, J. R., J. Rosell Pradas, O. Carazo Martinez et al.: Graves`ophthalmopathy after subtotal thyroidectomy and radioiodine therapy. Br. J. Surg. 80 (1993) 1134–1136.
[33] Frilling, A., P. E. Goretzki, M. Grußendorf et al.: The influence of surgery on endocrine ophthalmopathy. World J. Surg. 14 (1990) 442–446.
[34] Winsa, B., J. Rastad, G. Akerström et al.: Retrospective evaluation of subtotal and total thyroidectomy in Graves' disease with and without endocrine ophthalmopathy. Eur. J. Endocrinol. 132 (1995) 406–412.

Diskussion

Brisan:

Bei welchen Patienten führen Sie die Autotransplantation der Parathyroidea durch, gilt das insbesondere für die totale Thyroidektomie?

Goretzki:

Immer häufiger dann, wenn die Patienten eine relativ große Schilddrüse haben, also über 60 ml bei M. Basedow, sind die unteren Epithelkörperchen meistens schlecht abpräparierbar, ohne der Durchblutung zu schaden. Dann autotransplantieren wir die unteren Epithelkörperchen und belassen die oberen.

Bockisch:
Ich möchte einen Kommentar zu der von Ihnen gezeigten Rezidivrate nach Radioiodtherapie der Basedow-Hyperthyreosen abgeben: Diese Zahlen dürften für Deutschland historisch sein. Wir therapieren jetzt höherdosiert und erreichen damit Rezidivraten, die genauso niedrig liegen wie bei der Operation. Seit zwei Jahren wird beispielsweise an unserer Klinik eine Organdosis von 300 Gy angestrebt, und Rezidive sind unter diesem Konzept Ausnahmen.

Goretzki:
Leider ist dann die Hypothyreoserate genauso hoch wie nach Operationen des M. Basedow, das ist halt unser beidseitiges Problem. Wir haben keine Hinweise, wie wir dieses Dilemma verbessern können.

Mann:
Bei einer von Ihnen genannten Operationsindikation des M. Basedow bei Strumavolumina über 60 ml ist sie eher selten geworden, nachdem in der großen prospektiven Basedowstudie der Sektion (Leitung R. Hörmann, K. Mann) nur drei von 343 Patienten so große Strumen aufwiesen. Wie hat sich die Operationsindikation und Frequenz der notwendigen Operationen in Ihrem Krankengut und aus Ihrer Sicht generell geändert?

Goretzki:
Bezüglich des Aufkommens der Patienten?

Mann:
Bezüglich der Notwendigkeit der Operation bei so großen Strumen.

Goretzki:
Insgesamt sind wir mit der Überweisung unserer Patienten zu den Nuklearmedizinern großzügiger geworden. Ich glaube, dass 50–60 ml von der Größe der Schilddrüse eine gute Marge ist, auf die man sich einigen sollte, wenn nicht andere Probleme im Vordergrund stehen. Dadurch ist das Aufkommen gegenüber der Zeit vor etwa sechs Jahren, als unsere Vergleichsstudie begonnen wurde, sicher geringer geworden. Das Letzte, was ich vielleicht dazu sagen möchte: Wenn man „totale Thyroidektomie“ als optimales Therapievorgehen propagiert, dann muss man einen Chirurgen suchen, der wirklich viel Erfahrung hat, das ist – glaube ich – das Wichtigste dabei.

Autoimmunthyroiditis – wann abwarten, wann substituieren?

P.-M. Schumm-Draeger

Einleitung

Wenngleich ein breites klinisches Spektrum der Hypothyreosen bekannt ist, werden Patienten mit schweren Veränderungen der manifesten Hypothyreose eher selten gesehen. Hingegen steht in der täglichen klinischen Praxis der Patient mit einer milden Schilddrüsendysfunktion ganz im Vordergrund, bei dem oft zufällig ein mäßig erhöhter Serum-TSH-Wert gefunden wurde und allenfalls milde, eher unspezifische klinische Symptome und/oder eine Hypercholesterinämie.

Seit vielen Jahren werden die klinische Relevanz und vor allem die Behandlungsbedürftigkeit einer solchen subklinischen, latenten Hypothyreose kontrovers diskutiert. Zur besseren Lösung dieser Fragestellung müssen neuere Befunde berücksichtigt werden, die zum einen zeigen, dass klinische Symptome trotz im Normalbereich liegender peripherer Hormonwerte auftreten können. Von Bedeutung ist hier, dass die Normalbereiche der Schilddrüsenfunktionswerte relativ weit und mit größter Wahrscheinlichkeit individuell unterschiedlich sind, so dass Werte, die im absoluten Normalbereich liegen, für den individuellen Patienten bereits erniedrigt sein können und schließlich Veränderungen an peripheren Organsystemen resultieren. Zum anderen belegen die Daten aktueller Studien ein deutlich höheres Risiko für den Übergang einer subklinischen in eine manifeste Hypothyreose und verändern damit die Bedeutung einer therapeutischen Intervention dieses Krankheitsbildes.

In der folgenden Übersicht werden die Definition, Prävalenz und Ursachen der manifesten und subklinischen Hypothyreose dargestellt, klinische und Laborbefunde in Zusammenhang mit dem natürlichen Krankheitsverlauf und vor allem im Sinne einer Nutzen-Risiko-Konstellation diskutiert und aufgrund der aktuellen Datenlage Empfehlungen zur Diagnostik und Therapieindikation vor allem der subklinischen Hypothyreose formuliert.

Definition der manifesten und subklinischen (latenten) Hypothyreose

Im Gegensatz zur manifesten Hypothyreose, die durch ein über die Norm erhöhtes Serum-TSH bei gleichzeitig erniedrigten peripheren Schilddrüsenfunktionswerten charakterisiert ist, ist die subklinische (latente) Hypothyreose durch ein isoliert erhöhtes basales Serum-TSH gekennzeichnet (TSH > 4 μE/l), während die peripheren Schilddrüsenfunktionswerte im Normalbereich liegen. Die Bezeichnung „milde Hypothyreose" würde diese klinisch und laborchemisch gering ausgeprägte Form der subklinischen Schilddrüsenunterfunktion besser umschreiben.

Prävalenz der manifesten und subklinischen Hypothyreose

Für die manifeste Hypothyreose liegt die Prävalenz mit 0,1–1,5 % niedrig. Hingegen liegt die weltweite Prävalenz der subklinischen Hypothyreose zwischen 1 und 10 %. Die höchsten alters- und geschlechtsspezifischen Raten werden bei älteren Frauen (Alter > 60 Jahre) mit bis zu 20 % angegeben [21, 2]. Die zuletzt zitierte Studie aus Colorado hat ergeben, dass die Prävalenz der subklinischen Hypothyreose bei Männern über 74 Jahren bei 16 % lag und damit vergleichbar hoch zur Population gleichaltriger Frauen mit 21 % angenommen werden muss. Der überwiegende Teil (75 %) der Patienten weist nur geringgradig erhöhte Serum-TSH-Werte auf (5–10 μE/l), 50–80 % der untersuchten Patienten haben gleichzeitig positiv nachweisbare Antikörper-Titer gegen die Schilddrüsenperoxydase (TPO-Antikörper).

Ursachen der manifesten subklinischen Hypothyreose

Die häufigste Ursache für die Entwicklung einer Schilddrüsenunterfunktion sind Autoimmunprozesse der Schilddrüse, im Vordergrund steht hier die Autoimmunthyroiditis Hashimoto, die atrophische Thyroiditis, selten der M. Basedow mit Hypothyreoseentwicklung sowie die Postpartumthyroiditis. Iatrogene Ursachen einer Hypothyreose sind die Schilddrüsenoperation, eine 131-Radioiodtherapie sowie auch externe Bestrahlungen im Halsbereich und die Schilddrüsenfunktion dämpfende Medikamente (antithyroidale Medikamente, Iod in hoher Dosierung, Amiodarone, Lithium, verschiedene Zytokine wie Interferon-α, Interleukin-β).

Kosten-Nutzen-Risiko-Analyse von Diagnostik und Therapie-Indikation der subklinischen Hypothyreose: Wann sind Screening-Untersuchungen, wann eine Therapie der subklinischen Hypothyreose indiziert?

Kosten-Nutzen-Analyse von Screening-Untersuchungen

Aufgrund des asymptomatischen oder gering bzw. milde ausgeprägten klinischen Erscheinungsbilds der subklinischen Hypothyreose wurden wiederholt routinemäßige Screening-Untersuchungen der Bevölkerung für den Serum-TSH-Wert zur Detektion dieser Schilddrüsendysfunktion gefordert. Allerdings wurde bisher in prospektiven klinischen Untersuchungen der Nutzen einer kontinuierlichen Schilddrüsenhormontherapie der subklinischen Hypothyreose nicht eindeutig belegt, so dass nach wie vor eine kontroverse Diskussion zu dieser Frage besteht. Tabelle 1 fasst die Empfehlungen von sechs repräsentativen internationalen Organisationen zusammen, die sich mit Screening-Untersuchungen zur Schilddrüsendysfunktion bei Erwachsenen auseinandersetzen [5].

Tabelle 1: „Screening" für Schilddrüsenfunktionsstörungen. Empfehlungen von Fachgesellschaften in den USA

- American Thyroid Association
  - Frauen/Männer > 35 Jahre, alle 5 Jahre
- American Association of Clinical Endocrinologists
  - ältere Menschen, vor allem Frauen
- College American Pathologists
  - Frauen > 50 Jahre bei Arztbesuch, geriatrische Patienten bei Aufnahme ins Krankenhaus
- American Academy of Family Physicians
  - Patienten > 60 Jahre
- American College of Obstetrics and Gynecology
  - Frauen in "Hoch-Risiko"-Gruppen ab dem 19. Lebensjahr
- U.S. Preventive Services Task Force
  - unzureichende Datenlage für oder gegen Screening

In einer Kosten-Nutzen-Analyse stellt Cooper [5] ein TSH-Screening für Frauen über 35 Jahre vor, bei denen in Abständen von fünf Jahren TSH-Kontrollen durchgeführt wurden. Dabei entfiel die Hälfte des Nutzens auf die Prävention einer manifesten Hypothyreose und der damit verbundenen Morbidität, 30 % entfiel auf eine Verbesserung der klinischen Symptome und schließlich ein kleinerer Vorteil auf die Absenkung des Serumcholesterins und der damit verbundenen Reduktion des koronaren Risikos. Im Hinblick auf die inzwischen niedrigen Kosten der Serum-TSH-Bestimmung sind die erheblich höheren Kosten einer breit gestreuten Diagnostik unspezifischer Symptome sowie teure Aufwendungen der Therapie mit z. B. cholesterinsenkenden Medikamenten abzuwägen. Screening-Untersuchungen bei schwangeren Frauen sind mit Nachdruck zu empfehlen, da Störungen der neurophysiologischen Entwicklung des Feten und auch weitere Schwangerschaftskomplikationen einschließlich des Todes des Feten klar belegt sind [1, 9]. Darüber hinaus ergibt sich ein erhöhtes Risiko der subklinischen Hypothyreose bei Frauen mit unerfülltem Kinderwunsch, ovulatorischer Dysfunktion bzw. Infertilität, so dass auch hier ein großzügiges TSH-Screening dringend empfohlen werden muss [15].

Nutzen-Risiko-Analyse der Schilddrüsenhormontherapie bei subklinischer Hypothyreose

Seit mehr als 20 Jahren werden Vor- und Nachteile bzw. Risiken einer Schilddrüsenhormonbehandlung der subklinischen Hypothyreose kontrovers diskutiert. Grundsätzlich müssen drei wesentliche Gesichtspunkte bei der Therapieentscheidung bedacht werden:

1. der Übergang der suklinischen in eine manifeste Hypothyreose,
2. der Einfluss auf Serumlipide und das damit verbundene kardiovaskuläre Risiko,
3. der Einfluss auf milde klinische Symptome der subklinischen Hypothyreose, einschließlich neurologischer bzw. psychiatrischer Abnormalitäten.

Zu 1: Prävention einer manifesten Hypothyreose durch Schilddrüsenhormontherapie

Nahezu 2 800 randomisiert ausgewählte Erwachsene wurden in der Whickham-Studie bezüglich ihrer Schilddrüsenfunktion in den Jahren von 1972 bis 1974 charakterisiert [21]. In einer „Follow up"-Untersuchung nach 20 Jahren zeigte sich, dass ein erhöhtes Risiko zur Entwicklung einer manifesten Hypothyreose vor allem bei den Frauen vorlag, die sowohl erhöhte TSH-Serumwerte als auch positiv nachweisbare Schilddrüsenantikörper in der Ausgangsuntersuchung hatten (4,3 % manifeste Hypothyreosen pro Jahr, 38mal häufiger als Frauen mit normalen Serum-TSH-Werten und fehlenden Schilddrüsenantikörpern). Darüber hinaus zeigte die Nachuntersuchung, dass auch eine isolierte Erhöhung des Serum-TSH-Wertes oder der Nachweis von positiven Schilddrüsenantikörpern die Häufigkeit für den Übergang in eine manifeste Hypothyreose erhöhte und 2,6 % bzw. 2,1 % der so charakterisierten Erwachsenen pro Jahr eine manifeste Schilddrüsenunterfunktion entwickelten [22]. Die Anzahl der Patienten, die eine Schilddrüsenhormonbehandlung benötigten, um einen Fall der manifesten Hypothyreose zu vermeiden, reicht von 4,3 bis 14,3; abhängig vom Alter und der Höhe des Serum-TSH-Spiegel bei der Ausgangsuntersuchung [11]. Diese Angaben sind vergleichbar mit jenen, die allgemein für präventive medizinische Strategien akzeptiert werden, z. B. für die Statin-Therapie der Hypercholesterinämie [14].

Zu 2: Einfluss einer Schilddrüsenhormontherapie auf Lipidstoffwechsel und kardiovaskuläres Risiko

Der Effekt der subklinischen Hypothyreose auf Lipidstoffwechsel und kardiovaskuläres Risiko ist ebenso wie der mögliche Nutzen einer Schilddrüsenhormontherapie lang und kontrovers diskutiert. Eine kürzlich durchgeführte Metaanalyse zum Effekt der Schilddrüsenhormonbehandlung auf den Lipidstoffwechsel bei subklinischer Hypothyreose zeigte eine signifikante Reduktion des Gesamtcholesterins sowie des LDL-Cholesterins, nicht jedoch des HDL-Cholesterins. Die Veränderungen waren insbesondere abhängig von der Höhe des Ausgangswerts des Gesamtcholesterins und der gewählten Schilddrüsenhormondosis [7]. Offensichtlich ist die Höhe des Serum-TSH-Ausgangswerts von großer Bedeutung für die Prävalenz einer Hyperlipidämie: Staub und Mitarbeiter [20] zeigten, dass bei basalen Serum-TSH-Werten von > 12 µE/l die Prävalenz erhöhter LDL-Cholesterin-Werte signifikant gesteigert ist und mit 42,9 % eindeutig höher als in der Kontrollgruppe mit 11,4 % gefunden wurde. Der therapeutische Effekt von Schilddrüsenhormonen ist bei den Patienten mit Serum-TSH-Werten von max. 12 µE/l gering bzw. nicht vorhanden, wie kleinere Studien zeigten [8]. Die Frage, inwieweit das kardiovaskuläre Risiko durch eine subklinische Hypothyreose gesteigert wird, wurde in zwei großen klinischen Studien evaluiert. Die Whickham-Kohorten-Studie [8] zeigte in einem 20-Jahre-„follow up", das ein signifikanter Unterschied zwischen Personen mit subklinischer Hypothyreose und solchen mit Euthyreose im Hinblick auf kardiovaskuläre Erkrankungen als Todesursache bestand [23]. In einer aktuellen Untersuchung von Hak und Mitarbeitern [10], die in einer Cross-sektionalen Kohorten-Studie in den Niederlanden 1 149 postmenopausale Frauen (mittleres Alter: 69 ± 7,5 Jahre) bezüglich ihrer Schilddrüsenfunktion, des Aortenatherosklerose-Status sowie ihrer Anamnese bezüglich eines Myokardinfarktes untersuchte, wurde eine subklinische Hypothyreose bei 10,8 % dieser Frauen nachgewiesen (Serum-TSH > 4 µE/l). Frauen mit subklinischer Hypothyreose haben aufgrund der Berechnung dieser Studie ein etwa doppelt so hohes Risiko zur Entwicklung einer Atherosklerose bzw. eines Myokardinfarktes im Vergleich zu euthyreoten Frauen. Die Risikoevaluation der Studie von Hak und Mitarbeitern aus dem Jahr 2000 [10] weist aus, das die subklinische Hypothyreose einen Risikofaktor darstellt, der den bekannten Hauptrisikofaktoren für die Entwicklung kardiovaskulärer Erkrankungen vergleichbar ist.

Zu 3: Effekt einer Schilddrüsenhormontherapie auf klinische Symptome der subklinischen Hypothyreose

Wenngleich einige klinische Studien darauf hinweisen, dass milde Symptome der Hypothyreose bereits im Zustand der subklinischen Erkrankung bei Patienten im Vergleich zu gesunden Kontrollen nachweisbar sind [20, 25], bleibt die Diskussion der Bewertung klinischer Symptome der subklinischen Schilddrüsendysfunktion kontrovers. Zwei randomisierte prospektive Placebo-kontrollierte klinische Studien [4, 18] belegten eine Verbesserung klinischer Symptome unter Schilddrüsenhormontherapie der klinischen Hypothyreose, während eine dritte entsprechend Placebo-kontrollierte Untersuchung [12] keinen Therapievorteil feststellte. Allerdings waren in der zuletzt genannten Untersuchung die Serum-TSH-Spiegel nur grenzwertig erhöht [4,6 μE/l]. Vorläufige Ergebnisse kleinerer Placebo-kontrollierter Studien zeigten, dass eine Schilddrüsenhormonbehandlung bei Frauen mit einem Serum-TSH-Wert zwischen 5 und 10 μE/l keinen Behandlungseffekt ergaben [13], während die Schilddrüsenhormontherapie bei Frauen mit einem Serum-TSH von im Mittel 12,7 μE/l deutliche Verbesserung der klinischen Symptomatik zur Folge hatte [16]. In vier klinischen Studien, die kognitive Funktionen bzw. Gedächtnisleistungen untersuchten, zeigte sich eine deutliche Verbesserung unter der Therapie der subklinischen Hypothyreose mit Schilddrüsenhormon [12, 13, 17, 18]. Bisher unzureichend ist die Datenlage zur der Frage, inwieweit eine Schilddrüsenhormontherapie zur Verbesserung der myokardialen Funktion beiträgt, die periphere Nervenfunktion verbessert sowie bei Patienten mit ovulatorischer Dysfunktion bzw. Infertilität zur Stabilisierung beiträgt. Im Hinblick auf eine Normalisierung des Körpergewichts bei Adipositas erscheint aufgrund der bisherigen Datenlage eine Schilddrüsenhormontherapie nicht geeignet, die Gewichtsabnahme zu begünstigen.

Argumente gegen eine Schilddrüsenhormontherapie bei subklinischer Hypothyreose

In der kritischen Diskussion zur Frage der Therapieindikation der subklinischen Hypothyreose wird betont, dass nur wenige Patienten wirklich von der Schilddrüsenhormonbehandlung profitieren. Darüber hinaus wird die Gefahr einer Überdosierung der Schilddrüsenhormonmedikation mit der Induktion einer iatrogenen Hyperthyreose befürchtet, die Colorado-Studie [2] fand bei 21 % der behandelten Patienten eine Überdosierung in die subklinische Hyperthyreose. Sorgfältige Kontrollen der Serum-TSH-Werte in der Einstellung mit Schilddrüsenhormon sollten diese Komplikation jedoch sicher vermeiden lassen.

Leitlinien zur Therapie der manifesten und subklinischen Hypothyreose

Manifeste Hypothyreose

Die medikamentöse Substitution mit Schilddrüsenhormon ist bei der manifesten Hypothyreose obligatorisch und hat zum Ziel, eine Normalisierung der Schilddrüsenfunktion zu erreichen, die mit einer Normalisierung des Serum-TSH-Wertes kontrolliert wird.

Subklinische Hypothyreose

Verschiedene internationale Fachgremien empfehlen die Substitutionstherapie der subklinischen Hypothyreose mit Schilddrüsenhormon, vor allem im Falle eines positiven Nachweises von Anti-TPO-Antikörpern [5]. Mögliche Ausnahmen sind ältere Patienten mit koronarer Herzerkrankung, minimal erhöhtem Serum-TSH-Wert sowie nach Cooper [5] auch Patienten mit einem Serum-TSH-Wert < 10 µE/l und negativem Antikörpertest. Abbildung 1 zeigt den modifizierten Algorithmus der Leitlinie von Cooper [5], bei der berücksichtigt wird, dass die Entscheidungsgrenze des Serum-TSH-Wertes mit 10 µE/l deutlich höher als die obere Normgrenze der Bestimmungsmethode angesetzt wurde. Wenngleich prospektive randomisierte klinische Studien fehlen, welche die Effektivität der Schilddrüsenhormontherapie bei subklinischer Hypothyreose und Serum-TSH-Werten zwischen 4 und 10 µE/l eindeutig nachweisen, sollte, wie in Abbildung 1 dargestellt, die Therapieentscheidung ab einem Serum-TSH-Wert von 4 µE/l gefällt werden.

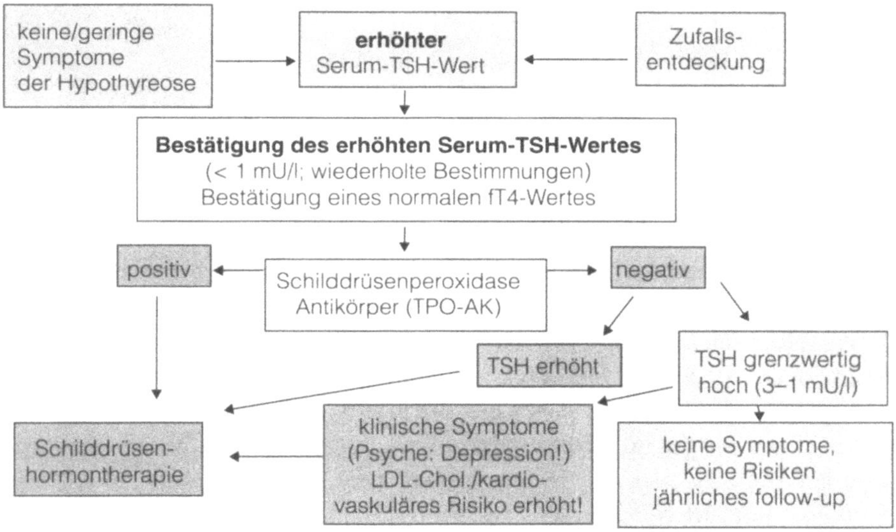

Abb. 1: Vorgehen bei Patienten mit (asymptomatischer) subklinischer Hypothyreose

Für eine eher frühzeitige Schilddrüsenhormontherapie sprechen auch präliminäre Daten klinischer Untersuchungen [19], die zeigen konnten, dass durch eine Schilddrüsenhormontherapie bei noch euthyreoten Patienten mit Autoimmunthyroiditis nach einjähriger Behandlung die Anti-TPO-Antikörper-Titer sowie die intrathyroidalen B-lymphozytären Elemente signifikant abnehmen.

Zusammenfassende Empfehlungen zur Schilddrüsenhormontherapie der subklinischen Hypothyreose

Obligatorische Therapie

erfolgt

1. nach Schilddrüsenoperation (insbesondere bei postoperativem Schilddrüsenrest < 8 ml),
2. nach 131-Radioiodtherapie,
3. nach externer Strahlenbehandlung der Halsregion,
4. bei Serum-TSH-Werten > 4 µE/l und positivem Anti-TPO-Antikörper-Nachweis,
5. in der Schwangerschaft.

Probatorische Therapie

erfolgt bei Serum-TSH-Werten > 4 µE/l und

1. Hyperlipidämie,
2. Zyklusstörungen, ovulatorischer Dysfunktion, Infertilität,
3. psychiatrischen Erkankungen (z. B. Depressionen),
4. Verdacht auf mono/oligosymptomatischem Verlauf der Hypothyreose.

Durchführung der Schilddrüsenhormontherapie

Die Schilddrüsenhormonsubstitution wird initial mit 50–75 µg täglich begonnen. Eine Normalisierung des Serum-TSH-Werts ist Ziel der Therapie. Patienten mit koronarer Herzerkrankung sollten langsam einschleichend dosiert werden. Die Schilddrüsenhormondosis steigt in der Regel bei Patienten mit Autoimmunthyroiditis im Laufe der Jahre an. Im Hinblick auf die Frage, inwieweit eine relativ früh einsetzende Schilddrüsenhormonbehandlung bei der Autoimmunthyroiditis langfristig den Autoimmunprozess verlangsamen kann, ist nicht geklärt und muss in prospektiven, lang angelegten klinischen Studien überprüft werden.

Zusammenfassung

Die Indikation zur Therapie mit Schilddrüsenhormonen ist bei subklinischer Hypothyreose im Hinblick auf eine möglichst günstige Nutzen-Risiko-Abwägung eher großzügig zu stellen [24]. Die Kosten für die Durchführung und Kontrolle der Schilddrüsenhormonbehandlung bei subklinischer Hypothyreose unterscheiden sich nicht von denjenigen, die nur zur Kontrolle der Schilddrüsenfunktion ohne Therapie aufgewendet werden müssen. Andererseits kann durch die Schilddrüsenhormonbehandlung sowohl im Hinblick auf klinische, laborchemische Befunde und vor allem bezüglich des kardiovaskulären Risikos mit größter Wahrscheinlichkeit ein günstiger Effekt erzielt werden, der weitreichende Kosten zusätzlicher Diagnostik und Therapie vermeiden lässt. Kontrollierte prospektive randomisierte klinische Studien sind langfristig angelegt notwendig, um den Behandlungseffekt der subklinischen Hypothyreose mit Schilddrüsenhormonen detailliert zu belegen.

Literatur

[1] Allan, W. C., J. E. Haddow, G. E. Palomaki et al.: Maternal thyroid deficiency and pregnancy complications: implications for population screening. J. Med. Screen 7 (2000) 127–130.

[2] Canaris, G. I., N. R. Manowitz, G. M. Mavor et al.: The Colorado thyroid disease prevalence study. Arch. Intern. Med. 160 (2000) 526–534.

[3] Cencanni, M., R. Cesareo, O. Verallo et al.: Reversible increase of intraocular pressure in subclinical hypothyroid patients. Eur. J. Endocrinol. 136 (1997) 595–598.

[4] Cooper, D. S., R. Halpern, L. C. Wood et al.: L-thyroxine therapy in subclinical hypothyroidism: a double-blind, placebo-controlled trial. Ann. Intern. Med. 101 (1984) 18–24.

[5] Cooper, D. S.: Subclinical hypothyroidism. NEJM 345 (2001)260–265.

[6] Danese, M. D., N. R. Powe, C. T. Sawin et al.: Screening for mild thyroid failure at the periodic health examination; a decision and cost effectiveness analysis. JAMA 276 (1996) 285–292.

[7] Danese, M. D., P. W. Ladenson, C. L. Meinert et al.: Effect of thyroxine therapy on serum lipoproteins in patients with mild thyroid failure: a quantitative review of the literature. JCEM 85 (2000) 2993–3001.

[8] Dickman, T., P. J. Lansberg, J. J. Kastelein et al.: Prevalence and correction of hypothyroidism in a large cohort of patients referred for dyslipidemia. Arch. Intern. Med. 155 (1995) 1490–1495.

[9] Haddow, J. E., G. E. Palomaki, W. C. Allan et al.: Maternal thyroid deficiency during pregnancy abd subsequent neurophsycological development of the child. NEJM 341 (1999) 549–555.

[10] Hak, A. E., A. P. Pols, T. J. Visser et al.: Subclinical hypothyroidism is an independent risk factor for atherosclerosis and myocardial infarction in elderly women: the Rotterdam study: Ann. Intern. Med. 132 (2000) 270–278.

[11] Helfand, M., C. C. Redfern: Screening for thyroid disease: an update. Ann. Intern. Med. 130 (1999) 246–251.

[12] Jaeschke, R., G. Guyatt, H. Gerstein et al.: Does treatment with L-thyroxine influence health status in middle-aged and older adults with subclinical hypothyroidism? J. Gen. Intern. Med. 11 (1996) 744–749.

[13] Kong, W. M., M. Sheikh, P. Lumb et al.: A randomized controlled trialof thyroxine treatment in mild subclinical hypothyroidism. Endocrine Society Press (2000) Abstract 597.

[14] Kumana, C. R., B. M. Y. Cheung, I. J. Lauder et al.: Gauging the impact of statins using number needed to treat. JAMA 282 (1999) 1899–1901.

[15] Lincoln, S. R., R. W. Ke, W. H. Kutch et al.: Screening for Hypothyroidism in infertile women. J. Reprod. Med. 44 (1999) 455–457.

[16] Meier, C., C. B. Roth, G. Huber et al.: Clinical and metabolic effects of thyroxine replacement in patients with mild thyroid failure: results from a double-blind placebo-controlled study. Endocrine Society Press (2000) Abtract 573.

[17] Monzani, F., P. Del Guerra, N. Caraccio et al.: Subclinical hypothyroidism: neurobehavioral features and beneficial effect of L-thyroxine treatment. Clin. Invest. 71 (1993) 367–371.

[18] Nyström, E., K. Caidahi, G. Fager et al.: A double-blind, cross-over 12 month study of L-thyroxine treatment of women with « subclinical » hypothyroidism. Clin. Endocrinol. 29 (1988) 63–75.

[19] Padberg, S., K. Heller, K. H. Usadel et al.: One year prophylactic treatment of Hashimoto's thyroiditis patients with levothyroxine: is there a benefit? Thyroid 11 (2001) 49–255.
[20] Staub, J. J., B. U. Althaus, H. Engler et al.: Spectrum of subclinical and overt hypothyroidism: effect on thyrotropin, prolactin, and thyroid reserve, and metabolic impact on peripheral target tissues. Am. J. Med. 92 (1992) 631–642.
[21] Tunbridge, W. M. G., D. C. Evered, R. Hall et al.: The spectrum of thyroid disease in a community: the Whickham survey. Clin. Endocrinol. 7 (1977) 481–493.
[22] Vanderpump, M. P., W. M. Tunbridge, J. M. French et al.: The incidence of thyroid disorders in the community: a twenty year follow-up of the Whickham survey. Clin. Endocrinol. 43 (1995) 55–68.
[23] Vanderpump, M. P., W. M. G. Tunbridge, J. M. French et al: The development of ischemic heart disease relation to autoimmune thyroid disease in a 20 year follow-up study of an English community. Thyroid 6 (1996) 155–160.
[24] Weetman, A. P.: Hypothyroidism: screening and subclinical disease. BMJ 314 (1997).
[25] Zulewski, H., R. Müller, P. Exer et al.: Estimation of tissue hypothyroidism by a new clinical score: evaluation of patients with various grades of hypothyroidism and controls. JCEM 82 (1997) 771–776.

Diskussion

Herrmann:
Ich kann Ihre Empfehlung, Patienten mit einem basalen TSH um 10 µU/ml (und negativem Antikörper-Nachweis) *nicht* zu behandeln, nicht akzeptieren. Das erhöhte TSH reflektiert den Hormonmangel an mindestens einem zentralen Organ, der Hypophyse, und dieser Hormonmangel sollte ausgeglichen werden. Ihre erste Patientin, wenn die jetzt unter der Substitution, also Normalisierung des TSH, weiterhin über Probleme mit der Gewichtsreduktion klagt, würden Sie dann eine Kombinationsbehandlung mit ein bißchen T_3 und ein bißchen T_4 propagieren? Das wird auf uns zukommen, dass einige Patienten mit solchen Gewichtsproblemen mit der Behandlung nicht zufrieden sind und dann sagen: „Ich hab doch gehört, wir sollten wieder jetzt kombinieren". Es gibt Kombinationspräparate, müssen wir die nicht einsetzen?

Schumm-Draeger:
Zu der ersten Frage: Natürlich würde ich Patienten mit einem TSH-Wert von 10 µU/ml – und das wollte ich auch hier betonen – mit Schilddrüsenhormon behandeln. Die Übersicht über die verfügbare Literatur und auch die aktuellen Arbeiten aus den USA zeigen natürlich diese Diskussion. Und man versucht Grenzwerte zu setzen bei 5, bei 10 TSH. Ich habe versucht, das herauszuarbeiten und betont, dass ich sogar bei nur positivem Antikörperbefund im Hinblick auf den Übergang in eine manifeste Hypothyreose eine Schilddrüsenhormontherapie eher befürworten würde. Ich weiß nicht, ob ich das unklar ausgedrückt habe. Ich denke, dass wir sogar differenzierter vorgehen müssen, dass wir sogar bei normalem TSH-Wert und positiven TPO-Antikörper über eine Therapie nachdenken müssen. Zumindest müssen wir die Empfehlung aussprechen, im Jahresabstand Kontrollen der Patienten zu machen, um zu vermeiden, dass sie unerkannt in eine Funktionsstörung gehen. Die Kombinationstherapie mit T_3, dazu möchte ich mich eigentlich

sehr zurückhaltend äußern. Es mag sein, dass wir diesen Weg wieder beschreiten, es gibt keine wirklich prospektiven validen Studien, die uns in der Argumentation helfen.

Mann:
Ich empfehle bei TSH-Spiegel > 10 mU/l eine frühzeitige Therapie, niedrig einschleichend mit Levothyroxin, so dass das TSH in den Normbereich um 1 mU/l abfällt. Es gibt keine wichtigen Gründe gegen und viele Argumente für eine Frühtherapie, möglicherweise hat das auch einen günstigen Einfluss auf den Immunprozess. Die Indikation für eine T_3/T_4-Therapie besteht nur ausnahmsweise bei einer Konversionsstörung. Zum Abnehmen ist die Kombination ungeeignet.

Stauch:
Wie sollte der Zielparameter „TSH" eingestellt werden, wenn bei Vorliegen einer Autoimmun-Thyreopathie Typ Hashimoto die Senkung der Immunogenität Ziel ist? Sollte in den diagnostischen Algorhythmus zur Behandlung der Hypothyreose nicht auch die Sonographie der Schilddrüse integriert werden?

Schumm-Draeger:
Die Normalisierung des TSH-Werts ist Ziel der Therapie. Er sollte im unteren Normbereich, muss nicht unter eins liegen, er kann zwischen eins und zwei liegen – aber eher zu eins hin. Die Sonographie ist natürlich diagnostisch für die Autoimmunthyroiditis eine Entscheidungshilfe, die Sie darüber hinaus serologisch mit den TPO-Antikörpern charakterisieren.

Mästle:
Bei der Behandlung von beschwerdefreien Patienten mit Hashimoto-Thyreopathie und normalem TSH sollte ab welcher Höhe der TPO-Antikörper T_4 gegeben werden?

Schumm-Draeger:
Das ist eine sehr schwierige Frage, weil natürlich Grenzbefunde von TPO-Antikörpern, wenn Sie einen cut of bei 100 sehen, sagen wir mal bis 300, 500 in einem eher niedrigen Bereich liegen. Es sind Verlaufskontrollen sinnvoll, die ich dann empfehlen würde, wenn alle Befunde sonst normal sind: Wenn das TSH normal ist und auch keinerlei klinische Symptome bestehen. Sie können aber nicht direkt mit der Antikörperhöhe die Aktivität des Autoimmunprozesses festlegen. In langen Verläufen über viele Jahre der Autoimmunthyroiditis kommt es ja gerade wieder zu einem Abfall dieses serologischen Parameters, so dass Sie dann eben allerdings auch immer eine Hypothyreose finden würden.

Schilddrüsenchirurgie beim M. Basedow – Einfluss der operativen Radikalität auf den Verlauf von Antikörper-Titern und endokriner Orbitopathie

R. A. Wahl, A. Haigh, I. Rimpl

Einleitung und Zielsetzung

Das klassische Ziel der Chirurgie beim M. Basedow ist die sichere und dauerhafte Beseitigung der Hyperthyreose. Dieses Ziel wird durch eine konsequente subtotale Resektion, mit einer Restmasse von 4 g, zuverlässig erreicht [3, 6–8, 16]. Die postoperative Substitutionspflichtigkeit mit Thyroxin wird dabei in Kauf genommen. Im Gefolge dieser ausgedehnten, subtotalen Resektion wird eine Besserung der endokrinen Orbitopathie bei zwei Drittel bis drei Viertel der Patienten beobachtet [3, 8, 16]. Ob ein radikaleres operatives Vorgehen (fast totale bzw. totale Thyroidektomie) den Verlauf der endokrinen Orbitopathie zusätzlich günstig beeinflusst, ist weiterhin unklar. Retrospektive Studien sprechen durchaus für das radikalere Vorgehen [6, 16, 17]. Mit der bisher einzigen prospektiv randomisierten Studie [18] konnte jedoch kein Einfluss der operativen Radikalität auf den Verlauf der Orbitopathie festgestellt werden.

Unter konservativer Therapie zeigt der Verlauf der Hyperthyreose eine recht gute Relation zum Verlauf der rezeptorstimulierenden Antikörper [10, 11]. Dies gilt auch für den postoperativen Verlauf [13, 17], wobei Veränderungen der Orbitopathie von entsprechenden Verlaufsänderungen der Antikörper-Titer begleitet zu sein scheinen.

In unserer chirurgischen Klinik hat sich die Einstellung zur grundsätzlich erforderlichen operativen Radikalität an der Schilddrüse im Jahrzehnt zwischen 1985 und 1995 gewandelt: Während vor 1990 die subtotale Resektion mit angestrebten Restmassen zwischen 4 und 6 g als Standardverfahren durchgeführt wurde (wobei jedoch schon in diesem Zeitraum Patienten mit schwerer endokriner Orbitopathie radikaler operiert wurden, bis hin zur totalen Thyroidektomie [16]), wurde ab 1991 in Fällen mit ausgeprägter endokriner Orbitopathie, schwerer Hyperthyreose oder relativ kleiner Schilddrüse grundsätzlich die (fast) totale Resektion mit einer Restmasse von bis zu 2 g durchgeführt und im „Regelfall" die zu belassende Restmasse auf 4 g begrenzt. Ziel der vorliegenden Studie war es, Unterschiede im Hinblick auf operative Komplikationen, postoperative Schilddrüsenfunktion und insbesondere auf den Verlauf der Antikörperkonzentrationen und auch der endokrinen Orbitopathie retrospektiv zu erkennen, in

Abhängigkeit von der Radikalität der Operation, also der verbliebenen Restmasse, an einem relativ großen, chirurgischen Krankengut.

Patienten und Methodik

Bei allen Schilddrüsenresektionen wegen M. Basedow wurden intraoperativ die Resektatgewichte und die Restmasse (Länge × Breite × Tiefe der Reste × 0,5) bestimmt und die Darstellung und Handhabung des Nervus recurrens (orientierende Sichtdarstellung bis zu langstreckiger Mobilisation) und der Nebenschilddrüsen (Versuch der Identifikation bis zur Autotransplantation) prospektiv dokumentiert. Aus Resektatgewicht und Restmasse wurde die prozentuale Gewebsreduktion errechnet. Operationsmethoden waren die beidseitige subtotale Resektion, die Operation nach Dunhill (Lobektomie mit subtotaler Resektion der Gegenseite), die fast totale und die totale Thyroidektomie. Prä- und postoperativ erfolgte die Beurteilung der Stimmbandfunktion durch einen unabhängigen HNO-Arzt. Serum-Calcium wurde präoperativ und mindestens zweimal postoperativ gemessen. Der Verlauf der Komplikationen bei Recurrensparese und postoperativer Hypokalzämie wurde verfolgt. Eingeschlossen in die Beobachtung wurden alle Patienten mit nachgewiesener immunogener Hyperthyreose, mit oder ohne endokriner Orbitopathie. Die Bestimmung der rezeptorstimulierenden Antikörper (TRAK) und der mikrosomalen Antikörper (MAK, TPO) erfolgte jeweils auswärts in unterschiedlichen, die Patienten zur Operation einweisenden und nachbetreuenden Institutionen, mit üblichen kommerziellen Kits. Ausschlusskriterium war der histologische Nachweis eines Schilddrüsenkarzinoms, da sich Operationsverfahren und Nachsorge in diesen Fällen an der Karzinomdiagnose orientierten. Ebenfalls ausgeschlossen wurden von den insgesamt 420 Patienten 26 Rezidivoperationen, wegen des anders gewichteten Komplikationsrisikos. Die verbleibenden 394 Patienten mit Erstoperationen wurden retrospektiv in zwei Zeitabschnitte (1985–1990, N = 172 und 1991–1995, N = 222) eingeteilt. Von den 1985 bis 1990 operierten Patienten wurden 100 nachuntersucht, davon 50 nach Ablauf von mindestens einem Jahr. Von den 1991–1995 operierten Patienten wurden die Nachuntersuchungsdaten von 96 Patienten erarbeitet, welche in Institutionen erhoben wurden, aus denen ein relativ großer Anteil der von uns operierten Patienten stammt.[1] Patienten, die im Zeitraum von 1991–1995 operiert wurden, wurden retrospektiv in zwei Gruppen unterschiedlicher operativer Radikalität eingeteilt:

A) radikalere Operation mit Restmasse ≤ 2 g (N = 67) und
B) weniger radikal operierte Patienten mit einer Restmasse > 2 g (N = 155).

Bei 96 dieser 222 im späteren Zeitraum operierten Patienten lagen ausreichende Verlaufsdaten vor. Die Einteilung in die Gruppen der radikaler (Rest ≤ 2 g) und weniger

1 Wir danken insbesondere Herrn Prof. Pfannenstiel, Herrn Professor Hotze, Herrn Dr. Sojitrawalla und Herrn Dr. Maier (alle Wiesbaden), dass sie uns ihre Verlaufsdaten zu Verfügung stellten.

radikal (Rest > 2 g) operierten Patienten wurde bezüglich der Verlaufsuntersuchungen beibehalten. Die Klassifizierung der endokrinen Orbitopathie erfolgte gemäß der klassischen Einteilung nach *Werner*. Als objektives Kriterium diente die Exophthalmometrie nach *Hertel*. Die in vielen Fällen durchgeführte, eingehendere Diagnostik der EO entzog sich wegen ihrer Uneinheitlichkeit einer systematischen retrospektiven Analyse. Die Zahl der Nachuntersuchungen und die Nachuntersuchungsintervalle bei den 96 nachuntersuchten, von 1991–1995 operierten Patienten sind in Tabelle 1 zusammengefasst. Es ergeben sich vier Nachuntersuchungsintervalle: Sechs Wochen postoperativ bei 88 Patienten, sechs Monate postoperativ bei 68 Patienten, eineinhalb Jahre postoperativ bei 41 Patienten, drei Jahre postoperativ bei 28 Patienten. Nachuntersuchungen in allen vier Intervallen lagen bei zwölf Patienten vor, drei Nachuntersuchungen bei 32 Patienten, zwei Nachuntersuchungen bei 28 Patienten und nur eine Nachuntersuchung bei 24 Patienten.

Tabelle 1: Verlaufsuntersuchungen nach Schilddrüsenoperationen wegen M. Basedow (Operationen 1991–1995; Nachuntersuchungen bei 96 Patienten)

Zahl der Nachuntersuchungen	bei n Patienten	Nachuntersuchungsintervalle Monate postop.	$\bar{x} \pm s$	n Patienten
4	12	bis 2	(0,8 ± 0,5)	88
3	32	> 2 bis 12	(5,9 ± 2,9)	68
2	28	> 12 bis 24	(16,4 ± 3,6)	41
1	24	> 24	(36,2 ± 9,0)	28

Ergebnisse

Alter und Geschlechtsverteilung bei den 1985 bis 1990 operierten 172 Patienten und den 1991 bis 1995 operierten 222 Patienten unterschieden sich nicht signifikant, bei einem Durchschnittsalter im Gesamtkollektiv von 35 Jahren und einem Verhältnis weiblicher zu männlichen Patienten von 10 : 1. Bei 75 % der Patienten lag eine klinisch fassbare, endokrine Orbitopathie vor. Es besteht auch kein Unterschied hinsichtlich der Rate früh-postoperativer (2,3 %) und permanenter (0,5 % der Patienten) Recurrensparesen. Eine früh-postoperative Hypokalzämie wurde im späteren Zeitraum signifikant häufiger beobachtet (20 %) als im früheren Zeitraum (12 %). Die entscheidende Rate permanenter Hypokalzämien ist jedoch im späteren Zeitraum, mit insgesamt radikalerer Operation, niedriger (0,9 %) als im früheren (2,9 %). Bezüglich des funktionellen Verlaufs zeigt sich erwartungsgemäß bei fast allen Patienten aus dem späteren Zeitraum (96 %) die postoperative Substitutionspflichtigkeit, während im früheren Zeitraum 16 % euthyreot waren, ohne Substitution. Persistierende und/oder rezidivierende Hyperthyreosen wurden mit 1 % in beiden Zeiträumen nur als seltene Ausnahmen beobachtet. Die globale Zusammenfassung des Verlaufs der endokrinen Orbitopathie zeigt keine signifikanten Unterschiede zwischen den beiden Zeiträumen. Eine Besserung der EO wurde bei etwa 60 %, ein gleichbleibender Status bei 30 % und eine Verschlechterung bei 10 % beobachtet. Diese Ergebnisse sind in Tabelle 2 zusammengefasst.

Tabelle 2: Schilddrüsenoperationen bei M. Basedow, N = 420. 394 Erstoperationen, 26 Rezidivoperationen

Erstoperationen	1985–1990 N = 172	1991–1995 N = 222	1985–1995 N = 394
OP-Konzept	subtotale Resektion	radikalere Resektion	
angestrebte Restmasse	(4–6 g Rest)	< 2–4 g	
Alter $\tilde{x}$ (Bereich)	31 (13–83)	38 (14–74)	35 (13–83 J.)
Frauen : Männer	8 : 1	13 : 1	10 : 1
e. O.	83 %	70 %	75 %
OP-Komplikationen			
Recurrensparese/Pat.			
früh	3 (1,7 %)	6 (2,7 %)	9 (2,3 %)
perman.	1 (0,6 %)	1 (0,5 %)	2 (0,5 %)
Hypokalzämie			
früh	20 (11,6 %)	45 (20,3 %)	16,5 %
perman.	5 (2,9 %)	2 (0,9 %)	7 (1,8 %)
Funktioneller Verlauf (> 1 Jahr)			
	N = 50	N = 96	N = 146
Persist. rez. Hyperthyr.	1 (2 %)	1 (1 %)	2 (1 %)
eurhyr. ohne Subst.	8 (16 %)	3 (3 %)	11 (8 %)
T_4-Substitution	41 (82 %)	92 (96 %)	133 (91 %)
Verlauf der e. O. (%)			
besser	68	56	60 %
gleich	31	30	30 %
schlechter	7	14	10 %

Bei den 1991 bis 1995 operierten 222 Patienten zeigt der Vergleich zwischen der radikaler operierten *Gruppe A* und der weniger radikal operierten *Gruppe B* ebenfalls keinen Unterschied bezüglich der Altersverteilung und der Strumamasse. Die Restmasse ist in Gruppe A definitionsgemäß geringer (median 2, quartile 1,5–2 g) als in Gruppe B (median 3,5, quartile 3–4,5 g). In Gruppe A lag häufiger eine endokrine Orbitopathie vor (82 vs. 65 %) mit höheren Graden der Klassifikation nach Werner. Bei Patienten im Stadium Werner III zeigte die Exophthalmometrie nach Hertel in Gruppe A eine etwas stärkere Ausprägung als in Gruppe B. Die rezeptorstimulierenden Antikörper (TRAK) waren bei 83 % in Gruppe A und bei 74 % in Gruppe B zum Operationszeitpunkt erhöht, die mikrosomalen Antikörper demgegenüber bei 55 % in Gruppe A, 81 % in Gruppe B. Bezüglich des Anteils schwerer, „therapieresistenter“ Hyperthyreosen (Patienten zum Operationszeitpunkt hyperthyreot) zeigt sich kein Unterschied. Diese Ergebnisse sind in Tabelle 3 zusammengefasst. Die prozentuale Reduktion der

Tabelle 3: Erstoperationen bei M. Basedow (1991–1995; N = 222) (206 w./16 m.). Vergleich von Gruppen unterschiedlicher operativer Radikalität. A: „fast"-total (Rest < 2 g); B: „sub"-total (Rest > 2 g)

	A) N = 67		B) N = 155
Alter (J., x ± S)	42 ± 13		38 ± 10
Strumamasse (g; x ± S) Bereich	48 ± 32 (9–208)		48 ± 22 (20–203)
Restmasse (x; Q_{25-75})	2 (1,5–2)		3,5 (3–4,5)
Prozentuale Reduktion ($\bar{x}$ ± s)	96 ± 2 %		92 ± 3 %
Recurrensparese pro „nerve at risk" (%) frühpostop./permanent	0/0		1,9/0,7
Hypokalzämie (%) frühpostop./permanent	21/0		20/2,7
Endokrine Orbitopathie (%)	82	(p < 0,05)	65
– Werner III	46		35
– Werner IV	30	(p < 0,05)	9
– Hertel (mm; x ± S)			
rechts	19,0 ± 3,2		18,3 ± 3,1
links	19,4 ± 2,8		18,1 ± 3,7
TRAK bei OP erhöht (% Pat.)	83		74
MAK bei OP erhöht (% Pat.)	55	(p < 0,05)	81
„therapieresistente" Hyperthyreose	4,5		6,5

Gewebsmasse betrug in Gruppe A 96 ± 2 % und in Gruppe B 92 ± 3 %. Auch hier wieder ein Blick auf die typischen Komplikationen: In der radikaler operierten Gruppe A traten keine postoperativen Recurrensparesen auf (weder früh-postoperativ noch permanent) und keine permanenten Hypokalzämien. Der Anteil früh-postoperativer Hypokalzämien liegt in beiden Gruppen bei gleichermaßen 20 %. Bei insgesamt niedrigem Risiko permanenter Komplikationen kann also gezeigt werden, dass ein höheres Komplikationsrisiko der radikaleren Operation völlig vermieden werden kann.

Postoperativer Verlauf der Antikörper

Rezeptorstimulierende Antikörper

Die im Median präoperativ höheren TRAK-Konzentrationen in der radikaler operierten Gruppe A zeigen keinen signifikanten Unterschied gegenüber Gruppe B, bei der die Streuung der TRAK deutlich größer ist. Dies zeigt sich auch noch im frühen postoperativen Verlauf. In beiden Gruppen fallen die TRAK-Konzentrationen bis zum zweiten Nachuntersuchungszeitraum (sechs Monate postoperativ) hochsignifikant ab.

Dieser TRAK-Abfall ist in der radikaler operierten Gruppe A stärker ausgeprägt. Sechs Monate postoperativ liegen die TRAK-Konzentrationen in Gruppe A signifikant niedriger als in der weniger radikal operierten Gruppe B ($p < 0{,}05$). Im späteren Verlauf sinken auch die TRAK-Konzentrationen bei der weniger radikal operierten Gruppe noch weiter und im dritten und vierten Nachuntersuchungszeitraum bestehen wiederum keine signifikanten Unterschiede mehr zwischen den beiden Gruppen. Als entscheidendes Ergebnis ist festzuhalten, dass es in beiden Gruppen im Lauf der dreijährigen Bobachtungsphase überwiegend zu einer Normalisierung der rezeptorstimulierenden Antikörperkonzentrationen kommt, dass dieser Abfall aber bei der radikaler operierten Gruppe A schneller erfolgt (Abb. 1). Bei qualitativer Betrachtung des Kriteriums einer Normalisierung präoperativ erhöhter TRAK-Konzentrationen zeigt sich dementsprechend, dass sich schon ein Monat postoperativ eine stärkere Tendenz zur Normalisierung in der radikaler operierten Gruppe andeutet (25 % in Gruppe A vs. 17 % in Gruppe B), dass im zweiten Nachuntersuchungszeitraum (sechs Monate postoperativ) sich die Verhältnisse schon umgekehrt haben und die TRAK-Konzentrationen sich bereits bei 75 % in der radikaler operierten Gruppe normalisiert haben, während sie bei 78 % in der weniger radikal operierten Gruppe noch erhöht sind ($p < 0{,}05$). Im späteren Verlauf normalisieren sich die TRAKs auch noch in der weniger radikal operierten Gruppe bei der Mehrzahl der Patienten, bleiben ebenfalls nur bei einem Viertel der Patienten noch erhöht und es besteht kein Unterschied mehr zwischen den beiden Gruppen (Abb. 2).

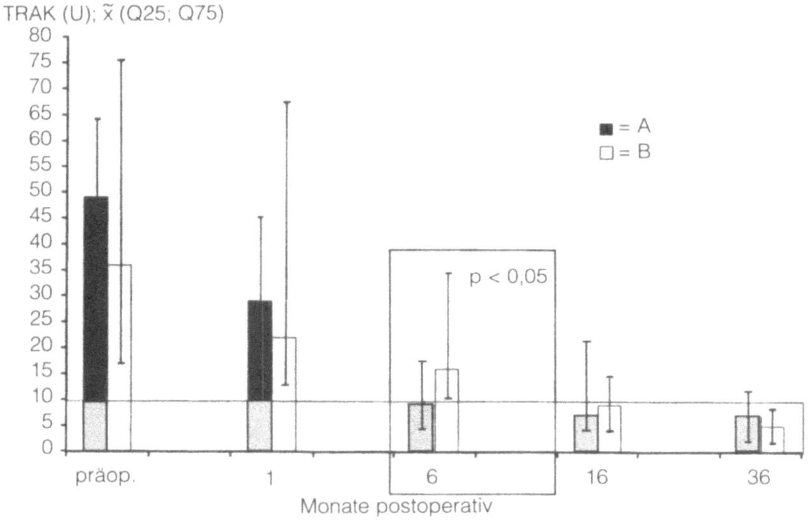

Abb. 1: Schilddrüsenoperationen bei M. Basedow. Postoperativer Verlauf von TRAK bei Pat. mit präop. erhöhten TRAK (N = 74). A: Restmasse ≤ 2 g (N = 25); B: Restmasse > 2 g (N = 49)

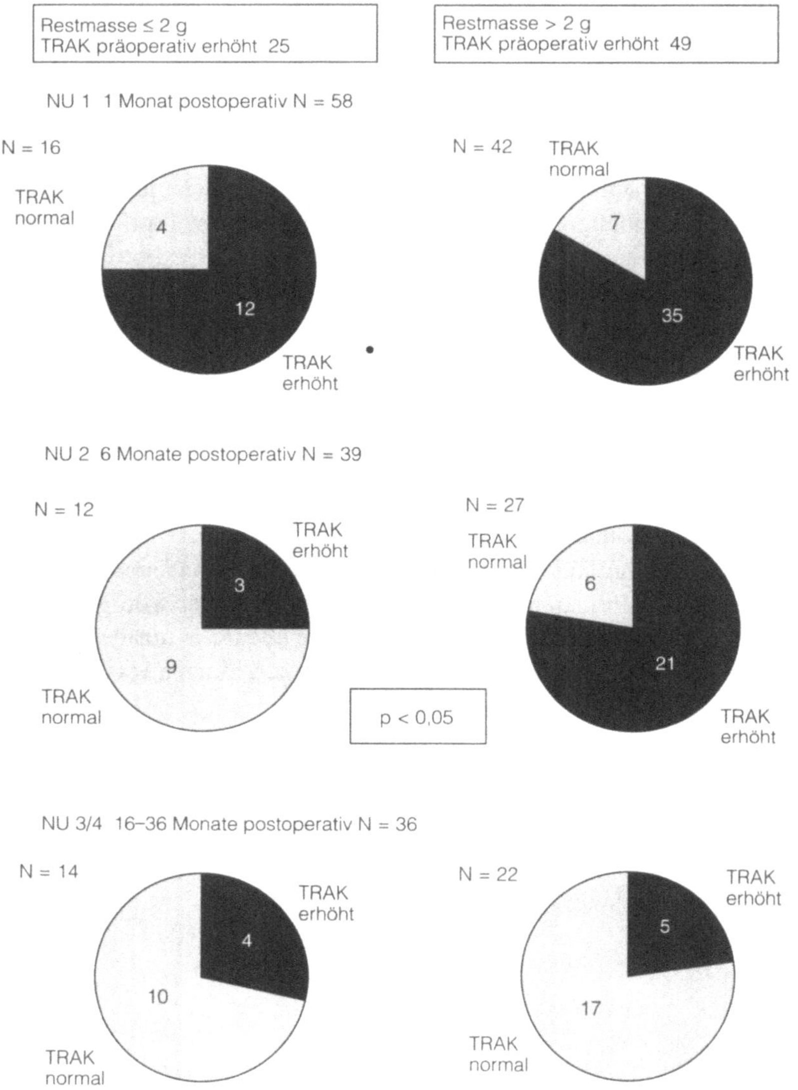

Abb. 2: Schilddrüsenoperationen bei M. Basedow. Verlauf von TRAK bei unterschiedlicher Schilddrüsen-Restmasse

Mikrosomale Antikörper (MAK, TPO)

Präoperativ sind hier die Antikörperkonzentrationen in der radikaler operierten Gruppe A signifikant höher als in der weniger radikal operierten Gruppe B. In beiden Gruppen sinken die MAK-Konzentrationen im postoperativen Verlauf hochsignifikant ab, mit allmählich geringer werdender Streubreite. Auch hier erfolgt ein schnellerer Abfall in der radikaler operierten Gruppe (Abb. 3).

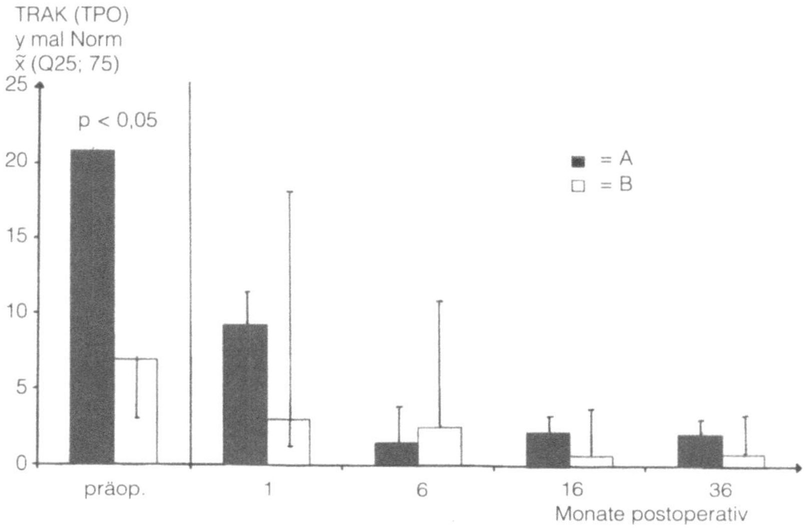

Abb. 3: Schilddrüsenoperationen bei M. Basedow. Nachuntersuchungen bei 66 Pat. mit präop. erhöhten MAK (TPO). A: Restmasse ≤ 2 g (N = 23); B: Restmasse > 2 g (N = 43)

Verlauf der endokrinen Orbitopathie

Exophthalmometrie nach Hertel

Bei 46 Patienten (16 aus Gruppe A, 30 aus Gruppe B) mit einer EO Grad III nach Werner liegen die Verlaufsdaten der Hertelschen Exophthalmometrie vor. Der Exophthalmus ist in der radikaler operierten Gruppe (präoperativ und signifikant ($p < 0{,}05$) auch noch einen Monat postoperativ) stärker ausgeprägt als in der weniger radikal operierten Gruppe B. Erst im späteren Verlauf geht der Exophthalmus in Gruppe A nennenswert zurück und eineinhalb Jahre nach der Operation besteht, auch bei seitengetrennter Betrachtungsweise, kein Unterschied mehr gegenüber der weniger radikal operierten Gruppe B, bei der der Exophthalmus schon präoperativ weniger stark ausgeprägt war (Abb. 4).Wegen fehlender Daten ist der Nachuntersuchungszeitraum drei Jahre postoperativ hier nicht mehr berücksichtigt.

Bezüglich der übrigen Kriterien für den Verlauf der endokrinen Orbitopathie liegen leider nur lückenhafte und subjektive Daten vor. Eine Einteilung des Stadiums nach Werner über den gesamten Zeitraum (bis 36 Monate postoperativ) wurde bei 16 Patienten der radikaler operierten Gruppe A und 15 Patienten der weniger radikal operierten Gruppe B vorgenommen. Von Gruppe A wurden sieben Patienten (44 %) während des postoperativen Verlaufs in ein niedrigeres Werner-Stadium eingestuft, neun Patienten (56 %) blieben in dem auch schon präoperativ festgestellten Stadium, keiner geriet in ein höheres Stadium. In Gruppe B erreichte im Verlauf ein annähernd gleich großer Anteil der Patienten (40 %) ein niedrigeres Werner-Stadium, weitere 40 % verblieben

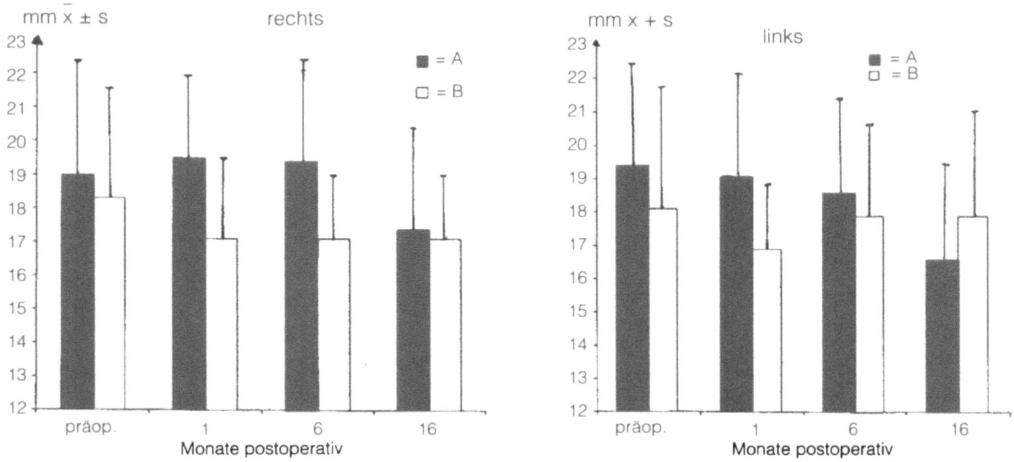

Abb. 4: Schilddrüsenoperationen bei M. Basedow. Verlauf endokriner Orbitopathie Grad III (Werner). Exophthalmometrie nach Hertel (N = 46). A: Restmasse ≤ 2 g; B: Restmasse < 2 g

Tabelle 4: Schilddrüsenoperationen bei M. Basedow – postoperativer Verlauf bei endokriner Orbitopathie

	A) Restmasse ≤ 2 g					B) Restmasse > 2 g
Wechsel des Stadiums nach Werner im Langzeitverlauf	– niedriger		7 (44 %)			6 (40 %)
	– gleich		9 (56 %)			6 (40 %)
	– höher		0 (0 %)	←P < 0,1→		3 (20 %)
Veränderung gegenüber der jeweiligen Voruntersuchung, unabhängig vom Stadium nach Werner	1 Monat postop. vs. präop.	besser	60 %			50 %
		gleich	22 %	n = 26	n = 42	38 %
		schlechter	18 %			12 %
	6 Monate postop. vs. 1 Monat postop.	besser	37 %			58 %
		gleich	51 %	n = 15	n = 24	34 %
		schlechter	12 %			8 %
	16–36 Monate postop. vs. 6 Monate postop.	besser	48 %			45 %
		gleich	52 %	n = 16	n = 15	41 %
		schlechter	0 %			14 %

im gleichen Stadium, drei Patienten (20 %) gerieten in eine höheres Stadium. Der Unterschied (keine Höherklassifizierung in Gruppe A, jedoch Höherklassifizierung in Gruppe B in 20 % der Fälle) zeigt einen statistischen Trend ($p < 0,1$). Eine globale Verbesserung, jeweils gegenüber der Voruntersuchung, wurde bei der ersten postoperativen Nachuntersuchung in Gruppe A bei 60 % und in Gruppe B bei 50 % der Patienten angegeben, eine Verschlechterung demgegenüber in 18 bzw. 12 %. Sechs Monate postoperativ erfolgte eine weitere Verbesserung in Gruppe A bei 37 %, in Gruppe B bei immerhin 58 %. Im langfristigen Verlauf, 16–36 Monate postoperativ, erfolgte eine Verbesserung gegenüber der Voruntersuchung in Gruppe A bei 48 %, in Gruppe B bei 45 % der Patienten. Eine Verschlechterung im Spätverlauf wurde nur bei Patienten der

Gruppe B (14 %) beobachtet, nicht aber in Gruppe A (Tab. 4). Die jeweiligen Unterschiede sind statistisch nicht signifikant. Es scheint sich jedoch der Trend zu bestätigen, dass bei den radikaler operierten Patienten eine Verbesserung früher stattfindet und insbesondere im Spätverlauf keine Verschlechterungen auftreten.

Erörterung

Die entscheidende Bedeutung der Limitierung der Schilddrüsenrestmasse für die dauerhafte und sichere Beseitigung der Hyperthyreose ist allgemein anerkannt und wurde in einer umfassenden Metaanalyse [9] gesichert. Aus dieser kann als approximative Korrelation abgeleitet werden, dass pro Gramm Restmasse ca. 10 % weniger postoperative Hypothyreosen, aber 1 % mehr Rezidivhyperthyreosen zu erwarten sind. Die Definition der Restmasse sollte jedoch nicht absolut starr sein, sondern eher als Faustregel gelten. Wir orientieren uns in Abhängigkeit von Patientenalter, Schweregrad der Orbitopathie, präoperativer Strumamasse und Schweregrad der Hyperthyreose an einer Reduktion der Schilddrüsenmasse um 90–100 %. Unter der Voraussetzung ausreichender Radikalität scheint die Operation bezüglich des Verlaufs der endokrinen Orbitopathie der Radioiodtherapie in gewisser Hinsicht überlegen zu sein, was auch in prospektiv randomisierten Studien bestätigt wurde [14, 15]. Insgesamt ist jedoch die Therapie der endokrinen Orbitopathie nach wie vor unbefriedigend. Dies bezieht sich auf alle Therapieformen, mit Ansprechraten von medikamentöser Therapie und Orbitabestrahlung von 50–60 % und einer spontanen Besserung im Langzeitverlauf bei milden Fällen in ebenfalls etwa 60 % [4, 5]. Die Therapieentscheidung im problematischen Einzelfall stützt sich also weiterhin auf Erfahrungswissen [2] und erreicht keinen hohen Evidenzgrad. Die retrospektiven Studien kranken vor allem auch an der methodisch meist angreifbaren und unzureichenden Erfassung der Orbitopathiekriterien. Demgegenüber ist die Verlaufsbeobachtung der serologischen Veränderungen, also die Messung der Antikörper-Titer, relativ unproblematisch, so dass sich therapeutische Entscheidungen seit den achtziger Jahren häufig auf dieses Kriterium stützen [11]. Für die Beurteilung des Verlaufs der Orbitopathie ist es ein zusätzliches Erschwernis, dass der am häufigsten angewandte, „objektive“ Parameter, die Exophthalmometrie nach Hertel, meist nur geringe Veränderungen aufweist und in 80 % der Fälle im Langzeitverlauf unverändert bleibt [1]. Demgegenüber erfolgen die serologischen Reaktionen vergleichsweise prompt: So zeigt sich nach der Radioiodtherapie ein starker Anstieg der stimulierenden Antikörper nach 6–8 Wochen und eine immer noch bestehende Erhöhung nach 3–6 Monaten, während nach operativer Therapie diese sowohl nach 6–8 Wochen als auch nach 3–6 Monaten fallende Tendenz zeigen [12].

Ob eine radikale, fast totale Resektion oder eine totale Thyroidektomie im Vergleich zur konsequent subtotalen Resektion mit limitierter Restmasse tatsächlich einen günstigeren Verlauf der endokrinen Orbitopathie bewirken kann [6, 11, 17], entbehrt weiterhin gesicherter Evidenz. Wie anfangs schon erwähnt, konnte diesbezüglich ein Unterschied in einer adäquat angelegten, prospektiv randomisierten Studie der Düsseldorfer Arbeitsgruppe aus dem Jahr 2000 [18] nicht festgestellt werden. Als gesichert kann gelten, dass das radikalere Vorgehen in entsprechend versierten chirurgischen Zentren nicht von einer höheren operationsbedingten Komplikationsrate begleitet ist [3, 7, 8, 16–18]. Eine höhere Rate von passageren, früh-postoperativen Hypokalzämien von etwa 20 % muß auch bei der konsequenten subtotalen Resektion mit Restmassen von 4 g in Kauf genommen werden, gegenüber der klassischen subtotalen Resektion, bei der auf jeder Seite 3–4 g verbleiben, welche aber von einem zu hohen Rezidivrisiko begleitet ist [3, 7, 8]. Vergleiche mit den niedriger angegebenen, früheren Hypokalzämieraten sind zudem mit Vorsicht zu genießen, da erst mit zunehmender Radikalisierung vermehrtes Augenmerk auch auf die asymptomatische, nur durch mehrfache postoperative Serumcalciummessungen erkennbare, passagere Hypokalzämie gerichtet wurde.

Unter der gegebenen Voraussetzung einer nicht erhöhten Operationsmorbidität, einer auch bei ausgedehnter subtotaler Resektion mit Resten von nicht mehr als 4 g regelhaft in Kauf zu nehmenden Substitutionspflichtigkeit und einer in unserer jetzigen eigenen Untersuchung als signifikant bestätigten schnelleren Reduktion der Serumkonzentrationen der stimulierenden Antikörper erscheint es dennoch angebracht, in Fällen mit aktiver endokriner Orbitopathie der (fast) totalen Thyroidektomie den Vorzug zu geben, gegenüber der weniger radikalen Resektion und auch gegenüber anderen Therapieformen. Ein ganz erheblicher Faktor ist sicherlich die Zeit. Dies gilt insbesondere auch für den präoperativen Verlauf. Die große Streuung der Intervalle vom erkennbaren Beginn der Orbitopathie bis zur definitiven Therapie erschwert die Beurteilung von deren Effizienz. Wie in anderen Bereichen der Chirurgie auch sollten unbefriedigende Ergebnisse auf Grund verspäteter Indikationsstellung dieser und nicht dem Operationsverfahren angelastet werden.

Folgerungen

Ein radikaleres operatives Vorgehen als die subtotale Standardresektion, also die fast totale Thyroidektomie mit Restmassen von maximal 2 g und die totale Thyroidektomie, ist in erfahrener Hand sicher nicht von einem erhöhten Komplikationsrisiko begleitet, im Vergleich zur klassischen subtotalen Resektion, mit der Ausnahme einer – wahrscheinlich durch intensivere Beobachtung bedingten – höheren Rate früh-postoperativer, passagerer Hypokalzämien. Die radikalere Operation führt zu einem schnelleren Absinken der Serum-Titer, insbesondere der rezeptorstimulierenden Antikörper (signifikant sechs Monate nach der Operation), aber auch der mikrosomalen (TPO-) Antikörper. Ein sicherer Einfluss auf den postoperativen Verlauf der endokrinen Orbitopathie konnte auch in unserer retrospektiven Studie nicht nachgewiesen werden. Es zeigt sich jedoch ein Trend zu frühzeitigerer Besserung der endokrinen Orbitopathie einerseits und zur Vermeidung von Verschlimmerungen im späteren Verlauf (jenseits eines postoperativen Jahres). Die Exophthalmometrie nach Hertel im Stadium III nach Werner lässt – bei schlechterer Ausgangslage bei den radikaler operierten Patienten – erst relativ spät (jenseits eines postoperativen Jahres) einen Trend zu vergleichsweise deutlicherer Besserung erkennen.

Bei noch fehlender Evidenz für ein besseres Behandlungsergebnis bezüglich der endokrinen Orbitopathie durch radikalere Schilddrüsenoperation (fast totale bzw. totale Thyroidektomie) sollte diese als Standardeingriff bei M. Basedow mit endokriner Orbitopathie nur in erfahrenen chirurgischen Zentren durchgeführt werden. Weitere prospektiv randomisierte Studien an exakt definierten Patientengruppen (u. a. im Hinblick auf den präoperativen Zeitfaktor) sind erforderlich.

Literatur

[1] Abe, Y., H. Sato, M. Noguchi et al.: Effect of subtotal thyroidectomy on natural history of ophthalmopathy in grave's disease. World J. Surg. 22 (1998) 714–717.

[2] Förster, G., G. Kahaly: Endokrine Orbitopathie 1998. Med. Klinik 93 (6) (1998) 365–373.

[3] Frilling, A., P. E. Goretzki, M. Grussendorf et al.: The influence of surgery on endocrine ophthalmopathy. World J. Surg. 14 (1990) 442–445.

[4] Heufelder, A. E., Ch. Spitzweg: Pathogenese der immunogenen Hyperthyreose und endokrinen Orbitopathie. Internist 39 (1998) 599–606.

[5] Heufelder, A. E.: Behandlung der endokrinen Orbitopathie: persönliche Mitteilung. Schilddrüse 2001 (im Druck).

[6] Linos, D. A., D. Karakitsos, J. Papademetriou: Should the primary treatment of hyperthyroidism be surgical? Eur. J. Surg. 163 (9) (1997) 651–657.

[7] Lorenz, K., H. Dralle: Chirurgische Therapie des Morbus Basedow. Z. ärztl. Fortbild. Qual. Sich. (ZaeFQ) 93 (Suppl. 1) 57–60.

[8] Möbius, E., B. Niermann, A. Zielke et al.: Postoperative Komplikationen und Langzeitergebnisse der chirurgischen Therapie der Immunthyreopathie vom Typ Basedow. Dtsch. Med. Wschr. 123 (1998) 1297–1303.

[9] Palit, Th. K., Ch. C. Miller, D. M. Miltenburg: The efficacy of thyroidectomy for grave's disease: A meta-analysis. J. Surg. Res. 90 (2000) 161–165.

[10] Rink, Th., L. H. Holle, H. J. Schroth et al.: Individuelle Verlaufskontrolle der TSH-Rezeptor-Antikörper-Titer zur Einschätzung der Prognose eines M. Basedow. Nukl. Med. 37 (1998) 90–94.

[11] Schleusener, H., J. Schwandler, L. Fischer et al.: Prospective multicenter study on the prediction of relapse after antithyroid drug treatment in patients with grave's disease. Acta Endocrinol. 120 (1989) 689–693.

[12] Soliman, M., E. Kaplan, A. Abdel-Latif et al.: Does thyroidectomy, radioiodine-therapy or antithyroid drug treatment alter reactivity of patients T-cells to epitopes of thyrotropin receptor in autoimmune thyroid disease? J. C. E. & M. 80 (1995) 2312–2321.

[13] Sugino, K., T. Mimura, O. Ozaki et al.: Preoperative change of thyroid hormon receptor antibody level: possible marker for predicting recurrent hyperthyroidism in patients with grave's disease after subtotal thyroidectomy. World J. Surg. 20 (1996) 801–806.

[14] Torring, O., L. Tallstedt, G. Wallin et al.: Grave's hyperthyroidism: treatment with antithyroid drugs, surgery or radioiodine – a prospective randomized study. J. C. E. & M. 81 (1996) 2986–2993.

[15] Tallstedt, L., G. Lundell: Radioiodine treatment, ablation and ophthalmopathy: A balanced perspective. Thyroid 7 (2) (1997) 241–245.
[16] Wahl, R. A., K. Greuling, R. Dyck et al.: Operative Therapie der immunogenen Hyperthyreose. Akt. Endokr. Stoffw. 13 (1992) 47–52.
[17] Winsa, B., J. Rastad, G. Akerström et al.: Retrospective evaluation of subtotal and total thyroidectomy in grave's disease with and without endocrine ophthalmopathy. Eur. J. Endocr. 132 (4) (1995) 406–412.
[18] Witte, J., P. E. Goretzki, C. Dotzenrath et al.: Surgery for grave's disease: total versus subtotal thyroidectomy – results of a prospective randomized trial. World J. Surg. 24 (2000) 1303–1311.

Diskussion

Hehrmann:
Wohin werden die Nebenschilddrüsen replantiert? Und wie lange hält die Hypokalzämie postoperativ an?

Wahl:
Wenn eine Nebenschilddrüse autotransplantiert wird, in der Regel – Sie wissen ja, dass häufiger die unteren transplantiert werden müssen, an den oberen muss man nicht soviel manipulieren, dass man die Vaskularisation sehr stört – werden die einfach in den ipsilateralen Musculus sternocleidomastoideus transplantiert. Wir machen es so, dass wir kleine Fragmente bilden und jedes einzelne dieser Fragmentchen in ein kleines Muskeltäschchen einnähen. Die Hypokalzämie hält dann in der Regel drei bis vier Wochen in abnehmender Heftigkeit. Aber wir können natürlich bei diesen Patienten nicht sagen, ob die Restfunktion nun wirklich von dem Transplantat abhängig ist oder nicht. Wir sehen nur, dass die, bei denen transplantiert worden ist, gar keine permanenten Hypokalzämien haben.

Grußendorf:
Robert, also keine signifikanten Unterschiede, was machst Du denn jetzt in Zukunft? Kleiner oder größer als 4 ml?

Wahl:
Entscheidend ist wieder die Komplikationsrate – Rekurrensparesen sind gar keine permanenten in dieser Serie. Bei Patienten mit schwerer Orbitopathie werde ich total thyroidektomieren. Ich hätte aber gerne ein besseres Instrumentarium für die Entscheidungsfindung, denn es kommt – das ist heute früh bei Herrn Heufelder ja auch schon angeklungen – vielleicht nicht so sehr auf ein statuarisches Stadium an, sondern auf die Aktivität. Und ich würde gerne zur Operation bessere Daten über die Floridität und Aktivität des Basedow haben. Dann hat es wahrscheinlich Sinn, früher, solange das Ganze noch im Entstehen ist, total zu thyroidektomieren und nicht, wenn jahrelang behandelt worden ist und ein Endzustand da ist, in dem man eigentlich nichts machen kann.

Die videoskopisch assistierte Schilddrüsenoperation – Frühergebnisse eines neuen Operationsverfahrens

M. K. Walz

Einleitung

In der endokrinen Chirurgie haben minimal invasive, endoskopische Operationsverfahren inzwischen einen hohen Stellenwert erlangt. So werden die meisten Nebennierentumoren routinemäßig laparoskopisch oder retroperitoneoskopisch entfernt [4, 20]. Auch an den Nebenschilddrüsen, dem endokrinen Pankreas und den extraadrenalen Phäochromozytomen kommen endoskopische Verfahren vermehrt zur Anwendung [2, 5, 6, 8, 11, 17, 19]. Neueste Entwicklungen betreffen nun auch minimal-invasive Operationsmethoden an der Schilddrüse [1, 9, 12, 13, 22]. Dabei ist die Verbesserung des kosmetischen Ergebnisses das herausragende Ziel dieser moderner Verfahren. Der minimal invasive endoskopische Zugang zur Schilddrüse kann über verschiedene zervikale, aber auch pectorale und axilläre Wege erfolgen, wobei die beiden letztgenannten Verfahren sogar jede Wunde am Hals vermeiden. Wir wenden seit zwei Jahren eine neuartige zervikale Methode an, bei der die Schilddrüse uni- oder bilateral über einen nur etwa 15–20 mm langen Hautschnitt endoskopisch mobilisiert wird und letztlich komplett entfernt werden kann. Dieses Operationsverfahren wird im folgenden ausführlich dargestellt. Darüber hinaus berichten wir über die Ergebnisse bei unseren ersten Patienten.

Operationsmethodik

Die Operationsmethode ist seit der Darstellung der eigenen Frühergebnisse leicht modifiziert worden [18]. Insbesondere führen wir die initiale Gasinsufflation nicht mehr durch.

Bei der videoskopisch assistierten Schilddrüsenoperation wird der Patient in Vollnarkose nur mit leicht rekliniertem Kopf gelagert. Durch eine ca. 15–20 mm lange, mediale, quere Inzision oberhalb der Fossa jugularis und nach längsverlaufender Spaltung der Linea alba auf einer Länge von etwa 3 cm wird zunächst der Schilddrüsenisthmus dargestellt. Dieser wird zunächst mittels Ultraschallschere oder Elektrokoagulation durchtrennt. Ein erster parathyroidaler Raum wird durch das Einlegen einer Gaze in die zu operierende Seite erzeugt. Dadurch werden die muskulären Gewebsschichten von der Schilddrüsenkapsel abgehoben. Nach Entfernung der Gaze beginnt der eigentliche videoskopisch assistierte Teil des Eingriffs: Der Hautrand wird durch zwei tiefe Haken unter Medialisierung der Schilddrüse aufgehalten und mit einer 3 mm-30-Grad-Optik in den Hals gespiegelt. Der vergrößerte Situs erscheint auf dem Monitor, zur nachfolgenden Präparation wechselt der Blick des Operateurs zwischen Bildschirm und Inzision (Abb. 1). Zunächst erfolgt die Darstellung des N. laryngeus recurrens mittels feiner Dissektoren (Abb. 2). Die nachfolgende Mobilisation der Schilddrüse beginnt am unteren Pol. Kleinere Gefäße werden kapselnah sukzessiv durchtrennt und die Präparation lateral und kranial fortgesetzt. Der Schilddrüsenkapsel aufsitzende Epithelkörperchen werden unter Erhalt ihres Gefäßstils sorgfältig abgeschoben. Schließlich werden die oberen Polgefäße dargestellt und zwischen Ligaturen durchtrennt. Eine Applikation von Klipps ist in der Regel nicht erforderlich. Dabei wird besonders auf den Verlauf des N. laryngeus superior geachtet. Die Mobilisation des oberen Pols wird mittels Ultraschalldissektion oder bipolarer Diathermie soweit fortgeführt, bis dieser ganz gelöst ist. Damit ist der endoskopisch assistierte Teil des Eingriffs beendet. Nun kann der Schilddrüsenlappen vor das Hautniveau angehoben werden. Durch leichten Zug an der Schilddrüse und der Trachea zur kontralateralen Seite wird der retrothyroidale Bereich einsehbar, und die Präparation des N. laryngeus inferior kann langstreckig komplettiert werden (Abb. 3). Nach Lösen der Schilddrüse von den letzten trachealen Adhäsionen bzw. Resektion wird der Eingriff auf der Gegenseite in gleicher Technik

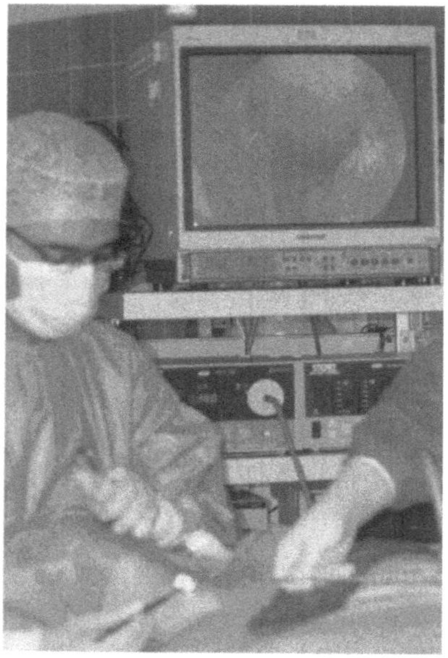

Abb. 1: Operationsszene bei videoskopisch assistiertem Schilddrüseneingriff. Monitorbild mit Blick in die zervikale Wunde

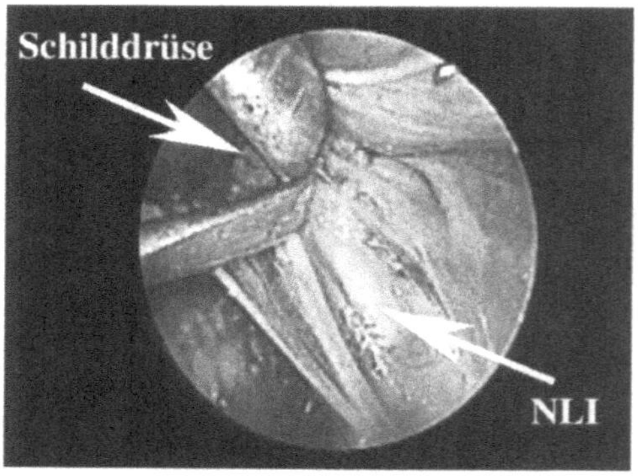

Abb. 2: Videoskopisches Bild der Darstellung des linken N. laryngeus inferior (NLI)

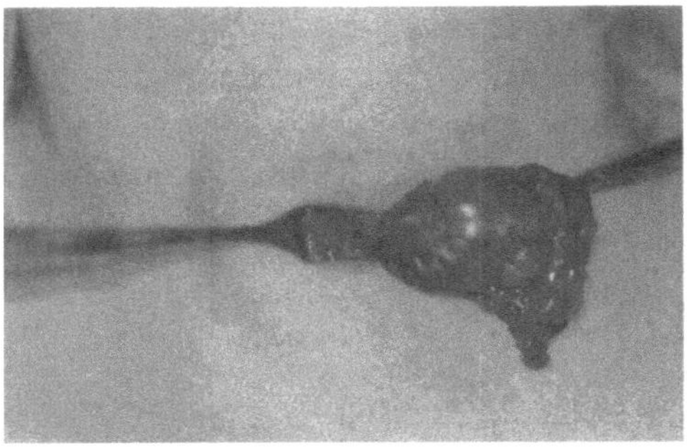

Abb. 3: Subtotale Mobilisation der rechten Schilddrüsenlappens nach Darstellung des Nervus laryngeus inferior

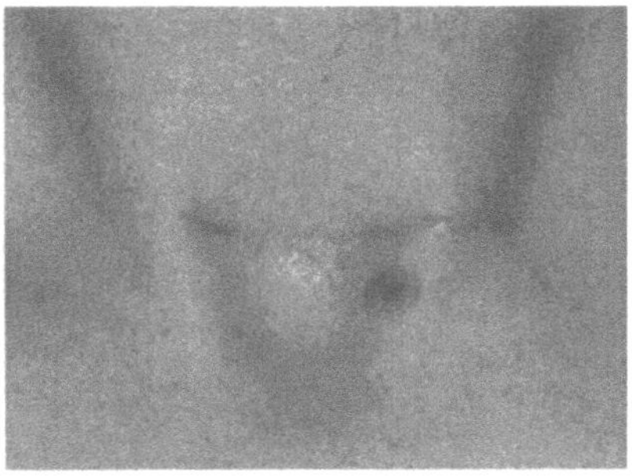

Abb. 4: Zervikale Narbe nach videoskopisch assistierter Hemithyroidektomie

weitergeführt oder nach fakultativer Einlage einer 8Ch-Redon-Drainage und schichtweisem Wundverschluss beendet. Die Hautnaht erfolgt intrakutan (Abb. 4).

Patienten

Zwischen November 1999 und Oktober 2001 wurde im Rahmen einer prospektiven Untersuchung bei 48 Patienten (m = 7, w = 41) im Alter von 43 ± 14 Jahren (20–81 Jahre) mit Struma nodosa (n = 46) oder Struma diffusa (n = 2) eine videoskopisch assistierte Operation durchgeführt. Die Auswahl des neuen Operationsverfahrens erfolgte nach detaillierter Aufklärung und Zustimmung des Patienten. Die Indikation waren suspekte Knoten (34 Patienten), autonome Adenome (zwölf Patienten) oder ein M. Basedow (zwei Patienten). Die Knotengröße lag bei 23 ± 4 mm. Alle Patienten werden innerhalb der ersten zwei Wochen nach dem Eingriff laryngoskopiert.

Ergebnisse

Von 48 videoskopisch assistiert begonnenen Operationen konnten 46 ohne Erweiterung des Hautschnitts beendet werden. Bei einem Patienten war eine Schnittverlängerung auf 5 cm nötig, nachdem nach videoskopisch assistierter Durchtrennung der oberen Polgefäße die weitere Mobilisation des linken Schilddrüsenlappens wegen Adhäsionen nach Feinnadelpunktion nicht sicher gelang. Bei einer weiteren Patientin ergab die intraoperative Schnellschnittuntersuchung im primär entfernten Lappen ein multifokales papilläres Schilddrüsenkarzinom. Zur Restthyroidektomie und Lymphknotendissektion wurde die Inzision erweitert.

Die Operationsdauer (Schnitt-Naht-Zeit) betrug für einseitige Eingriffe 92 ± 20 min, für bilaterale Operationen 130 ± 35 min. Die Inzisionslänge lag im Mittel bei 2,0 ± 0,3 cm, die Knotengröße betrug 24 ± 6 mm. Perioperativ und postoperativ wurde lediglich bei einem Patienten ein temporärer Hypoparathyroidismus beobachtet. Nachblutungen, Infektionen und Recurrensparesen traten nicht auf. Die postoperative stationäre Verweildauer lag bei 2,9 ± 0,6 Tagen. Die histologische Aufarbeitung ergab hinsichtlich der zur Indikationsstellung führenden Läsionen mit Ausnahme des bereits erwähnten Falles benigne Befunde.

Diskussion

Die vorliegende Untersuchung belegt die sichere Durchführbarkeit von Schilddrüseneingriffen mit einer videoskopisch assistierten Methode. Dabei ist das vorrangige Ziel dieser Operationsvariante die Verbesserung des postoperativen kosmetischen Ergebnisses. Entsprechend der vorgegebenen Schnittlänge um 2 cm eignet sich dieses Verfahren nur für Schilddrüsenknoten geringer Größe. Damit kommen kleine nodöse Strumen mit suspekten kalten Knoten oder kleinere autonome Adenome vorrangig in Betracht. Ausnahmsweise können aber auch kleine Basedow-Strumen so entfernt werden [21]. In jedem Falle war die langstreckige Präparation und sorgfältige Schonung des N. laryngeus inferior möglich, der unter Beiseitehalten der geraden Halsmuskulatur nach lateral und Gegenzug an der Schilddrüse und Trachea relativ weit ventral verläuft.

Die von uns angewandte Operationsmethode lehnt sich an das von Miccoli und Mitarbeitern zunächst für die Parathyroidektomie und später auch für Schilddrüseneingriffe entwickelte Verfahren der videoskopisch assistierten Technik an [13, 15]. Wie Miccoli verzichten wir inzwischen auf eine initiale Gasinsufflation zur Erzeugung eines zervikalen Raumes. Damit wird ein Hautemphysem des Halses vermieden. Zur sicheren Präparation der Schilddrüse werden spezielle Retraktoren und ein feines Instrumentarium benötigt.

Hinsichtlich der Operationsdauer und der perioperativen Komplikationshäufigkeit entsprechen unsere Ergebnisse weitgehend jenen der ersten Mitteilungen von Miccoli und Kollegen sowie Yeh und Mitarbeitern. So lag die mittlere Operationsdauer der italienischen Studie (27 Patienten) bei 82 min, derjenigen aus Taiwan mit 16 Patienten bei 102 min. Chirurgische Komplikationen wurden in beiden Untersuchungen ebenfalls nicht beobachtet [12, 22]. Unsere nicht randomisierte Studie, die Patienten mit videoskopisch assistierter und konventioneller Hemithyroidektomie verglich, zeigte tendenziell eine Reduktion des Analgetikabedarfs und eine Verkürzung der stationären Verweildauer [18]. Eine Schmerzminderung nach endoskopischem Vorgehen wurde inzwischen auch in einer prospektiv randomisierten Untersuchung beobachtet [14]. Die Sicherheit der videoskopischen Technik wird schließlich eindrucksvoll durch eine multizentrische, internationale Studie belegt [10]. Bei dieser Untersuchung an 336 Patienten (112 Thyroidektomien, 224 Lobektomien) lag die Rate von temporären Recurrensparesen bei 2,1 %, die der definitiven Lähmungen bei 0,3 %. Eine temporäre postoperative Hypokalzämie wurde bei neun Patienten (2,7 %) beobachtet, ein definitiver Hypoparathyroidismus kam zweimal (0,6 %) vor.

Ein ungeklärtes Problem ist derzeit noch die Vorgehensweise beim intraoperativen Nachweis eines Malignoms. In Frage kommen eine Konversion zur traditionellen Technik [22] und die Vervollständigung des Eingriffs mittels der minimal invasiven Technik [12]. Unseres Erachtens sollte beim Malignomnachweis am Schnellschnitt so lange zur konventionellen Operationsmethode gewechselt werden, bis die Sicherheit der minimal invasiven Methoden beim Schilddrüsenkarzinom schlüssig belegt ist. In jedem Falle ist der bereits präoperativ erbrachte Malignomnachweis eine klare Kontraindikation der videoskopisch assistierten Technik, außerdem führen wir diese Methode nicht bei zervikalen Voroperationen durch.

Alternativ zur videoskopisch assistierten Methode sind inzwischen auch vollständig endoskopische Verfahren der Thyroidektomie über zervikale, pectorale oder axilläre Zugänge beschrieben worden. Beim zervikalen Zugang wird die Schilddrüse über drei bis vier Trokare mobilisiert, letztlich in einen Bergebeutel verbracht und über eine mediale oder laterale, etwas erweiterte Trokarinzision extrahiert. Die bisherigen vorläufigen Ergebnisse belegen eine sichere Durchführbarkeit bei sehr langer Operationsdauer [3, 23]. Gleiches gilt für endoskopische Schilddrüseneingriffe über pektorale oder axilläre Zugänge [7, 16]. Ziel dieser letztgenannten Methoden ist die Vermeidung jeglicher zervikaler Inzision. Vergleichende Untersuchungen zu den verschiedenen minimal invasiven Operationsmethoden an der Schilddrüse liegen noch nicht vor.

Nicht zu unterschätzen ist der Einfluss der videoskopisch assistierten Methodik auf die konventionellen Operationsverfahren der Schilddrüsenchirurgie. Das Prinzip der Mobilisation des Schilddrüsengewebes im Situs kann entsprechend auch bei großen Strumen angewandt werden. Ein Reduktion der Schnittlänge ist auf diese Weise möglich.

Zusammenfassend gesagt ist die videoskopisch assistierte Schilddrüsenoperation ein neuartiges, sicheres Verfahren, das für ausgesuchte Patienten in Frage kommt.

Literatur

[1] Bellantone, R., C. P. Lombardi, M. Raffaelli et al.: Minimally invasive, totally gasless video-assisted thyroid lobectomy. Am. J. Surg. 177 (1999) 342–343.

[2] Dralle, H., K. Lorenz, P. Nguyen-Thanh: Minimally invasive video-assisted parathyroidectomy - selective approach to localized single gland adenoma. Langenbecks Arch. Surg. 384 (1999) 556–562.

[3] Gagner, M., W. B. Inabnet: Endoscopic thyroidectomy for solitary thyroid nodules. Thyroid 11 (2001) 161–163.

[4] Gagner, M., A. Pomp, B. T. Heniford et al.: Laparoscopic adrenalectomy: lessons learned from 100 consecutive procedures. Ann Surg 226 (1997) 238–246.

[5] Gagner, M., A. Pomp, M. F. Herrera: Early experience with laparoscopic resections of islet cell tumors. Surgery 120 (1996) 1051–1054.

[6] Henry, J. F., T. Defechereux, L. Gramatica et al.: Minimally invasive videoscopic parathyroidectomy by lateral approach. Langenbecks Arch Surg 384 (1999) 298–301.
[7] Ikeda, Y., H. Takami, Y. Sasaki et al.: Endoscopic neck surgery by the axillary approach. J. Am. Coll. Surg. 191 (2000) 336–340.
[8] Janetschek, G., G. Finkenstedt, R. Gasser et al.: Laparoscopic surgery for pheochromocytoma: adrenalectomy, partial resection, excision of paragangliomas. J. Urol. 160 (1998) 330–334.
[9] Jones, D. B., M. A. Quasebarth, L. M. Brunt: Videoendoscopic thyroidectomy: experimental development of a new technique. Surg. Laparosc. Endosc. Percutan Tech. 9 (1999) 167–170.
[10] Miccoli, P., R. Bellantone, M. Mourad et al.: Minimally invasive video-assisted thyroidectomy (MIVAT): a multi-institutional experience. World J. Surg. 26 (2002) (im Druck).
[11] Miccoli, P., C. Bendinelli, E. Vignali et al.: Endoscopic parathyroidectomy: report of an initial experience. Surgery 124 (1998) 1077–1079.
[12] Miccoli, P., P. Berti, C. Bendinelli et al.: Minimally invasive video-assisted surgery of the thyroid: a preliminary report. Langenbecks Arch. Surg. 385 (2000) 261–264.
[13] Miccoli, P., P. Berti, M. Monte et al.: Minimally invasive surgery for thyroid small nodules: preliminary report. J Endocrinol. Invest. 22 (1999) 849–851.
[14] Miccoli, P., P. Berti, M. Raffaelli et al.: Comparison between minimally invasive video-assisted thyroidectomy and conventional thyroidectomy: a prospective randomized study. Surgery 130 (2001) 1039–1043.
[15] Miccoli, P., A. Pinchera, G. Cecchini et al.: Minimally invasive, video-assisted parathyroid surgery for primary hyperparathyroidism. J. Endocrinol. Invest. 20 (1997) 429–430.
[16] Ohgami, M., S. Ishii, Y. Arisawa et al.: Scarless endoscopic thyroidectomy: breast approach for better cosmetics. Urg. Laparosc. Endosc. Percutan Tech. 10 (2000) 1–4.
[17] Sussman, L. A., R. Christie, D. E. Whittle: Laparoscopic excision of distal pancreas including insulinoma. Aust. N. Z. J. Surg. 66 (1996) 414–416.
[18] Walz, M. K., S. Lederbogen, J. C. Limmer et al.: Die videoskopisch-assistierte Hemithyroidektomie – operative Technik und erste Ergebnisse. Chirurg 72 (2001) 1054–1057.
[19] Walz, M. K., K. A. Metz, R. Görges et al.: Die endoskopische Exstirpation extraadrenaler Phäochromozytome (Paragangliome). Chirurg 71 (2000) 1504–1508.
[20] Walz, M. K., K. Peitgen, M. V. Walz et al.: Posterior retroperitoneoscopic adrenalectomy – lessons learned within five years. World J. Surg. 25 (2001) 728–734.
[21] Yamamoto, M., A. Sasaki, H. Asahi et al.: Endoscopic subtotal thyroidectomy for patients with Graves‘ disease. Surg. Today 31 (2001) 1–4.
[22] Yeh, T., Y. Jan, B. R. Hsu et al.: Video-assisted endoscopic thyroidectomy. Am. J. Surg. 180 (2000) 82–85.
[23] Yeung, G. H.: Endoscopic surgery of the neck: a new frontier. Surg. Laparosc. Endosc. 8 (1998) 227–232.

Diskussion

Weiß:

Wie gehen Sie beim histologischen Befund eines Schilddrüsenkarzinoms vor? Erfolgt dann ein Zweiteingriff in der klassischen Technik, vor allem im Hinblick auf die notwendige Lymphknotenrevision?

Walz:

Wir führen in der Regel keinen Schnellschnitt durch und würden es abwarten und sekundär nachoperieren, wenn notwendig. Offen – groß – normal.

Einflussfaktoren auf den Erfolg der Radioiodtherapie bei M. Basedow

M. Weiß, J. Kopp, Kh. Haude, P. Heidenreich

Einleitung

Ziel der Radioiodbehandlung bei M. Basedow ist die dauerhafte Beseitigung der Hyperthyreose [17]. Um möglichst schon nach der ersten Therapie eine akzeptable Erfolgsrate zu erreichen, wurde die angestrebte Herddosis im Lauf der Jahre zunehmend erhöht [12, 20]; in den aktuellen Leitlinien der DGN wird sie mit 300 Gy angegeben. Der damit einhergehende Anstieg der posttherapeutischen Hypothyreosen wird im Sinne eines ablativen Therapiekonzeptes akzeptiert [20]. Die Dosisabhängigkeit der Erfolgsrate ist auch am Patientengut unserer Klinik zu beobachten (Abb. 1).

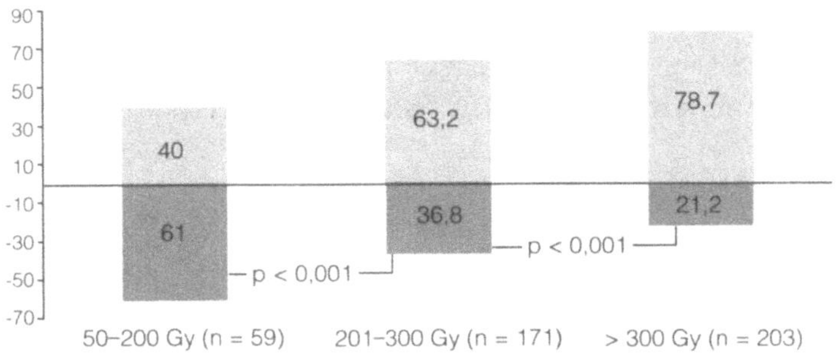

Abb. 1: Dosisabhängigkeit der Erfolgsrate bei M. Basedow 4–8 Monate nach Radioiodtherapie (Gesamtkollektiv; Patienten mit und ohne Thyreostase; $n_{ges} = 433$)

Die weitere Verbesserung der Radioiodtherapie bleibt – gerade in Konkurrenz zu alternativen Behandlungsoptionen – eine ständige Herausforderung für die Nuklearmedizin. Neben der erreichten Herddosis werden zahlreiche weitere Einflussfaktoren diskutiert. In einer prospektiven Studie stellte vor kurzem die Aachener Arbeitsgruppe um Sabri [15] eine simultane thyreostatische Behandlung als entscheidenden Faktor heraus. Bei den unter Thyreostase radioiodbehandelten Patienten fand sie eine hochsignifikant geringere Erfolgsrate gegenüber Patienten ohne begleitende Thyreostatikamedikation.

Die Daten anderer deutscher Therapiezentren bestätigten zwar eine geringere Erfolgsquote bei thyreostatisch behandelten Patienten [10], jedoch wurde das aus Aachen berichtete Ausmaß der Beeinflussung bei weitem nicht erreicht. Eine jüngst publizierte prospektive Studie der Würzburger Arbeitsgruppe [9] konnte keinerlei Einfluss der thyreostatischen Medikation feststellen. Diese Diskrepanzen waren Anlass zur Auswertung unseres eigenen Patientenguts hinsichtlich der aus Aachen und Würzburg bekannten Merkmale.

Methodik

Ausgewertet wurden die Daten der Patienten mit Autoimmunhyperthyreose, die sich von 1983–1999 erstmals einer Radioiodtherapie unterzogen. Sofern eine thyreostatische Medikation erforderlich war, wurde sie vor Therapiebeginn auf die niedrigst mögliche Dosierung, die gerade noch eine periphere Euthyreose aufrechterhalten konnte, eingestellt. Maximal wurden 10–15 mg Carbimazol pro Tag verabreicht. In einem Radioiodtest über mindestens vier Tage wurden maximaler Uptake und effektive HWZ bestimmt und mittels der Marinelli-Formel die zu applizierende Aktivität berechnet. Die angestrebte Herddosis wurde im Lauf der Jahre von 80 Gy schrittweise auf 300 Gy erhöht. Um die Reproduzierbarkeit der Testdaten unter Therapiebedingungen zu gewährleisten [11], wurde die thyreostatische Medikation unverändert weitergeführt. Posttherapeutisch erfolgten bis zur Entlassung tägliche Uptake-Bestimmungen, mittels derer die tatsächlich erzielte Herddosis berechnet werden konnte.

Alle Patienten wurden 4–8 Monate nach Therapie nachuntersucht. Als Therapieerfolg wurden eine Euthyreose mit normalem basalen TSH oder eine Hypothyreose gewertet.

Ergebnisse

Von 433 Patienten, bei denen eine Erfolgskontrolle 4–8 Monate nach Radioiodtherapie vorlag, konnten 226 mit vollständigen Vergleichsdaten in die endgültige Auswertung eingeschlossen werden. In Anlehnung an die genannten Veröffentlichungen unterteilten wir dieses Kollektiv in 136 Patienten mit begleitender thyreostatischer Medikation und 90 Patienten ohne Thyreostase und verglichen die Charakteristika der beiden Gruppen (Tab. 1).

Obwohl in beiden Patientengruppen im Durchschnitt jeweils eine Herddosis von mindestens 300 Gy erreicht wurde, weist unsere Gruppe mit simultaner Thyreostase eine signifikant niedrigere Erfolgsquote auf (Tab. 2). Die aus Aachen berichtete Differenz wird jedoch bei weitem nicht erreicht.

Signifikante Unterschiede ergeben sich zwischen unseren beiden Patientengruppen aber auch bei der prätherapeutischen SD-Größe und den TSH-Rezeptor-Antikörpern (Tab. 2): Patienten unter Thyreostase zeigen deutlich höhere TRAK-Spiegel und ein

Tabelle 1: Charakteristika der Patientengruppen verschiedener Kliniken

		ohne Thyreostase			mit Thyreostase		
		Aachen[1]	Würzburg[2]	Augsburg	Aachen[1]	Würzburg[2]	Augsburg
Alter (Jahre)	gesamt	51		54,1 ± 12,9	52		53,5 ± 14,0
	m		54,3 ± 2,8			47,4 ± 13,4	
	w		53,5 ± 15,8			50,8 ± 15,6	
TRAK (U/l)		64,4 ± 128,6		29,3 ±58,1 (n = 71)	58,1 ± 95,9		51,3 ±63,2(n = 106)
hTRAK (U/l)				9,2 ±17,2 (n = 9)			12,1 ±22,5 (n = 12)
SD-Volumen/Masse		30,9 ± 16,3 ml	35,7 ± 28,2 g	27,9 ± 15,2 ml	30,9 ± 11,9 ml	34,1 ± 23,4 g	33,8 ± 18,2 ml
appl. Aktivität (MBq)		565 ± 233	494,4 ± 285,1	712 ± 399	716 ± 357	507,3 ± 243,3	884 ± 517
max. J-131-Uptake (%)		57,5 ± 15,1		58,4 ± 15,3	51,7 ± 15,7		57,8 ± 17,3
effektive HWZ (d)		5,8 ± 1,3		5,8 ± 1,2	5,2 ± 1,1		5,5 ± 1,2
erzielte Dosis (Gy)		252 ± 75	228,8 ± 62,7	320 ± 69	256 ± 94	221,9 ± 90,4	300 ± 87
Erfolg		n = 94 (93,1 %)	n = 21 (70 %)	n = 73 (81 %)	n = 52 (49,1 %)	n = 77 (67,5 %)	n = 89 (65 %)
Versager		n = 7 (6,9 %)	n = 9 (30 %)	n = 17 (19 %)	n = 54 (50,9 %)	n = 37 (32,5 %)	n = 47 (35 %)
Anzahl ges.		n = 101	n = 30	n = 90	n = 106	n = 114	n = 136

[1] Sabri et al. 1999
[2] Körber et al. 2001

[1] Sabri et al. 1999
[2] Körber et al. 2001

Tabelle 2: Vergleich der eigenen Patientengruppen mit und ohne Thyreostase

	ohne Thyreostase	mit Thyreostase	
TRAK (U/l)	29,3 ± 58,1 (n = 71)	51,3 ± 63,2 (n = 106)	$p < 0,001$
hTRAK (U/l)	9,2 ± 17,2 (n = 9)	12,1 ± 22,5 (n = 12)	n. s.
SD-Größe	29,3 ± 16,0 g	35,3 ± 19,1 g	$p < 0,002$
appl. Aktivität (MBq)	712 ± 399	884 ± 517	$p < 0,005$
max. J-131-Uptake (%)	58,4 ± 15,3	57,8 ± 17,3	n. s.
effektive HWZ (d)	5,8 ± 1,2	5,5 ± 1,2	n. s.
erzielte Dosis (Gy)	320 ± 69	300 ± 87	$p < 0,05$
Erfolg	n = 73 (81 %)	n = 89 (65 %)	$p < 0,01$
Versager	n = 17 (19 %) [1]	n = 47 (35 %) [2]	
Anzahl ges.	n = 90	n = 136	

[1] davon n = 10 latente Hyperthyreosen
[2] davon n = 24 latente Hyperthyreosen

höheres Organgewicht. Diese Abweichungen lassen sich bei den anderen Zentren – soweit die entsprechenden Daten vorliegen – nicht beobachten.

Schlussfolgerung

Eine negative Beeinflussung des Erfolgs der Radioiodtherapie des M. Basedow durch simultane Thyreostatikagabe wird seit langem kontrovers diskutiert [2–5, 7, 13, 18, 19]. Die vorliegenden Literaturberichte sind widersprüchlich; mögliche Wirkungsmechanismen einer immer wieder postulierten strahlenprotektiven Wirkung von Thyreostatika bleiben unklar [14].

In unserem Patientenkollektiv weist die Gruppe mit thyreostatischer Therapie signifikant höhere TRAK-Spiegel und SD-Volumina auf. Beide Faktoren werden in der Literatur als negative Prädiktoren für den Therapieerfolg beschrieben [1, 8, 13]. Hypothetisch ist denkbar, dass bei dem von uns gewählten Therapiemanagement die thyreostatisch behandelten Patienten eine Gruppe mit höherem Schweregrad der Basedow-Erkrankung repräsentieren. Derartige Selektionseffekte wurden bereits früher vermutet [6, 14]. Durch das unterschiedliche Vorgehen anderer Arbeitsgruppen, z. B. das grundsätzliche Absetzen der Thyreostase kurz vor der Radioiodtherapie, werden diese Unterschiede möglicherweise verwischt.

Mit der Annahme unterschiedlicher Schweregrade der Krankheit ließe sich auch unsere – im Gegensatz zu den Würzburger Ergebnissen – bei simultaner Thyreostase reduzierte Erfolgsrate erklären. Rätselhaft bleibt aber die in Aachen beobachtete dramatische, in diesem Ausmaß auch sonst nie beschriebene, Verringerung der Erfolgsquote unter Thyreostase auf weniger als 50 %.

Zusammengefasst bleibt die ernüchternde Erkenntnis, dass die verschiedenen Einflussfaktoren auf den Erfolg der Radioiodtherapie des M. Basedow noch immer nicht vollständig verstanden sind. Das Vorkommen von Therapieversagern auch bei als optimal erachteten Vorbedingungen und Erreichen einer angemessenen Herddosis [16] deutet auf bislang nicht erkannte Faktoren hin. Umso wichtiger erscheint, dass jedes Therapiezentrum das eigene Vorgehen einer ständigen und gründlichen Qualitätskontrolle unterwirft.

Literatur

[1] Chiovato, L., E. Fiore, P. Vitti et al.: Outcome of thyroid function in Graves‘ patients treated with radioiodine: role of thyroid-stimulating antibodies and of radioiodine-induced thyroid damage. J. Clin. Endocrin. Metabol. 83 (1998) 40–46.

[2] Crooks, J., W. W. Buchanan, E. J. Wayne et al.: Effect of pretreatment with methylthiouracil on results of ^{131}I therapy. Br. Med. J. 16 (1960) 151–154.

[3] Einhorn, J., N. E. Säterborg: Antithyroid drugs in iodine 131 therapy of hyperthyroidism. Acta radiol. 58 (1962) 161–166.

[4] Goolden, A. W., T. R. Fraser: Effect of pretreament with carbimazole in patients with thyrotoxicosis subsequently treated with radioactive iodine. Br. Med. J. 3 (1969) 443–444.

[5] Hancock, L. D., R. M. Tuttle, H. LeMar et al.: The effect of propylthiouracil on subsequent radioactive iodine therapy in Graves‘ disease. Clin. Endocrinol. 47 (1997) 425–430.

[6] Hoeschl, M., H. G. Heinze: ^{131}J-Therapie des Morbus Basedow und der nicht-immunogenen Hyperthyreose. Nuklearmedizin 23 (1984) 143–149.

[7] Imseis, R. E., L. Vanmiddlesworth, J. D. Massie et al.: Pretreatment with Propylthiouracil but not methimazole reduces the therapeutic efficacy of iodine-131 treatment in hyperthyroidism. J. Clin. Endocrinol. Metabol. 83 (1998) 685–687.

[8] Kaise, K., N. Kaise, K. Yoshida et al.: Thyrotropin receptor antibody acitivities significantly correlate with the outcome of radioiodine (131I) therapy for hyperthyroid Graves' disease. Endocrinol. Japon. 38 (1991) 429–433.
[9] Körber, C., P. Schneider, N. Körber-Hafner et al.: Antithyroid drugs as a factor influencing the outcome of radioiodine therapy in Graves' disease and toxic nodular goitre? Eur. J. Nucl. Med. 28 (2001) 1360–1364.
[10] Moka, D., H. Schicha, C. Körber et al.: Reduzieren Thyreostatika die Erfolgsrate in der Radioiodtherapie? [Letter]. Nuklearmedizin 39 (2000) N25.
[11] O'Connors, M. K., M. J. Cullen, J. F. Malone: The value of a tracer dose in predicting the kinetics of therapeutic doses of ^{131}I in thyrotoxicosis. Br. J. Radiol. 52 (1979) 71–726
[12] Peters, H., C. Fischer, U. Bogner et al.: Radioiodine therapy of graves' hyperthyroidism: standard vs. calculated ^{131}iodine activity. Results from a prospective, randomized, multicentre study. Eur. J. Clin. Invest. 25 (1995) 186–193.
[13] Pfeilschifter, J., H. Elser, S. Haufe et al.: Einfluß prätherapeutischer Variablen auf die Wirkung einer standardisierten ^{131}J-Therapie mit 150 Gray beim Morbus Basedow. Nuklearmedizin 36 (1997) 81–86.
[14] Rendl, J., W. Börner: Einfluß vorangegangener diagnostischer und therapeutischer Maßnahmen auf die Radioiodtherapie gutartiger Schilddrüsenerkrankungen. Nuklearmediziner 14 (1991) 29–36.
[15] Sabri, O., M. Zimny, G. Schulz et al.: Success rate of radioiodine therapy in Graves' Disease: the influence of thyrostatic medication. J. Clin. Endocrinol. Metabol. 84 (1999) 1229–1233.
[16] Sabri, O., M. Zimny, M. Schreckenberger et al.: Characterization of radioiodine therapy failures in Graves' disease. Nuklearmedizin 40 (2001) 1–6.
[17] Shapiro, B.: Optimization of radioiodine therapy of thyrotoxicosis: what have we learned after 50 years? [editorial]. J. Nucl. Med. 34 (1993) 1638–1640.
[18] Steinbach, J. J., G. D. Donoghue, J. K. Goldman: Simultaneous treatment of toxic diffuse goiter with I-131 and antithyroid drugs: a prospective study. J. Nucl. Med. 20 (1979) 1263–1267.
[19] Velkeniers, B., L. Vanhaelst, R. Cyxtryn et al.: Treatment of hyperthyroidism with radioiodine: adjunctive therapy with antithyroid drugs reconsidered. Lancet (1988) 1127–1129.
[20] Willemsen, U. F., P. Knesewitsch, T. Kreisig et al.: Functional results of radioiodine therapy with a 300-Gy absorbed dose in Graves' disease. Eur. J. Nucl. Med. 20 (1993) 1051–1055.

Diskussion

Grußendorf:
Es tut mir leid, ich habe das nicht so richtig verstanden hinsichtlich der Methodik. Wie lange hatten diese Patienten keine Thyreostase bekommen? Waren die noch nie thyreostatisch behandelt und wurden gleich radioiodtherapiert oder waren die vorher thyreostatisch behandelt, wurden abgesetzt und dann ...?

Weiß:
Generell gehen wir so vor, dass wir die Patienten über längere Zeit vorbereiten, die Thyreostase über Monate, wenn es nötig ist, schrittweise senken bis zur wirklich niedrigst möglichen Dosierung und wenn möglich auch absetzen.

Grußendorf:
Und die abgesetzten hatten also mehrere Wochen keine und die sozusagen unter thyreostatischer Therapie hatten zwei Tage keine, ist das richtig?

Weiß:
Nein, die haben sie weitergeführt während des Radioiodtests und auch während der Behandlung, wobei wir eben darauf achteten, dass die Dosierungen über zwei bis drei Wochen vor Testbeginn nicht verändert wurden.

Bockisch:
Wenn ich Ihre Daten richtig gesehen habe, sind bei Ihnen und auch in Würzburg über 30 % Therapieversager bei 300 Gy. Das wäre, wenn ich es richtig verstanden habe, für mich nicht nachvollziehbar.

Weiß:
Ja, wir waren auch etwas überrascht davon, das muss ich sagen. Es ist sicher auch eine Frage der Beobachtungszeit nach Therapie. Die Aachener Daten, die ich gezeigt habe, geben zumindest bei den Patienten ohne Thyreostasen eine wesentlich höhere Erfolgsrate an, bei bis zu zwölf Monaten Nachbeobachtung, und wir wissen ja, dass im längeren Verlauf die Erfolge dann noch zunehmen.

Herrmann:
Haben Sie die Halbwertszeiten, die Sie aus dem Radioiodtest entnommen haben, übertragen oder haben Sie während der Behandlung weitergemessen und dann gegebenenfalls nachdosiert?

Weiß:
Wir haben das natürlich getestet. Es war eine ganz geringe Verringerung des Uptakes bei den thyreostatisch behandelten Patienten zu sehen unter Therapiebedingungen gegenüber dem Test. Die Halbwertszeit war sehr gut reproduzierbar.

Herrmann:
Das ist eigentlich nicht verständlich.

Weiß:
Ja, es war so.

Cortison verhindert einen Anstieg der TRAK und TPOAK nach ^{131}Iod-Therapie bei Patienten mit M. Basedow

S. Massoudi, W. Brenner, S. Brandt, W. U. Kampen, E. Henze

Einleitung

Bei Patienten mit M. Basedow wurden nach Behandlung mit Radioiod Änderungen der Schilddrüsenantikörper-Titer beschrieben [2, 6]. Auch wird ein erhöhtes Risiko für die Entwicklung einer endokrinen Orbitopathie als Folge einer Radioiodtherapie (RIT) diskutiert, was durch die gleichzeitige Gabe von Kortikosteroiden verhindert werden kann [1, 3, 8]. Die Ursache der endokrinen Orbitopathie ist dabei bisher nicht vollständig geklärt. Eine Änderung der immunologischen Aktivität mit Zunahme kreuzreagierender Antikörper zwischen Schilddrüse und Orbita, insbesondere die TSH-Rezeptor-Antikörper (TRAK) werden diskutiert [3, 7, 8].

Ziel dieser Studie war es, den Verlauf der TRAK und Thyroid-Peroxidase-Antikörper (TPOAK) bei Patienten mit M. Basedow nach Radioiodtherapie darzustellen und retrospektiv zu evaluieren, ob die parallele Gabe von Cortison, zur Prävention einer Verschlechterung der vorbestehenden endokrinen Orbitopathie, Einfluss hat auf die Entwicklung dieser Antikörper nach ^{131}Iod-Therapie.

Material und Methoden

Patienten und ^{131}Iod-Therapie

Aus 196 Patienten mit M. Basedow, die im Zeitraum von 1996–1999 eine ^{131}Iod-Therapie erhielten, ermittelten wir retrospektiv 30 Patienten (4 Männer, 26 Frauen, 37–78 Jahre alt), die während des gesamten Untersuchungszeitraums eine konstante Zweizügeltherapie mit Thionamiden und L-Thyroxin erhielten. Die Diagnose des M. Basedow basierte auf gängigen klinischen, laborchemischen, sonographischen und szintigraphischen Kriterien. Zum Therapiezeitpunkt wiesen alle Patienten Normwerte für fT3 und fT4 auf bei normalen oder supprimierten TSH-Werten. Elf Patienten erhielten zusätzlich 50 mg/d Prednisolon (Gruppe B). Diese Dosis wurde nach einer Woche auf 20 mg reduziert und anschließend erfolgte ein Ausschleichen der Cortisongabe mit Reduktionen um 5 mg/Woche. Alle Patienten der Gruppe B wiesen eine leichte bis mäßige endokrine Orbithopathie auf. In der Stadieneinteilung nach Werner fanden sich bei fünf Patienten Grad 2 und 3, bei zwei Patienten Grad 3 sowie bei jeweils einem Patienten Grad 1, Grad 1 und 2, sowie Grad 1, 2 und 3. Die übrigen 19 Patienten dienten als Kontrollgruppe und erhielten kein Cortison (Gruppe A).

Prätherapeutisch wurde der ^{131}Iod-uptake der Schilddrüse 6, 24 und 168 Stunden nach oraler Gabe von 2 MBq ^{131}Iod bestimmt und mittels modifizierter Marinelli-Formel die zu applizierende Aktivität berechnet. Die applizierte mittlere ^{131}Iod-Aktivität betrug 950 MBq (400–2000 MBq).

TSH, TRAK und TPOAK

Die Titer für TSH, TRAK und TPOAK wurden im Serum bestimmt, zum Zeitpunkt der RIT, sowie vier und zwölf Wochen posttherapeutisch (p. t.) mittels kommerzieller, auf Radioimmunoassays basierender Kits der Firma Brahms Diagnostica GmbH, Berlin: DYNOtest TRAKhuman (RRA) (Normbereich: < 2 U/ml), DYNOtest anti-TPOn (RIA) (Normbereich: 0–60 U/ml) und DYNOtest TSH1 (IRMA) (Normbereich: 0,3–4 μU/ml).

Statistische Analyse

Die Ergebnisse wurden als Medianwerte sowie als Minimum-Maximumwerte angegeben. Die Resultate der einzelnen Gruppen wurden mittels U-Test nach Mann-Whitney und dem Wilcoxon-matched-pairs-signed-rank-Test analysiert und verglichen. Für alle Gruppenvergleiche wurde $p < 0,05$ als statistisch signifikant angesehen.

Ergebnisse

TRAK und TPOAK vor und nach ^{131}Iod-Therapie

Die TRAK-Serum-Titer in Gruppe A stiegen vom Zeitpunkt der RIT bis zur zwölften Woche p. t. an. Der mediane TRAK-Wert im Serum stieg von 13 U/ml (0–212 U/ml) zum Zeitpunkt der RIT über 22 U/ml (1–135 U/ml) vier Wochen p. t. auf 30 U/ml (3–405 U/ml) zwölf Wochen p. t. (Abb. 1). Die TPOAK-Level zeigten eine leichte Abnahme von 1752 U/ml (19–3000 U/ml) zum Zeitpunkt der RIT auf 1327 U/ml (8–3000 U/ml) vier Wochen p. t. und stiegen zur zwölften Woche p. t. auf 3000 U/ml (24–3000 U/ml) an (Abb. 2). Es zeigte sich ein signifikanter Anstieg der TRAK nach vier und zwölf Wochen bzw. der TPOAK zwölf Wochen nach ^{131}Iod-Therapie ($p < 0,05$).

In Gruppe B wiesen die medianen TRAK- (Abb. 1) und TPOAK-Titer (Abb. 2) im Serum eine Abnahme vom Zeitpunkt der RIT auf (TRAK: 19 U/ml (5–108 U/ml),

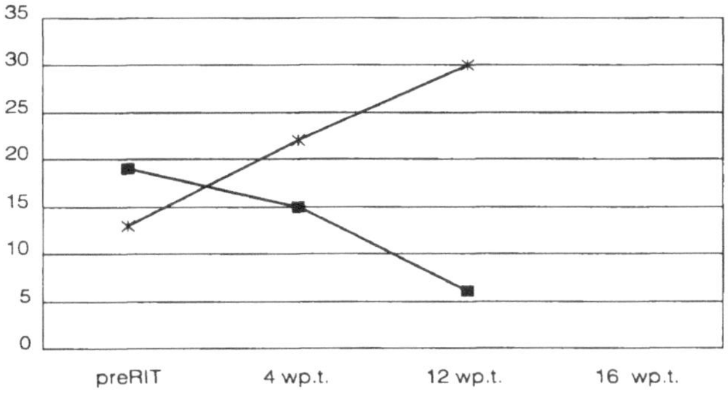

Abb. 1: Verlauf der medianen TRAK-Serum-Titer in U/ml der Gruppen A (ohne Kortison) und B (mit Kortison) vom Zeitpunkt der Radioiodtherapie bis 12 Wochen p. t. * = Gruppe A. ■ = Gruppe B

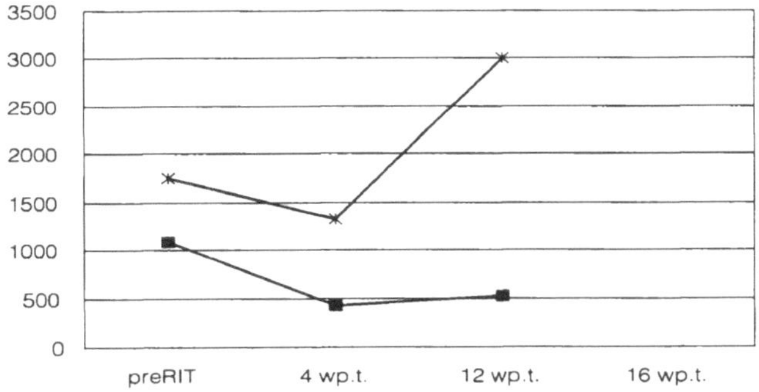

Abb. 2: Verlauf der medianen TPOAK-Serum-Titer in U/ml der Gruppen A (ohne Kortison) und B (mit Kortison) vom Zeitpunkt der Radioiodtherapie bis 12 Wochen p. t. * = Gruppe A. ■ = Gruppe B

TPOAK: 1086 U/ml (29–3000 U/ml)). Die Werte vier Wochen p. t. lagen bei 15 U/ml für TRAK (4–76 U/ml) und 420 U/ml für TPOAK (23–2674 U/ml). Die TRAK-Werte wiesen zur zwölften Woche hin eine weitere Abnahme auf und lagen zu diesem Zeitpunkt bei 6 U/ml (0–99 U/ml), während die TPOAK-Werte leicht auf 522 U/ml (0–2426 U/ml) anstiegen. Unter zusätzlicher Gabe von Prednisolon 50 mg/d während der Radioiodtherapie mit anschließender Reduktion auf 20 mg/d und Ausschleichen der Cortisongabe mit Reduktion um 5 mg/Woche ist eine signifikante Abnahme der TRAK und TPOAK (jeweils $p < 0{,}05$) im Vergleich zur Kontrollgruppe zu verzeichnen.

TSH vor und nach ^{131}Iod-Therapie

Die medianen TSH-Serum-Werte (Abb. 3) stiegen in Gruppe A von 0,02 µU/ml zum Zeitpunkt der RIT auf 0,06 µU/ml vier Wochen p. t. an. Von der vierten zur zwölften

Woche p. t. wiesen die TSH-Level einen deutlichen Anstieg auf 3 μU/ml auf. In Gruppe B stiegen die TSH-Serum-Werte von 0,04 μU/ml zum Zeitpunkt der RIT über 0,1 μU/ml vier Wochen p. t. auf 3,3 μU/ml zwölf Wochen p. t. an.

Zwischen den medianen TSH-Serum-Titern der Gruppen A und B konnte zu keinem Zeitpunkt der Beobachtung ein signifikanter Unterschied (jeweils $p > 0{,}05$) festgestellt werden.

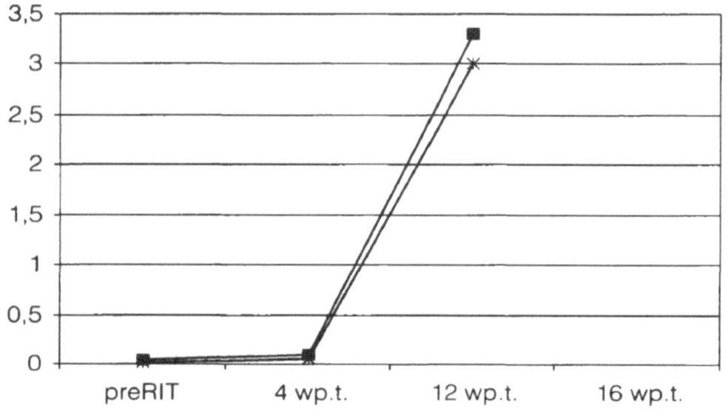

Abb. 3: Verlauf der medianen TSH-Serum-Titer in μU/ml der Gruppe A (ohne Kortison) und B (mit Kortison) vom Zeitpunkt der Radioiodtherapie bis 12 Wochen p. t. * = Gruppe A. ■ = Gruppe B

Erörterung

Unsere Ergebnisse zeigten einen signifikanten Anstieg der TRAK und TPOAK vier bzw. zwölf Wochen nach ^{131}Iod-Therapie bei Patienten mit M. Basedow unter Zweizügeltherapie mit Thionamiden und L-Thyroxin. Die parallele Gabe von Prednisolon zur Prophylaxe der Verschlechterung einer vorbestehenden endokrinen Orbitopathie führte dagegen zu einer signifikanten Abnahme dieser Schilddrüsen-Antikörper im Serum. Zwischen den TSH-Werten beider Gruppen bestand kein signifikanter Unterschied, so dass ein TSH-Effekt als Ursache für die festgestellten Differenzen zwischen beiden Gruppen ausschied. Übereinstimmend mit unseren Ergebnissen berichteten Chiovato et al. [2] über einen ansteigenden Verlauf der Antikörperwerte im Serum ohne parallele Cortisongabe mit einem Maximum zwölf Wochen nach Radioiodtherapie. Diese Ergebnisse bestätigten auch Nakazato et al. [6] und Hsu et al. [5]. Als Ursache wird die Schädigung des Schilddrüsengewebes durch ^{131}Iod diskutiert, die zu einer Freisetzung des TSH-Rezeptors und der Schilddrüsen-Peroxidase als Membranproteine führt. Diese Freisetzung scheint bei Patienten mit M. Basedow eine Autoimmunreaktion mit zunehmender Produktion von TRAK und TPOAK zu induzieren [2]. Gamstedt et al. [4] beschrieben eine mit unseren Ergebnissen korrespondierende Abnahme der Schilddrüsen-Antikörper nach Radioiodtherapie infolge einer Cortisongabe, die den

Immunprozess effektiv zu unterdrücken scheint. Diese Studie zeigt als einzige eine Beeinträchtigung des Erfolgs der RIT. In der übrigen Literatur fand sich übereinstimmend mit unseren Ergebnissen ein Anstieg des TSH nach RIT ohne Beeinträchtigung des Effekts der ^{131}Iod-Therapie durch die parallele Administration von Kortikosteroiden [1–3].

Schlussfolgerung

Die TRAK- und TPOAK-Titer spiegeln die immunologische Aktivität bei Patienten mit M. Basedow wieder, die nach ^{131}Iod-Therapie ansteigt. Die zusätzliche orale Gabe von Prednisolon beeinflusst den Erfolg der Radioiodtherapie, gemessen am TSH-Anstieg, nicht, und unterdrückt effektiv die Immunantwort, was in einem Abfall der TRAK und TPOAK resultiert. Diese Ergebnisse legen die Gabe von Cortison zur Vermeidung des Anstiegs der immunologischen Aktivität bei Patienten mit M. Basedow nahe. Allerdings ist anhand von prospektiven Studien zu klären, ob der beobachtete unterschiedliche Verlauf der Antikörpertiter zu klinisch fassbaren Auswirkungen im Krankheitsverlauf, insbesondere in Bezug auf die endokrine Orbitopathie, führt, und somit die routinemäßige Gabe von Cortison bei Patienten mit M. Basedow rechtfertigt.

Literatur

[1] Bartalena, L., C. Marcocci, F. Bogazzi et al.: Relation between therapy for hyperthyroidism and the course of Graves' ophthalmopathy. N. Engl. J. Med. 338 (1998) 73–78.

[2] Chiovato, L., E. Fiore, P. Vitti et al.: Outcome of Thyroid Function in Graves` Patients Treated with Radioiodine: Role of thyorid-stimulation and thyrotropin-blocking antibodies and radioiodine-induced thyroid damage. JCE & M 83 (1998) 40–46.

[3] Dietlein, M., B. Dederichs, A. Weigand et al.: Radioiodine therapy and thyroid-associated orbitopathy: Risk factors and preventive effects of glucocorticoids. Exp. Clin. Endocrinol. Diabetes 107 (1999) 190–194.

[4] Gamstedt, A., A. Karlsson: Pretreatment with betamethasone of patients with Graves' disease given radioiodine therapy: Thyroid antibody response and outcome of therapy. J. Clin. Endocrinol. Metab. 73 (1991) 125–131.

[5] Hsu, C. H., L. S. Lee, J. J. Chang, et al.: Serum thyrotropin-binding inhibiting immunoglobulin and thyroperoxidase antibody in Graves' hyperthyroidism after I-131 therapy. J. Formos. Med. Assoc. 94 (1995) 5–9.

[6] Nakazato, N., K. Yoshida, K. Mori et al.: Antithyroid drugs inhibit radioiodine-induced increases in thyroid antibodies in hyperthyroid Graves' disease. Thyroid 9 (1999) 775–779.

[7] Prummel, M. F.: Pathogenetic and clinical aspects of endocrine ophthalmopathy. Exp. Clin. Endocrinol. Diabetes 107 (1999) 75–78.

[8] Rassmussen A. K., B. Nygaard, U. Feldt-Rasmussen: I-131 and thyroid-associated ophthalmopathy. EJE 143 (2000) 155–160.

Diskussion

Feldkamp:
Sie haben uns eine Kurve gezeigt mit den Werten, sind das Mittelwerte? Bei den wenigen Patienten kann es sein, dass allein durch einen einzigen Patienten der Mittelwert so entscheidend verändert wird, dass keine Interpretation möglich ist oder nur mit den Medianwerten.

Massoudi:
Das stand bei den Werten dabei, es waren Medianwerte.

Müller:
Wie war der Verlauf der endokrinen Orbitopathie in den beiden Gruppen mit und ohne Prednisolon?

Massoudi:
Die Patienten der Gruppe B wiesen alle eine leichte bis mäßig floride endokrine Orbitopathie auf, weswegen wir sie zusätzlich mit Cortison behandelt haben. Im weiteren Verlauf, während der Cortisoneinnahme, hat sich der Zustand dieser Patienten nicht verschlechtert. Wir haben nur eine Patientin im weiteren Verlauf gesehen, am deutlichsten nach Absetzen des Cortisons, bei der sich die endokrine Orbitopathie verschlechtert hatte. Bei den Patienten der Gruppe A hatten fünf Patienten eine sehr diskrete endokrine Orbitopathie, die sich nicht verschlechtert hatte, aber zwei Patienten haben ohne zusätzliche Gabe von Cortison dann eine endokrine Orbitopathie entwickelt.

Schümichen:
Wir haben den Einfluss von Prednisolon auf die Antikörpertiter an einem größeren Krankengut überprüft. Wenn Sie das einmal an einer größeren Anzahl von Patienten untersucht hätten, würden Sie feststellen, dass gleich, ob Sie Cortison geben oder nicht, die Antikörper hoch und runtergehen, buntgewürfelt, Sie haben keinen Unterschied und im Mittel bewegt sich wenig. Allerdings in der Dosierung mit 25 mg/d, die wir üblicherweise anwenden. Sie haben die höhere Dosierung gewählt. Ab 50 mg/d wird Cortison noch immunsuppressiv wirken, dann haben Sie einen nachweisbaren Effekt, das glaube ich Ihnen, aber Sie haben auch erhebliche Nebenwirkungen, haben Sie die auch gesehen?

Massoudi:
Von den Nebenwirkungen her?

Schümichen:
Ja. 50 mg/d ist nicht gerade wenig.

Massoudi:
Wir hatten die 50 mg/d natürlich nicht über den gesamten Zeitraum weitergeführt, sondern wir handhaben es so, dass wir während der Radioiodtherapie 50 mg/d geben, und wenn wir die Patienten entlassen, also im Schnitt nach einer Woche, reduzieren wir auf 20 mg/d und schleichen dann nach dem mir bekannten Standardschema mit 5 mg pro Woche aus. Nebenwirkungen, die wir beobachteten, sind Wassereinlagerungen und auch ein bißchen, dass die Patienten sich vom Gesicht her etwas dicker fühlen. Aber entscheidende Nebenwirkungen, z. B. eine Osteoporose, entwickelten sich nicht.

Schümichen:
Nein, das nicht, aber die subjektiven Nebenwirkungen treten auf. Sie haben, wie gesagt, ab 50 mg/d initial überhaupt erst einen immunsuppressiven Effekt, das können Sie in jedem Lehrbuch nachlesen. Um die Wirksamkeit Ihres Konzepts beweisen zu können, sind allerdings wesentlich größere Patientenkollektive zu untersuchen.

Der Stunningeffekt bei der Radioiodtherapie der Immunhyperthyreose vom Typ Basedow*

I. Bofilias

Einleitung

Wir untersuchten den Stunningeffekt – die radiobiologische Hemmung der Schilddrüse [7, 11, 12, 15–17, 64] – bei der Radioiodtherapie (Abk. RIT) der Immunhyperthyreose vom Typ Basedow (ImHB) weil:

a) dieser während der frühtherapeutischen Phase (acute therapeutic stage, Abk. ATS) den Therapieeffekt beeinflussen kann [8, 11, 12, 15, 20, 23, 35, 41, 68, 69],
b) die Hypo- bzw. Hyperthyreoserate im Durchschnitt mit 30–40 % gegenüber den übrigen hyperthyreoten Untergruppen nach [1, 3, 10, 18, 19, 26, 29, 32, 51, 52, 60, 70] immer noch zu hoch liegt, und weil
c) ein einheitliches, kausales und ablatives Energiedosiskonzept noch nicht gegeben ist.

Aktuelle Publikationen [68, 69] weisen darauf hin, dass bei der Radioiodtherapie außerdem folgende wichtige Faktoren nicht außer Acht gelassen werden dürfen:

- der aggressive Status der Krankheit,
- die hohe follikuläre Strahlenresistenz und
- der Stunningeffekt.

Bei den bisherigen Energiedosiskonzepten der Radioiodtherapie bleiben alle diese Faktoren mehr oder weniger unberücksichtigt. Weder in MIRD [26] noch in das Marinelli-Konzept [4, 27, 43, 51, 52] werden sie quantitativ oder qualitativ in irgendeiner Form in das mathematische Kalkül einbezogen, weshalb die Entwicklung eines einheitlichen, kausalen und ablativen Energiedosiskonzepts erforderlich ist.

Im folgenden wird versucht,

a) den Stunningeffekt durch die Stunningkonstanten zu quantifizieren,
b) Follikel unterschiedlicher Strahlenresistenz auszumachen, ihre unterschiedliche Ablatio-Energiedosis zu erfassen,

* Herrn Prof. Dr. med. H. W. Pabst zum 80. Geburtstag gewidmet

c) eine Korrelation zwischen diesen Faktoren und der Aggressivität der Erkrankung herzustellen, und schließlich,
d) deren Einfluss auf eine deutliche Verbesserung der Therapieergebnisse aufzuweisen.

Der Forschungsliteratur [11, 12, 15] zufolge gibt die Stunningkonstante diejenige Energiedosis wieder, durch deren Wirkung die ^{131}Iod-Speicherungsfähigkeit der Follikel halbiert wird. Der Zusammenhang zwischen frühtherapeutischer Energiedosiswirkung und radiobiologischer Follikelhemmung ist nicht linear, sondern durch eine exponentielle Beziehung gegeben [8, 11–13, 31, 61]. Die Stunningkonstante stellt einen wichtigen Therapieparameter dar. Sie erlaubt einerseits die Verbesserung einer noch fehlenden Aktivität bei einer nachfolgenden Applikation [12] und dient andererseits als Maß der Follikel-Radiosensitivität bei therapeutischen Aktivitäten [14, 31, 61].

Methode

Bei den 449 mit Radioiod behandelten Immunhyperthyreosen vom Typ M. Basedow wurde bei 44 Patienten (ca. 10 %) eine zweite ^{131}Iod-Applikation unmittelbar nach der ersten vorgenommen, um die zugrundegelegte Zieldosis von etwa 250 Gy nicht zu verfehlen.

Durch tägliche Aktivitätsmessungen (Abb. 1) konnten die erste maximale Speicherung (MFU), die zweite maximale Speicherung (MSU), die anfallende Energiedosis D_{ATS} innerhalb der frühtherapeutischen Phase (ATS) und schließlich die aus einer exponentiellen Korrelation resultierende Stunningkonstante bestimmt werden. Dieser Vorgang findet sich andernorts [11, 14] ausführlich beschrieben.

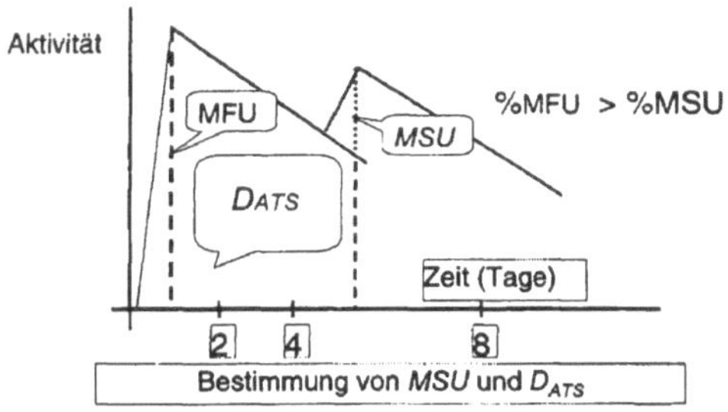

Abb. 1: D_{ATS}, anfallende Energiedosis in der frühtherapeutischen Phase ATS; MSU: maximaler zweiter uptake unter Berücksichtigung der aus der ersten Applikation noch vorhandenen ^{131}Iod-Aktivität

Es hat sich jedoch gezeigt, dass es gerade bei der ImHB von Vorteil ist, individuell für jeden einzelnen Patienten eine eigene Stunningkonstante zu berechnen und diese zu der anfallenden Energiedosis innerhalb der frühtherapeutischen Phase (D_{ATS}) in Beziehung zu setzen. Als Grundlage für die Berechnung der Stunningkonstante dient die folgende mathematische Gleichung:

- D1/2 = ln (2)* DATS / ln (MFU / MSU) (1)

Wobei DATS die Energiedosis darstellt, die innerhalb der ATS anfällt, MFU bzw. MSU die maximalen Amplituden des ersten und zweiten uptakes bedeuten und *ln* den natürlichen Logarithmus bezeichnet.

Die Abbildung 2 zeigt, dass es im Falle der ImmHB eine Fülle von Stunningkonstanten gibt, die wiederum die vielfältige Strahlenempfindlichkeit der Follikel widerspiegeln. Es ergaben sich jedoch im Mittel zwei Verteilungen von Stunningkonstanten, die um die Werte von 44 Gy bzw. 85 Gy liegen dürften.

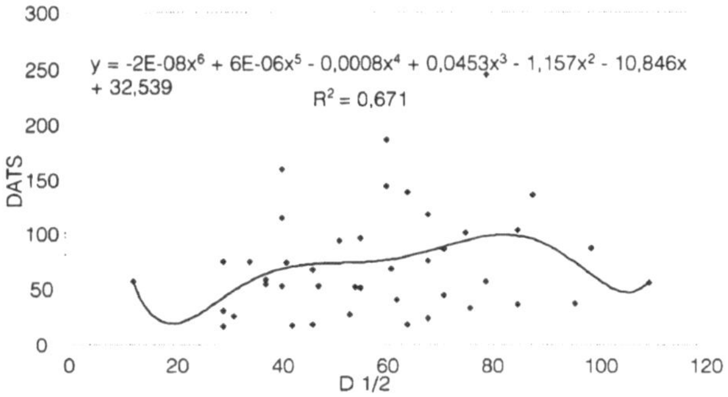

Abb. 2: Verteilung der Stunningkonstanten D ½ in Abhängigkeit von der in der frühtherapeutischen Phase anfallenden Energiedosis DATS; korrelative Approximation durch ein Polynom sechsten Grades. Die zwei Maxima bei 44 Gy und 85 Gy deuten auf die Existenz von zwei Follikelpopulationen unterschiedlicher Radiosensitivität hin

Bei der statistischen Auswertung dieser Verteilung wurde die Signifikanz sowohl durch den Pearson-multivariate Test als auch durch eine korrelative Approximation mit einem Polynom höheren Grades geprüft. Die Existenz dieser zwei Verteilungen von Stunningkonstanten weist auf das Vorliegen zweier hinsichtlich ihrer Strahlenempfindlichkeit unterschiedlicher Follikelpopulationen hin. Die Überprüfung dieser wichtigen Aussage konnte zusätzlich durch umfangreiche Simulationen – Kombination von Gausfunktionen und statischem Rauschen – untermauert werden [15].

Die Follikelradiosensitivität kann derzeit nur anhand der unterschiedlichen Stunningkonstanten bestimmt werden.

In der Abbildung 3 sind drei typische Basedowstrumen von unterschiedlichem Gewicht bei Patienten verschiedenen Alters mit oder ohne endokrine Orbitopathie dargestellt.

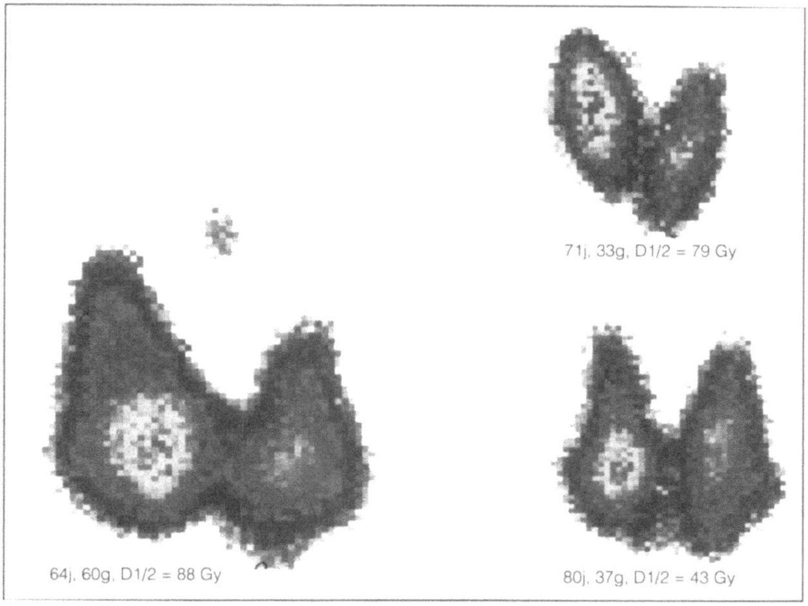

Abb. 3: Basedowstrumen mit Follikeln unterschiedlicher Radiosensitivität, Größe und Alter. Die Follikelradiosensitivität kann derzeit nur über die Stunninkonstanten, hier mit 88 Gy, 79 Gy und 43 Gy, bestimmt werden

Sie sind geradezu auffällig mit ihren Follikeln voller Aktivität. Dennoch kann ihre Follikel-Radiosensitivität nur mittels der Stunningkonstanten unterschieden werden: hier ist mit 88, 79 und 43 Gy diejenige Energiedosis angegeben, bei der die Speicherungsfähigkeit der Follikel um die Hälfte reduziert wird.

Unterschiedliche Stunningkonstanten sind auch aus den publizierten Daten anderer Autoren durch Umrechnung abgeleitet worden [31, 61].

In Abbildung 4 sind die Ergebnisse von Jeevanram et al. 1986 [31], Sabri und et al. [61] und Bofilias [11, 12, 14] zusammenfassend dargestellt. Die ensprechenden Stunningkonstanten weisen jedoch mit 35 Gy, 300 Gy und 100 Gy große Diskrepanzen hinsichtlich der Follikel-Radiosensitivität auf.

Diese relativ hohen Diskrepanzen können möglicherweise sowohl auf eine Ungleichartigkeit der Kollektive als auch auf die nicht standardisierten Bestimmungsmethoden des Stunningeffekts zurückzuführen sein.

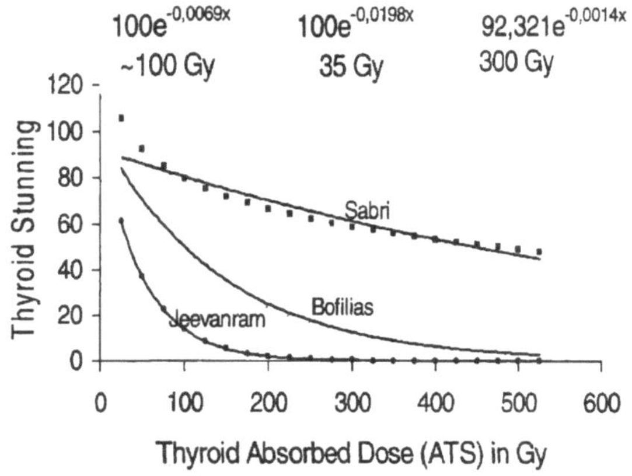

Abb. 4: Stunningkonstanten berechnet aus dem Zusammenhang [Daten aus 11, 31, 61] zwischen Stunningeffekt und Energiedosis D_{ATS}

Ergebnisse

Unser Patientenkollektiv von 44 Patienten wurde zunächst in zwei Gruppen, nämlich in „low"- (D½ ca. 44 Gy, N = 22) und „high"- (D½ ca. 85 Gy, N = 22) Follikel-Radioresistenz unterteilt. In diese Gruppen wurden diejenigen Patienten einbezogen, die bei der RIT weniger bzw. mehr als 250 Gy erhielten, und dabei hinsichtlich Erfolg, Rezidiv und Hypothyreose zugeordnet (Tab. 1). Es geht dabei um die Frage, ob unter Einbeziehung unterschiedlicher Strahlenempfindlichkeit der Follikel eine effektivere RIT nachgewiesen werden kann.

Tabelle 1: Radiosensitive (D1/2 ca. 44 Gy) und radioresistente (D1/2 ca.85 Gy) Follikel; gute ^{131}Iod-Therapie-Ansprechbarkeit in beiden Fällen, außer der Gruppe mit hoher Radioresistenz und niedriger als 250 Gy anfallender Energiedosis

	d1/2, low = 44 Gy		D1/2, high = 85 Gy	
Erzielte Energiedosis in Gy	≤ 250	> 250	≤ 250	> 250 Gy
Anzahl	N = 5	N = 17	N = 7	N = 15
Erfolg	5	11	3	12
Rezidiv	0	1	2	0
Hypothyreose	0	6	2	3

Man kann feststellen, dass auch eine kleinere Energiedosis als 250 Gy ein ebenso gutes Therapieergebnis liefern kann, insofern eine niedrige „low"-Follikelresistenz (D½, low ca. 44 Gy, N = 5, Erfolg = 5) vorliegt. Hier ist die Rezidiv- und Hypothyreoserate verschwindend klein. Hingegen nimmt die Hypothyreoserate mit steigender Energiedosis (> 250 Gy) und niedrigerer Follikelresistenz stark zu (D½, low = 44, N = 17, Erfolg

= 11, Rezidiv = 1, Hypothyreose = 6). Man erkennt, dass bei der Gruppe mit höherer Follikelresistenz (D½, high ca. 85 Gy) und niedrigerer Energiedosis (< 250 Gy) der Therapieerfolg eher mäßig ausfällt: Es gibt sowohl Rezidiv- als auch hohe Hypothyreoseraten (N = 7, Erfolg = 3, Rezidiv = 2, Hypothyreose = 2). Schließlich erzielt man einen guten Therapieerfolg auch bei höherer Follikelresistenz, insofern die Energidosis hoch genug gewählt wird (> 250 Gy), allerdings unter Hinnahme noch höherer Hypothyreoseraten (N = 15, Erfolg = 12, Rezidiv = 0, Hypothyreose = 3). Offensichtich liegt die Ablatio-Energiedosis für radioresistente Follikel höher als bei radiosensitiven. Ein fließender, kausaler Zusammenhang zwischen Follikelresistenz und ablativer Energiedosis ist bei zwei unterschiedlichen Stunningkonstanten (D½, low ca. 44 Gy und D½, high ca. 85 Gy) sowohl für die ImHB als auch für andere in der Literatur vergleichbare Gruppen [11, 51, 61] in Abbildung 5 dargestellt.

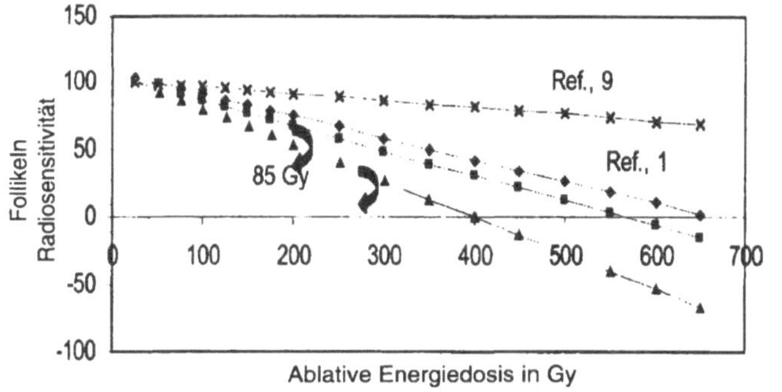

Abb. 5: Kausaler Zusammenhang zwischen radioresistenten Follikeln und Ablatio-Energiedosis sowohl für die ImHB (D1/2 ca. 44 Gy und 85 Gy) als auch für andere aus der Literatur entnommene Gruppen

Erörterung

Fällt in der frühtherapeutischen Phase (acute therapeutic stage, Abk. ATS) eine beträchtliche Energiedosis an den Follikeln an, so reagieren diese eher mit einer Art Ermüdung, Lähmung oder Hemmung radiobiologischen Ursprungs, dem sogenannten Stunningeffekt [4–6, 8, 9, 11, 14, 20, 21, 33, 36, 71]. Dieses „Weigerungsverhalten", weniger Aktivität aufzunehmen, je mehr Energiedosis umgesetzt ist, kann mittels der Stunningkonstanten bestens quantifiziert werden [8, 9, 31]. Die Berücksichtigung des Stunningeffektes bei der Gruppe der funktionellen SD-Autonomie lieferte eine deutliche Verbesserung der Therapieergebnisse [38, 11]. Dabei wurde bei der gleichen Gruppe eine Stunningkonstante von etwa 100 Gy errechnet [11–13]. Die aus der Literatur über den Stunningeffekt entnommenen Daten und die daraus abgeleitete Stunningkonstante D1/2 ergaben: 35 Gy [31], ca. 100 Gy [11–13] und ca. 300 Gy [61]. Diese Werte für die Stunningkonstante liegen sehr weit auseinander. Einer der Gründe für diese breite Variation dürfte, neben der Ungleichartigkeit der Kollektive, auch die unterschiedliche Follikel-Radioresistenz sein. Die Existenz von Follikeln mit unterschiedlicher Strahlenresistenz sind bereits seit 1985 in Betracht gezogen worden [1], nachdem posttherapeutisch bei der ImHB einerseits eine frühzeitig auftretende Hypothyreose auch im niedrigen Energiedosisbereich von 25 Gy und andererseits Rezidivraten im hohen Energiedosisbereich über 200 Gy beobachtet wurden. Unterschiedliche Stunningkonstanten können nun Follikel unterschiedlicher Radioresistenz charakterisieren. Damit ist das Problem der Quantifizierung der Follikel-Radioresistenz erst durch die Stunningkonstante möglich geworden. In diesem Zusammenhang ist es wichtig zu betonen, dass der Verlust an Follikel-Ansprechbarkeit direkt (explizit) von der in den Follikeln induzierten Energiedosis, jedoch nur indirekt (implizit) von der applizierten Aktivität abhängt. Somit sind Aktivitätsschwellenwerte oberhalb derer ein sicheres Auftreten des Stunningeffekts zu erwarten wäre [2, 4, 5, 16, 21, 35, 48–50, 54, 58], als irrelevant zurückzuweisen [6, 8, 20, 21, 23, 25, 40, 41, 46, 47, 71]. Sie vergrößern bloß das Dilemma des eindeutigen Nachweises des Stunningeffekts. Wie aus [22, 26–29, 41, 45–47, 65] abzuleiten ist, führen gleiche ^{131}Iod-Aktivitätsapplikationen zu unterschiedlichen strahlenbiologischen Wirkungen, in Abhängigkeit von Gewicht, effektiver Halbwertszeit und uptake der Schilddrüse [10, 32, 39, 62–64]. Besonderes Interesse gewann der Stunningeffekt bei der Ablatio von SD-Resten und Metastasen. Er liefert einen schönen Beweis dafür, dass das Verschwinden bzw. Wiederkehren des uptake's in Metastasen und SD-Resten auch bei radiodiagnostischen Aktivitäten allein diesem Effekt zuzuschreiben ist [33, 17, 41, 44, 46, 47, 49, 55–57]. Nur wird die Quantifizierung der Energiedosis unterhalb einer Gewebemasse von weniger als zwei Gramm problematisch, da für solche Organvolumina das räumliche Auflösungsvermögen der derzeit zur Verfügung stehenden bildgebenden Systeme nicht ausreicht [26, 28, 42, 43, 53]. Kontrovers wird die Dosimetrie beim ImHB und Orbitopathie im Zusammenhang mit antithyreostatischer Therapie diskutiert [19, 25, 32, 59].

Im Falle der ImHB mit und ohne Orbitopathie lässt sich eine Fülle von Stunningkonstanten errechnen, die zwischen 25 Gy und 150 Gy betragen. Aus ihrer statistischen Verteilung können deutlich zwei Follikelpopulationen mit unterschiedlichen Follikel-Radiosensitivitäten erkannt werden, deren Maxima bei 44 Gy und 85 Gy liegen. Aus dem Zusammenhang der Follikel-Resistenz und der Energiedosis für Follikelpopulationen verschiedener Radiosensitivitäten und unter Berücksichtigung des Stunningeffekts erkennt man in Abbildung 5 deutlich die genaue Grenze der Energiedosis zwischen vollständiger Ablatio und/oder verschont verbliebenem SD-Restgewebe in Prozent. Damit ist ein kausaler, ablativer Zusammenhang zwischen Energiedosis und Follikelresistenz hergestellt worden. Dem RJ-Therapeuten steht ein wert- und wirkungsvolles Werkzeug zur Verfügung. Schließlich ist es von Interesse zu wissen, was während dieser frühtherapeutischen Phase ATS tatsächlich in den Follikeln passiert. Trotz zahlreicher Veröffentlichungen [19, 22, 24, 30, 37, 40, 66, 67] ist allerdings hierüber wenig bekannt. Dank umfangreicher kontaktradiographischer Aufnahmen von Kennedy und Thompson [34] wissen wir nur so viel, dass vorübergehend ein sogenannter Follikel-

„Breakdowneffekt" stattfindet, bei dem während dieser Phase nur kolloidale Flüssigkeit aus den Follikeln ausströmt. Fibrotische Veränderungen, Gefäßeinengungen, Polymorphismus etc. und damit Zeichen einer beginnenden therapeutischen Wirkung sind nicht entdeckt worden.

Schlussfolgerung

Der Stunningeffekt hilft die Rolle der Aggressivität der Krankheit besser zu verstehen und damit die Heilungschance. Die Existenz von zwei unterschiedlichen Stunningkonstanten in ImHB weist auf das Vorhandensein von zwei sich bezüglich der Radiosensitivität unterschiedlich verhaltender Follikeltypen hin. Bei Kenntnis der Follikel-Radiosensitivität kann ein entsprechend einheitliches, kausales und ablatives Energiedosiskonzept gewählt werden. Die vorläufige Therapiebilanz hinsichtlich unerwünschter Hypo- und Hyperthyreoseraten kann auf Grund des vorhandenen, auswertbaren Materials als recht positiv angesehen werden. Im Falle des aggressiveren Verhaltens bei der Überfunktion kann die Energiedosis ≥ 250 Gy betragen, während bei niedrigerer Aggressivität die Energiedosis zwischen 150–200 Gy gewählt werden darf. Die Hypothyreoserate kann damit stark reduziert werden.

Literatur

[1] Alevizaki, C. C., M. C. Alevizaki-Harhalaki, D. G. Ikkos: Radioiodine-131 treatment of thyrotoxicosis: dose required for and some factors affecting the early induction of hypothyroidism. Eur. J. Nucl. Med. 10 (1985) 450–454.

[2] Al-Shammeri, I., N. Ballani, F. Abu Al-Huda et al.: Efficacy of therapeutic I-131 scans to reveal lessions in well-differentiated thyroid carcinoma: comparison to diagnostic scan. Eur. J. Nucl. Med. 27 (2000) 1155, 579 P.

[3] Bartalena L., C. Marroci, F. Bogazzi et al.: Relation between therapy for hyperthyroidism and the course of Grave's ophtalmopathy. N. Engl. J. Med. 338 (1998) 73–78.

[4] Bajén, M. T., S. Mañé, A. Muñoz et al.: Effect of diagnostic dose of 185 MBq ^{131}I on postsurgical thyroid remnants. J. Nucl. Med. 41 (2000) 2038–2042.

[5] Bajén, M. T., J. R. García, S. Mañé: Effect of diagnostic dose of ^{131}I in postsurgical thyroid remnant. Eur. J. Nucl. Med. 25 (1998) 1042.

[6] Bautovich, G J., J E. Towson, S. Eberl et al.: Comparison of iodine-123 and iodine-131 as a scanning agent for the detection of metastatic thyroid cancer. J. Nuc. Med. 39 (1998) 150 P.

[7] Becker, W.: Highlights of the Annual Meeting of the European Association of Nuclear Medicine: Scientific-based functional imaging and therapy for the next millennium.Review article. Eur. J. Nucl. Med. 27 (2000) 99–120.

[8] Behr, T. M., M. Behe, S. Gratz et al.: Factors influencing the dosimetry and the therapeutic outcome of radioiodine (I-131) therapy of differentiated thyroid cancer. Eur. J. Nucl. Med. 28 (2001) 1004.

[9] Blake, G M., R. Patel, N. Prescod et al.: Thyroid stunning by a ^{131}I tracer scan prior to radioiodine ablation for thyroid cancer. Nuc Med Commun 19 (1998) 358.

[10] Bockisch, A., T. Jamitzky, R. Derwanz et al.: Optimized dose planning of radioiodine therapy of benign thyroidal diseases. J. Nucl. Med. 34 (1993) 1632–1638.
[11] Bofilias, I., U. Hess: Der Stunningeffekt: die radiobiologische Hemmung der Schilddrüse bei der Radioiodtherapie. In: Seibel, M. J., B. Weinheimer, R. Ziegler (Hg.): Schilddrüse 1999. 14. Konferenz über die menschliche Schilddrüse. Walter de Gruyter, Berlin, New York 2000, 450–462.
[12] Bofilias, I.: The Stunning Effect In Benign Thyroid Diseases. J. Nucl. Med. 40 (5) (1999) 208 P.
[13] Bofilias, I., U. Hess: Assessment of the stunning radiosensitivity in benign thyroid diseases. Eur. J. Nucl. Med. (1999) 1208.
[14] Bofilias, I., H. J. Baumgartl: Reduction of the second radioiodine uptake during thyroid therapy: dose dependent follicular breakdown in the Acute Therapeutic Stage (ATS). J. Endocrinol. Invest. 21 Suppl. 4 (1998) 47.
[15] Bofilias, I.: The Stunning Effect In Grave's Disease: Influence in the course of radioiodine therapy. J. Nucl. Med. 28 (2001) 1183, 418 P.
[16] Bolster, A. A.: Self-Stunning in thyroid ablation- Evidence from a comparative study of 131I and 123I as diagnostic agents. Eur. J. Nucl. Med. 8 (2001) 1005, A 167.
[17] Britton, K. E.: Highlights Lecture of the European Association of Nuclear Medicine and the World Federation of Nuclear Medicine and Biology Congress. Eur. J. Nucl. Med. 25 (1998) 1671–1684.
[18] Burch, H. B., B. L. Solomon, L. Wartofsky: Discontinuing antithyroid drug before ablation with radioiodine in Grave's disease. Ann. Intern. Med. 121 (1994) 553–559
[19] Burch, H. B., L. Wartofsky: Grave's Ophtalmopathy: Current concepts regarding pathogenesis and management. Endocrine Reviews 14 (6) (1993) 747–793.
[20] Chmielowieg, C., J. W. Logus, C. Morin et al.: The effect of thyroid gland stunning by 131-I sodium iodide diagnostic scans on subsequent patient ablation doses- A 25 year retrospective study. Eur. J. Nucl. Med. 27 (2000) 1154, 573 P.
[21] Cholewinski, S. P., K. S. Yoo, P. S. Klieger et al.: Absence of thyroid stunning after diagnostik wholebody scanning with 185 MBq 131-I. J. Nucl. Med. 41(2000) 1198–1202.
[22] Clarke, S. E. M.: Radionuclide therapy of the thyroid. Eur. J. Nucl. Med. 18 (1991) 984–991.
[23] Coakley, A. J.: Thyroid stunning. Eur. J. Nucl. Med. 25 (1998) 203–204.
[24] Creutzig, H., I. Kallfelz, J. Heindl et al.: Thyroid storm and iodine-131 treatment. Lancet 2(1976) 145.
[25] De Groot L. J., C. A. Gorman, A. Pinchera et al.: Therapeutic controversies. Radiation and Grave's ophthalmopathy. Journal of Clinical Endocrinology and Metabolism. 80 (1995) 339–349.
[26] Harbert, J. C.: Radioiodine therapy of hypertthyroidism. Nuclear Medicine. In: Harbert, J. C. (Hg.): Nuclear Medicine Diagnosis and Therapy. Thieme, New York 1996, 951–972.
[27] Heidenreich P., H. Vogt, R. Dorn et al.: Radioiodtherapie des Morbus Basedow. Der Nuklearmediziner 3 (24) (2001)143–148.
[28] Hermanska, J., M. Karny, J. Zimak et al.: Improved prediction of therapeutic absorbed dose of radioiodine in the treatment of thyroid carcinoma. J. Nucl. Med. 42 (2001) 1084–1090.
[29] Hoefnagel, C. A.: Radionuclide therapy revisited. Eur. J. Nucl. Med. 18 (1991) 408–431.
[30] Howarth D., M. Epstein, L. Lan et al.: Determination of the optimal minimum radioiodine dose in patients with Grave's disease: a clinical outcome study. Eur. J. Nucl. Med. (28) (2001) 1489–1495.
[31] Jeevanram, R. K., D. H. Shah, S. M. Sharma et al.: Influence of initial large dose on subsequent uptake of therapeutic radioiodine in thyroid cancer patients. Nucl. Med. Biol. 13 (1986) 277–279.
[32] Körber, C., P. Schneider, N. Körber-Hafner et al.: Antithyroid drugs as a foctor influencing the outcome of radioiodine therapy in Grave's diseases and toxic nodular goitre. Eur. J. Nucl. Med. 28 (2001) 1360–1364.
[33] Kao, C.-H., T.-C. Yen: Stunning effects after a diagnostic dose of iodine-131. Nuklearmedizin 37 (1998) 23–25.
[34] Kennedy, J. S., J. A. Thompson: The changes in the thyroid gland after irradiation with ^{131}I or partial thyroidectomy for thyrotoxicosis. J. Pathol. 112 (1974) 65–81.

[35] Kim, C. K., K. Tse, E. San Pedro et al.: Influence of various scanning doses on subsequent ^{131}I ablation of thyroid remnants. J. Nucl. Med. 35 (1994) 14.

[36] Kirsch, G., U. Bohl, A. Zinke et al.: Thyroid stunning in functional radioiodine therapy. Eur. J. Nucl. Med. (1999) 1208.

[37] Kriss, J. P., V. Pleshakov, A. L. Rosenblum et al.: Studies on the pathogenesis of the opthalmopathy of Grave's disease. J. Clin. Endocrinol. 27 (1967) 582–593.

[38] Langhammer, H. R., C. Laubenbacher, C. Hirsch et al.: Die Radioiodtherapie der funktionellen Schilddrüsenautonomie. Med. Klin. 94 (1999) 415–424.

[39] Leary, A. C., G. Grealy, T. M. Higgins et al.: Long-term outcomes of treatment of hypothyroidism in Ireland. Ir. J. Med. Sci. 168 (1999) 47–52.

[40] Leech N. J., C. M. Dayan: Controversies in the management of Grave's disease. Clinical Endocrinology 49 (1998) 273–280.

[41] Leger, F. A., M: Izembart, F. Dagousset et al.: Decreased uptake of therapeutic doses of iodine-131 after 185 Mbq ^{131}I diagnostic imaging for thyroid remnants in differentiated thyroid carcinoma. Eur. J. Nucl. Med. 25 (1998) 242–248.

[42] Mandart, G., F. Erbsman: Estimation of thyroid weight by scintigraphy. Int. J. Nucl. Med. Biol. 2 (1975) 185.

[43] Marinelli, L. D., E. H. Quimby, G. J. Hine: Dosage determination with radioactive isotopes. Am. J. Roentgenol. 59 (1948) 260–268.

[44] Mansberg R., W. G. Lees, J. M. Roberts et al.: Clinical importance of thyroid stunning with Iodine-131. Eur. J. Nucl. Med. 27 (2000) 931,147 A.

[45] Maxon, I. I. I., H. S. Smith: Radioiodine-131 in the diagnosis and treatment of metastatic well differentiated thyroid cancer. Endocrinol. Metab. Clin. North. Am. 19 (1990) 685–718.

[46] Modoni, S., G. Martino, G. Valle et al.: Sensitivity of 131-I pre-ablative whole body scan (WBS) is unaffected by the ammount of 131-I dose given. Eur. J. Nucl. Med. 27(2000) 1152, 567 P.

[47] Modoni, S., G. Martino, G. Valle et al.: How is thyroid remnant ablation affected by former 131-I diagnostic doses and/or elapsed time? Eur. J. Nucl. Med. 27 (2000) 1152, 568 P.

[48] McDougall, I. R.: 74 MBq radioiodine ^{131}I does not prevent uptake of therapeutic doses of ^{131}I (i. e. it does not cause stunning) in differentiated thyroid cancer. Nucl. Med. Commun. 17 (1997) 505–512.

[49] Medvedec M., Z. Pavlinovic, D. Dodig: How low (MBq) can we go, still to get high (Gy/h, Gy) until thyroid remnants die? Eur. J. Nucl. Med. 27 (2000) 1156, 584 P.

[50] Medvedec M., Z. Pavlinovic, D. Dodig: 74 MBq radioiodine does prevent uptake of therapeutic activity of I-131 in residual thyroid tissue. Eur. J. Nucl. Med. 26 (1999) 1208.

[51] Moser, E., C. R. Pickardt, K. Mann et al.: Ergebnisse der Radiojodbehandlung von Patienten mit immunogener und nicht immunogener Hyperthyreose bei Anwendung unterschiedlicher Herddosen. Nucl. Med. 27(1988) 98–104.

[52] Moser, E.: Ergebnisse der Radiojodtherapie bei den unterschiedlichen Formen der Hyperthyreose in Abhängigkeit vom Dosiskonzept. Akt. Radiol. 2 (1992) 179–187.

[53] Muratet, J-P., P. Giraud, A. Daver et al.: Predicting the efficacy of first Iodine-131 treatment in differentiated thyrroid carcinoma. J. Nucl. Med. 38 (1997) 1362–1368.

[54] O' Mara, R. E., P. Klieger, S. Cholewinski et al.: Thyroid stunning after 5mCi of 131I for whole body scanning. Eur. J. Nucl. Med. 25 (1998) 945.

[55] Oyen, W. J. G., A. H. Mudde, W. J. M. van den Broek et al.: Metastatic Follicular Carcinoma of the Thyroid: reappearance of Radioiodine Uptake. J. Nucl. Med. 36 (1995) 613–615.

[56] Park, H. M.: Stunned thyroid after high-dose ^{131}I imaging. Clin. Nucl. Med. 17 (1992) 501–502.

[57] Park, H. M., O. W. Perkins, J. W. Edmondson et al.: Influence of diagnostic radioiodines on the uptake of ablation dose of iodine-131. Thyroid 4 (1994) 49–54.

[58] Park, H. M., Y. H. Park, X. Y. Zhou: Detection of thyroid remnant/metastases without stunning: an ongoing dilemma. Thyroid 7 (1997) 277–280.

[59] Prumel, M. F.: Grave's opthalmopathy: diagnosis and management. Eur. J. Nucl. Med. 27 (2000) 373–376.
[60] Sabri, O., M. Zimmy, G. Schulz et al.: Succes rate of radioiodine therapy in Grave's disease: influence of thyrostatic medication. J. Clin. Endocrinol. Metab. 84 (1999) 1229–1233.
[61] Sabri, O., M. Zimmy, M. Schrenckenberger et al.: Does thyroid stunning exists; A model with benign thyroid disease. Eur. J. Nucl. Med. 27 (2000) 1591–1597.
[62] Peters, H., C. Fischer, U. Bogner et al.: Treatment of Grave's hyperthyroidism with radioiodine: results of a prospective randomized study. Thyroid 7 (1997) 247–241.
[63] Samuel, A M., B. Rajashekharrao: Radioiodine therapy for well-differentiated thyroid cancer: A quantitative dosimetric evaluation for remnant thyroid ablatio after surgery. J. Nucl. Med. 35 (1994) 1944–1950.
[64] Schlesinger, T., M. A. Flower, V. R. McReady: Radiation dose assessment in radioiodine 131I therapy 1. The necessity for in vivo quantitation and dosimetry in the treatment of carcinoma of the thyroid. Radiother. Oncol. 14 (1989) 3–41.
[65] Schlumberger, M., C. Challeton, F. De Vathaire et al.: Radioactive iodine treatment external radiotherapy for lung and bone metastases from thyroid carcinoma. J. Nucl. Med. 37 (1996) 598–605.
[66] Shafer, R., B. F. Q. Nuttall: Acute changes in thyroid function in patients treated with radioactive iodine. Lancet 2 (1975) 635–637.
[67] Shapiro, B.: Editorial: Optimization of Radioiodine therapy of thyrotoxicosis: What have we learned after 50 years? J. Nucl. Med. 34 (1993) 1638–1641.
[68] Sinyuta B., D. Dzhuzha: The efficiency of planning of therapeutic 131I activity in the radioiodine therapy of differentiated thyroid cancer. Eur. J. Nucl. Med. 8 (2001) 1004, A 165.
[69] Sinyuta B., D. Dzhuzha: The influence of diagnostic radiation absorbed doses and time interval on the degree of thyroid stunning. Eur. J. Nucl. Med. 8 (2001) 1004, A 166.
[70] Sridama, V., M. McCormack, E. L. Kaplan et al.: Long-term follow-up study of compensated low-dose I-131 therapy for Grave's disease. N. Engl. J. Med. 271 (1984) 462–432.
[71] Yeung, H. W. D., J. L. Humm, S. M. Larson: Radioiodine uptake in thyroid remnants during therapy after tracer dosimetry. J. Nucl. Med. 41(2000) 1082–1085.

Diskussion

Müller:

Können Sie bitte für die Nicht-Nuklearmediziner den sogenannten Stunning-Effekt definieren?

Bofilias:

Den Stunningeffekt kann man ganz einfach erklären. Wenn man bei den Iodtests und anschließender Radioiodtherapie nicht zu der Energiedosis kommt, die man sich wünscht und man notwendigerweise nachapplizieren muss, um die tatsächliche Energiedosis, die man braucht, zu erreichen, dann haben wir das Phänomen, dass die zweite Radioiod-Aufnahme prozentual nicht gleich groß ist. Also die Speicherungsfähigkeit der Follikel nicht gleich gut ist wie bei der ersten Applikation. Darum sind wir gezwungen, prozentual mehr Aktivität zu applizieren, um die gewünschte Energiedosis zu erreichen. Das ist also praktisch der Effekt, der eintritt während dieser frühtherapeutischen Phase, den wir berücksichtigen wollen und müssen, damit wir zu einem vernünftigen Therapieergebnis kommen können.

„Leuchte ich dann im Dunkeln?“ Konzepte subjektiver Strahlenwahrnehmung als wesentlicher Faktor zur Akzeptanz einer Radioiodtherapie

L. S. Freudenberg, R. Görges, A. Bockisch

Problemstellung

Die Definition, die Wahrnehmung, die Bewältigung und die Akzeptanz von Krankheiten sind entscheidend kulturell beeinflusst bzw. werden vom kulturellen Kontext bestimmt. Dementsprechend stehen dem einzelnen Patienten eine große Bandbreite von Strategien der Krankheitsbewältigung zur Verfügung, die nacheinander oder auch parallel genutzt werden können. Beispielhaft können hier die Ratsuche im Familien- und Freundeskreis, Behandlung mit „Hausmitteln“ und die Inanspruchnahme professioneller Heilergruppen wie Heilpraktiker, Ärzte etc. genannt werden [35]. Die Biomedizin ist also nur eine von vielen Strategien, deren Nutzung zum einen vom jeweiligen Kontext abhängig ist und zum anderen nicht exklusiv ist [15, 39].

Aus völkerkundlicher bzw. kulturwissenschaftlicher Sicht ist die wesentliche Bedeutung der kulturellen Matrix zum Verständnis des medizinischen Systems keine neue Erkenntnis, und deren Erforschung nimmt einen wachsenden Raum ein, was sich u. a. in der zunehmenden Bedeutung der Volksmedizin, der Medizinethnologie oder auch der Körperethnologie widerspiegelt [50, 54]. Anders ist dies im Bereich der Biomedizin, in der über die naturwissenschaftliche Erforschung und Untersuchung des Körpers hinausgehende Betrachtungen nur selten stattfinden. Dementsprechend wird die Erforschung der kulturellen Matrix, welche die Grundlage des medizinischen Systems ist, vernachlässigt bzw. grundsätzlich negiert. Dies ist im Selbstverständnis als „Naturwissenschaft“ begründet, welches impliziert, eine neutrale absolute Wahrheit zu erkennen und zu formulieren. Einer genauen Analyse hält das Bild der „objektiven Naturwissenschaft“ aber nicht stand [21, 28, 31, 32, 34]. In diesem Ansatz wird „Naturwissenschaft“ daher als ein kulturelles System verstanden, das sich zwar an „Realitäten“ orientiert, in Sichtweise, Beschreibung und Interpretation jedoch keinesfalls neutral, sondern stark gesellschaftlich geprägt ist: *„[...] a fact is also a cultural artifact“* [51 S.348]. Da Wissenschaft immer eigene Regeln entwickelt und zu einem sich selbst tragenden System wird, können so Wahrheit und Objektivität konstruiert werden. Gleichzeitig resultieren hieraus sowohl für Patienten als auch für Ärzte Verständigungsschwierigkeiten [30, 40, 52].

Bezogen auf den lokalen Kontext einer Klinik für Nuklearmedizin, ergibt sich im Rahmen des Patientengesprächs oft das Problem massiv divergierender Vorstellungen über den Nutzen und Schaden radioaktiver Strahlen. Wie der klinische Alltag zeigt, besteht eine große Bandbreite von Vorstellungen über die Operation bzw. Radioiodtherapie respektive radioaktive Strahlen. Zumindest in Bezug auf radioaktive Strahlen dominieren hierbei negative Vorstellungen. Dies ist sicher zum einen situativ bedingt, zum anderen scheinen Laienätiologien und iatrogen beeinflusste Vorstellungen eine wichtige Rolle zu spielen. Sie führen zur Ablehnung einer notwendigen Radioiodtherapie bzw. zur Wahl einer deutlich invasiveren Therapie wie etwa einer Operation. Da häufig aber die Bedenken nicht verbalisiert werden (können), gestaltet sich ein Aufklärungsgespräch oft schwierig. Dies gilt insbesondere deshalb, da bisher keine gesicherten wissenschaftlichen Erkenntnisse über die Laienätiologie in diesem Bereich vorliegen.

Vor diesem Hintergrund wurde das Projekt „Subjektive Strahlenwahrnehmung - Konzepte radioaktiver Strahlung bei Patienten und Hausärzten“ an der Universität Essen initiiert. Ziel ist es, mit kulturwissenschaftlicher Methodik die Konzepte von radioaktiver Strahlung in unterschiedlichen Kontexten zu untersuchen. Zum einen sollen die alltagsweltlichen Vorstellungen sowie die Risikowahrnehmung und der Umgang mit unsichtbarem Risikopotential untersucht werden. Zum anderen soll in einem historischen Strang die Diffusion und Popularisierung von physikalischem bzw. radiologischem Wissen und die Veränderung der Körperwahrnehmung und Körperbilder durch Physik und Radiologie der heutigen Sicht gegenübergestellt werden [12–14]: Worin wurzelt die Metaphorik, die heute mit ionisierender Strahlung verbunden wird?

Des weiteren sollen die Ergebnisse eine Verbesserung der ärztlichen Aufklärung ermöglichen, indem auf die Ängste vor der Therapie Bezug genommen werden kann. Dies ist dringend erforderlich, da die Ängste die „Realität“ formen, die Grundlage der Aufklärung ist. Gleichzeitig kann so insgesamt die Akzeptanz nuklearmedizinischer Therapien erhöht werden. Auf das umrissene Spannungsfeld zwischen Laienvorstellungen bezüglich des Risikos einer Radioiodtherapie auf der einen, der biomedizinischen Sicht auf der anderen Seite soll im folgenden eingegangen werden.

Risiko einer Radioiodtherapie aus biomedizinischer Sicht

Bei den Nebenwirkungen und Risiken der Radioiodtherapie unterscheidet man zwischen Früh- und Späteffekten. Die insgesamt seltenen frühen Nebenwirkungen wie z. B. zervikale Schmerzsymptomatik beruhen in der Regel auf einer strahleninduzierten Thyroiditis. Zu den Spätkomplikationen bei der Therapie mit hohen Aktivitäten von ^{131}Iod gehört eine Mundtrockenheit als Folge einer radiogenen Speicheldrüsenentzündung [2, 19]. Das Letalitätsrisiko durch eine Radioiodtherapie ist am ehesten denkbar in Form eines theoretischen Spätmalignomrisikos [8, 23, 25, 41], welches auf 0,01 bis 0,02 % geschätzt wird [1, 4, 33, 37, 42]. *„Dieses Risiko ist nicht nur um Jahre bzw. Jahrzehnte [...] in die Zukunft verschoben, sondern darüber hinaus niedriger als das realistische aktuelle Operationsrisiko"* [41, S. 265f.]. Das genetische Risiko durch die Strahlenexposition der Gonaden wird theoretisch-extrapoliert mit 0,02 % angenommen, erhöht also das natürliche Risiko von 5–10 % nicht nennenswert [17].

Auch das Letalitätsrisiko einer subtotalen Thyroidektomie ist mit im Mittel 0,1 bis 0,2 % sehr niedrig, jedoch in der Realität vorhanden [7, 16, 22, 24]. Als Nebenwirkungen der Operation werden des Weiteren bei 1–4 % der Patienten eine Recurrensparese, bei 1,3 % ein Hypoparathyroidismus und bei 2 % Nachblutungen beschrieben [26, 36, 53], wobei das Risiko jeweils mit dem Ausmaß einer Schilddrüsenresektion steigt [9, 38, 53]. Zu den Vorteilen einer Operation gehören hingegen die kurze Latenz bis zum Einsetzen des kurativen Effekts und die Möglichkeit der definitiven histologischen Abklärung.

Risiko einer Radioiodtherapie aus Sicht der Laien

In den 80er Jahren wurden vor allem von Slovic mehrere quantitative Untersuchungen durchgeführt, die mit Ausnahme der Nuklearwaffen erhebliche Unterschiede in der Einschätzung von ionisierenden Strahlen zwischen Laien und Experten zeigten. Während Laien beispielsweise Atomenergie als nicht akzeptabel mit großem Risiko behaftet und Röntgenstrahlung als akzeptabel mit sehr geringem Risiko behaftet einordneten, wurden beide von Experten als akzeptabel mit moderatem Risiko einhergehend beurteilt [20, 45]. Des weiteren ergab sich keine uniforme oder konsistente Wahrnehmung von Strahlenrisiken. Methodisch hat man vier verschiedenen Gruppen gebeten, Karten, auf denen unterschiedliche Risiken (wie Skifahren, Rauchen, Röntgenuntersuchung etc.) angegeben waren, hinsichtlich ihrer potenziellen Lebensgefährdung zu ordnen [47]. In der Diskussion der Ergebnisse wird dabei folgender Schluß gezogen: *„[...] As a result some conflicts over 'risc' may result from experts and laypeople having different definitions of the concept"* [46, S. 167]. Ähnliche Probleme ergaben sich in Untersuchungen, in denen verschiedenen Arten von Strahlung dichotome Eigenschaften zugeordnet werden sollten [47]. Die Untersuchungen sind insofern mit methodischen Mängeln behaftet, als dass die zugrunde liegenden Konzepte und die kontextuelle Bedeutung nicht untersucht wurden; ein Manko, welches auch weitere Studien aufweisen [18, 43].

In den neueren Untersuchungen wird zwar auf die Möglichkeit von qualitativer Forschung eingegangen, sie wird aber kritisiert, da sie zu *„[...] confusing results"* [44, S. 415] führe. Hier offenbart sich das Spannungsfeld „subjektives" Laienwissen versus „objektives" Expertenwissen, das mit einer naturwissenschaftlichen Herangehensweise nicht gelöst werden kann. Die Konsequenz kann aber nicht sein, sich nicht mehr mit diesen Fragestellungen zu beschäftigen, sondern unterstreicht im Gegenteil gerade die

Notwendigkeit von qualitativer Forschung. In einer Publikation von Sjöberg wird im weiteren die kulturwissenschaftliche Herangehensweise mit der Writing Culture [10, 11] und der Postmoderne in einen engen Zusammenhang gebracht und als „*[...] uninhibited subjectivism*" [44, S. 415] bezeichnet. Diesem Vorwurf ist entgegenzutreten. Sicher findet sich in Publikationen der Writing Culture eine manchmal vollständige Ausrichtung auf den Schreiber, die im Ergebnis als zunehmende Beliebigkeit bewertet werden kann. Es muß aber als Verdienst der Strömung angesehen werden, dass der Untersucher bzw. Schreiber und die Untersuchungsbedingungen in den Blickpunkt des Interesses gerückt wurden, da sie gewissermaßen den Filter der Ergebnisse darstellen und somit transparent gemacht werden müssen [3]. Des Weiteren ist die moderne Kulturwissenschaft nicht auf die Writing Culture, deren Diskurs vor allem in den 90er Jahren dominant war, zu reduzieren [5, 29].

Zusammenfassend liegen bisher ein Reihe von quantitativen Untersuchungen zur Wahrnehmung radioaktiver Strahlung vor. Qualitative Studien, die die Bedeutung der bisherigen Ergebnisse herausarbeiten, stehen aber aus. Dies gilt vor allem auch deshalb, weil in o. g. Untersuchungen letztlich von einem relativ einheitlichen Kontext einer euroamerikanischen Kultur ausgegangen wurde und keine regionalen Unterschiede überprüft wurden. Hinzu kommt, dass nur eine Studie im deutschsprachigen Raum durchgeführt wurde [49], so dass sich insgesamt ein Forschungsbedarf konstatieren lässt.

Methoden

Methodisch orientiert sich das Projekt an einem qualitativen Ansatz. Über offene und durch Leitfaden strukturierte Interviews wird versucht, ein möglichst umfassendes Bild der Innenperspektive der Patienten zu erhalten und diese auf den Bereich der subjektiven Strahlenwahrnehmung zu übertragen. Dabei steht die Bedeutung von Phänomenen im Vordergrund und nicht deren Erscheinungsform. Es werden also nicht nur die Daten geliefert, sondern gleichzeitig ein individueller Bedeutungs- und Interpretationsrahmen. Dies ist wichtig, da die Kulturwissenschaft immer mit bereits interpretierten Realitäten zu tun hat, d. h. die subjektiven Einschätzungen der Untersuchten prägen nachhaltig das Bild der Realität, deren Bestandteil sie sind. Zusätzlich passt sich die Erzählform der Forschung durch die offene lebensgeschichtliche Befragung den im Alltag gewohnten Erzählformen an und hilft so bei der Erschließung von Wirklichkeitsausschnitten. Gleichzeitig werden unterschiedliche soziale Bereiche in einen integrierten Zusammenhang gestellt, indem sie in einer Person vereint werden. So können neue Verknüpfungen und Zusammenhänge zwischen verschiedenen Bereichen erkannt werden, die bei einer starren Vorgehensweise nicht erkannt würden [6]. Im Gegensatz hierzu würden die Forschungsergebnisse eines quantitativen Forschungsansatzes durch die Ausblendung zahlreicher vor allem sozialer, gesellschaftlicher und kultureller Faktoren an der Oberfläche bleiben oder ein Zerrbild darstellen. Mangelnde Alltagsnähe und Praxisrelevanz wären die Folge. Die Komplexität, welche Situationen innewohnt, kann durch Zahlen oder ähnliches nicht komplett ausgedrückt werden. Gerade im Bereich der Strahlenwahrnehmung interessiert aber vorwiegend die Herausarbeitung von Grundmustern und nicht deren Auszählung.

Vor diesem Hintergrund wurden bisher elf Patienten (sieben Frauen und vier Männer im Alter von 25–71 Jahren) mit funktionell relevanten Schilddrüsenautonomien in ein bis drei offenen Interviews von einer halben bis zu dreieinhalb Stunden Dauer befragt. Sechs Patienten befanden sich in euthyreoter, fünf in latent hyperthyreoter Stoffwechsellage. Letztere wurden bereits vom Hausarzt über die Möglichkeiten einer Radioiodtherapie informiert. Von hausärztlicher Seite wurden die Patienten befragt, ob Bereitschaft zu einem Interview bestünde. Von den initial angesprochenen 20 Patienten willigten elf ein. Die Interviews wurden in neutralen Räumen außerhalb des Klinikgeländes geführt, in neun Fällen in der häuslichen Umgebung der Befragten und in zwei Fällen in der hausärztlichen Praxis der Patientinnen. Die folgenden Ergebnisse fußen auf einer ersten inhaltsanalytischen Auswertung nach Transkription der Interviews. Insgesamt ist es geplant, etwa 20–25 Patienten zu befragen.

Ergebnisse

In allen Interviews zeigte sich, dass die Patienten Risiken und Gefahren durch Strahlen nicht – wie häufig suggeriert [46] – als Synonym von Wahrscheinlichkeiten zu Erkranken oder zu Sterben betrachten, sondern ganz konkret mit Angst bzw. Furcht gleichsetzen. Alle Befragten waren sicher, dass radioaktive Strahlung sehr gefährlich sei, sei es über die Metapher eines Atompilzes, die ein Patient ansprach, oder über Bilder von Atomtransporten bzw. Atomkraftwerken. Strahlung, wie sie ohne menschliches Zutun in der Umwelt auftritt (Höhenstrahlung, Radonstrahlung in Häusern o. ä.) wurden in diesem Kontext nicht angesprochen. Insgesamt spielte die nicht fühlbare Qualität der Strahlung eine wesentliche Rolle. Es sei eine *„unsichtbare Gefahr"*. Sechs Befragte waren besorgt, da die Effekte der Strahlung erst nach Jahren oder Jahrzehnten aufträten, zwei waren sich sicher, dass man nach einer solchen Exposition sicher an einer Tumorerkrankung sterben würde, *„auch, wenn das erst nach 30 Jahren passiert. Egal, aber passieren wird's"*. Eine Exposition mit dem Gefühl einer nicht wahrnehmbaren Kontamination wurde vor diesem Hintergrund von sieben der Befragten als besorgniserregend oder angstauslösend beschrieben. All diese Vorstellungen legten das Bild einer diffusen, einer nicht konkret fassbaren Strahlung zu Grunde – sie wurden im Sinne eines gesellschaftlichen Konsensus geäußert und mit entsprechenden einleitenden Worten versehen.

Bezogen auf konkrete Situationen änderte sich Vorstellung und mit ihr die Akzeptanz. Je konkreter ein direkter vor allem gesundheitlicher Nutzen von einer Strahlenexposition abgeleitet werden konnte, desto größer war die Akzeptanz, dies galt vor allem für Röntgenuntersuchungen und Strahlentherapie. Die Vorstellung, im o. g. Sinne ein radioaktives Präparat zu schlucken, um eine Schilddrüsenerkrankung zu behandeln, erschien vier der fünf Patienten, die bereits über eine Radioiodtherapie informiert wurden, merkwürdig. Vor allem die fehlende Kontrolle über die Ereignisse im Körper war die Ursache von Unsicherheit. Alle Befragten haben dieser Sorge im Rahmen von Witzen Ausdruck verliehen, eine gängige Strategie zur Bewältigung von Ängsten [27]. Die Witze bezogen sich dabei durchgehend auf Metaphern der Fluoreszenz: *„Leuchte ich dann im Dunkeln?"* – eine Frage, die sich drei Befragte stellten; eine Patientin gab an, dann könne sie sich *„das Licht im Zimmer sparen"*. Ein Befragter äußerte: *„Ihr macht mich zum Glühwürmchen"*, ein weiterer fragte sich zusätzlich, ob sein Urin dann *„leuchte"*. Es bestand also das Bedürfnis, eine sinnliche Erfahrung herzustellen. Dieses Modell der Kontamination setzte sich in Mutmaßungen über Verhaltensmaßregeln fort: *„Ich habe gehört, dass nach der Entlassung alle meine Sachen verbrannt werden."* Gestützt wurden diese Vermutungen durch die Umstände einer stationären nuklearmedizinischen Behandlung [48]. Die verbundenen Ängste und Sorgen der Isolation und des Eingeschlossenseins bilden den Hintergrund des Statements *„Ich muss in den Bunker"*, wie es von zwei Befragten gemacht wurde, für zwei weitere lag der Vergleich zu einem Gefängnis näher.

Insgesamt zeigte sich in der ersten Auswertung ein sehr heterogenes Bild der subjektiven Strahlenwahrnehmung. Zusammenfassend konnte aber ein Kontaminationsmodell auf dem Boden der nicht erfahrbaren Qualität der Strahlung, und die Tendenz, diese Sorgen primär in Witzen mit Metaphern der Fluoreszenz zu äußern und so eine sinnliche Erfahrung herzustellen, als gemeinsames Merkmal demonstriert werden. Hier bietet sich auch eine erste Möglichkeit, Aufklärungsgespräche vor nuklearmedizinischer Therapie zu optimieren, indem nämlich auf entsprechende Witze näher eingegangen wird, da sie Ausdruck tiefer liegender Ängste zu sein scheinen.

Anmerkungen

- Soweit nicht mit Quellenangaben versehen, handelt es sich bei den kursiv gedruckten Angaben um Aussagen von Befragten.
- In dieser Arbeit wurde die sogenannte „männliche Form" verwendet, dieser sprachlichen Klassifizierung wird jedoch kein soziales Geschlecht zugeschrieben, sondern sie wird als neutrale Klassifikation verwendet, der alle sozialen „Gender" zugeordnet werden. Wo explizit weibliche oder männliche Personen gemeint sind, ist dies angemerkt.
- Unter dem Begriff Biomedizin wird in diesem Zusammenhang die den wissenschaftlichen Diskurs dominierende „naturwissenschaftliche Medizin" verstanden.

Literatur

[1] Alfiar, F., D. Amato, J. H. Lipton: Chronic myeloid leukemia in a woman with papillary carcinoma of the thyroid treated with radioactive iodine. Leuk. Lymphoma 27 (1997) 365–367.

[2] Bell, E., F. Grünwald: Radiojodtherapie bei benignen und malignen Schilddrüsenerkrankungen. Berlin, Heidelberg, New York 1999.

[3] Berg, E., M. Fuchs (Hrsg.): Kultur, soziale Praxis, Text. Die Krise der ethnographischen Repräsentation. Frankfurt am Main 1993.

[4] Bitton, R., I. Sachmechi, Y. Benegalorao et al.: Leukemia after small dose of radioiodine for metastatic thyroid cancer. J. Clin. Endocrinol. Metab. 77 (1993) 1423–1426.

[5] Böhme, H., K. R. Scherpe (Hrsg.): Literatur und Kulturwissenschaften. Positionen, Theorien, Modelle. Reinbek 1996.

[6] Brednich, R. W.: Quellen und Methoden. Ders. (Hrsg.): Grundriß der Volkskunde. Berlin 1988.

[7] Buhr, B., C. Mann: Thyroidektomie und Lymphadenektomie. Chirurg 70 (1999) 987–998.

[8] Büll, U., H. Schicha, H. J. Biersack et al. (Hrsg): Nuklearmedizin. Stuttgart 1999.

[9] CAEK: Leitlinien zur Therapie der benignen Struma. Beilage Mitt. Dtsch. Ges. Chir. 3 (1998) 2–8.

[10] Clifford, J., G. E. Marcus (Hrsg): Writing Culture. The Poetics and Politics of Ethnography. Berkeley 1986.

[11] Clifford, J.: The Predicament of Culture. Twentieth-Century Ethnography, Literature, and Art. Princeton 1988.

[12] Dommann, M.: „Das Röntgen-Sehen muss im Schweiße der Beobachtung gelernt werden“. Zur Semiotik von Schattenbildern. traverse 3 (1999a) 114–130.

[13] Dommann, M.: „Sehen ist sicherer denn fühlen“. Die Radiographie als Repräsentationstechnologie (1895–1935). Bielefelder Graduiertenkolleg Sozialgeschichte (Hrsg.): Körper macht Geschichte – Geschichte macht Körper. Körpergeschichte als Sozialgeschichte. Bielefeld 1999b.

[14] Dommann, M.: Kunstsonne in der Kinderklinik. E. Baur Sarasin und W. Dettwiler (Hrsg.): Bildgeschichten. Aus der Bildersammlung des Staatsarchivs Basel-Stadt 1899–1999. Basel 1999c.

[15] Dornheim, J.: Kranksein im dörflichen Alltag. Soziokulturelle Aspekte des Umgangs mit Krebs. Untersuchungen des Ludwig-Uhland-Instituts der Universität Tübingen. Tübingen 1983.

[16] Dralle, H., R. Pichlmayr: Risikominderung bei Rezidiveingriffen wegen benigner Struma. Chirurg 62 (1991) 169–175.

[17] Ehrenheim, C., C. Hauswirth, J. Fitschen et al.: Genetic risk after high dose radioiodine therapy with regard to gonadal dose. Nuklearmedizin 36 (1997) 157–166.

[18] Englander, T., K. Farago, P. Slovic et al.: A comperative risc analysis of risc perception in Hungary and the United States. Social Behaviour 1 (1986) 55–66.

[19] Farahati, J., C. Reiners: Postoperative Radiojodtherapie bei differenzierten Schilddrüsenkarzinomen. Onkologe 3 (1997) 28–31.

[20] Fischhoff, B., P. Slovic, S. Lichtenstein et al.: How safe is safe enough? A psychometric study of attitudes towards technological riscs and benefits. Polit. Sci. 9 (1978) 127–152.

[21] Foucault, M.: Die Geburt der Klinik. Eine Archäologie des ärztlichen Blickes. Frankfurt am Main 1988.

[22] Gemsenjäger, E.: Zur Operationstechnik bei Eingriffen an der Schilddrüse. Chirurg 64 (1993) 725–732.

[23] Glanzmann, C.: Subsequent malignancies in patients treated with iodine-131 for thyroid cancer. Strahlenther. Onkol. 168 (1992) 337–343.

[24] Goretzki, P. E., J. Witte, H.-D. Röher: Chirurgie der gutartigen Struma. Klinikarzt 23 (1994) 3–14.

[25] Hall, P., L. E. Holm, G. Lundell et al.: Tumors after radiotherapy for thyroid cancer. A case-control study within a cohort of thyroid cancer patients. Acta Oncol. 31 (1992) 403–407.

[26] Hermann, M., K. Keminger, F. Kober et al.: Risikofaktoren der Recurrensparese. Chirurg 62 (1991) 182–189.

[27] Hirsch, E. C.: Der Witzableiter oder Schule des Gelächters. Hamburg 1991.

[28] Huerkamp, C.: Der Aufstieg der Ärzte im 19. Jahrhundert. Vom gelehrten Stand zum professionellen Experten. Göttingen 1986.

[29] Huyssen, A., K. R. Scherpe (Hrsg.): Postmoderne – Zeichen eines kulturellen Wandels. Reinbek 1986.

[30] Kaminsky, C.: Gesagt, Gemeint, Verstanden? Zur Problematik der Validität vorsorglicher Patientenverfügungen. Bochum 1997.

[31] Knorr-Cetina, K.: Die Fabrikation von Erkenntnis. Zur Anthropologie der Naturwissenschaft. Frankfurt am Main 1984.

[32] Kuhn, T.: Die Struktur der wissenschaftlichen Revolution. Frankfurt am Main 1967.

[33] Laurenti, L., P. Salutari, S. Sica et al.: Acute myeloid leukemia after iodine-131 treatment for thyroid disorders. Ann. Haematol. 76 (1998) 271–272.

[34] Martin, E.: The Cultural Construction of Gendered Bodies. Biology and Metaphors of Production and Destruction. Ethnos 54 (1989) 143–160.

[35] Medizin der Zukunft. Empirische Befragung des EMNID Instituts im Auftrag des Wissenschaftzentrums Nordrhein-Westfalen. Eigendruck 1995.

[36] Miller, W., M. Butters, B. Leibl et al.: Qualitätssicherung in der Strumachirurgie am Parameter der Paresenrate. Chirurg 66 (1995) 1210–1217.

[37] Roldan-Schilling, V., P. Fernandez-Abellan, J. R. Dominguez-Escribano et al.: Acute leukemias after treatment with radioiodine for thyroid cancer. Haematologica 83 (1998) 767–768.

[38] Rothmund, M., A. Zielke: Der solitäre Schilddrüsenknoten und befundgerechte Operation. Chirurg 62 (1991) 162–166.

[39] Saller, R. (Hrsg.): Erweiterte Schulmedizin. Anwendung in Diagnostik und Therapie 3. Unkonventionelle Therapiemethoden und Arzneimittelverschreibungen – ausgewählte Beiträge und Kommentare. München/Marsaille 1997.

[40] Sass, H.-M., R. Kielstein: Die medizinische Betreuungsverfügung in der Praxis. Vorbereitungsmaterial, Modell einer Betreuungsverfügung, Hinweise für Ärzte, Bevollmächtigte, Geistliche und Anwälte. Bochum 2000.

[41] Schicha, H., O. Schober: Nuklearmedizin. Basiswissen und klinische Anwendung. Stuttgart, New York 2000.

[42] Shimon, I., A. Kneller, D. Olchoysky: Chronic myeloid leukemia following 131-I treatment for thyroid carcinoma: a report of two cases and review of the literature. Clin. Endocrinol. 43 (1995) 651–654.

[43] Sjöberg, L.: Risc perception: experts and the public. European Psychologist 3 (1998) 1–13.

[44] Sjöberg, L.: The Methology of Risc perception Research. Quality and Quantity 34 (2000) 407–418.

[45] Slovic, P., B. Fischhoff, S. Lichtenstein: Rating the Riscs. Environment 21 (1979) 14–20.

[46] Slovic, P: Perception of Risc from Radiation. Radiation Protection Dosimetry 68 (1996) 165–180.

[47] Slovic, P: Perception of Risc. Science 236 (1987) 280–285.

[48] SSK: Strahlenschutzgrundsätze für die Radiojodtherapie. Empfehlungen der Strahlenschutzkommission Bonn. Bundesanzeiger 68 vom 11.04.1997.

[49] Stegie, R., K. H. Stender, D. Gunther: Röntgenstrahlen im Urteil der Bevölkerung. Eine Befragung von 181 Verwaltungsangestellten. Radiologe 19 (1979) 196–199.

[50] Stollberg, M.: Probleme und Perspektiven einer Geschichte der Volksmedizin. Schnalke, T., C. Wiesemann (Hrsg.): Die Grenze des Anderen. Medizingeschichte aus postmoderner Perspektive. Wien 1998.

[51] Strathern, M.: Displacing Knowledge: Technologies and the Consequences for Kinship. Ginsburg F. D. und R. Rapp: Conceiving the New World Order. The Global Politics of Reproduction. Berkley 1995.

[52] Ude-Koeller, S.: „Als nichts mehr half..." Motive zur Therapiewahl. Sieg, S. (Hrsg.): Blick-Wechsel: Horizonte des Heilens. Patientenwünsche und -wahrnehmungen. Celle 2000.

[53] Wagner, P.: Taktik und Technik der partiellen Schilddrüsenresektion. Chirurg 70 (1999) 980–986.

[54] Wolff, E.: „Volksmedizin" – Abschied auf Raten. Vom definitorischen zum heuristischen Begriffverständnis. Zeitschrift für Volkskunde 94 (1998) 233–257.

Diskussion

Hörmann:
Die Angst ist ja eine subjektive Komponente, die Sie mit dem Fragebogen erheben. Aber es gibt inzwischen auch Methoden, ein Angstzentrum zu objektivieren mit PET. Gibt es da eine mögliche Korrelation, auch etwas Objektives zu erfassen?

Freudenberg:
Nein, also da haben wir keine Befunde. Es kommt uns auf die subjektiven Wahrnehmungen der Patienten an. Die kommen mit ihrer Realität zu uns, und wir müssen jetzt mit deren Vorstellungen klarkommen. Und diese Vorstellung müssen wir erst einmal kennen. Das war das Ziel der ganzen Untersuchung. Wir haben das aber nicht weiter objektiviert. Es gab natürlich eine Reihe von Ängsten, die miteinander im Zusammenhang stehen (Sozialängste, Isolationsängste usw.).

Hörmann:
Halten Sie denn in diesem Zusammenhang Objektivierungsmaßnahmen mit modernen Mitteln für möglich? Etwa Neurofunktionsuntersuchungen, so dass man das Subjektive, das ja sehr wichtig ist, das soll jetzt nicht bestritten werden, auch irgendwie besser fassen kann?

Freudenberg:
Für möglich hielte ich das schon. Wichtig war mir in dem Kontext nicht, ob die Ängste einen realen Hintergrund haben. Es kommt darauf an, dass wir auf die Ängste der Patienten eingehen müssen. Deswegen möchte ich auf solche Untersuchungen bei dieser Fragestellung verzichten.

Reduktion des koronaren Risikos durch Senkung des LDL-Cholesterins: Effekte einer kontrollierten Doppelblindstudie mit L-Thyroxin bei subklinischer Hypothyreose

C. Meier, B. Müller, M. Guglielmetti, M. Christ-Crain, P. Huber, M. Kraenzlin, J. J. Staub

Einleitung

Die subklinische Hypothyreose (SCH), biochemisch definiert als basal erhöhtes Thyrotropin (TSH) bei gleichzeitig normalen peripheren Schilddrüsenhormonkonzentrationen (T4, T3), ist eine häufig anzutreffende Schilddrüsenfunktionsstörung. Basierend auf epidemiologischen Studien wird die Prävalenz in der Allgemeinbevölkerung zwischen 4 und 10 % geschätzt, wobei Frauen über 40 Jahren am häufigsten betroffen sind.

Obwohl definitionsgemäß die SCH asymptomatisch verläuft, können bei Patienten mit SCH nicht selten leichte, meist unspezifische Beschwerden beobachtet werden. Nahezu 30 % der Patienten mit SCH beklagen Beschwerden, welche einen Schilddrüsenhormonmangel suggerieren [2, 21]. Diese Symptomatik ist gemäß placebokontrollierter Studien unter einer T4-Substitutionsbehandlung reversibel [3, 9, 14]. Weitere aus der Literatur bekannte klinisch-metabolische Veränderungen bei SCH betreffen Hirnleistungsstörungen, Muskelfunktion, Prolaktinspiegel und die kardiale Funktion [3, 5, 9, 11, 14, 15, 18].

Kontrovers wird in der Literatur der Einfluss der SCH auf das Lipidprofil und den sich daraus ergebenden Implikationen hinsichtlich der kardiovaskulären Morbidität und Mortalität diskutiert [8]. Mehrere unkontrollierte Interventionsstudien konnten einen lipidsenkenden Effekt einer T4-Therapie aufzeigen. In einer kürzlich publizierten Metaanalyse wurde, basierend auf diesen Studien, mittels einer Substitutionstherapie eine mittlere Abnahme des Gesamtcholesterins von 0,20 mmol/L und eine mittlere Abnahme des LDL-Cholesterins von 0,26 mmol/l errechnet [4]. Dieser günstige lipidsenkende Effekt wurde jedoch in placebokontrollierten Doppelblindstudien bisher nicht bestätigt [3, 7, 14].

Das Ziel der vorliegenden Studie war es daher, den Effekt einer physiologischen, individuell eingestellten T4-Therapie auf verschiedene Lipidparameter bei Patientinnen mit subklinischer Hypothyreose zu untersuchen.

Patienten und Methoden

Es wurden prospektiv insgesamt 66 Frauen mit bestätigter subklinischer Hypothyreose (mittleres Alter 57,1 ± 1,8 Jahre; TSH basal 11,7 ± 0,8 mU/l, fT4-Konzentration im Normbereich) in diese doppelblinde, placebokontrollierte Studie eingeschlossen und über 48 Wochen untersucht. Die Patientinnen wurden in eine Behandlungsgruppe mit L-Thyroxin Henning® (n = 33) bzw. in eine Placebogruppe (n = 33) randomisiert. Nach vorzeitigem Studienabschluss bei drei Frauen mit interkurrent aufgetretenen Krankheiten, haben insgesamt 31 Patientinnen in der T4-Gruppe und 32 Frauen in der Placebogruppe die Studie gemäß Protokoll abgeschlossen.

In der Verumgruppe wurde in Intervallen von vier bis sechs Wochen die T4-Dosis schrittweise bis zum Erreichen einer physiologischen, euthyreoten Stoffwechsellage (Ziel-TSH: 0,1-4,0 mU/l) eintitriert. Um das doppelblinde Studiendesign zu garantieren, wurde in der Placebogruppe parallel zur Verumgruppe die Dosierung kontinuierlich angepasst. Weder die Patientinnen noch das behandelnde Studienteam hatten Kenntnis über die Schilddrüsenhormonwerte und die T4-Dosis. Die T4-Dosis wurde anhand der Laborwerte durch einen Endokrinologen außerhalb des Spitals an die zentrale Spitalapotheke mitgeteilt.

Bei allen Studienteilnehmerinnen wurden vor und am Ende der Studie neben den Schilddrüsenhormonkonzentrationen (TSH, fT4, T4, T3) folgende Lipidparameter gemessen: Gesamtcholesterin, LDL- und HDL-Cholesterin, Apolipoprotein AI und B-100 sowie das Lipoprotein (a).

Alle Studienteilnehmerinnen waren in gutem allgemeinen Gesundheitszustand und wurden durch die Schilddrüsenforschungseinheit der Abteilung für Endokrinologie der Universitätskliniken in Basel ambulant betreut. Das Studienprotokoll wurde durch die ethische Kommission der Universitätskliniken Basel genehmigt.

Resultate

Die Patientendaten bei Studienbeginn waren in beiden Therapiegruppen vergleichbar. Insbesondere haben sich die Patientinnen in der T4- und Placebogruppe bezüglich Alter, BMI, Schilddrüsenhormonkonzentrationen, Lipidwerten, Östrogenstatus und Rauchgewohnheiten nicht unterschieden. Keine der Patientinnen stand unter einer lipidsenkenden medikamentösen Behandlung. Das mittlere basale TSH in der T4-Gruppe betrug 14,4 ± 1,7 mU/l, in der Placebogruppe 11,3 ± 1,0 mU/l (p = ns).

Bei den 63 Patientinnen, welche die Studie erfolgreich abgeschlossen haben, hat sich das basale TSH unter der TSH-gesteuerten T4-Therapie normalisiert (3,1 ± 0,3 mU/l, $p < 0{,}001$). Die mittlere L-T4-Tagesdosis betrug 85,5 ± 4,3 µg. Die freie T4-Konzentration ist innerhalb des Normbereichs signifikant angestiegen (von 11,6 ± 0,3 pmol/l auf 17,8 ± 0,8 pmol/l; $p < 0.001$).

Signifikante Veränderungen der Lipidkonzentrationen fanden sich nur in der T4-Behandlungsgruppe: Der mittlere Abfall betrug für das Gesamtcholesterin –0,24 ± 0,09 mmol/l (3,8 %, p = 0,015), für das LDL-Cholesterin –0,33 ± 0,11 mmol/l (8,2 %, p = 0,004) und für das Apolipoprotein B-100 –0,10 g/l (8,0 %, p = 0,037). Patientinnen unter Placebo wiesen keine signifikanten Lipidveränderungen auf. Tabelle 1 fasst die Resultate aller gemessenen Serumlipide in beiden Behandlungsgruppen zusammen.

Unter der T4-Substitutionsbehandlung nahm in der Subgruppe der Patienten mit basal erhöhten TSH-Werten (> 12 mU/l) die Gesamtcholesterinkonzentration um 4,4 % (–0,29 ± 0,14 mmol/l; p = 0,06) und die LDL-Cholesterinkonzentration um 8,5 % (–0,37 ± 0,15 mmol/l; p = 0,03) ab. In der Subgruppe der Patienten mit TSH-Werten ≤ 12 mU/l war die Reduktion der Lipidkonzentrationen geringer ausgeprägt. Der lipidsenkende Effekt unter T4-Therapie war zudem in der Subgruppe der Patienten mit basal höheren Gesamtcholesterinwerten (≥ 6,2 mmol/l) mit einer mittleren Abnahme um –0,34 ± 0,12 mmol/l (4,9 %, p = 0,01) und basal höheren LDL-Cholesterinkonzentrationen (≥4,0 mmol/l) mit einer mittleren Abnahme um –0,55 ± 0,09 mmol/l (11,2 %, p < 0,0001) am stärksten ausgeprägt.

Diskussion und Schlussfolgerung

Trotz zunehmenden Hinweisen in der Literatur, dass es sich bei der SCH nicht nur um eine biochemische Abnormität, sondern um eine milde Form der Hypothyreose mit entsprechenden klinisch-metabolischen Veränderungen handelt, wird die Notwendigkeit einer Substitutionsbehandlung kontrovers diskutiert.

Die Resultate dieser Studie zeigen sehr eindeutig, dass bei SCH trotz normaler Schilddrüsenhormonkonzentration metabolische Veränderungen an peripheren Zielorganen vorliegen und diese unter einer physiologischen Substitutionsbehandlung reversibel sind. Wir konnten erstmals durch eine placebokontrollierte Doppelblindstudie an einem größeren Patientenkollektiv zeigen, dass eine T4-Substitutionsbehandlung einen deutlichen lipidsenkenden Effekt ausübt. In der T4-Behandlungsgruppe konnten wir, im Gegensatz zur Placebogruppe, eine signifikante Abnahme des Gesamtcholesterins und eine signifikante Abnahme des LDL-Cholesterins nachweisen (Tab. 1). Diese Resultate bestätigen die Daten einer kürzlich publizierten Metaanalyse von Danese und Mitarbeitern, welche, basierend auf mehreren unkontrollierten Interventionsstudien, eine mittlere Abnahme des Gesamtcholesterins von 0,20 mmol/l und eine mittlere Abnahme des LDL-Cholesterins von 0,26 mmol/l errechnet haben [4]. Das Ausmaß der Lipidsenkung bei unserer Doppelblindstudie (mittlerer Abfall von Gesamtcholesterin 0,24 mmol/l und von LDL-Cholesterin 0,33 mmol/l) ist mit den berechneten Durchschnittswerten

Tabelle 1: Schilddrüsenhormonwerte und Serumlipide vor und nach Behandlung mit L-T4 (n = 31) oder Placebo (n = 32). Mean ± SEM

Behandlung mit L-Thyroxin (n = 31)			
Parameter	vor Therapie	nach 48 Wochen	p-Wert
TSH (mlu/l)	12,8 ± 1,4	3,1 ± 0,3	< 0,001
Freies T4 (pmol/l)	11,6 ± 0,3	17,8 ± 0,8	< 0,001
Totales T3 (nmol/l)	2,0 ± 0,1	1,7 ± 0,1	< 0,001
Gesamtcholesterin (mmol/l)	6,3 ± 0,2	6,1 ± 0,2	0,015
LDL-Cholesterin (mmol/l)	4,0 ± 0,2	3,7 ± 0,2	0,004
HDL-Cholesterin (mmol/l)	1,7 ±0,1	1,7 ± 0,1	0,476
Triglyceride (mmol/l)	1,3 ± 0,1	1,3 ± 0,1	0,769
Apolipoprotein AI (g/l)	1,82 ± 0,05	1,76 ± 0,05	0,103
Apolipoprotein B-100 (g/l)	1,25 ± 0,05	1,15 ± 0,05	0,037
Lipoprotein(a) (mg/l)	251,5 ± 41,7	236,5 ± 36,5	0,202
Behandlung rnit Placebo (n = 32)			
Parameter	vor Therapie	nach 48 Wochen	p-Wert
TSH (mIU/l)	10,7 ± 0,9	9,9 ± 0,6	0,108
Freies T4 (pmol/l)	12,0 ± 0,3	12,3 ± 0,4	0,316
Totales T3 (nmol/l)	1,9 ± 0,1	1,9 ± 0,1	0,784
Gesamtcholesterin (mmol/l)	6,1 ± 0,2	6,0 ± 0,2	0,393
LDL-Cholesterin (mmol/l)	3,8 ± 0,2	3,7 ± 0,2	0,509
HDL-Cholesterin (mmol/l)	1,6 ± 0,1	1,6 ± 0,1	0,210
Triglyceride (mmol/l)	1,5 ± 0,2	1,5 ± 0,2	0,507
Apolipoprotein AI (g/l)	1,71 ± 0,05	1,73 ± 0,05	0,612
Apolipoprotein B-100 (g/l)	1,22 ± 0,07	1,17 ± 0,06	0,256
Lipoprotein (a) (mg/l)	217,7 ± 43,6	206,7 ± 44,8	0,264

der Metaanalyse praktisch identisch. Im Gegensatz zu unseren Ergebnissen haben bereits publizierte, randomisierte Studien keinen cholesterinsenkenden Effekt nachweisen können [3, 7, 14], was vermutlich auf unterschiedliche Patientenkollektive zurückzuführen ist (kleinere Patientenzahlen, tiefere TSH-Konzentrationen bei Studieneinschluss).

Im Sinne einer Risikostratifizierung haben wir das Ausmaß des lipidsenkenden Effektes in Abhängigkeit der Höhe basaler TSH- und Lipidkonzentrationen bei Studienbeginn analysiert. Dabei war ein signifikanter Therapieeffekt speziell bei Patienten mit deutlich erhöhtem TSH oder basal erhöhten Lipidwerten festzustellen. Basierend auf diesen Daten ist die Indikation zur Substitutionsbehandlung bei Patienten mit deutlich erhöhten TSH-Werten, sowie Patienten mit nur leichter TSH-Erhöhung und gleichzeitig nachgewiesener Hypercholesterinämie großzügig zu stellen.

Kontrovers bleibt die Frage, ob die SCH ein Risikofaktor für die Entwicklung einer koronaren Herzkrankheit darstellt. Während einige Studien keinen Zusammenhang finden konnten [10, 20], postulieren andere Autoren einen kausalen Zusammenhang mit der Koronarsklerose [1, 6, 19]. Interessanterweise stellte die SCH in der Rotterdam-Studie einen unabhängigen Risikofaktor zur Entwicklung atherosklerotischer Gefäßveränderungen dar [6]. Gestützt auf Daten der PROCAM-Studie [16] haben wir, nach Korrektur des LDL-Cholesterins und anderer Risikoparameter, die Reduktion des koronaren Risikos bezüglich kardiovaskulärer Morbidität durch die in unserer Studie beobachtete LDL-Cholesterinreduktion ermittelt (Tab. 2). Die in der Gesamtgruppe aller Patienten nachgewiesene LDL-Cholesterinreduktion von 0,33 mmol/l entspricht einer relativen Risikoreduktion von 18,5 %. In verschiedenen Patientengruppen, eingeteilt nach basaler TSH- und LDL-Cholesterinkonzentration kann eine Risikoreduktion von 9–30 % berechnet werden mit der höchsten Risikoreduktion bei Patienten mit basal erhöhtem TSH > 12 mU/l und gleichzeitig erhöhtem LDL-Cholesterin ≥ 4,0 mmol/l.

Tabelle 2: Reduktion des koronaren Risikos bei subklinischer Hypothyreose in Abhängigkeit der basalen LDL-Cholesterin- und TSH-Konzentration. Berechnung der relativen Risikoreduktion (RRR) basierend auf der PROCAM-Studie (Münster Heart Study).

Unterschiedliche Gruppen T4-behandelter Patienten	Δ LDL-Cholesterin (mmol/l)	RRR nach PROCAM
Alle Patienten (n = 31)	–0,33	18,5 %
LDL-C < 4 mmol/l (n = 18)	–0,17	9,4 %
LDL-C ≥ 4 mmol/l (n = 13)	–0,55	26,0 %
TSH ≤ 12 mIU/l (n = 18)	–0,31	14,3 %
TSH >12 mIU/l (n = 13)	–0,37	21,0 %
TSH ≤ 12 mIU/l und LDL-C < 4 mmol/l (n = 13)	–0,24	18,1 %
TSH >12 mIU/l und LDL-C ≥ 4 mmol/l (n = 8)	–0,60	30,8 %

Diese Daten unterstützen die Hinweise in der Literatur, dass die SCH ein Risikofaktor zur Entwicklung atherosklerotischer, insbesondere koronarer Gefäßveränderungen darstellt. Dabei scheinen nicht nur die Hyperlipidämie, sondern auch Gerinnungsfaktoren [12], Rauchgewohnheiten [13] und endotheliale Faktoren [17] eine Rolle zu spielen.

Zusammenfassung

Wir konnten in dieser placebokontrollierten Doppelblindstudie erstmals zeigen, dass eine TSH-gesteuerte und somit physiologische T4-Therapie bei Patientinnen mit subklinischer Hypothyreose einen günstigen Effekt auf die Gesamt- und LDL-Cholesterinkonzentration ausübt. Je nach Höhe des basalen TSH und des LDL-Cholesterins kann durch eine T4-Therapie eine Risikoreduktion der kardiovaskulären Morbidität von 9–30 % erzielt werden. Gestützt auf diese Daten ist die Indikation zur Substitution der subklinischen Hypothyreose großzügig zu stellen, insbesondere bei gleichzeitiger Hypercholesterinämie.

Literatur

[1] Bastenie, P. A., L. Vanhaelst, M. Bonnyns et al.: Preclinical hypothyroidism: a risk factor for coronary heart-disease. Lancet 1 (1971) 203–204.

[2] Canaris, G. J., N. R. Manowitz, G. Mayor et al.: The Colorado thyroid disease prevalence study. Arch. Intern. Med. 160 (2000) 526–534.

[3] Cooper, D. S., R. Halpern, L. C. Wood et al.: L-Thyroxine therapy in subclinical hypothyroidism. A double-blind, placebo-controlled trial. Ann. Intern. Med. 101 (1984) 18–24.

[4] Danese, M. D., P. W. Ladenson, C. L. Meinert et al.: Clinical review 115: effect of thyroxine therapy on serum lipoproteins in patients with mild thyroid failure: a quantitative review of the literature. J. Clin. Endocrinol. Metab. 85 (2000) 2993–3001.

[5] Haggerty Jr., J. J., R. A. Stern, G. A. Mason et al.: Subclinical hypothyroidism: a modifiable risk factor for depression? American Journal of Psychiatry 150 (1993) 508–510.

[6] Hak, A. E., H. A. Pols, T. J. Visser et al.: Subclinical hypothyroidism is an independent risk factor for atherosclerosis and myocardial infarction in elderly women: the Rotterdam Study. Ann. Intern. Med. 132 (2000) 270–278.

[7] Jaeschke, R., G. Guyatt, H. Gerstein et al.: Does treatment with L-thyroxine influence health status in middle-aged and older adults with subclinical hypothyroidism? J. Gen. Intern. Med. 11 (1996) 744–749.

[8] Kahaly, G. J.: Cardiovascular and atherogenic aspects of subclinical hypothyroidism. Thyroid 10 (2000) 665–679.

[9] Meier, C., J. J. Staub, C. B. Roth et al.: Tsh-controlled l-thyroxine therapy reduces cholesterol levels and clinical symptoms in subclinical hypothyroidism: a double blind, placebo-controlled trial (Basel Thyroid Study). J. Clin. Endocrinol. Metab. 86 (2001) 4860–4866.

[10] Miura, S., M. Iitaka, S. Suzuki et al.: Decrease in serum levels of thyroid hormone in patients with coronary heart disease. Endocr. J. 43 (1996) 657–663.

[11] Monzani, F., V. Di Bello, N. Caraccio et al.: Effect of Levothyroxine on Cardiac Function and Structure in Subclinical Hypothyroidism: A Double Blind, Placebo-Controlled Study. J. Clin. Endocrinol. Metab. 86 (2001) 1110–1115.

[12] Muller, B., D. A. Tsakiris, C. B. Roth et al.: Haemostatic profile in hypothyroidism as potential risk factor for vascular or thrombotic disease. Eur. J. Clin. Invest. 31 (2001) 131–137.

[13] Muller, B., H. Zulewski, P. Huber et al.: Impaired action of thyroid hormone associated with smoking in women with hypothyroidism. N. Engl. J. Med. 333 (1995) 964–969.

[14] Nystrom, E., K. Caidahl, G. Fager et al.: A double-blind cross-over 12-month study of L-thyroxine treatment of women with ‚subclinical‘ hypothyroidism. Clin. Endocrinol. (Oxf) 29 (1988) 63–75.

[15] Ridgway, E. C., D. S. Cooper, H. Walker et al.: Peripheral responses to thyroid hormone before and after L-thyroxine therapy in patients with subclinical hypothyroidism. J. Clin. Endocrinol. Metab. 53 (1981) 1238–1242.

[16] Schulte, H., P. Cullen, G. Assmann: Obesity, mortality and cardiovascular disease in the Munster Heart Study (PROCAM). Atherosclerosis 144 (1999) 199–209.

[17] Sellitti, D. F., D. Dennison, T. Akamizu et al.: Thyrotropin regulation of cyclic adenosine monophosphate production in human coronary artery smooth muscle cells. Thyroid 10 (2000) 219–225.

[18] Staub, J. J., B. U. Althaus, H. Engler et al.: Spectrum of subclinical and overt hypothyroidism: effect on thyrotropin, prolactin, and thyroid reserve, and metabolic impact on peripheral target tissues. Am. J. Med. 92 (1992) 631–642.

[19] Tieche, M., G. A. Lupi, F. Gutzwiller et al.: Borderline low thyroid function and thyroid autoimmunity. Risk factors for coronary heart disease? Br. Heart J. 46 (1981) 202–206.

[20] Vanderpump M. P., W. M. Tunbridge, J. M. French et al.: The development of ischemic heart disease in relation to autoimmune thyroid disease in a 20-year follow-up study of an English community. Thyroid 6 (1996) 155–160.

[21] Zulewski, H., B. Muller, P. Exer et al.: Estimation of tissue hypothyroidism by a new clinical score: evaluation of patients with various grades of hypothyroidism and controls. J. Clin. Endocrinol. Metab. 82 (1997) 771–776.

Einfluss von Perchlorat auf die Schilddrüsenfunktion bei gesunden Männern

H. Leitolf, C. Dannheim, G. Brabant

Einleitung

Natriumperchlorat wird aufgrund seiner pharmakologischen Eigenschaften, die einerseits eine Inhibition der Iodaufnahme in die Schilddrüse und andererseits eine Stimulation der Iodausschleusung aus der Schilddrüse umfassen, klinisch in der Therapie der Hyperthyreose sowie auch zur Prophylaxe einer Iodkontamination eingesetzt. Der therapeutische Einsatz in der Konstellation einer hyperthyreoten Stoffwechsellage wird besonders bei vorbeschriebener allergischer Reaktion auf die üblicherweise verwendeten Thionamide favorisiert, daneben auch in der Kombinationstherapie mit Thiamazol bei hyperthyreoter Entgleisung nach Iodkontamination. Neben diesem therapeutischen Einsatz findet Natriumperchlorat auch prophylaktisch, z. B. bei vorbestehender subklinisch hyperthyreoter Stoffwechsellage und nicht vermeidbarer Gabe von iodhaltigen Kontrastmitteln, also i. S. einer Prophylaxe der Iodkontamination, Verwendung [3].

Das Nebenwirkungsspektrum von Natriumperchlorat umfasst insgesamt sehr seltene, jedoch potentiell schwerwiegende Effekte, diese insbesondere mit Alterationen der Hämatopoese i. S. einer Leukopenie, einer Agranulozytose, einer Thrombopenie oder einer Panzytopenie. Aber auch gastrointestinale Nebenwirkungen mit passageren Leberenzymerhöhungen bis zum Vollbild einer toxischen Hepatitis mit konsekutivem Leberversagen wurden beschrieben. Eine Dosisabhängigkeit hinsichtlich der Häufigkeit des Auftretens und dem Ausprägungsgrad der beobachteten Nebenwirkungen wurde vermutet (siehe die Übersicht bei [1]).

Ziel und Methoden

Ziel der vorliegenden Untersuchung war die Etablierung und Charakterisierung eines vermuteten dosisabhängigen Effekts von Natriumperchlorat auf die Schilddrüsenfunktion bei Gesunden. Hierzu wurde aus dem Bereich der in der Klinik häufig verwendeten „Standarddosen" von 600–1500 mg/d Natriumperchlorat (entsprechend 8–20 mg/kg Körpergewicht/Tag) eine Dosis von 12 mg/kg Körpergewicht/Tag abgeleitet, und mit einer etwa zehnfach (entsprechend 1 mg/kg Körpergewicht/Tag) und hundertfach (entsprechend 0,1 mg/kg Körpergewicht/Tag) niedrigeren Dosierung hinsichtlich diverser thyroidaler Funktionsparameter verglichen.

Entsprechend den oben angegebenen Dosierungen wurden drei Gruppen gesunder junger Männer etabliert (n = 10 mit 12 mg/kg Körpergewicht/Tag, n = 7 mit 1 mg/kg Körpergewicht/Tag, n = 6 mit 0,1 mg/kg Körpergewicht/Tag). Das Vorliegen morphologisch oder funktionell auffälliger thyroidaler Befunde wurde im Rahmen der durchgeführten Voruntersuchungen ausgeschlossen, im einzelnen wurden neben der Anamneseerhebung und allgemeinen körperlichen Untersuchung an biochemischen Parametern die Konzentrationen von Thyreotropin (TSH), Gesamt-Thyroxin (TT4), Gesamt-Triiodthyronin (TT3) und Thyreoglobulin (TG) sowie die thyroidalen Antikörper (Schilddrüsenperoxidase-, mikrosomale und TSH-Rezeptor-Antikörper) mit Routinemethoden (TSH, TT3 und TT4: (ILMA) Bayer Centaur™, Bayer, Fernwald; TBG: (RIA) Schering-CIS, Berlin; Schilddrüsenperoxidase- und mikrosomale Antikörper: (ELISA) Pharmacia, Uppsala; TSH-Rezeptor-Antikörper: (RIA) BRAHMS, Berlin) bestimmt sowie zusätzlich eine thyroidale Sonographie durchgeführt. In der Folgezeit wurde die nach Körpergewicht berechnete Perchlorat-Dosis peroral verteilt auf drei Einzeldosen täglich über einen Zeitraum von zwei Wochen appliziert und die TSH-, TT4-, TT3- und TG-Konzentration sowohl basal als auch nach ein bzw. zwei Wochen bestimmt und bezüglich des Auftretens signifikanter vs. nicht-signifikanter Unterschiede mittels eines gepaarten t-Tests validiert.

Ergebnisse

Weder hinsichtlich der Konzentration der Thyroxin- noch der Triiodthyronin-Plasmaspiegel ließen sich im Beobachtungszeitraum signifikante Unterschiede in einer der verwendeten Dosisgruppen dokumentieren.

Im einzelnen fanden sich folgende Werte für die Thyroxin-Bestimmung:

- Für die 12 mg/kg Körpergewicht/Tag-Gruppe 7,17 ± 1,02 µg/100 ml vs. 7,39 ± 1,17 µg/100 ml,
- für die 1 mg/kg Körpergewicht/Tag-Gruppe 7,00 ± 1,41 µg/100 ml vs. 7,46 ± 1,17 µg/100 ml, und
- für die 0,1 mg/kg Körpergewicht/Tag-Gruppe 7,08 ± 0,85 µg/100 ml vs. 7,22 ± 0,64 µg/100 ml.

Die entsprechenden Werte für die Triiodthyronin-Bestimmung erreichten ebenfalls nicht das Niveau statistischer Signifikanz:

- Für die 12 mg/kg Körpergewicht/Tag-Gruppe 1,28 ± 0,17 ng/ml vs. 1,28 ± 0,14 ng/ml,

- für die 1 mg/kg Körpergewicht/Tag-Gruppe 1,37 ± 0,19 ng/ml vs. 1,38 ± 0,11 ng/ml, und
- für die 0,1 mg/kg Körpergewicht/Tag-Gruppe 1,32 ± 0,17 ng/ml vs. 1,33 ± 0,12 ng/ml.

Die Bestimmung der Thyreotropin-Plasmaspiegel (Abb. 1) vor und nach zweiwöchiger Perchloratgabe konnte in der mit 12 mg/kg Körpergewicht/Tag behandelten Gruppe einen signifikanten Abfall unter Perchlorateinnahme nachweisen (1,30 ± 0,75 μU/ml vs. 0,72 ± 0,35 μU/ml, $p < 0,05$), der bei Verwendung der niedrigeren Dosierungen nicht dokumentiert werden konnte (1 mg/kg Körpergewicht/Tag: 1,73 ± 0,98 μU/ml vs. 1,07 ± 0,61 μU/ml; 0,1 mg/kg Körpergewicht/Tag: 2,28 ± 0,84 μU/ml vs. 1,56 ± 0,62 μU/ml).

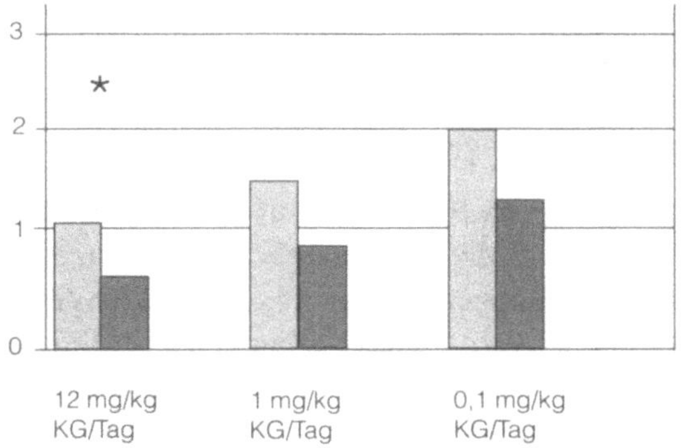

Abb. 1: Ergebnisse: TSH-Plasmaspiegel vor und nach Perchloratgabe

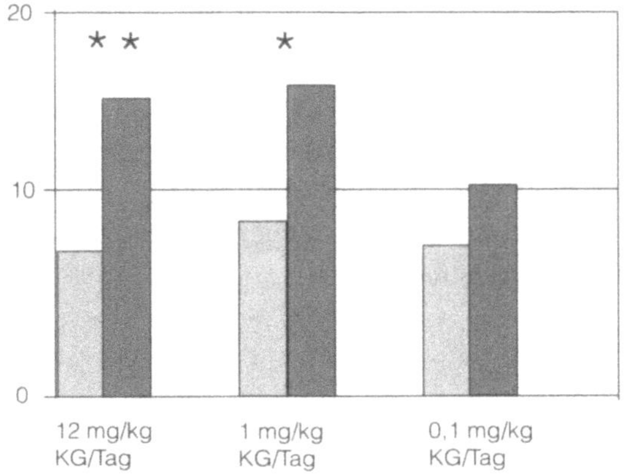

Abb. 2: Ergebnisse: TG-Plasmaspiegel vor und nach Perchloratgabe

Bei der Untersuchung der Thyreoglobulin-Plasmaspiegel (Abb. 2) zeigte sich ein signifikanter Anstieg sowohl in der mit 12 mg/kg Körpergewicht/Tag (7,90 ± 3,59 ng/ml vs. 16,23 ± 7,28 ng/ml, $p < 0,001$) als auch in der mit 1 mg/kg Körpergewicht/Tag (9,54

± 4,79 ng/ml vs. 17,06 ± 7,56 ng/ml, $p < 0,05$) behandelten Gruppe. In der niedrigsten Dosierung waren die TG-Plasmaspiegel vor und nach Perchloratgabe nicht signifikant different (8,27 ± 6,14 ng/ml vs. 11,52 ± 9,36 ng/ml).

Zusammenfassung

Zusammenfassend konnten signifikante Unterschiede zur Kontrollgruppe in den untersuchten thyroidalen Funktionsparametern beobachtet werden, wenn mit der „Standarddosis" (i. e. 12 mg/kg Körpergewicht/Tag) behandelt wurde. Dies gilt sowohl für den Abfall der TSH-Plasmaspiegel als auch für den Anstieg der TG-Plasmaspiegel. In der mit einer zehnfach niedrigeren Dosis (i. e. 1 mg/kg Körpergewicht/Tag) behandelten Gruppe war nur der Anstieg der TG-Plasmaspiegel signifikant, nicht aber der Abfall der TSH-Plasmaspiegel. Unterschiede hinsichtlich einer Veränderung der TT4- oder TT3-Plasmaspiegel konnten in keiner der verwendeten Perchloratdosierungen gezeigt werden. Dies entspricht Ergebnissen der Arbeitsgruppe um Braverman [4].

Bislang existieren kaum Daten zum Effekt von Perchlorat auf die Schilddrüsenfunktion bei Gesunden. Detaillierte Studien [2] mit der oben angegebenen „Standarddosis" zeigten einen Abfall der intrathyroidalen Iodkonzentration und einen klaren Anstieg der Thyreoglobulinplasmaspiegel in 24-Stunden-Rhythmen verbunden mit einem Abfall der TSH-Plasmaspiegel. Hier lässt sich eine vergleichbare Perchloratwirkung auch mit einer zehnfach niedrigeren Dosis nachweisen, während ein weiteres Absenken der Dosis um den Faktor 10 keine signifikanten Effekte mehr erreicht. Systematische Untersuchungen unter definierter Iodbelastung müssen zeigen, ob auch niedrigere Perchloratdosen ausreichen, um die erwünschten therapeutischen und prophylaktischen Effekte zu erzielen, insbesondere auch unter der Vorstellung eines eventuell günstigeren Wirkungs-Nebenwirkungsspektrum dieser Medikation.

Unter Perchlorat lässt sich somit eine dosisabhängige Sensibilisierung der Schilddrüse mit Abfall der TSH- und Anstieg der TG-Plasmaspiegel nachweisen, wobei der TG-Plasmaspiegel innerhalb der hier beschriebenen Untersuchung der sensibelste Parameter der Iodversorgung der Schilddrüse zu sein scheint.

Literatur

[1] Barzilai, D., M. Sheinfeld: Fatal complications following use of potassium perchlorate in thyrotoxicosis. Report of two cases and a review of the literature. Isr. J. Med. Sci. 2 (4) (1966) 453–456.

[2] Brabant, G., P. Bergmann, C. M. Kirsch: Early adaptation of thyrotropin and thyroglobulin secretion to experimentally decreased iodine supply in man. Metabolism 41 (10) (1992) 1093–1096.

[3] Herrmann, J.: The prevention and therapy of iodine-induced hyperthyroidism. Dtsch. Med. Wochenschr. 116 (3) (1991) 99–101.

[4] Lawrence, J. E., S. H. Lamm, S. Pino: The effect of short-term low-dose perchlorate on various aspects of thyroid function. Thyroid 10 (8) (2000) 659–663.

Diskussion

Köbberling:
Können Sie kurz sagen, was war Sinn und Zweck dieser Untersuchung?

Leitolf:
Ziel unserer Untersuchungen war es, bei Gesunden eine systematische Dosis-Wirkungsbeziehung für Perchlorat zu erstellen, da bislang weder bei Kranken noch bei Gesunden solche Daten existieren und bekanntlich Nebenwirkungen der Therapie dosisabhängig sind. Unsere Daten zeigen bereits bei ca. 10 % der üblichen Dosis signifikante Effekte, so dass eine Prüfung mit niedrigeren Dosen in Prophylaxe und Therapie durchaus gerechtfertigt erscheint.

Buchali:
Mir ist nicht verständlich, wieso das TSH abfällt unter der Behandlung. Haben Sie dazu eine Vorstellung?

Leitolf:
Wir dürfen hier auf unsere Publikation zu diesem Thema in METABOLISM verweisen, wo wir in 24 h-Rhythmen für TSH und unter Messung der Perchlorat-induzierten Ioddepletion vergleichbare Ergebnisse erzielt haben. Die Idee ist, dass unter Ioddepletion die Schilddrüse durch Aktivierung einer größeren Zahl von Schilddrüsenfollikeln gegenüber TSH empfindlicher wird, d. h. letztlich eine geringere TSH-Stimulation benötigt wird, um die steady-state-Bedingungen in der Peripherie zu erhalten.

Angel:
Ich habe nicht ganz mitbekommen, ob das Perchlorat einen Tag gegeben wurde, fünf Tage oder Monate – wie lange?

Leitolf:
Zwei Wochen.

Enterale Resorptionsstörung für Schilddrüsenhormone bei Patienten mit Hypothyreose: ein klinisch relevantes Problem?

M. Grußendorf

Kasuistik I: 28-jährige Patientin U. B.

Anamnese

- Follikuläres Schilddrüsenkarzinom pT2, N0, M0, totale Thyroidektomie September 1979, Radioiodtherapie November 1979,
- Vorstellung unter der Therapie mit L-Thyroxin 200 morgens nüchtern.

Klinischer Befund und Sonogramm

- Unauffällig, kein Anhaltspunkt für ein Rezidiv.

Labor

- FT4 1,3 ng/dl (0,7–1,8),
- FT3 2,5 pg/ml (2,2–4,2),
- TSH 31 uU/ml (0,4–4,0),
- TG 0,3 ng/ml (Wiederfindung 94 %).

Laborverlauf

- Drei Monate L-Thyroxin 300: FT4 2,6 ng/dl, FT3 3,5 pg/ml, TSH 0,7 uU/ml,
- drei Monate L-Thyroxin 350: FT4 2,5 ng/dl, FT3 3,9 pg/ml, TSH 0,1 uU/ml.

Beurteilung

- Verdacht auf eine partielle enterale Resorptionsstörung für Thyroxin, es wurde eine Dauertherapie mit L-Thyroxin 350 durchgeführt.

Pharmakodynamik der Thyroxin-Resorption beim normalen Erwachsenen

Ca. 60–80 % (Bereich 53–100 %) des oral applizierten Thyroxins werden im oberen Jejunum resorbiert [4]. Die Resorption ist gesteigert in Hypo- und Hyperthyreose. Bei Patienten über 70 Jahren ist sie vermindert.

Extreme Seltenheit von Störungen der Resorption

Bei Überprüfung unserer Patienten mit Hypothyreose (nach Schilddrüsenoperation oder bei atrophischer Thyroiditis) fanden sich insgesamt 16 von ca. 14000 Patienten, die eine partielle Resorptionsstörung für Schilddrüsenhormone aufwiesen (Tab. 1).

Tabelle 1: Häufigkeit der partiellen Resorptionsstörung für Schilddrüsenhormone

40J	(m)	Rez.str.	400 T4	69J	(m)	pap. Sd-Ca	300 T4
42J	(w)	Bas. Op	400 T4	28J	(w)	foll. SD-Ca	300 T4
35J	(w)	Hypo AI	500 T4+100 T3	46J	(w)	Bas. Op	250 T4
59J	(m)	Bas. RJ	250 T4	24J	(w)	AI Hypo	300 T4
68J	(m)	2 × SD-Op	225 T4	42J	(w)	SD-Op	200 T4 +20 T3
29J	(w)	AI Hypo	400 T4	64J	(m)	SD-Op	250 T4
54J	(m)	SD-Op	225 T4	54J	(w)	Bas. RJ	200 T4 + 1000 T4/Wo
27J	(w)	SD-Op	250 T4	35J	(w)	AI Hypo	200 T4 + 20 T3

Hauptursachen für eine inadäquate TSH-Erhöhung unter Schilddrüsenhormontherapie

Diese sind in Tabelle 2 dargestellt: Die drei ersten Ursachen (TSH-produzierendes Hypophysenadenom, Schilddrüsenhormonresistenz und Instabilität des Thyroxinpräparates) sollen hier nicht weiter besprochen werden.

Tabelle 2: Ursachen für eine inadäquate Erhöhung von TSH unter T4-Therapie

- TSH om
- SD-Hormonresistenz
- Instabilität des T4-Präparats
- Compliance-Störung („Pseudomalabsorption")
- Resorptionsstörung durch zu frühe Nahrungsaufnahme
- Intestinale Malabsorption
- Störung der Absorption durch exogene Faktoren
  - Medikamente
  - Nahrungsmittel

Störung der Compliance

Daran muss immer gedacht werden. So beschrieben Ogawa und Mitarbeiter [10] eine 51-jährige Patientin mit einer „Pseudomalabsorption“: nach Thyroidektomie wegen eines papillären Schilddrüsenkarzinoms schwere Hypothyreose (TSH 159) unter Einnahme von 600 µg/d Thyroxin. Sämtliche Untersuchungen (Gastroskopie mit Biopsien im Magen, Duodenum, Jejunumbiopsie, Rektumbiopsie) waren negativ. Erst nachdem sich herausstellte, dass unter der Gabe von flüssigem Thyroxin und gemörserten Thyroxin-Tabletten eine Normalisierung des TSH eintrat, gestand die Patientin, die Thyroxintabletten nie eingenommen zu haben.

Resorptionsstörung durch zu frühe Nahrungsaufnahme nach Tabletteneinnahme

Diese wurde öfters und neulich von Lindner und Mitarbeitern [8] beschrieben: Bei einigen Patienten wirkt sich die zu frühe Nahrungsaufnahme (unter 20 min nach Thyroxineinnahme) deutlich negativ auf die Resorption aus, in extremen Fällen muss das Intervall auf drei Stunden verlängert werden [1].

Intestinale Malabsorption

Eine intestinale Malabsorption von Thyroxin findet sich bei Patienten mit Strahlenenteritis, Pankreas-Insuffizienz, M. Crohn, Sprue, Lambliasis, Amyloid, M. Whipple und „Blindloop“-Syndrom.

Dies soll durch eine weitere Kasuistik einer Patientin veranschaulicht werden, die von mir anfangs gesehen und von Seppel und Mitarbeitern untersucht und der Fall später publiziert wurde [11].

Kasuistik II: 62-jährige Patientin H. E.

Anamnese

Schilddrüsenoperation April 1984 und Radioiodtherapie Oktober 1984 wegen eines hochaktiven M. Basedow, danach schwere Hypothyreose, auch unter Thyroxin-Dosen bis 3 mg/d Thyroxin und einem Triiodthyronin-Präparat (Thybon 500 ug/d); darunter kein nennenswerter Abfall des TSH (Minimum: 25 µU/ml).

Euthyreose nur unter wöchentlichen Thyroxininjektionen (500 µg/Woche), die sie über Jahre bekam.

Labor (nach Absetzen von Thyroxin i. v.)

TT4 betrug 12 ng/ml (50–120), TT3 0,4 ng/ml (0,8–2,0), TSH über 50.

Diagnostik

Eine intensive Untersuchung ergab eine D-Xylose-Ausscheidung von 1,9 g (normal über 4,5), bei der Jenjunalbiopsie fanden sich zahlreiche Giardia-Trophozyten, daraufhin

Therapie

Metronidazol i. v. 3 × 250 mg für zwei Wochen: Danach TSH 0,6 unter L-Thyroxin 125.

Beurteilung

Hochgradige enterale Resorptionsstörung für Thyroxin, bedingt durch eine ausgeprägte Lambliasis über Jahre, vollständige Remission nach kurativer Therapie der Lambliasis.

Störung der Thyroxinresorption durch exogene Faktoren

Dies wurde vielfach gezeigt [2, 3, 5, 6, 7, 9, 12]. Sie sind in Tabelle 3 zusammengefasst und sollten anamnestisch bei Verdacht auf eine Resorptionsstörung erfragt werden.

Tabelle 3: Exogene „Störenfriede" der Thyroxinresorption

Cholestyramin (50 mg Cholestyramin binden irreversibel 3000 μg T4)
Aktivierte Kohle
Aluminiumhydroxid
Eisensulfat
Calciumcarbonat
Rifampicin
Carbamazepin
Laktose
Sojabohne
Walnüsse
Pflaumen
Pflanzl. Extrakte

Therapie

Sie erfolgt durch Behandlung der gastrointestinalen Erkrankung bzw. Ausschaltung störender Medikamente oder Nahrungsmittel. Die Thyroxin-Dosis ist individuell anzupassen, mit dem Patienten müssen die Zusammenhänge besprochen werden.

Zusammenfassung: die tägliche Praxis

Resorptionsstörungen für Thyroxin sind sehr selten!

Leichte Resorptionsstörung

Nach Ausschluss einer anderen Ursache für eine inadäquate Erhöhung von TSH unter Thyroxin-Therapie (TSH-produzierendes Hypophysenadenom, Schilddrüsenhormonresistenz) sollte eine Medikamenten- und Nahrungsmittelanamnese durchgeführt werden, außerdem die Compliance überprüft und der zeitliche Abstand zwischen Tabletteneinnahme und Nahrungsaufnahme erfragt. Dieser sollte optimiert werden (auf ca. 30 min), dann sollte die Thyroxin-Dosis nach dem TSH-Wert eingestellt werden.

Schwere Resorptionsstörung

In diesem Fall sollte eine stationäre Diagnostik mit Untersuchung erfolgen, außerdem eine Endoskopie von Magen und Duodenum mit Biopsien.

Literatur

[1] Benvenga, S., L. Bartolone, S. Squadrito et al.: Delayed intestinal absorption of levothyroxine. Thyroid 5 (1995) 249–253.
[2] Campbell, N. R. C., B. B. Hasinoff, H. Stalts et al.: Ferrous Sulfate reduces thyroxine efficacy in patients withy hypothyroidism .Ann. Int. Medicine 117 (1992) 1010–1013.
[3] Chiu, A. C., S. I. Sherman: Effects of pharmacological fiber supplements on levothyroxine absorption. Thyroid 8 (1998) 667–671.
[4] Choe, W., M. T. Hays: Absorption of oral Thyroxine. The Endocrinologist 5 (1995) 222–228.
[5] Geatti, O., A. Barkan, D. Turrin et al.: L-Thyroxine malabsorption due to the ingestion of herbal remedies. Thyroidol. Clin. Exp. 5 (1993) 97–102.
[6] Liel, Y., A. D. Sperber, S. Shany: Nonspecific intestinal adsorption of levothyroxine by aluminum Hydroxide. Am. J. Medicine 97 (1994) 363–365.
[7] Liel, Y., I. Harman-Boehm, S. Shany: Evidence for a clinically important adverse effect of fiber-enriched diet on the bioavailability of levothyroxine in adult hypothyroid patients. J. Clin. Endocrinol. Metab. 81 (2) (1996) 857–859.
[8] Lindner, U., J. Lindner, E.-M. Kuntz et al.: Zur Problematik therapieresistenter Hypothyreosen. In: Reiners, C., B. Weinheimer (Hg.): Schilddrüse 1997. Walter de Gruyter, Berlin, New York 1998, 326–331.
[9] McLean, M., I. Kirkwood, M. Epstein et al.: Cation-exchange resin and inhibition of intestinal absorption of thyroxine. Lancet 341 (1993)1286.
[10] Ogawa, D., F. Otsuka, U. Miomura et al.: Pseudomalabsorption of levothyroxine: a case report. Endocr. J. 47 (1) (2000) 5–50.
[11] Seppel, T., F. Rose, R. Schlaghecke: Chronic intestinal giardiasis with isolated levothyroxine malabsorption as reason for severe hypothyroidism – implications for localization of thyroid hormone absorption in the gut. Exp. Clin. Endocrinol. Diabetes 104 (2) (1996) 180–182.
[12] Singh, N., P. N. Singh, J. M. Hershman: Effect of calcium carbonate on the absorption of levothyroxine. JAMA 283 (2000) 2822–2825.

Diskussion

Bauch:
Wir haben vor vier Jahren hier eine Patientin vorgestellt, bei der es sich nicht um eine Resorptionsstörung, sondern Resorptionsverzögerung handelte. Ein Behandlungserfolg konnte nicht durch beträchtliche Dosiserhöhung, sondern erst durch eine eineinhalbstündige präprandiale Hormoneinnahme erzielt werden.

Grußendorf:
Vielen Dank, dass Sie das noch erwähnen, das ist ein ganz wichtiges Kapitel, aber es ist natürlich auch ein Problem für die Patienten. Wenn ich selber Thyroxin einnehmen würde und müsste dafür eineinhalb Stunden früher aufstehen, das würde ich nicht machen. Ich würde dann lieber eine höhere Thyroxindosis nehmen oder versuchen, das anders hinzubekommen. Bei Ihrem Fall war das Intervall von 3 Stunden ausgesprochen extrem. Viele Patienten fragen „muss ich denn unbedingt eine halbe Stunde vorher das Thyroxin einnehmen?“ Dann sage ich „nehmen Sie es halt, so früh Sie können“ und dann muss man die Zeit einfach adaptieren, auch das ist eigentlich kein gravierendes Problem. Aber die Resorptionsverzögerung gibt es natürlich auch.

Hörmann:
Vielleicht noch eine kleine Ergänzung: Manchmal hilft es auch, die Dosis adäquat auf drei Gaben zu verteilen, dass man 3 × 50 gibt anstatt 1 × 150.

Grußendorf:
Ja, auch das kann man versuchen, und es stehen jetzt, in Vorbereitung, von der Firma Henning Tropfen zur Verfügung, dann wird es natürlich noch einfacher mit der Therapie. Es läuft z. Zt. gerade eine Studie, und viele Patienten sind ganz begeistert davon, diese Tropfen zu nehmen, finden das viel besser als die Tabletten, dies wird sicher eine Bereicherung sein.

Immunthyreopathien in der Schwangerschaft – Auswirkungen auf den Fetus

R. Hehrmann

Immunthyreopathien im Zusammenhang mit Schwangerschaften bei jungen Frauen kommen prinzipiell in vier Formen vor, nämlich als M. Basedow in der Schwangerschaft, als Autoimmunthyroiditis (Hashimoto) in der Schwangerschaft (floride, neu aufgetreten), als Hypothyreose der Mutter in Folge einer AIT (behandelt oder unbehandelt) und schließlich als Post-partum-Thyroiditis, die im nachfolgenden Beitrag (Prof. Grußendorf) dargestellt wird. Die Post-partum-Thyroiditis ist die häufigste Immunthyreopathie im Zusammenhang mit der Schwangerschaft, wobei ihre Prävalenz offensichtlich auch abhängt von der Iodversorgung der Schwangeren und unter den Bedingungen des Iodmangels seltener ist als in Regionen mit hoher Iodzufuhr [16, 18].

Die Immunthyreopathien in der Schwangerschaft sind selten, wobei die epidemiologische Datenlage eher dünn ist. 1972 gab Burrow [4] eine Prävalenz von 0,2 % Hyperthyreosen bei schwangeren jungen Frauen an; umgekehrt waren unter den in der Universitätsklinik Essen betreuten hyperthyreoten jungen Frauen 2,1 % schwanger.

Die Ätiologie der Hyperthyreose in der Schwangerschaft ist in über 85 % der M. Basedow, bei nur ca. 10 % liegt eine – meist unifokale – Autonomie bzw. ein solitäres autonomes Adenom vor. Nur kasuistisch wird auch über eine De-Quervain-Thyroiditis oder eine floride Hashimoto-Thyroiditis oder über eine HCG-induzierte Hyperthyreose bei Blasenmole oder Chorionkarzinom berichtet.

Die Auswirkungen der Immunthyreopathien auf den Feten kommen prinzipiell auf zwei Wegen zustande, zum einen durch die Funktionsstörung, also Hyperthyreose oder Hypothyreose der Mutter, zum zweiten durch den Transfer zirkulierender Antikörper auf den Feten.

Zur Erinnerung und Auffrischung unserer Kenntnisse über den materno-fetalen Transfer von Hormonen, Medikamenten und Antikörpern sei noch einmal zusammengefasst, dass die Schilddrüsenhormone T4, T3 (trotz ihrer geringen Molekülgröße) und das TSH die Plazentaschranke in nur sehr begrenztem Umfang passieren, während Iodid und TRH, alle Thyreostatika und die Immunglobuline (trotz ihrer Molekülgröße) die Plazenta sehr gut passieren und auf den Feten übergehen [11, 12, 22].

Die Auswirkungen auf den Feten können über die genannten Mechanismen bereits intrauterin wirksam werden, z. B. als Komplikationen des Schwangerschaftsverlaufs, als Entwicklung einer intrauterinen bzw. konnatalen Struma oder als bereits fetale Funktionsstörung, oder sie können postpartal Einfluss nehmen auf die psychomotorische und intellektuelle Entwicklung des Säuglings bzw. Kindes [7, 13].

Autoimmunthyroiditis in der Schwangerschaft

Anlässlich der Jahrestagung der Sektion Schilddrüse der Deutschen Gesellschaft für Nuklearmedizin 1992 in Würzburg war ich schon einmal aufgefordert, über das Thema „Konzeption/Gravidität und Autoimmunthyroiditis“ zu sprechen. Die damalige wie die jetzige Literaturrecherche hat dazu nur wenige Informationen erbracht, was offenbar daran liegt, dass eine floride, neu aufgetretene AIT in der Schwangerschaft eine ausgesprochene Rarität ist. Folgerichtig (?) wird das Problem in wesentlichen Standardwerken der thyreologischen Fachliteratur gar nicht erwähnt, z. B. in den deutschsprachigen Büchern von Klein, Oberdisse, Hesch, Reinwein und Benker, Allolio und Schulte, Ziegler und Meng oder in den internationalen Standardwerken von Williams, De Groot, Ingbar und Bravermann. Selbst aktuellere und speziellere Publikationen wie der von Franks herausgegebene Band über „Endocrinology of Pregnancy“ in den „Clinics of Endocrinology and Metabolism of North America“ und der von Scherbaum u. a. herausgegebene Symposiumsband über die Autoimmunthyroiditis widmen dem Problem der AIT in der Schwangerschaft keine Zeile [14].

Ist die AIT in der Schwangerschaft wirklich so selten, dann lohnt es sich, nach den Ursachen hierfür zu fragen. Diese mögen in den allgemeinen Veränderungen des Immunsystems während der Schwangerschaft liegen, die von K. Federlin [5] anlässlich der Jahrestagung der Sektion Schilddrüse 1991 zusammengefasst wurden.

Der mütterliche Immunstatus ist in der Regel intakt. Für die Parameter der humoralen Immunität gilt, dass die Konzentrationen der Immunglobuline normal bleiben, dass die Antikörperproduktion bei Immunisierung normal ist und dass die absolute Anzahl der B-Lymphozyten normal bleibt.

Für die zelluläre Immunität gilt, dass die absolute Zahl der T-Lymphozyten normal bleibt und dass die Mitogenstimulation normal ist. Die gemischte Lymphozytenstimulation und die Antigen-bedingte Lymphozytenstimulation sowie lokale Hautreaktionen sind aber reduziert, ebenso die Resistenz gegenüber viralen Infektionen. Hieraus ergibt sich eine Minderung der zellulären Aktivität im Hinblick auf die Antigenerkennung bzw. die Reaktion auf ein fremdes Antigen. Die hierfür verantwortlichen Mechanismen sind letztlich unklar; es könnte die in der Schwangerschaft erhöhte Cortisolkonzentration der Mutter eine Rolle spielen, andererseits immunsuppressive Mechanismen, z. B. des alpha-Fetoproteins, des sogenannten “pregnancy associated protein” u. a. [5].

Insgesamt erscheint die Schwangerschaft eine Phase erhöhter Immuntoleranz, sodass nicht nur das mütterliche Immunsystem das im Uterus befindliche „Transplantat", den Feten, nicht abstößt, sondern auch gegenüber anderen Antigenen eine höhere Toleranz aufweist. Hierfür spricht auch der Abfall vorhandener TPO- und Thyreoglobulin-Antikörper während der Schwangerschaft bei Gesunden und der Anstieg der Antikörper in der Postpartalperiode.

Die sehr seltenen Kasuistiken von AIT in der Schwangerschaft beschreiben eher eine Besserung der Erkrankung in der Schwangerschaft durch Abfall der Antikörperkonzentrationen, Abfall von TSH, Anstieg von FT4, Abnahme der Strumagröße.

Schließlich besteht eine genetische Prädisposition bei AIT in der Schwangerschaft mit einer Häufung von HLA-DR3 bei der hypertrophen Form und von DR5 bei der atrophen Form der AIT.

Wenngleich eine floride AIT in der Schwangerschaft eine Rarität ist, gibt es doch junge Frauen mit Hypothyreose auf dem Boden einer AIT, die schwanger werden.

Bei unbehandelter, manifester Hypothyreose ist die Fertilität zumindest eingeschränkt, so dass die Entdeckung einer manifesten Hypothyreose in der Schwangerschaft ebenfalls sehr selten ist.

Tritt bei einer hypothyreoten Frau eine Schwangerschaft ein, dann sind alle denkbaren Komplikationen des Schwangerschaftsverlaufs häufiger als bei gesunden Frauen, weshalb eine Substitutionstherapie sofort, unabhängig vom Zeitpunkt der Diagnose in der Schwangerschaft, einzuleiten ist, siehe Tabelle 1. Sie wiederum reduziert die Komplikationen des Schwangerschaftsverlaufes [12].

Tabelle 1: Behandlung der Hypothyreose in der SS

- Frauen mit manifester Hypothyreose sind meist infertil
- bei subklinischer Hypothyreose ist die Fertilität eingeschränkt
- selten eintretende Schwangerschaften sind kompliziert durch Aborte, Frühgeburten u. a.
- auf das Kind hat die Hypothyreose der Mutter wohl keinen direkten Einfluss, wenngleich ein negativer Einfluss auf die intellektuelle und psychomotorische Entwicklung möglich ist (s. u.)
- die Therapie erfolgt wie außerhalb der Schwangerschaft

Die Therapie besteht wie außerhalb der Schwangerschaft in der Substitution mit Levothyroxin. Wegen des geringen diaplazentaren Transfers der Schilddrüsenhormone hat diese Therapie nur bei gleichzeitiger Hypothyreose des Kindes einen positiven Effekt auf den Feten.

Bei der Entdeckung einer Hypothyreose in der Schwangerschaft wird die sofortige Substitution eingeleitet und bei bekannter Hypothyreose die bisherige Behandlung – meist in unveränderter Dosierung – weitergeführt. Da bei einer Hypothyreose der

Mutter der hCG-vermittelte Anstieg der T4-Konzentration im ersten Trimenon nicht eintreten kann, kann es zu einem leichten Anstieg des TSH kommen. Bei ca. 50 % der schwangeren Frauen mit behandelter Hypothyreose ist eine Dosissteigerung erforderlich [15].

Die Therapie der mütterlichen Hypothyreose vermindert die Komplikationen des Schwangerschaftsverlaufs. Sie hat wahrscheinlich keinen direkten Effekt auf die Entwicklung des Feten, auch nicht auf die Organentwicklung von Schilddrüse und ZNS. Sie behebt auch nicht den Iodmangel des Kindes. Deshalb sollen auch hypothyreote Mütter während der Schwangerschaft und Stillzeit zusätzlich mit 100–200 µg/d Iodid behandelt werden.

Wenn eine hypothyreote Frau unter adäquater Substitution schwanger wird, dann bleibt bei ihr der HCG-bedingte, physiologische Abfall des TSH im ersten Trimenon aus, da ihre atrophische Schilddrüse trotz hohen HCG nicht mehr Thyroxin produzieren kann. Keineswegs bei allen hypothyreoten Frauen in der Schwangerschaft, sondern bei etwa der Hälfte von ihnen kommt es unter gleichbleibender Substitution zu einem Anstieg des TSH [15]. In diesen Fällen ist eine Anhebung der Substitutionsdosis erforderlich. Die Kontrolle des TSH im Verlauf der Schwangerschaft ist daher wichtig (einmal pro Trimenon).

Da diese Frauen auch noch hohe Titer blockierender Antikörper haben können, ist es möglich, dass die Kinder durch den diaplazentaren Transfer dieser Antikörper eine Hypothyreose entwickeln. Unter Kindern mit angeborener Hypothyreose sind jedoch nur in etwa 10 % der Fälle Antikörper nachweisbar; die Mehrzahl der Mütter von Kindern mit angeborener Hypothyreose weisen keine Antikörper auf. Allerdings können Immunmechanismen bei der Entstehung der angeborenen, permanenten Hypothyreose sehr wohl eine Rolle spielen und eine Schilddrüsenagenesie oder -dysgenesie kann durch die Anwesenheit wachstumsblockierender Antikörper bedingt werden [7, 9].

Zur Frage der Komplikationen des Schwangerschaftsverlaufes ist mehrfach von einer erhöhten Abortrate im ersten Trimenon bei Frauen mit hohen Antikörpertitern berichtet worden [6, 21].

Eine aktuelle Arbeit von Allan et al. [1] zeigte in einer Screening-Studie an 9471 Frauen, dass bei 2,2 % von ihnen das TSH um mehr als 6 µU/ml erhöht war. In dieser Subgruppe mit meist leicht erhöhtem TSH waren die meisten Schwangerschaftskomplikationen wie vaginale Blutungen, Plazentalösung, Gestosen, Sectiones, Geburtsgewicht, Gestationsalter und APGAR-Score nicht verändert gegenüber den Frauen mit normalem TSH; aber die fetale Sterberate war mit 3,8 % signifikant höher als beim Normalkollektiv mit 0,9 %.

Noch zwei Probleme am Rande der AIT in der Schwangerschaft seien wegen aktueller Studienergebnisse angesprochen:

Der Frage, wie sich postpartal die Schilddrüsenfunktion entwickelt, wenn während der Schwangerschaft erhöhte TPO- bzw. Thyreoglobulin-Antikörper gefunden wurden, widmet sich die Untersuchung von Sakaihara et al. [20].

Von 4 022 Frauen hatten 449 (= 11, 2%) wenigstens einen Antikörper erhöht nachweisbar. Die Antikörper-positiven Frauen hatten ein und drei Monate postpartal häufiger Funktionsstörungen als die Frauen ohne Antikörper. Ein Teil davon ging in eine typische AIT mit permanenter Hypothyreose über.

Eine dänische Untersuchung aus Aalborg [19] untersuchte die Frage, ob die Iodsupplementierung schwangerer Frauen mit erhöhten TPO-Antikörpern zu einer Zunahme postpartaler Funktionsstörungen führte.

Von 1 284 gesunden Schwangeren hatten 117 (= 9,1 %) erhöhte TPO-Antikörper. 72 dieser Frauen stimmten der Teilnahme an einer Studie zu, in der sie 150 µg/d Iodid während der Schwangerschaft und Postpartalperiode bekamen oder nur in der Schwangerschaft oder gar kein Iod. Zwar entwickelten 55 % von ihnen eine postpartale Funktionsstörung, aber es bestand keinerlei Unterschied zwischen den drei Gruppen mit unterschiedlicher Iodzufuhr. Die Iodapplikation in der Schwangerschaft hat somit nicht zu einer Zunahme postpartaler Funktionsstörungen geführt.

Der Frage nach der neuropsychologischen Entwicklung von Kindern, die bei Geburt euthyreot waren, deren Mütter aber in der Schwangerschaft hypothyreot waren (erhöhtes TSH, niedriges T4) geht die epidemiologische Untersuchung von Haddow et al. [10] nach. Die Kinder von 62 Müttern (aus einer Gesamtstichprobe von 25 216 schwangeren Frauen) schnitten in 15 verschiedenen Tests gering schlechter ab als 124 Kontrollkinder. Im Wechsler-Intelligenz-Test z. B. lagen 15 % der Kinder hypothyreoter Mütter unter einem Score von 85, aber nur 5 % der Kontrollkinder. Eine unerkannte (und unbehandelte) Hypothyreose schwangerer Frauen kann also die Entwicklung ihrer Kinder negativ beeinflussen, wobei die Effekte nicht dramatisch und statistisch an der Grenze der Signifikanz sind.

M. Basedow in der Schwangerschaft

Prinzipiell sind alle ätiologischen Formen der Hyperthyreose auch in der Schwangerschaft möglich. Mit Abstand am häufigsten ist bei jungen Frauen aber der M. Basedow mit ca. 85 % aller Hyperthyreosen in der Schwangerschaft [4, 12, 13].

Schwangere mit manifester Hyperthyreose weisen eine deutlich erhöhte Inzidenz von Aborten, Frühgeburten und allen anderen Komplikationen des Schwangerschaftsverlaufs auf. Alle Komplikationen werden durch die Behandlung der Mutter mit Thyreostatika, die zu einer Normalisierung der Stoffwechsellage führt, reduziert bzw. normalisiert.

Das *Kind* ist durch die Hyperthyreose der Mutter in dreierlei Hinsicht gefährdet:

- Bei florider Hyperthyreose besteht eine erhöhte Missbildungsrate (6 % gegenüber ca. 2–3 % bei gesunder Mutter).
- Es besteht die Gefahr einer fetalen Hyperthyreose durch den Transfer stimulierender Immunglobuline von der Mutter auf den Feten.
- Es besteht – nur bei thyreostatischer Therapie der Mutter – die Gefahr einer fetalen Struma und/oder Hypothyreose durch den diaplazentaren Transfer der Thyreostatika, wenn Grenzdosierungen überschritten werden.

Missbildungsrisiko

Eine große retrospektive japanische Studie an über 600 Frauen mit M. Basedow hat ergeben, dass unter den florid hyperthyreoten Frauen ohne thyreostatische Therapie 6 % der Kinder eine Missbildung aufwiesen, während die Kinder der thyreostatisch behandelten, euthyreoten Mütter nur in 1 % der Fälle eine Missbildung hatten [17]. Dies liegt nicht höher als die spontane Missbildungsrate gesunder Mütter. Auch eine eigene Untersuchung an 353 Frauen mit Hyperthyreose in der Schwangerschaft hat kein erhöhtes Missbildungsrisiko durch die thyreostatische Therapie ergeben [12].

Die unbehandelte Hyperthyreose, nicht die thyreostatische Therapie, ist also ein Risikofaktor für Missbildungen beim Kind.

Fetale Hyperthyreose

Die schilddrüsenstimulierenden Immunglobuline beim M. Basedow haben trotz ihrer Molekülgröße die Eigenschaft, die Plazentaschranke zu passieren.

Sie können beim Feten eine intrauterine Hyperthyreose induzieren, die z. B. an Tachykardie, tachykarder Herzrhythmusstörung, Wachstumsverzögerung, Oligohydramnion und/oder Struma etc. erkennbar wird.

Solche fetalen Hyperthyreosen treten allerdings nur bei sehr hohen mütterlichen Antikörperkonzentrationen auf und sind daher insgesamt sehr selten.

Sie sind heute prinzipiell schon pränatal diagnostizierbar durch die Bestimmung der SD-Hormonkonzentrationen im Nabelvenenblut; hochdosierte Thyreostatikaapplikation an die Mutter führt auch zu thyreostatischen Effekten beim Feten (die normalerweise unerwünscht sind). Sie treten nur dann auf, wenn Grenzdosierungen überschritten werden, die in Tabelle 2 zusammengefasst sind:

Tabelle 2: M. Basedow in der Schwangerschaft. Dosierung der Thyreostatika

	initial	Dauertherapie
Thiamazol	5–15 mg	2,5–10 mg
Carbimazol	5–20 mg	2,5–15 mg
PTU	100–300 mg	50–150 mg

Selbst diese Dosierungen sollten aber nur in den ersten zwei Wochen der Behandlung zum Einsatz kommen und sollten – bei Abfall der SD-Hormonkonzentrationen – weiter reduziert werden. Die Kombinationsbehandlung mit SD-Hormon ist in der Schwangerschaft kontraindiziert, da sie den Bedarf an Thyreostatika erhöht.

Die gleichen Beschränkungen für die Dosierung der Thyreostatika gelten auch für die Stillzeit.

Grundsätzlich gilt also, dass in der Schwangerschaft und Stillzeit die Behandlung der Hyperthyreose in einer möglichst niedrig dosierten Monotherapie mit Thyreostatika bestehen muss [3, 13], siehe Tabelle 3:

Tabelle 3: Therapie der mütterlichen Hyperthyreose in der Schwangerschaft

- Hyperthyreosen in der SS werden bei Diagnosestellung sofort behandelt
- es erfolgt eine Monotherapie mit Thyreostatika in der niedrigst möglichen Dosierung
- die SD-Hormone werden in den Normbereich gesenkt, dann die Dosis reduziert
- keine Kombinationstherapie mit LT4 wegen erhöhtem Thyreostatikabedarf
- sämtliche Medikamente mit hohem Iodgehalt (> 500–1000 µg) sind bei Mutter und Kind kontraindiziert
- in der Stillzeit gelten die gleichen Therapiekriterien wie in der Schwangerschaft
- nur bei erhöhtem Bedarf an Thiamazol bzw. Carbimazol (> 20 mg/d) wird auf PTU umgesetzt

Eine aktuelle Arbeit [2] hat die intellektuelle Entwicklung von Kindern untersucht, deren Mütter in der Stillperiode Thiamazol einnahmen. 46 Mütter wurden mit 10 mg/d Thiamazol, 42 Mütter mit 20 mg/d Thiamazol behandelt. Alle Mütter waren unter Therapie euthyreot (FT4 und FT3 normal). Die psychologischen Tests ergaben keine Unterschiede im Wechsler- und Goodenough-Test verglichen mit Kindern, deren Mütter keine Thyreostatika einnahmen.

Bei jungen Frauen mit M. Basedow und Kinderwunsch, bei denen zudem eine große Struma besteht oder bei denen eine vorangegangene thyreostatische Therapie in hoher Dosis notwendig war, sollte besser vor Eintreten einer Schwangerschaft durch operative, fast totale Strumaresektion das Problem ihrer Hyperthyreose dauerhaft gelöst werden [13], siehe Tabelle 4:

Tabelle 4: M. Basedow bei Frauen mit Kinderwunsch

1. Konservative Therapie mit Thyreostatika „riskieren", wenn
   a) Thyreostatikabedarf niedrig
      (< 15 mg Thiamazol, < 20 mg Carbimazol, < 150 mg PTU)
   b) Struma klein (< 40–50 ml)
2. Operation vor erneuter Schwangerschaft empfehlen, wenn
   a) früherer Thyreostatikabedarf hoch
      (> 20 mg Thiamazol/Carbimazol, > 200 mg PTU)
   b) Struma groß (> 40–50 ml)
   c) Struma schwirrend
   d) „geringe Remissionswahrscheinlichkeit"

Die mit der floriden Hyperthyreose und der thyreostatischen Therapie assoziierten Risiken für das Kind werden damit ausgeschaltet, nicht jedoch der mögliche diaplazentare Transfer der mütterlichen Antikörper. Bei einer Zwillingsschwangerschaft einer Patientin mit M. Basedow, die ich konsiliarisch mitbetreut habe, hatten beide Kinder eine transiente Hyperthyreose und eine konnatale, ebenfalls transiente endokrine Orbitopathie. Eines der beiden Zwillingsmädchen ist heute gesund, das andere hat eine höhergradige komplexe Behinderung.

Grundsätzlich ist die fetale Hyperthyreose durch hochdosierte Thyreostatikatherapie der Mutter, aber auch durch intraamniale Applikation von Thyreostatika wie Thiamazol therapierbar, was aber nur selten notwendig ist.

Postpartal klingt die Hyperthyreose in der Regel spontan ab, wobei wegen der langen Halbwertszeit der SD-stimulierenden Immunglobuline meist einige Wochen bis wenige Monate vergehen.

In jedem Fall bedeutet eine Schwangerschaft bei jungen Frauen mit M. Basedow eine Risikoschwangerschaft, die in enger interdisziplinärer Zusammenarbeit zwischen Hausarzt, Gynäkologen, Endokrinologen und Pädiater betreut werden muss.

Literatur

[1] Allan, W. C., J. E. Haddow, G. E. Palomaki et al.: Maternal thyroid deficiency and pregnancy complications: implications for population screening. J. Med. Screen 7 (2000) 127–130.

[2] Azizi, F., M. Koshniat, M. Bahrainian et al.: Thyroid function and intellectual development of infants nursed by mothers taking methimazole. J.clin. endocrinol. metab. 85 (2000) 3233–3238.

[3] Bogner, U., H. Helge: Medikamentöse Therapie der Hyperthyreose in der Schwangerschaft. Akt. Endokr. Stoffw. 13 (1992) 24–26.

[4] Burrow, G. N.: The thyroid gland in pregnancy. W. B. Saunders, Philadelphia, London, Toronto 1972.

[5] Federlin, K., H. Becker: Autoimmunität in Schwangerschaft und Postpartalperiode. Med. Welt. 42 (1991) 26–31.

[6] Glinoer, D., M. Fernandez-Soto, P. Bourdoux et al.: Pregnancy in patients with thyroid abnormalities: maternal and neonatal repercussions. J. Clin.Endocrinol.Metab. 73 (1991) 421–427.

[7] Grueters-Kieslich, A., U. Bogner, H. Helge et al.: Immunmechanismen und Schilddrüsenfunktion bei Neugeborenen. Med. Welt 42 (1991) 64–68.
[8] Grueters, A., H. Helge: Pädiatrische Aspekte des Morbus Basedow in der Schwangerschaft. Akt. Endokr. Stoffw. 13 (1992) 32–36.
[9] Grueters, A., R. Finke, H. Krude: Etiological grouping of permanent hypothyroidism with a thyroid gland in situ.Hormone research 41 (1994) 3–9.
[10] Haddow, J. E., E. Glenn, B. S. Palomäki et al.: Maternal thyroid deficiency during pregnancy and subsequent neuropsychological development of the child.NEJM 341 (1999) 549–555.
[11] Hehrmann, R.: Schwangerschaft und Schilddrüse. Internistische Welt 3 (1982) 99–107.
[12] Hehrmann, R.: Hyperthyreose und Schwangerschaft. Med. Welt 42 (1991) 26–30.
[13] Hehrmann, R., A. Grueters, U. Bogner et al.: Hyperthyreose und Schwangerschaft: Zusammenfassung. Akt. Endokr. Stoffw. 13 (1992) 37–42.
[14] Hehrmann, R.: Konzeption/Gravidität und Autoimmunthyroiditis. Der Nuklearmediziner 16 (1993) 191–196.
[15] Kaplan, M. M.: Monitoring thyroxine therapy during pregnacy. Thyroid 2 (1992) 147–150.
[16] Löbig, H., H. Schatz: Postpartum-Thyroiditis im Gießener und im Kieler Raum. Med. Welt 42 (1991) 45–52.
[17] Momotani, N., J. Noh, H. Oyanagi et al.: Antithyroid drug therapy for Graves' disease during pregnancy. N. Engl. J. Med. 315 (1986) 24–28.
[18] Niesert, St., C. Jakobi, K. Behrens et al.: Postpartale Schilddrüsendysfunktion – eine prospektive Untersuchung. Med. Welt 42 (1992) 53–58.
[19] Nøhr, S. B., A. Jørgensen, K. M. Pedersen et al.: Postpartum Thyroid Dysfunction in Pregnant Peroxidase Antibody-Positive Women Living in an Area with Mild to Moderate Iodine Deficiency: Is Iodine Supplementation Safe? J. Clin. Endocrinol. Metab. 85 (2000) 3191–3198.
[20] Sakaihara, M., H. Yamada, E. H. Kato et al.: Postpartum thyroid dysfunction in women with normal thyroid function during pregnancy. Clin. Endocrinol. 53 (2000) 487–492.
[21] Stagnaro-Green, A., S. H.Robin, R. H.Cobin et al.: Detection of at-risk pregnancy by means of highly sensitive assays for thyroid autoantibodies. JAMA 264 (1990) 1422–1425.
[22] Vulsma,Th., M. H. Gons, J. J. M. deVijlder: Materno-feto transfer of thyroxine in congenital hypothyroidism due to total organification defect or thyroid agenesis. N. Engl. J. Med. 321 (1989) 13–16.

Diskussion

Braun:
Können Sie ganz kurz etwas sagen zum doch für die Praxis wichtigen Problem der Fortsetzung einer thyreostatischen Therapie während der Stillzeit?

Hehrmann:
Die gleichen Kriterien und Dosierungen, die für die Schwangerschaft gelten, gelten auch für die Stillzeit. Sie können mit diesen Grenzdosen bis 15 mg Thiamazol und 20 mg Carbimazol auch ohne Probleme in der Stillzeit therapieren. Wenn Sie wirklich wesentlich höhere Dosen im Einzelfall brauchten, um das zu kompensieren, dann wäre ein Umstellen auf Propylthiourazil günstiger, weil das relativ gering in die Muttermilch übergeht. Prinzipiell passieren aber alle Thyreostatika die Plazenta.

Mann:
Das Problem ist, dass Propylthiourazil dreimal täglich gegeben werden muss.

Hehrmann:
Also ich habe das fast noch nie erlebt, dass das nötig war.

Mann:
Bei Hypothyreose in der Schwangerschaft steigt der Bedarf an Schilddrüsenhormonen. Eine Überwachung und Adaption an den Bedarf ist deshalb insbesondere im ersten Trimenon erforderlich, um eine ausreichende Versorgung des Feten mit T_4 zu sichern. Eine fetale Hypothyreose muss unbedingt vermieden werden, um neurophysiologische Entwicklungsstörungen zu verhindern.

Schindlbeck:
Wir sind uns ja einig, dass der TRH-Test nicht mehr gemacht wird, aber es heißt doch, dass man zur Überprüfung der Fertilität den TRH-Test machen soll. Ist das noch die Meinung oder hat sich das auch erübrigt?

Hehrmann:
Also ich denke, wenn Sie wirklich einen hochsensitiven TSH-Test basal verwenden, dann brauchen Sie das nicht mehr. Aber Sie wissen ganz genau, dass es immer noch viele TSH-Bestimmungsmethoden gibt, die das Kriterium der dritten Generation, also unter 0,1 μ Einheit/ml noch einen Variationskoeffizient von unter 15 %, nicht erfüllen. Und in den Fällen müssten Sie es dann eigentlich machen.

Frank-Raue:
Nochmal zu dem Problem der mütterlichen Hypothyreose in der Schwangerschaft. Also wenn man die Arbeit von Haddow (N. E. J. M.), der ja die Kinder im Alter von sechs bis neun Jahren nachuntersucht hat, wenn man diese Studie genau analysiert, stellt man fest, dass im Vergleich zu Kontrollen die Kinder mit Hypothyreose sieben Intelligenzpunkte weniger haben, Sie haben das so ein bißchen heruntergespielt. Und die Holländer zeigen ja auch, dass ein niedriges T_4 bei der Mutter, was man ja früher sieht als das hohe TSH, was ja sechs Wochen braucht, bis es hoch ist, auch eine Auswirkung auf die kindliche Entwicklung hat. Natürlich sind es keine gravierenden Effekte, aber sieben Intelligenzpunkte können immerhin über das Abitur entscheiden.

Hehrmann:
Also gut, runterspielen wollte ich es nicht, die Unterschiede sind da und zwar tendenziell in fünfzehn verschiedenen Tests, die eingesetzt wurden. Um noch eine konkrete Zahl zu nennen, in dem WEXLER-Intelligenztest waren in der hypothyreoten Müttergruppe 15 % unter 85 IQ und nur 5 % von den gesunden Müttern. Da sind Unterschiede, aber sie sind wirklich marginal und statistisch an der Grenze der Signifikanz.

Mann:
Aber es ist immerhin so wichtig, dass die American Endocrine Society und alle Gesellschaften ganz wild geworden sind und gesagt haben: wir müssen in der Schwangerschaft screenen, wir müssen diese Patientinnen besser betreuen, wir haben überhaupt mit der Arbeit vielleicht nur die Spitze des Eisbergs entdeckt. Das ist für mich ein ganz wichtiger Punkt zu sagen, aufpassen, das war bisher nicht so allgemein bekannt, und deswegen denke ich, auch wenn es geringe Unterschiede sind, ist das für die Mütter, die es betrifft, dass die Kinder nicht so ganz auf Draht sind, doch ziemlich belastend.

Heckhausen:
Macht es Sinn, wenn während der Schwangerschaft erhöhte Titer von Schilddrüsenautoantikörpern bekannt sind bei der Entbindung, wie es heute morgen schon von einem Kollegen angesprochen wurde, aus dem Nabelschnurblut die Konzentrationen der Schilddrüsenautoantikörper, TSH und eventuell Schilddrüsenhormone zu bestimmen? Hat es dann Konsequenzen, und welche für die Therapie des Neugeborenen?

Hehrmann:
Selbstverständlich. Bei Geburten von Müttern, die eine Autoimmunerkrankung in der Schwangerschaft haben, sei das Basedow oder sei es manifeste Hashimoto-Thyroiditis, ist die Betreuung allemal ein interdisziplinäres Problem. Selbstverständlich sollte bei den Kindern sofort und nach der Geburt nicht nur die Screeninguntersuchung, sondern eine gezielte Blutuntersuchung erfolgen.

Postpartum Thyroiditis – klinisches Bild und Langzeitverlauf

M. Grußendorf

Einführung: 29-jährige Patientin G. M. – eine typische Kasuistik

Anamnese

- Erste Entbindung 1996, vier Monate später Hyperthyreose, die sechs Monate lang thyreostatisch behandelt wurde, danach Euthyreose.
- Zweite Entbindung November 2000, Hyperthyreose-Symptomatik seit Mai 2001, Diagnosestellung am 10.07.01, Therapie mit Carbimazol 30 mg/d, nach drei Wochen Erhöhung auf 50 mg/d, da weiterhin deutliche Hyperthyreose; dann Erstvorstellung in unserer Praxis.

Untersuchungsbefund

- Normal große Schilddrüse, kein Rauschen, warme Haut, Puls 98/min., Tremor; klinisch eindeutige Hyperthyreose, keine endokrine Orbitopathie.

Sonographie

- Homogen strukturierte, normal große Schilddrüse, Volumen rechts 4 ml, links 5 ml, keine Echoarmut, keine umschriebenen Areale.

Labor

- FT4 2,7 ng/dl (0,8–1,7), FT3 4,9 pg/ml (1,8–4,2), TSH < 0,01 uU/ml,
- TPO-Antikörper 23 U/l (–35), TRAK < 1 U/l (–1,5),
- BSG 14/29 mmHg.

Szintigraphie (unter Carbimazol 50 mg/d)

- Flaue homogene Speicherung der normal großen Schilddrüse, Technetium-uptake mit 0,6 % deutlich erniedrigt.

Diagnose

- Hochgradiger Verdacht auf postpartale Thyroiditis.

Therapie

- Carbimazol wurde abgesetzt, eine Therapie mit Prednisolon 10 mg/d begonnen.

Laborverlauf

- *Nach zwei Wochen:* FT4 1,9 ng/dl, FT3 1,8 pg/ml, TSH < 0,01 uU/ml, daraufhin Reduktion der Prednisolondosis auf 5 mg/d, nach zwei Wochen wurde es ausschleichend abgesetzt.
- *Kontrolle nach weiteren 4 Wochen:* FT4 0,8 ng/dl, FT3 2,9 pg/ml, TSH 1,0 uU/l.

Beurteilung

- Klassisches Bild einer postpartalen Thyroiditis; eine thyreostatische Therapie hatte keinen Effekt auf die durch den Entzündungsprozess bedingte Hyperthyreose, jedoch war Prednisolon sehr rasch wirksam und konnte nach vier Wochen wieder abgesetzt werden; danach stabile Euthyreose.

Pathogenese und histologisches Bild der postpartalen Thyroiditis

Die postpartale Thyroiditis (PPT) ist eindeutig eine Autoimmunerkrankung [3]. Diese Hypothese stützt sich auf die Tatsache, dass

- 76 % der Frauen mit PPT vier Monate postpartal positive Schilddrüsenantikörper aufweisen, jedoch nur 9 % der Frauen ohne PPT,
- 63 % der Frauen mit positiven Antikörpern bei Entbindung eine postpartale Thyroiditis entwickeln, jedoch nur 14 % der Frauen ohne Antikörper,
- 33 % der Frauen, die im ersten Trimenon der Schwangerschaft positive Antikörper haben, eine PPT bekommen,
- auch nach Frühaborten sich eine PPT entwickeln kann und
- Patienten mit anderen Autoimmunerkrankungen ein höheres PPT-Risiko haben (z. B. bei Patientinnen mit Typ-1-Diabetes ist das Risiko dreifach erhöht).

Das histologische Bild ähnelt dem einer Hashimoto-Thyroiditis:

- Fokale lymphozytäre Infiltration, Follikelzerstörung und Lysis, jedoch keine Atrophie, Fibrose; das intrathyroidale Verhältnis von B/T-Lymphozyten und Helfer- bzw. Suppressorzellen ist erhöht.

Häufigkeit der postpartalen Thyroiditis

In Tabelle 1 wird die Häufigkeit der postpartalen Thyroiditen in verschiedenen Ländern angegeben. Auffällig ist die große Variationsbreite (zwischen 1,1 und 16,7 %), was wohl dadurch bedingt ist, dass es sich hierbei fast ausschließlich um restrospektive Untersuchungen gehandelt hat und häufig eine postpartale Thyroiditis wegen ihres undulierenden Verlaufs nicht erkannt wurde [1, 2, 5].

In einer prospektiven Untersuchung haben Amino und Mitarbeiter [1] 3 405 Schwangere untersucht, dabei fanden sie 470 Patientinnen mit einer Autoimmunthyreopathie. Von diesen 470 Patientinnen war die Erkrankung bei 207 Patientinnen bereits bekannt gewesen, bei 263 Patientinnen (= 7,7 % von 3 405 Schwangeren) wurde eine Autoimmunthyreopathie neu diagnostiziert. Davon hatten postpartal

- 38 % immer eine euthyreote Stoffwechsellage,
- 62 % jedoch eine Dysfunktion, davon
  - 11 % mit M. Basedow
  - 50 % mit wechselnder Hyper- und Hypothyreose
  - 16 % ausschließlich mit Hyperthyreose
  - 23 % ausschließlich mit Hypothyreose
- die sich wiederum in Patientinnen mit M. Basedow (11 %),
- Wechsel von Hyper- und Hypothyreose (50 %),
- nur Hyperthyreose (16 %) und
- nur Hypothyreose (23 %) aufteilen ließen.

Tabelle 1: Häufigkeit der PPT
(Prävalenz nach allen Entbindungen in % , nach [1])

1982	Japan	5,5	1990	Thailand	1,1
1982	USA	9,0	1991	Italien	8,7
1984	Schweden	6,5	1991	Löbig, BRD	2,0
1985	Kanada	7,1	1992	Kanada	6,0
1986	USA	1,9	1992	USA	8,8
1987	USA	6,7	1992	Indien	7,0
1987	Dänemark	3,9	1997	Korea	8,0
1988	England	16,7	1998	Niederlande	12,4
1990	Dänemark	3,3	2000	Spanien	7,8

Langzeitverlauf der postpartalen Thyroiditis

Lazarus und Mitarbeiter [4] haben gezeigt, dass Patientinnen, die nach einer Entbindung eine postpartale Thyroiditis gehabt haben, ein Risiko von ca. 70 % haben, nach einer erneuten Entbindung wieder eine PPT zu bekommen. Roti und Mitarbeiter [6] zeigten, dass 46 % der Patientinnen mit postpartaler Thyroiditis im TRH-Test später einen pathologischen Befund mit überstimulierbarem TSH haben, ca. 30 % sind hypothyreot nach zwei bis fünf Jahren.

In einer prospektiven Studie haben Saikahara und Mitarbeiter [7] nachgewiesen, dass 449 von 4 022 nicht selektierten Schwangeren positive Antikörper in der Frühschwangerschaft aufwiesen, davon hatten 50 Patientinnen dann eine Schilddrüsendysfunktion in der Schwangerschaft.

Postpartal fanden sich einen Monat nach der Entbindung nur geringe Unterschiede zwischen den AK-positiven Frauen (6,9 % mit Schilddrüsendysfunktionen) und den AK-negativen Frauen (5,3 % mit Schilddrüsendysfunktion). Zwei Monate später war der Anteil der Frauen, die eine Schilddrüsenfehlfunktion aufwiesen, bei den AK-positiven Frauen deutlich höher: 21 % versus 4,2 % (AK-negative Frauen). In den nächsten fünf Jahren entwickelten 27 % der Frauen mit positiven Schilddrüsenantikörpern in der Frühschwangerschaft eine Hashimoto-Thyroiditis, 9 % eine atrophische Thyroiditis.

Praxisrelevante Diagnostik bei Verdacht auf postpartale Thyroiditis

Bei positiver Familienanamnese und auffälligem sonographischen Befund sollte bereits eine Antikörperbestimmung in der Schwangerschaft erfolgen, postpartal sollte an die Möglichkeit der Hyperthyreose gedacht werden: Bei klinischem Verdacht auf eine PPT sollte dann eine Sonographie durchgeführt und TSH gemessen werden [2].

Bei auffälligen Werten sind die Schilddrüsenantikörper (TPO-AK, TG-AK und TRAK) zu bestimmen. Bei unklarer Konstellation sollte ein Szintigramm durchgeführt werden, da hierdurch sehr einfach zwischen einem M. Basedow und einer postpartalen Thyroiditis differenziert werden kann: Bei der postpartalen Thyroiditis ist der Technetium-uptake deutlich erniedrigt. In der Stillzeit muss zwei Tage nach dem Szintigramm die Milch abgepumpt und verworfen werden, da Technetium sehr stark milchgängig ist.

Therapie

Meist handelt es sich nur um leichte Schilddrüsenfunktionsstörungen, bei einer leichten Hyperthyreose ist eine Therapie nicht erforderlich, bei stärkergradiger Hyperthyreose sollte Prednisolon 5–20 mg/d je nach Schweregrad der Hyperthyreose gegeben werden. Unter der Therapie sollte relativ engmaschig kontrolliert werden, da es meist zu einer sehr raschen Normalisierung der Werte unter der Therapie kommt. Prednisolon kann dann ausgeschlichen werden.

Bei hypothyreoter Stoffwechsellage sollte Thyroxin gegeben, auf jeden Fall sollte der Verlauf relativ engmaschig kontrolliert werden, da es immer wieder Übergänge von der hyper- zur hypothyreoten Phase und umgekehrt geben kann.

Zusammenfassung

- Bei disponierten Schwangeren (Familienanamnese) sollten die Schilddrüsenantikörper bestimmt werden.
- Bei allen Schwangeren mit Autoimmunthyreopathie muss postpartal die Schilddrüsenfunktionslage kontrolliert werden: ca. 70 % der Patientinnen entwickeln eine Schilddrüsendysfunktion.
- Bei TRAK-negativer Hyperthyreose eignet sich das Schilddrüsenszintigramm am besten zur Differenzierung zwischen M. Basedow und postpartaler Thyroiditis; wenn diese gesichert ist, sollte bei deutlicher Hyperthyreose eine Therapie mit Prednisolon (10–20 mg/d) begonnen werden.
- Bei der nächsten Schwangerschaft sollte erneut postpartal die Schilddrüsenfunktionslage überprüft werden, da ca. 70 % der Patientinnen erneut eine postpartale Thyroiditis entwickeln.
- Das häufige Auftreten einer Späthypothyreose (35 % der Patientinnen mit PPT) muss berücksichtigt werden.

Literatur

[1] Amino, N., H. Tada, Y. Hidaka et al.: Postpartum autoimmune thyroid syndrome. Endocr. J. 47 (2000) 645–655.
[2] Browne-Martin, K., C. H. Emerson: Postpartum thyroid dysfunction. Clin.Obstetr.Gynecol.40 (I) (1997) 90–101.
[3] Lazarus, J. H.: Clinical manifestations of postpartum thyroiditis. Thyroid 9 (1999) 685–689.
[4] Lazarus, J. H., A. Kokandi: Thyroid disease in relation to pregnancy: a decade of change. Clin. Endocrinol. (Oxf.) 53 (3) (2000) 265–278.
[5] Lucas, A., E. Pizarro, M. L. Granada et al.: Postpartum thyroiditis: epidemiology and clinical evolution in a nonselected population. Thyroid (2000) 10 (1) 71–77.
[6] Roti, E., R. Minelli, M. Salvi: Management of hyperthyroidism and hypothyroidism in the pregnant woman. J. Clin. Endocrinol. Metab. 81 (1996) 1679–1685.
[7] Sakaihara, M., H. Yamada, E. H. Kato et al.: Postpartum thyroid dysfunction in women with normal thyroid function during pregnancy. Clin. Endocrinol. (Oxf.) 53 (4) (2000) 487–492.

Diskussion

Raue:
Eine Frage zur der Cortisontherapie: Für wie notwendig hältst Du das, gibt es dafür Studien oder ist das reine Empirie, die wird ja relativ kurz gegeben, und wir kennen ja den Verlauf der Hyperthyreose – 14 Tage später euthyreot – eine Woche später hypothyreot – spontan, auch ohne Glukokortikoide. Gibt es Belege für die Notwendigkeit von Glukokortikoiden?

Grußendorf:
Auch ich mache dies nicht sehr oft, jedoch bei dieser Patientin hat man ja gewusst, dass sie fünf Wochen lang eine Hyperthyreose gehabt hat.

Raue:
Und ohne weißt Du es natürlich nicht?

Grußendorf:
Ohne Carbimazol?

Raue:
Ohne Glukokortikoide?

Grußendorf:
Nein – halt: Fünf Wochen eine Hyperthyreose, und dabei hatte sie Carbimazol bekommen, da hatte sie noch kein Prednisolon. Und dann war sie natürlich symptomatisch – damit war die Indikation zur Therapie vollkommen klar. Aber ansonsten ist natürlich die Indikation zur Prednisolontherapie, wenn Du so willst, genauso wie bei der subakuten Thyroiditis. Aber wenn Patientinnen postpartal richtig schlecht drauf sind und hyperthyreot, dann therapiere ich, und dies geht eben sehr schön und sehr schnell.

Raue:
Die Indikation wäre also die Überfunktion oder die begleitenden Beschwerden?

Grußendorf:
Nur die Überfunktion, die symptomatische Überfunktion, nichts anderes. Wenn Du also nur leicht erhöhte T_3-T_4-Werte vorliegen hast mit einem supprimierten TSH, dann ist dies natürlich keine Indikation.

Herrmann:
Mit der Differentialdiagnose, so wie Du das so lapidar bei Deinem ersten Fall gesagt hast, bin ich nicht ganz einverstanden. Das hätte genauso gut eine iodinduzierte Hyperthyreose sein können. Der Technetium-uptake war niedrig und die Carbimazoltherapie war ineffektiv. Gibt es außer der Tatsache, dass TSH und Rezeptor-Antikörper eventuell helfen können noch etwas anderes, was man dabei bestimmen könnte? Ich glaube, wir haben das gleiche Problem bei Amiodaron-induzierten Hyperthyreosen bzw. Thyroiditen. Wie ist das mit einer IL-6-Bestimmung?

Grußendorf:
Ja, im Prinzip würde ich sagen, wie wir in jedem Lehrbuch immer schreiben und bei jedem Fortbildungsvortrag sagen: Am Anfang steht die Anamnese, und wenn die Pati-

entin schon eine postpartale Thyroiditis gehabt hat, dann hat sie natürlich ein sehr hohes Risiko, wieder eine postpartale Thyroiditis zu haben.

Herrmann:
Eine Patientin wird postpartal hyperthyreot und Du stehst da vor der Differentialdiagnose: Ist das eine Hyperthyreose, also ein M. Basedow, oder ist es eine Thyroiditis in der akuten Phase?

Grußendorf:
Erstens war diese Patientin ebenfalls eine Zweitpara und hatte schon eine postpartale Thyroiditis gehabt. Zweitens war sie sechs Monate postpartum in der typischen Zeit. Drittens war keine Iodkontamination eruierbar – was willst Du denn noch?

Herrmann:
Wir können nur so weit abstrahieren, dass wir uns Patienten ...

Grußendorf:
... konstruieren können, aber dann würde ich trotzdem eine Glukokortikoidtherapie zumindest versuchen, ich glaube 10 mg Prednisolon für zehn oder vierzehn Tage sind nicht so furchtbar schlimm.

Herrmann:
Besser als eine IL-6-Bestimmung?

Grußendorf:
Also diese 50 mg Carbimazol sind sicherlich deutlich schlechter.

Frank-Raue:
Wenn Du die Patientin zehn Jahre später gesehen hättest und sie hätte eine Hypothyreose, so wie Du gesagt hast, dass viele ja später eine Hypothyreose kriegen, dann hättest Du ja Hashimoto-Thyroiditis diagnostiziert. Wie lange bleibst Du eigentlich dann bei der Diagnose postpartale Thyroiditis, später, oder was hältst Du von der Aussage, die postpartale Thyroiditis ist nur eine vorgezogene Manifestation der Hashimoto-Thyroiditis, die sich dann wieder normalisiert und letztlich in der Hypothyreose bei Hashimoto mündet? Ähnlich wie beim Gestations-Diabetes?

Grußendorf:
Ich würde dann als Diagnose schreiben „Autoimmunthyreopathie“, dann bin ich ganz aus dem Dilemma raus: Zustand nach postpartaler Thyroiditis 1993 und Hypothyreose. Aber histologisch weiß ich natürlich nicht, wie es aussieht, aber ich würde mich auf diese Art und Weise herausschreiben.

Diagnostik und Therapie der Amiodaron-induzierten Hyperthyreose

K. Reschke, H. Lehnert

Amiodaron ist ein Klasse-III-Antiarrhythmikum mit gleichzeitig betablockierender und vasodilatatorischer Eigenschaft. Aufgrund der besseren Wirksamkeit im Vergleich zu den meisten Antiarrhythmika kann Amiodaron bei supraventrikulären und ventrikulären Tachykardien und bei Vorhofflimmern zum Erhalt des Sinusrhythmus eingesetzt werden. Bei Patienten mit komplexen Herzrhythmusstörungen und fortgeschrittener Herzinsuffizienz konnten bessere Überlebensraten unter Amiodaronbehandlung gezeigt werden (GESEKA-Studie 1995).

Ein Problem bei der Therapie mit Amiodaron stellen Nebenwirkungen auf den Schilddrüsenstoffwechsel dar, die u. U. das Absetzen des Präparates erfordern. Es können sowohl Hyper- als auch Hypothyreosen ausgelöst werden.

Die Prävalenz von Schilddrüsenstoffwechselstörungen unter der Therapie mit Amiodaron ist von der Iodversorgung der jeweiligen Region abhängig. Es werden in moderaten Iodmangelgebieten eher Hyperthyreosen, für ausreichend iodversorgte Regionen häufiger (7 %) Hypothyreosen beschrieben [5]. Trip et al. fanden eine Hyperthyreoseinzidenz von 12,1 % [15].

Als ein wesentlicher Pathomechanismus bei der Entwicklung von Amiodaron-induzierten Schilddrüsenerkrankungen muss das extrem erhöhte Iodangebot angesehen werden. Eine Tablette mit 200 mg Amiodaron enthält 75 mg Iod, dies entspricht einem vielfachen der von der WHO empfohlenen täglichen Iodidzufuhr von 150–200 µg. Zusätzlich werden Amiodaron und auch sein Hauptmetabolit Desethylamiodaron (DEA) direkt von der Schilddrüse aufgenommen [7] und können lokal toxisch wirken. Histopathologische Befunde mit degenerativen Zytoplasmaveränderungen und Follikelzerstörungen mit Fibrosen werden beschrieben [14], die sich von denen der Patienten mit iodinduzierten Schilddrüsenveränderungen unterscheiden.

Bei einer Vielzahl von Patienten sind unter der Therapie mit Amiodaron auch physiologische Veränderungen der Parameter des Schilddrüsenstoffwechsels zu erwarten. Ihre Kenntnis ist unbedingte Voraussetzung bei der Therapie mit Amiodaron, um Fehleinschätzungen einer Hypo- oder Hyperthyreose und damit eine unnötige Therapie zu vermeiden. Daher sollen diese physiologischen Veränderungen besprochen werden.

Physiologische Veränderungen der peripheren Schilddrüsenhormone

Durch das übermäßig hohe Iodangebot kommt es innerhalb der ersten 14 Tage der Therapie zur Hemmung der Iodorganifikation in der Schilddrüse (Wolff-Chaikoff-Effekt). Dies hat eine Hemmung der thyroidalen T4- und T3-Synthese und Freisetzung aus der Schilddrüse zur Folge [9]. Normalerweise kann die Schilddrüse durch das sogenannte „escape-Phänomen" diesen Mechanismus überwinden, die Schilddrüsenhormonproduktion normalisiert sich wieder. Zusätzlich wird durch hohe Ioddosen die periphere Konversion von T4 zu T3 vermindert.

Amiodaron hemmt darüberhinaus die Typ-I-Deiodase (5'-Deiodase), speziell in der Leber [3, 8]. Dadurch kommt es zum Anstieg von T4 und zur vermehrten Bildung von biologisch inaktivem rT3 (reverse T3). Bei etwa 40 % der Patienten wird ein Anstieg von T4 oder fT4 nachgewiesen [6], bei den übrigen Patienten liegt das T4 meist im oberen Normbereich. Gleichzeitig kommt es zum Abfall von T3 (fT3), zu Therapiebeginn durch die Hemmung der Schilddrüsensynthese, später auch durch die Hemmung der Deiodination von T4 zu T3 in peripheren Geweben [3]. T3-Werte bleiben dabei meist im (unteren) Normbereich, können gelegentlich auch leicht erniedrigt sein.

Tabelle 1: Veränderungen der Schilddrüsenhormonparameter bei euthyreoten Patienten unter Therapie mit Amiodaron

Parameter	< 3 Monate Therapie	> 3 Monate Therapie
TSH	transienter Anstieg (max. 20 mU/l)	normal, passagere Suppression oder Anstieg möglich
T4	milder Anstieg	dauerhaft erhöht (ca. 40 % über dem Ausgangswert)
T3	niedrig-normal, erniedrigt	niedrig-normal, erniedrigt
rT3	erhöht	erhöht

Physiologische Veränderungen des TSH

Innerhalb der ersten drei Monate der Amiodarontherapie kommt es meist zu einem Anstieg von TSH [10], Werte bis 20 mU/l werden erreicht. Veränderungen des TSH-Spiegels sind einerseits Folge der veränderten Schilddrüsenhormonsynthese, zum anderen kann ein TSH-Anstieg durch die Amiodaron- und DEA-induzierte Hemmung der hypophysären Deiodase mit konsekutiv verminderten intrahypophysären T3-Konzentrationen verursacht werden [11, 13]. Darüberhinaus wirkt DEA nach Bindung auch antagonistisch am intrazellulären T3-Rezeptor [16, 17], wodurch ebenfalls eine Mehrsekretion von TSH bewirkt werden kann. Dauert die Amiodarontherapie länger als drei Monate an, normalisiert sich das TSH meist.

Im weiteren Verlauf der Therapie werden häufig passagere TSH-Suppressionen oder auch -Erhöhungen beschrieben, die am ehesten Ausdruck kurzzeitiger Phasen von Hyper- oder Hypothyreosen sind [11]. Das TSH allein ist daher nicht geeignet, eine sichere Aussage über die Schilddrüsenstoffwechselsituation zu treffen.

Unter einer langdauernden Therapie mit Amiodaron sind folgende physiologische Veränderungen der Schilddrüsenhormone bei Schilddrüsengesunden zu erwarten: hochnormales oder leicht erhöhtes T4 (fT4), niedrig-normales T3 (fT3) und niedrig-normales TSH.

Diagnostik der Amiodaron-induzierten Hyperthyreose

Die meisten Hyperthyreosen treten innerhalb der ersten 18 Monate der Therapie auf [6], es muss allerdings auch nach langer Therapiedauer oder auch Monate nach Absetzen des Präparates mit ihrer Entwicklung gerechnet werden.

Eine Hyperthyreose ist sicher, wenn neben der T4-Erhöhung ein supprimiertes TSH und ein erhöhtes T3 vorliegen. Bei normalem T3 ist die Diagnosestellung schwierig, insbesondere weil die klinischen Befunde wie Tachykardie, Herzrhythmusstörungen oft durch die Betablockern ähnlichen Eigenschaften von Amiodaron am Herzmuskel [18] und die T3-Rezeptor-antagonistischen Wirkungen von Amiodaron und DEA fehlen können. Bei einigen Patienten konnten neben dem supprimierten TSH und erhöhtem T4 sogar niedrig-normale T3-Werte gefunden werden. Hier müssen die klinischen Befunde einer Hyperthyreose zur Diagnoseentscheidung einfließen. Insbesondere ein Wiederauftreten von supraventrikulären Arrhythmien ist wegweisend. Ist die Diagnose einer Hyperthyreose nicht sicher, empfehlen Newman et al. [11] eine Kontrolle der Schilddrüsenhormonwerte sechs Wochen später. Hat sich das TSH normalisiert, ist eine Therapie nicht erforderlich. Ist die Konstellation unverändert und liegen klinische Hinweise für eine Hyperthyreose vor, sollten eine weitere Diagnostik und Therapie eingeleitet werden.

Bei der Amiodaron-induzierten Hyperthyreose sind grundsätzlich zwei Erkrankungsformen zu unterscheiden [1], von deren Differentialdiagnose die nachfolgende Therapie abhängt. Dabei tritt der Typ I bei Patienten mit einer zugrundeliegenden Schilddrüsenerkrankung, die entzündlich-destruktive Form des Typ II auch bei Schilddrüsengesunden auf. Mischformen beider Erkrankungen sind möglich. Die Differentialdiagnose beider Formen ist aus Tabelle 2 ersichtlich. Als Ursache der Hyperthyreose müssen einmal die hohe Iodbelastung mit besonderer Empfindlichkeit der Schilddrüse in einer relativen Iodmangelsituation bzw. bei vorbestehender Autonomie oder Neigung zum M. Basedow, beim Typ II direkt thyreotoxische Eigenschaften von Amiodaron und DEA genannt werden. Dabei ähneln die Mechanismen des Typ II denen einer destruktiven Thyroiditis mit Freisetzung präformierter Schilddrüsenhormone durch direkte Follikelzerstörung [2].

Tabelle 2: Differentialdiagnose der Amiodaron-induzierten Hyperthyreose

	Typ I	Typ II
Zugrundeliegende SD-Erkrankung	ja	nein
Pathogenese	exzessiv gesteigerte Hormonbildung	exzessiv gesteigerte Hormonfreisetzung
Struma	diffus/(multi-) nodulär	selten
Radiojodaufnahme	normal-erhöht	vermindert-fehlend
Interleukin-6 im Serum	normal	deutlich ↑
Ultraschall	Knoten, inhomogen	normal-echoarm
Farbdoppler	gesteigerter Blutfluss	kein Blutfluss
Zytologie	uncharakteristisch	Kolloid, Histiozyten, Zell-Vakuolen

Therapie der Amiodaron-induzierten Hyperthyreose

Die Therapie der Amiodaron-induzierten Hyperthyreose ist vom Typ der Erkrankung abhängig. Beim Typ I gelten die gleichen Therapierichtlinien wie für eine iodinduzierte Hyperthyreose: neben Thionamiden kann die additive Wirksamkeit einer zusätzlichen Gabe von Kaliumperchlorat genutzt werden. Wegen der hohen Iodbelastung empfiehlt sich initial eine höhere Dosis von Thiamazol (z. B. 40–60 mg/d). Da diesem Typ der Hyperthyreose eine Schilddrüsenerkrankung zugrundeliegt, ist z. B. bei einer Struma mit fokaler Autonomie nach Erreichen der euthyreoten Stoffwechsellage eine definitive Therapie (Operation oder Radioiodtherapie) in Erwägung zu ziehen. Ist es nicht möglich, die Euthyreose nach einigen Wochen der Therapie zu erreichen oder droht die Entwicklung einer thyreotoxischen Krise, ist auch eine frühzeitige nahezu totale Thyroidektomie als Möglichkeit zu bedenken. Die Letalität dieses Eingriffs ist außerordentlich gering.

Beim Typ II ist dagegen der Einsatz von Glukokortikoiden zur Hemmung des Entzündungsprozesses erforderlich [1]. Die Initialdosis kann beispielsweise 50 mg Prednisolon betragen, die Dosis sollte schrittweise innerhalb von drei Monaten in Abhängigkeit von klinischen und Laborbefunden reduziert und ausgeschlichen werden. Je nach Ausmaß der Entzündung und damit Menge des untergegangenen Schilddrüsengewebes muss auch mit der Entwicklung einer Hypothyreose gerechnet werden.

Die Entscheidung, ob die antiarrhythmische Therapie mit Amiodaron fortgesetzt werden sollte, ist individuell zu treffen. Beim Typ II ist das Absetzen von Amiodaron anzuraten. Man muss dabei jedoch beachten, dass nach Absetzen von Amiodaron

Tabelle 3: Therapie der Amiodaron-induzierten Hyperthyreose

Typ I	mild	nur Thionamide – Methimazol (Carbimazol) 40–60 mg/d – Propylthiouracil 400–600 mg/d – Dosisreduktion nach 4–6 Wochen
	ausgeprägt	wenn möglich, Amiodaron absetzen, zusätzlich – Kaliumperchlorat 3–4 × 250 mg/d für 4–6 Wochen oder – Lithiumcarbonat 2 × 200–400 mg/d (Serumspiegel 0,6–1,2 mmol/l)
Typ II		Prednisolon 0,5–1,25 mg/kg KG für 4–6 Wochen (bis 3 Monate)

u. U. eine Verschlechterung der Hyperthyreose eintritt, da der betablockierende Effekt des Amiodaron und die T3-antagonistische Wirkung von DEA am Schilddrüsenrezeptor entfallen. Liegt eine lebensbedrohliche Rhythmusstörung zugrunde, ist daher das Absetzen des Präparats immer kritisch zu überdenken. Als therapeutische Alternative muss eine rasche Schilddrüsenoperation (möglichst Thyroidektomie) auch bei Versagen der thyreostatischen Therapie oder bei fortbestehender Notwendigkeit der antiarrhythmischen Therapie mit Amiodaron gelten.

Zusammenfassung

Prinzipiell ist bei jedem Patienten, der mit Amiodaron therapiert wird, eine Überwachung der Schilddrüsenparameter anzuraten. Vor Therapiebeginn sollten Schilddrüsenhormonwerte und eventuelle Antikörper gegen die Thyreozytenperoxydase (TPO-Ak) bestimmt und möglichst auch eine sonographische Untersuchung der Schilddrüse durchgeführt werden. Unter laufender Amiodarontherapie ist eine Kontrolle der Schilddrüsenhormone (mindestens TSH als Basisdiagnostik) alle sechs Monate empfehlenswert. Ist das TSH insbesondere nach einer Therapiedauer über sechs Monaten supprimiert oder erhöht, muss eine weitere Abklärung und Interpretation der Befunde wenn möglich mit einem endokrinologisch erfahrenen Internisten erfolgen. Eine Hyperthyreose kann sich unter der Therapie mit Amiodaron und auch lange Zeit nach Absetzen des Präparates innerhalb eines kurzen Zeitraumes entwickeln. Aus diesem Grund sollte beim Wiederauftreten von Rhythmusstörungen und bei Symptomen einer Hyperthyreose eine Bestimmung der Schilddrüsenhormonwerte großzügig erfolgen.

Amiodaron verursacht Veränderungen der Schilddrüsenparameter bei einer Vielzahl von Patienten, die Entwicklung einer Hyper- oder Hypothyreose ist dagegen relativ selten. Die Kenntnis physiologischer und pathologischer Schilddrüsenhormonparameter unter der Therapie mit Amiodaron ist wesentliche Voraussetzung für die Interpretation der Laborbefunde und zur korrekten Diagnosestellung und Ableitung einer entsprechenden Therapie unbedingt notwendig.

Literatur

[1] Bartalena, L., S. Brogioni, L. Grasso al.: Treatment of amiodarone induced thyrotoxicosis, a difficult challenge: Results of a prospective study. J. Clin. Endocrinol. Metab. 81 (1996) 2930–2933.
[2] Bartalena, L., L. Grasso, S. Brogioni et al.: Serum interleukin-6 in amiodarone-induced thyrotoxicosis. J. Clin. Endocrinol. Metab. 78 (1994) 423–427.
[3] Burger, A., D. Dinichert, P. Nichod et al.: Effect of amiodarone on serum triiodothyronine, thyroxine and thyrotropin: A drug influencing peripheral metabolism of thyroid hormones. J. Clin. Invest. 58 (1976) 255–259.
[4] Chiovato, L., E. Martino, M. Tonacchera et al.: Studies on the in vitro cytotoxic effect of amiodarone. Endocrinology 134 (1994) 2277–2282.
[5] Crystal, E., M. Gent, R. S. Roberts et al.: Predictors of amiodarone thyroid toxicity: Rates and risk factors from 5148 patients enrolled into randomized double-blind placebo-controlled trials. PACE 24 (2001) 33.
[6] Harjai, K. J., A. A. Licata: Amiodarone induced hyperthyroidism: A case series and brief review of literature. PAGE 19 (1995) 1548–1554.
[7] Holt, D. W., G. T. Tucker, P. R. Jackson et al.: Amiodarone pharmacokinetics. Am.. Heart J. 106 (1983) 840–847.
[8] Kannan, R., M. Ookhtens, I. J. Chopra et al.: Effects of chronic administration of amiodarone on kinetics of metabolism of iodothyronines. Endocrinology 115 (1984) 1710–1716.
[9] Lambert, M. J., A. G. Burger, R. L. Galeazzi et al.: Are selective increases in serum thyroxine (T4) due to iodinated inhibitors of T4 monodeiodation indicative of hyperthyroidism?. J. Clin. Endocrinol. Metab. 55 (1982) 1058–1065.
[10] Melmed, S., K. Nademanee, A. W. Reed et al.: Hyperthyroxinemia with bradycardia and normal thyroxine secretion after chronic amiodarone administration. J. Clin. Endocrinol: Metab. 53 (1981) 997–1001.
[11] Newman, C. M., A. Price, D. W. Davies et al.: Amiodarone and the thyroid: A practical guide to the management of thyroid dysfunction induced by amiodarone therapy. Heart 79 (1998) 121–127.
[12] Pitsiavas, V., P. Smerdely, S. C. Boyages: Amiodarone compared with iodine exhibits a potent and persistent inhibitory effect on TSH-stimulated cAMP production in vitro: A possible mechanism to explain amiodarone-induced hypothyroidism. Eur. J. Endocrinol. 140 (1999) 241–249.
[13] Safran, M., S.-L. Fang, G. Bambini et al.: Effects of amiodarone and desethylamiodarone on pituitary deiodinase activity and thyrotropin secretion in the rat. Am. J. Med. Sci. 29 (1986) 136–141.
[14] Smyrk, T. C., J. R. Goellner, M. D. Brennan et al.: Pathology of the thyroid in amiodarone-associated thyrotoxicosis. Am. J. Surg. Pathol. 11 (1987) 197–204.
[15] Trip, M. D., W. Wiersinga: Incidence, predictability, and pathogenesis of amiodarone-induced thyrotoxicosis and hypothyroidism. Am. J. Med. 91 (1991) 507–511.
[16] Unger, J., M. Lambert, M. H. Jonckheer et al.: Amiodarone and the thyroid: pharmacological, toxic and therapeutic effects. J. Intern. Med. 233 (1993) 435–443.
[17] Vanbeeren, H. C., O. Bakker, W. Wiersinga: Desethylamiodarone is a competitive inhibitor of the binding of thyroid hormone to the thyroid hormone alpha-1-receptor protein. Mol. Cell. Endocrinol. 112 (1995) 15–19.
[18] Vassy, R., A. Starzec, Y.-L. Yin et al.: Amiodarone has exclusively non-genomic action on cardiac beta-adrenoreceptor regulation. Eur. J. Pharmacol. 408 (2000) 227–232.

Diskussion

Ghafari:
Was passiert mit Herzrhythmusstörungen nach Behandlung einer Hypothyreose mit L-Thyroxin?

Lehnert:
Sie meinen jetzt grundsätzlich, völlig unabhängig von einer Amiodaronetherapie?

Ghafari:
Doch, abhängig von Amiodarone. Was passiert mit einer Herzrhythmusstörung bei Amiodaron-induzierter Hypothyreose nach Behandlung mit L-Thyroxin?

Lehnert:
Hier gilt im Grunde, dass, wenn Sie nach den vorliegenden Daten eine einschleichende Dosierung machen, d. h. Sie haben eine Amiodaron-induzierte Hypothyreose, haben das hohe TSH, haben das niedrige FT_4, beginnen Sie mit einer niedrigen, einschleichenden Dosis von LT_4 in der Regel 20–25 µg LT_4, und es sind mir keine Mitteilungen bekannt, dass da irgendwelche deletären Effekte waren, auch Verschlechterungen der Rhythmusstörungen, überhaupt nicht.

Clausen:
Sie erwähnen Lithium in Reserve. Das verstehe ich als Additiv, da gibt es ja einige Arbeiten aus Pisa von der Pinchera-Gruppe und die machen zwei Statements, die mich sehr interessieren. Erstens, man braucht in der Dosis nicht die Menge wie in der Psychiatrie, sondern deutlich weniger und hat praktisch keine Nebenwirkung. Und zweitens, wenn wir es einsetzen, dann haben wir in Deutschland ein Problem, dass es für diese Anwendung nicht zugelassen ist. Kann man da was tun, ist das interessant?

Lehnert:
Vielen Dank für den Kommentar, ich bin ein bißchen über die Lithium-Therapie hinweggegangen. Es ist völlig richtig, es gibt gute Daten inzwischen an kleinen Fallgruppen, dass die additive Therapie von Lithium zur klassischen thyreostatischen Therapie effektiv ist. Mir ist jetzt allerdings nicht bekannt, dass Sie mit niedrigeren Serumspiegeln auskommen. Also die Empfehlungen, soweit ich sie kenne, sind doch sehr eindeutig, dass Serumspiegel 0,6 bis 1,0 erreicht werden sollten. Vielleicht mag es sein, ich kenne keine anderen Daten, dass man auch mit niedrigeren Spiegeln hinkommt. Der Einsatz von Lithium ist im Rahmen Ihrer therapeutischen Handlungsfreiheit in der Situation möglich. Das ist, denke ich, evidenzbasiert genug.

Cissewski:
Herr Lehnert, hilft der Thyreoglobulinspiegel in der Unterscheidung zwischen Typ I und Typ II Amiodaron-induzierter Hyperthyreose?

Lehnert:
Diskriminiert nicht so schön wie der IL-6-Spiegel. Thyreoglobulin geht auch hoch, Prednisolontherapie reduziert es auch, aber ich würde es als Entscheidungskriterium nicht heranziehen, IL-6 ist wesentlich besser.

Wahl:
Sie haben darauf hingewiesen, dass die TSH-Erhöhung durch eine Konversionshemmung zustande kommt. Im nächsten Atemzug behandeln Sie aber mit Thyroxin. Dieses Thyroxin kann ja dann auch nicht konvertiert werden.

Lehnert:
Die TSH-Erhöhung ist etwas, was Sie in der Anfangsphase der Behandlung, sagen wir in den ersten drei Monaten, obligat haben, aufgrund der Konversionshemmung intrahypophysär. Das bedeutet keineswegs, dass da eine Hypothyreose vorliegt, denn in der Situation haben Sie eben auch aufgrund der verminderten Konversion hohe Ft_4-Spiegel, die aber so hoch sind, dass es immer noch zu einer ausreichenden Bildung auch von T_3 kommt, Sie kommen nicht in die Situation einer T_3-Hypothyreose. Eine Amiodaron-induzierte Hypothyreose, eine manifeste und behandlungsbedürftige Hypothyreose ist dann wieder eindeutig definiert durch die hohen TSH-Spiegel und die niedrigen Ft_4-Spiegel in der Situation, wo einfach die Schilddrüse aus dem Wolff-Chaikoff-Effekt nicht rauskommt. Also mit dieser Konstellation können wir es eigentlich sehr schön unterscheiden und dann auch die Indikation stellen.

Immunthyreopathien und Lymphome

U. Dührsen

Häufigkeit und histologische Unterformen

Schilddrüsenlymphome beruhen auf einer Infiltration der Schilddrüse durch maligne entartete Lymphozyten. Bei den primären Schilddrüsenlymphomen vollzieht sich die maligne Transformation in der Schilddrüse selbst, während sekundäre Schilddrüsenlymphome Absiedlungen neoplastischer Zellen darstellen, die zuerst an anderer Stelle entstanden sind. Primäre Schilddrüsenlymphome sind etwa fünfmal häufiger als sekundäre Lymphomabsiedlungen in der Schilddrüse [11]. Sie entstehen überwiegend auf dem Boden einer chronischen lymphozytären Thyroiditis Hashimoto [9].

Die jährliche Inzidenz primärer Schilddrüsenlymphome liegt bei zwei Erkrankungsfällen pro eine Million Einwohner [13, 14]. Damit machen die Lymphome etwa 5 % aller Schilddrüsenneoplasien [16], 2 % aller Non-Hodgkin-Lymphome [14] und 6 % aller extranodalen Non-Hodgkin-Lymphome aus [17]. Frauen werden viermal häufiger betroffen als Männer, das mediane Erkrankungsalter liegt bei etwa 70 Jahren [13] mit einer weiten Spanne von 13 bis 95 Jahren [2, 12].

Die primären Schilddrüsenlymphome stellen fast ausnahmslos Non-Hodgkin-Lymphome dar und gehen zu 98 % von B-Zellen und nur zu 2 % von T-Zellen aus [18]. Die primäre Manifestation eines Morbus Hodgkin in der Schilddrüse ist eine Rarität [18]. Nach den bis Mitte der 90er Jahre hauptsächlich verwendeten Einteilungsschemata der Lymphome, der Kiel-Klassifikation und der International Working Formulation, entfallen etwa 20 % der primären Schilddrüsenlymphome auf die Gruppe der niedrigmalignen und etwa 80 % auf die Gruppe der intermediär- oder hochmalignen Lymphome [18].

Im Jahre 1994 wurde die Revidierte Europäisch-Amerikanische Lymphom- (REAL-) Klassifikation publiziert, die die Lymphome anhand ihrer klinischen, histopathologischen, immunologischen und genetischen Veränderungen ordnet. Diese Einteilung verzichtet auf die in den zuvor gebräuchlichen Klassifikationen enthaltene Zuordnung der Lymphome zu verschiedenen Malignitätsgraden [6]. Die REAL-Klassifikation wird in naher Zukunft durch die nahezu identische WHO-Klassifikation ersetzt werden [5]. Im

Gegensatz zu den früher gebräuchlichen Einteilungen berücksichtigt die REAL- bzw. WHO-Klassifikation auch extranodal entstehende Lymphomtypen.

Legt man die REAL- bzw. WHO-Klassifikation zugrunde, so entfallen von den primären Schilddrüsenlymphomen etwa 6–28 % auf Marginalzonen-Lymphome, 4–33 % auf diffuse großzellige B-Zell-Lymphome bei zugrundeliegendem Marginalzonen-Lymphom und 38–81 % auf reine diffuse großzellige B-Zell-Lymphome [2, 15]. In der Kiel-Klassifikation entsprechen die Marginalzonen-Lymphome niedrigmalignen und die diffusen großzelligen B-Zell-Lymphome hochmalignen Lymphomen. Das diffuse großzellige B-Zell-Lymphom bei zugrundeliegendem Marginalzonen-Lymphom stellt die Transformation eines primär niedrigmalignen in ein hochmalignes Lymphom dar. Im histologischen Schnitt sind in diesem Fall Anteile beider Lymphom-Entitäten erkennbar [2, 15].

Pathogenese

Die primären Lymphome der Schilddrüse gehen nahezu ausschließlich auf eine neoplastische Transformation von Zellen des Mucosa-assoziierten lymphatischen Gewebes, des sogenannten „MALT", aus [8, 9]. Hierunter versteht man das lymphatische System, das in den Schleimhäuten des Gastrointestinal- und Respirationstraktes die Aufgabe der Infektabwehr übernimmt [9]. Man unterscheidet ein primäres MALT, welches dauerhaft angelegt ist (z. B. die Peyerschen Plaques im Darm), von einem sekundären MALT, welches sich im Zuge einer Immunreaktion auch in Bereichen etablieren kann, die primär kein lymphatisches Gewebe enthalten. Das bekannteste Beispiel für die Entstehung eines sekundären Mucosa-assoziierten lymphatischen Gewebes ist die Infektion des Magens mit dem Bakterium Helicobacter pylori, welches die Infiltration der Schleimhaut mit lymphatischen Zellen bewirkt [10]. Hierbei entsteht ein klar strukturiertes lymphatisches Gewebe, in dem u. a. B-Zell-Follikel anzutreffen sind [10].

Zur Entwicklung eines sekundären MALT sind nicht nur Organe mit Schleimhautbegrenzung befähigt, sondern auch Organe, die in der Embryonalentwicklung vom Darm ausgingen und später außerhalb des Darmes zu liegen kamen. So ist es verständlich, dass auch die Speicheldrüsen und die Schilddrüse bei Immunreaktionen eine lymphozytäre Infiltration mit den typischen Eigenschaften des Mucosa-assoziierten lymphatischen Gewebes entwickeln. Ähnlich wie die Lymphome des Magen-Darm-Traktes gehen auch die primären Lymphome der Schilddrüse und der Speicheldrüsen von einer neoplastischen Transformation der Zellen des Mucosa-assoziierten lymphatischen Gewebes aus. Eine besondere Rolle spielen hierbei die Marginalzonen-B-Zellen, die sich normalerweise in der äußersten Hülle des B-Zell-Follikels aufhalten [9, 10].

Zur Pathogenese der sehr häufigen MALT-Lymphome des Magens existieren detaillierte Vorstellungen, die möglicherweise auf andere MALT-Lymphome übertragbar sind [10].

Im Magen kommt es als Reaktion auf eine Infektion mit Helicobacter pylori zu einer lokalen Vermehrung Helicobacter-pylori-spezifischer T-Zellen, die über Zytokine die im Rahmen der Infektion ebenfalls einwandernden B-Zellen zur Vermehrung anregen. Während der B-Zell-Proliferation kommt es zu einer Sequenz genetischer Unfälle, die aus einer zunächst Antigen- und T-Zell-abhängigen Zelle in einem mehrschrittigen Prozess eine Lymphomzelle werden lassen. Während die frühe niedrigmaligne MALT-Lymphomzelle in ihrem Wachstum noch von Helicobacter-pylori-spezifischen T-Zellen abhängig ist, geht diese Eigenschaft während der weiteren malignen Transformation verloren. Die Abhängigkeit der frühen transformierten Zellen von antigenspezifischen T-Zellen erklärt, warum eine Eradikation des Bakteriums durch Antibiotika von einem Rückgang der Lymphominfiltration der Magenschleimhaut begleitet ist [10].

Die für die MALT-Lymphome des Magens entwickelten pathogenetischen Vorstellungen sind auf die primären Lymphome der Schilddrüse im Gefolge einer Hashimoto-Thyroiditis übertragen worden [19]. Im Modell für die Schilddrüse kommt es unter der Einwirkung eines unbekannten Agens, möglicherweise eines Virus, zu einer immunogenen Veränderung des Schilddrüsenepithels, die eine Vermehrung von T-Helfer-Zellen zur Folge hat. Diese stimulieren die Proliferation spezifischer B-Zellen, die als Folge der Epithelveränderung in die Schilddrüse einwandern. Wie beim MALT-Lymphom des Magens soll es in einem mehrschrittigen Prozess von einer polyklonalen über eine oligoklonale zu einer monoklonalen B-Zell-Vermehrung kommen [19]. Im Zuge der B-Zell-Transformation werden die für das Stadium der Hashimoto-Thyroiditis typischen lymphoepithelialen Läsionen im Bereich der Schilddrüsenfollikel stärker ausgeprägt und führen schließlich zur Follikeldestruktion. Detaillierte immunologische Untersuchungen haben gezeigt, dass monoklonale B-Zell-Populationen bereits in einem Stadium nachweisbar sind, in dem das Gesamtbild der Veränderungen noch dem einer Hashimoto-Thyroiditis entspricht [8, 19]. Welche therapeutischen Schlussfolgerungen aus dem Nachweis eines derartigen „initialen MALT-Lymphoms“ zu ziehen sind, ist noch ungeklärt.

Im Gegensatz zu den MALT-Lymphomen des Magens liegen die MALT-Lymphome der Schilddrüse bei Diagnosestellung meist bereits in einem Stadium mit Überwiegen großzelliger Zellelemente vor. In den früher üblichen Klassifikationen wurden diese Lymphome als intermediär- oder hochmaligne bezeichnet. Nach der REAL- bzw. WHO-Klassifikation werden sie in die Gruppe der diffusen großzelligen B-Zell-Lymphome eingeordnet [2, 8, 9, 15, 19].

Die Hashimoto-Thyroiditis, auf deren Boden die primären Lymphome der Schilddrüse in der Regel entstehen, manifestiert sich meist zwischen dem 40. und 50. Lebensjahr. Schilddrüsenlymphome werden dagegen bei einem Altersmedian von 70 Jahren diagnostiziert. Hieraus lässt sich eine Latenz von 20 bis 30 Jahren zwischen dem Auftreten einer Hashimoto-Thyroiditis und der Transformation der in den Immunprozess involvierten B-Zellen zu einem manifesten Lymphom errechnen [13]. Das Risiko für einen Patienten mit einer Hashimoto-Thyroiditis, ein Schilddrüsenlymphom zu entwickeln, liegt für die gesamte Lebenszeit bei etwa 1 : 300 [13]. Gegenüber der Normalbevölkerung besteht ein etwa um den Faktor 40–80 gesteigertes Lymphomrisiko [7, 13].

Symptomatik und Diagnostik

Die Lymphome der Schilddrüse manifestieren sich als asymmetrische, mehr oder weniger rasch an Größe zunehmende Raumforderung im Halsbereich. Hierbei können Kompressionserscheinungen im Bereich des Nervus recurrens (Heiserkeit), der Luftröhre (Stridor) oder der Speiseröhre (Dysphagie) auftreten [15, 18].

Nach Durchführung einer Schilddrüsensono- und -szintigraphie erfolgt zur weiteren Abklärung des szintigraphisch dargestellten kalten Knotens zunächst eine Feinnadelpunktion. Durch den Nachweis groß- und/oder kleinzelliger lymphatischer Zellen lässt sich die Verdachtsdiagnose eines Schilddrüsenlymphoms stellen, gleichzeitig werden andere Ursachen für eine Raumforderung im Schilddrüsenbereich ausgeschlossen. Die Feinnadelpunktion selbst ist unzureichend, um ein Schilddrüsenlymphom sicher von einer Hashimoto-Thyroiditis abzugrenzen. Daher muss sich als obligater Bestandteil der Diagnostik eine Schilddrüsenbiopsie anschließen, die die Bestätigung des Verdachts und die weitere Differenzierung des Lymphoms erlaubt. Der chirurgische Eingriff ist ausschließlich diagnostischer Natur. Eine komplette Resektion der Schilddrüse ist nicht erforderlich [11].

Wie bei den nodalen Non-Hodgkin-Lymphomen schließt sich an die Diagnose die Festlegung des Ausbreitungsstadiums an. Hierzu werden Computertomographien von Hals, Thorax und Abdomen sowie eine Knochenmarkbiopsie durchgeführt. Das Ergebnis dieses „Staging“ zeigt, dass bei Diagnosestellung etwa zwei Drittel der Schilddrüsenlymphome in einem auf die Schilddrüse begrenzten Stadium (Stadium I nach der für die nodalen Lymphome entwickelten Ann-Arbor-Klassifikation) und etwa ein Viertel auf ein Stadium II beschränkt sind, welches neben der Primärlokalisation in der Schilddrüse den Befall von Lymphknoten oberhalb des Zwerchfells zulässt [2]. Fortgeschrittene Stadien, mit Befall von Lymphknotenstationen unterhalb des Zwerchfells (Stadium III) oder einem disseminierten Befall anderer Organe, insbesondere des Knochenmarks (Stadium IV), machen weniger als 10 % der Fälle aus.

Therapie und Prognose

Da primäre Schilddrüsenlymphome sehr selten sind und jede einzelne Institution nur über eine begrenzte Behandlungserfahrung verfügt, existieren keine klaren Richtlinien für das beste therapeutische Vorgehen. Die Empfehlungen ergeben sich aus retrospektiven Analysen oder aus Analogieschlüssen zu den nodalen Lymphomen. Da die Lymphome meist lokal begrenzt und überwiegend hochmaligne sind, erfolgt die Therapie fast immer in kurativer Absicht.

Die Tabelle fasst das retrospektiv erfasste therapeutische Vorgehen in vier größeren Patientenkollektiven zusammen [1, 4, 20, 21]. In dem fünfzehn Jahre umfassenden Zeitraum lässt sich im Stadium I oder II ein Trend von einer reinen Lokaltherapie (in der Regel Bestrahlung) zu einer frühzeitigen systemischen Chemotherapie ablesen [1]. Grund für diese Entwicklung ist die Tatsache, dass bei einer reinen Lokaltherapie etwa ein Drittel der Patienten mit Stadium I oder II einen Rückfall außerhalb des Strahlenfelds erleidet [3].

Tabelle 1: Primäre Schilddrüsenlymphome: Therapeutisches Vorgehen in den Stadien I und II

	Vigliotti et al., 1986 [21]	Tsang et al., 1993 [20]	Ha et al., 2001 [4]	Belal et al., 2001 [1]
Patientenzahl	38	39	51	52
hochmaligne Lymphome	84 %	92 %	96 %	100 %
alleinige Resektion	8 %	0 %	8 %	6 %
Radiotherapie	39 %	46 %	35 %	4 %
Chemotherapie	16 %	8 %	10 %	25 %
Radiochemotherapie	37 %	46 %	47 %	65 %
5 Jahre rezidivfreies Überleben	64 %	66 %	64 %	72 %

Nach eigener Auffassung bietet es sich beim derzeitigen Kenntnisstand an, die bei den nodalen Non-Hodgkin-Lymphomen erarbeiteten Therapieprinzipien auf die primären Schilddrüsenlymphome zu übertragen. Dementsprechend würde bei den häufigen hochmalignen Lymphomen primär eine Polychemotherapie zur Anwendung kommen. Die anschließende Bestrahlung der Restschilddrüse oder besonders ausgedehnter Lymphommanifestationen wird empfohlen. Der Nutzen dieser Maßnahme wurde jedoch noch nicht durch kontrollierte Studien belegt. Bei den seltenen niedrigmalignen Non-Hodgkin-Lymphomen würde man in Anlehnung an das Vorgehen bei den nodalen Lymphomen in den Stadien I oder II eine kurativ intendierte Strahlentherapie durchführen.

Die Prognose der primären Schilddrüsenlymphome ist mit einer rezidivfreien Fünf-Jahre-Überlebensrate von etwa 70 % gegenüber den nodalen Non-Hodgkin-Lymphomen sehr gut. Die bisherigen Veröffentlichungen ergaben - möglicherweise als Folge der kleinen Fallzahlen - keinen Hinweis auf eine Abhängigkeit der Prognose vom histologischen Subtyp oder der gewählten Therapieform. Aus verschiedenen Veröffentlichungen lässt sich ableiten, dass die initiale Ausbreitung des Lymphoms den wichtigsten Prognosefaktor darstellt [1, 15, 20]. So liegt das Gesamtüberleben von Patienten im Stadium I nach zehn Jahren bei 100 % [15]. Bei Vorliegen eines sehr großen Primärtumors [20] oder Übergang in ein Stadium II [15], insbesondere mit Befall der mediastinalen Lymphknoten [1], sinkt die Zehn-Jahre-Überlebensrate auf etwa 30 %.

Literatur

[1] Belal, A. A., A. Allam, A. Kandil et al.: Primary thyroid lymphoma: a retrospective analysis of prognostic factors and treatment outcome for localized intermediate and high grade lymphoma. Am. J. Clin. Oncol. 24 (2001) 299–305.

[2] Derringer,G. A., L. D. Thompson, R. A. Frommelt et al.: Malignant lymphoma of the thyroid gland: a clinicopathologic study of 108 cases. Am. J. Surg. Pathol. 24 (2000) 623–639.

[3] Doria, R., J. F. Jekel, D. L. Cooper: Thyroid lymphoma. The case for combined modality therapy. Cancer 73 (1994) 200–206.

[4] Ha, C. S., K. M. Shadle, L. J. Medeiros et al.: Localized non-Hodgkin lymphoma involving the thyroid gland. Cancer 91 (2001) 629–635.

[5] Harris, N. L., E. S. Jaffe, J. Diebold et al.: World Health Organization classification of neoplastic diseases of the hematopoietic and lymphoid tissues: report of the Clinical Advisory Committee meeting-Airline House, Virginia, November 1997. J. Clin. Oncol. 17 (1999) 3835–3849.

[6] Harris, N. L., E. S. Jaffe, H. Stein et al.: A revised European-American classification of lymphoid neoplasms: a proposal from the International Lymphoma Study Group. Blood 84 (1994) 1361–1392.

[7] Holm, L. E., H. Blomgren, T. Lowhagen: Cancer risks in patients with chronic lymphocytic thyroiditis. N. Engl. J. Med. 312 (1985) 601–604.

[8] Hyjek, E., P. G. Isaacson: Primary B cell lymphoma of the thyroid and its relationship to Hashimoto's thyroiditis. Hum. Pathol. 19 (1988) 1315–1326.

[9] Isaacson, P. G.: Lymphoma of the thyroid gland. Curr. Top. Pathol. 91 (1997) 1–14.

[10] Isaacson, P. G.: Gastric MALT lymphoma: from concept to cure. Ann. Oncol. 10 (1999) 637–645.

[11] Kossev, P., V. Livolsi: Lymphoid lesions of the thyroid: review in light of the revised European-American lymphoma classification and upcoming World Health Organization classification. Thyroid 9 (1999) 1273–1280.

[12] Laing, R. W., P. Hoskin, B. V. Hudson et al.: The significance of MALT histology in thyroid lymphoma: a review of patients from the BNLI and Royal Marsden Hospital. Clin. Oncol. (R. Coll. Radiol.) 6 (1994) 300–304.

[13] Pedersen, R. K., N. T. Pedersen: Primary non-Hodgkin's lymphoma of the thyroid gland: a population based study. Histopathology 28 (1996) 25–32.

[14] Pledge, S., E. M. Bessell, I. H. Leach et al.: Non-Hodgkin's lymphoma of the thyroid: a retrospective review of all patients diagnosed in Nottinghamshire from 1973 to 1992. Clin. Oncol. (R. Coll. Radiol.) 8 (1996) 371–375.

[15] Skacel, M., C. W. Ross, E. D. Hsi: A reassessment of primary thyroid lymphoma: high-grade MALT-type lymphoma as a distinct subtype of diffuse large B-cell lymphoma. Histopathology 37 (2000) 10–18.

[16] Staunton, M. D., W. P. Greening: Clinical diagnosis of thyroid cancer. Br. Med. J. 4 (1973) 532–535.

[17] Sutcliffe, S. B., M. K. Gospodarowicz: Localized extranodal lymphomas. In: Keating, A., J. Armitage, A. Burnett et al. (Hg.): Haematological Oncology. Cambridge Medical Reviews, Cambridge 1992, 189–222.

[18] Sutcliffe, S. B., M. K. Gospodarowicz: Primary extranodal lymphomas. In: Canellos, G. P., T. A. Lister, J. L. Sklar (Hg.): The Lymphomas. W. B. Saunders Company, Philadelphia 1998, 449–479.
[19] Tiemann, M., R. Asbeck, H. H. Wacker: Clonal B-cell reaction in Sjögren disease and Hashimoto autoimmune thyroiditis. Pathologe 17 (1996) 289–295.
[20] Tsang, R. W., M. K. Gospodarowicz, S. B. Sutcliffe et al.: Non-Hodgkin's lymphoma of the thyroid gland: prognostic factors and treatment outcome. The Princess Margaret Hospital Lymphoma Group. Int. J. Radiat. Oncol. Biol. Phys. 27 (1993) 599–604.
[21] Vigliotti, A., J. S. Kong, L. M. Fuller et al.: Thyroid lymphomas stages IE and IIE: comparative results for radiotherapy only, combination chemotherapy only, and multimodality treatment. Int. J. Radiat. Oncol. Biol. Phys. 12 (1986) 1807–1812.

Diskussion

Grußendorf:
Sie sagten, dass die Zytologie nicht sehr aussagekräftig sei. Wie ist es denn mit der Molekularbiologie in der Zytologie, gibt es Marker?

Dührsen:
Die Molekularbiologie kann Ihnen eine Monoklonalität nachweisen, indem Sie die Immunglobulin-Rearrangements nachweisen können, aber Sie können damit nicht zeigen, ob etwas hoch oder niedrig maligne ist. Denn hoch oder niedrig maligne wird eben überwiegend am histologischen Bild im Gewebekontext definiert.

Grußendorf:
Das ist klar, aber Lymphom und Hashimoto schon – Differentialdiagnose Lymphom oder Nonlymphom, das schon.

Dührsen:
Das schon, aber das sehen Sie in der Regel auch unter dem Mikroskop.

Schwartz:
Herr Dührsen, ich möchte mit Ihnen einen Club gründen, ich sah in letzter Zeit zwei solche Lymphome nacheinander aus anderer Sicht. Wir entlassen aus unserer Diagnostik in der Nuklearmedizin mindestens alle paar Monate 300 Patienten, 1 zu 300 nannten Sie, mit einer Hashimoto-Thyroiditis als Diagnose und empfehlen, was therapeutisch weiter zu tun ist. Und an dieser Stelle möchte ich über das Ergebnis, das wir retrospektiv bei diesen Patienten gewonnen haben, berichten. Sie sagten, aus der Nadelbiopsie ist nicht viel zu sehen, das war bei uns genau so. Nadelbioptisch waren beide nicht von einer Hashimotostruma zu unterscheiden, sonographisch waren sie nicht zu unterscheiden, es gab also keinerlei Kriterien, mit denen wir aus der Diagnose Hashimoto in die Diagnose Lymphom kommen konnten. Retrospektiv gab es aber zwei Dinge, nämlich dass entgegen dem Üblichen die Hashimotostruma plötzlich anfing zu wachsen

und zweitens bei der Aufarbeitung der Szintigramme gesehen wurde, dass progrediente Parenchymdefekte im Szintigramm entstanden waren.

Angesichts der größer werdenden Zahl diagnostizierter Autoimmunthyreopathien sowie der im Vortrag von Herrn Dührsen genannten Häufigkeit der Entwicklung eines Lymphoms auf dem Boden der Hashimotothyroiditis von 1 : 300 erscheint ein Konzept für die Verlaufskontrolle dieser Erkrankung erforderlich.

Hierbei sehen wir einige Besonderheiten:

- Die Erstdiagnose ist oft nur ein Zufallsbefund ohne klinische Behandlungsbedürftigkeit.
- Das sonographische Bild der Hashimotothyroiditis unterscheidet sich nicht von dem eines Lymphoms.
- Die Feinnadelbiopsie kann einen falsch negativen zytologischen Befund ergeben.

Dührsen:
Wenn ich das richtig verstanden habe, hatten Sie im Verlauf bei den Szintigraphien zunehmende Parenchymdefekte gesehen.

Schwartz:
Jawohl.

Dührsen:
Über welch einen Zeitraum erstreckte sich das?

Schwartz:
Knapp zwei Jahre. Es war bei einer 63-jährigen Patientin, die wegen beiderseitiger Struma nodosa bei klinischer Euthyreose zur Erstuntersuchung kam. Die Schilddrüse war druckempfindlich und mäßig vergrößert tastbar; Halsumfang 39,5 cm. Nach vorangegangener Abnahme hatte das Körpergewicht wieder zugenommen. Es bestand seit einiger Zeit Heiserkeit.

Labor:	Ft4	11,9	pmol/l	(9,00–25,70)
	TSH	4,8	mE/l	(0,30–4,0)
	TRAK	< 5,0	E/l	(< 9–14)
	TAK	167	E/ml	(< 100–200)
	MAK	784	E/ml	(< 100) (anti-TPO)

Sonographie: Allseitig verminderte Echogenität sowie beiderseits auch etwas echoreichere noduläre Strukturen und kleinzystische Veränderungen.

Szintigraphie: Das funktionstüchtige Schilddrüsengewebe stellte sich auf kleinerer Fläche dar, als es nach dem sonographischen Befund zu erwarten gewesen wäre. Links war die Tc 99m-Verteilung regelrecht, rechts fanden sich bei insgesamt geringerer Aktivität auch deutliche umschriebene Aktivitätsverminderungen; Tc 99m-Uptake 1,1 %.

Punktionszytologie: Amorphes eiweißarmes Material mit Blutbestandteilen sowie wenigen einzeln oder in kleinen Gruppen liegenden Thyreozyten, die aktiviert erscheinen. Daneben stellenweise vermehrt Lymphozyten sowie zahlreiche unterschiedlich große Gruppen von zum Teil lädierten Lymphozyten. Einzelne kleine Gruppen von Onkozyten. Einzelne Histiozyten. Der Befund ist mit einer chronischen lymphozytären Thyroiditis vereinbar; Gruppe II (Dr. Wittstock, Pathologisches Institut am Klinikum Schwerin).

Bei der Wiedervorstellung etwa sieben Monate später hatte die Struma trotz zwischenzeitlicher Thyroxin-Substitution an Größe und Konsistenz zugenommen, Halsumfang 41,5 cm. Sonographisch bestand weiterhin eine überwiegend echoarme Binnenstruktur. Szintigraphisch stellte sich der linke Lappen unverändert dar, rechts war kein funktionstüchtiges Parenchym mehr nachweisbar; Tc 99m-Uptake 0,9 %.

Labor:	Ft4	11,4	pmol/l
	TSH	7,7	mE/l
	TRAK	< 5,0	E/l
	TAK	165	E/ml
	MAK	898	E/ml

Die lokale Kompressionssymptomatik zwang zur Operation mit dem Ergebnis eines diffusen großzelligen B-Zell-Lymphoms (WHO-Klassifizierung), weswegen die Patientin postoperativ eine Chemotherapie erhielt.

Aus dieser Kasuistik leiten sich folgende Konsequenzen ab:

- Eine Autoimmunthyroiditis darf nicht ohne Kontrolle bleiben.

Für die von Herrn Dührsen vorgeschlagene Biopsie im Rahmen der Verlaufskontrolle sollten folgende Indikationen gelten:

- persistierende Autoimmunthyroiditis,
- zunehmendes Strumawachstum (trotz Thyroxinsubstitution),
- progrediente Defekte im Szintigramm (trotz gleichbleibendem sonographischen und negativem zytopathologischen Befund).

Falls bei der Kontrolle wegen Hypothyreose bereits Substitutionsbedürftigkeit besteht, sollte Thyroxin für etwa sechs Wochen abgesetzt und vier Wochen lang durch Triiodthyronin ersetzt werden. Hierdurch lässt sich die zur Szintigraphie erforderliche Substitutionspause auf zwei Wochen verkürzen (Vorgehen wie bei der szintigraphischen Verlaufskontrolle eines Schilddrüsenkarzinoms).

Im weiteren sollten die bereits vorliegenden Erfahrungen in der Anwendung von rekombinantem TSH statt der empfohlenen Medikationspause für die Diagnostik des

Lymphoms überprüft werden. Außerdem liegen bereits Erfahrungen über die Anwendung von markiertem MIBI und ähnlichen Komplexen vor, deren Nutzbarkeit neben oder statt Tc 99m-Pertechnetat zu verallgemeinern wäre.

Mann:
Deswegen meine Frage vielleicht an Herrn Dührsen nochmal. Wie ist denn die Dynamik dieses Lymphomwachstums? Passiert das innerhalb von Wochen oder Monaten oder innerhalb von einem Jahr – wie entwickelt sich das? Wir in Mitteleuropa beobachten überwiegend die athrophe Thyroiditis, während man z. B. in Japan die hypertrophe Form mit knotigen Veränderungen hat. Damit ist es eigentlich bei uns eher leichter möglich, ein Wachsen der Schilddrüse bei einer ansonsten athrophen Schilddrüse festzustellen.

Dührsen:
Zu dieser Frage kann ich nur spekulieren. Es ist so, dass, wenn man retrospektiv Schilddrüsenbiopsate von Patienten mit einer Hashimoto-Thyroiditis aufarbeitet, man bei 1–2 % feststellt, dass die Patienten nicht nur eine Hashimoto-Thyroiditis, sondern auch ein malignes Lymphom hatten. Völlig asymptomatisch. Ob die dann falsch behandelt worden sind, ob man ihnen andere Maßnahmen hätte angedeihen lassen sollen, weiß beim heutigen Kenntnisstand kein Mensch. Mit anderen Worten, wahrscheinlich erstreckt sich die Lymphomentwicklung über viele Jahre. Das, was wir überwiegend sehen, ist, wenn das Kind anfängt, in den Brunnen zu fallen und das Lymphom hochmaligne wird. Und dann ist es so, wie bei der von mir erwähnten 33-jährigen Frau, deren Ehemann bemerkte, dass ein Schilddrüsenknoten innerhalb weniger Tage rasch größer wurde. Zu dem anderen von mir erwähnten Fall bleibt nachzutragen, dass das Lymphom eigentlich eine Zufallsdiagnose war. Die Dame wurde wegen einer Knotenstruma komplett thyroidektomiert. In einem einzigen von zahlreichen Knoten wurde die Diagnose eines hochmalignen Lymphoms gestellt. Als sie zu mir kam, hatte sie bereits Lymphknoten im Halsbereich und im Mediastinum. Das heißt, da war zufällig in einem Moment ein Lymphom diagnostiziert worden, als es gerade dabei war, zu explodieren. Die Antwort auf Ihre Frage wird wahrscheinlich sein, dass die Größenzunahme in dem Moment, wo das Lymphom hochmaligne wird, rasant vor sich geht, also in der Größenordnung von wenigen Wochen. Ein niedrigmalignes Lymphom kann wahrscheinlich von der Hashimoto-Thyroiditis klinisch lange Zeit überhaupt nicht differenziert werden.

Mann:
Was Sie jetzt nicht erwähnt hatten, war ja auch noch eine schwierige andere Differentialdiagnose, nämlich zum anaplastischen Schilddrüsenkarzinom. Das ist, sozusagen, wenn es rasch mit großer Raumforderung wächst und echoarm ist, durchaus auch mal möglich. Das muss man zumindest auch bedenken, wobei wir da natürlich mit der Feinnadelpunktion wieder weiterkommen würden.

Dührsen:
Deswegen ist die Feinnadelpunktion im Wesentlichen dafür da, um Anderes, Schlimmeres auszuschließen, um dann bei Nachweis eines Lymphoms die richtigen Wege zu gehen, als ersten Schritt die Biopsie vorzunehmen und die Schilddrüse stehen zu lassen.

Eckstein:
Ich würde noch gerne eine Anmerkung aus der Augenheilkunde machen, wenn ich schon mal da bin. Ich habe jetzt vor kurzem einen ganz interessanten Vortrag gehört über eine leicht erhöhte Assoziation auch orbitaler, bilateraler Lymphome mit endokriner Orbitopathie. Das ist eine Veröffentlichung, die jetzt in Kürze erscheinen wird aus dem Moorfield's Eye Hospital. Sie hatten über 1000 Patienten mit endokriner Orbitopathie aufgearbeitet und eine sechsfach erhöhte Inzidenz orbitaler Lymphome im Vergleich zur Normalpopulation gefunden.

Hyperemesis gravidarum und Hyperthyreose – Differentialdiagnostik der Gestationshyperthyreose, transienten Hyperthyreose bei Hyperemesis gravidarum (THHG) und persistierenden Form der Hyperthyreose in der Schwangerschaft

U. Neeb, A. Niesel, F. Schuppert

Einleitung

Mit einer Häufigkeit von 0,05 % ist die Hyperthyreose nach dem Diabetes mellitus (Frequenz 0,2 %) die zweithäufigste endokrine Störung in der Schwangerschaft [9]. Die Grundumsatzerhöhung in der Schwangerschaft um etwa 20 % kann die klinischen Symptome einer Hyperthyreose wie z. B. innere Unruhe, Müdigkeit, Herzklopfen, Schwitzen und Schwäche kaschieren. Milde Verläufe der Schilddrüsenüberfunktion können übersehen werden, da die physiologischen Veränderungen in der Schwangerschaft einer Hyperthyreose ähneln. In der Regel sind eine immunologische Genese, z. B. Hyperthyreose vom Typ Basedow, ein autonomes Adenom oder eine diffuse bzw. disseminierte Autonomie bei Struma nodosa Ursachen der Hyperthyreose. Sie bestehen meist schon vor Eintritt der Gravidität und halten auch postpartal an. Es kann aber auch in einer normalen Schwangerschaft, Mehrlingsschwangerschaft, bei Trophoblasterkrankungen oder Hyperemesis gravidarum zur Gestationshyperthyreose, zu vorübergehend erniedrigten oder nicht nachweisbaren Thyroidea-stimulierenden-Hormon (TSH)- Werten kommen [3, 4, 10]. Dabei werden strukturelle Ähnlichkeiten zwischen dem humanem Choriongonadotropin (hCG)- und TSH-Molekül als Ursache für die Schilddrüsenstimulation diskutiert [3, 16]. Die Gestationshyperthyreose mit oft wenig spezifisch klinischer Symptomatik kann von dem klinisch belastenderen Verlauf der Transienten Hyperthyreose bei Hyperemesis gravidarum (THHG) [2] abgegrenzt werden. Beide Formen treten ausschließlich in der Schwangerschaft auf und verlaufen selbstlimitierend.

In dieser Arbeit werden drei Kasuistiken von Patientinnen mit der persistierenden Form der Hyperthyreose in der Frühschwangerschaft vorgestellt, die nur durch eine Hyperemesis symptomatisch wurden.

Ergebnisse

Patientinnen mit persistierender Übelkeit und Erbrechen in der Frühschwangerschaft wurden stationär aufgenommen, wenn diese Symptome durch eine ambulante Behandlung nicht beeinflussbar waren. Sie wurden als hyperemetisch eingestuft, wenn im 1. Trimester der Schwangerschaft neben schwerer Emesis und Nausea auch Ketonurie (semiquantitativer Nachweis im Urin: +++) und Gewichtsverlust vorlagen. Andere mögliche Gründe für das Erbrechen wie gastrointestinale, hepatobiliäre, urogenitale und medikamentös-toxische Ursachen wurden ausgeschlossen. Nach Funktionsstörungen der Schilddrüse wurden bei Aufnahme gefragt. Alle Patientinnen waren, abgesehen von Übelkeit und Erbrechen, asymptomatisch bezüglich hyperthyreose-spezifischer Beschwerden. Sonographisch wurden intakte Schwangerschaften mit unauffälliger Plazenta nachgewiesen. Die Patientinnen erhielten zunächst eine Infusionslösung unter Zusatz von Metoclopramid und Elektrolytsubstitution. Waren die oben genannten harten Kriterien der Hyperemesis nicht erfüllt, so fühlten sich die Patientinnen bereits nach 12 bis 24 Stunden beschwerdefrei, so dass die Infusionsmenge reduziert oder die Infusion ganz gestoppt wurde. Bei den übrigen, bislang therapierefraktären Schwangeren wurden die Schilddrüsenwerte im Serum überprüft. Dabei ergaben sich folgende Kasuistiken:

- *Patientin 1:* 32-jährige I.-Gravida/0-Para; Aufnahme in der 9. SSW; Gewichtsabnahme um vier kg, entspricht 6,6 % des Ausgangsgewichtes; andere Hyperthyreose-spezifische Symptome nicht nachweisbar; klinische Untersuchung ohne Besonderheiten; *EKG:* Sinusrhythmus, 87/min, keine Erregungsrückbildungsstörungen; *Labor:* TT4 20,83 µg/100 ml, (normal: 4,5–12 µg/100 ml), TBG 37,9 µg/ml (normal 12,0–30 µg/ml), FT4-Index (TT4/TBG) 0,55 (normal 0,25–0,5), fT3 5,39 (normal 1,45–3,4 pg/ml), TT3 3,26 pg/ml (normal 0,45–2,0), TSH 0,021 µU/ml (normal 0,3–4,0 µU/ml), Schilddrüsenautoantikörper gegen Thyreoglobulin, Schilddrüsenperoxidase und den TSH-Rezeptor im Normbereich bzw. nicht nachweisbar. *Schilddrüsensonographie:* mit 7 ml tendenziell kleine Schilddrüse, unauffälliges Echomuster, duplexsonographisch mittelgradig gesteigerte Durchblutung, sonst unauffällige Sonographie des Halses; Verdacht auf eine antikörpernegative Immunthyreopathie als Ursache der Hyperthyreose; Bei persistierender Erhöhung des TT4 und TT3 unter 2 × 10 mg Thiamazol per os erfolgte die Umstellung auf Thiamazol 20 mg i. v. täglich, worunter die Schilddrüsenwerte gut rückläufig waren und sich bei der Entlassung in der 12. SSW im oberen Normbereich fanden. Wegen Anstieg der Cholestaseparameter wurde dann im Verlaufe der Schwangerschaft auf Propylthiouracil 2 × 50 mg umgestellt. Der weitere Schwangerschaftsverlauf war komplikationslos mit Spontangeburt am errechneten Termin. Das Neugeborene zeigte eine CRP-Erhöhung, so dass die stationäre Überwachung in einer Kinderklinik erfolgte. Postpartal bestand bei der Mutter eine euthyreote Stoffwechsellage unter 25 mg/d Propylthiouracil, das noch bis vier Monate nach der Geburt weitergegeben wurde und dann erfolgreich abgesetzt werden konnte.
- *Patientin 2:* 24-jährige I.-Gravida/0-Para, Geminigravidität; Gewichtsabnahme um 0,5 kg, entsprechend 0,6 % des Ausgangsgewichtes; stationäre Aufnahme in der 11. SSW; *Labor:* TT4 > 24 µg/100 ml, fT3 6,89 pg/ml, TSH < 0,01 µU/ml;

TBG wurde leider nicht bestimmt, so dass der FT4-Index nicht zu errechnen war. Schilddrüsenautoantikörper waren nur in nicht signifikanter Titerhöhe nachzuweisen. *Schilddrüsensonographie:* normal große Schilddrüse, Volumen ca. 11 ml, Echomuster o. B., Verdacht auf diffuse Autonomie als Ursache der Hyperthyreose; Initial Einnahme von 20 mg/d Thiamazol, das bis auf 5 mg jeden zweiten Tag ab der 23. SSW reduziert werden konnte. In der 36 + 0. SSW primäre Sectio caesarea wegen führendem ersten Zwilling in Beckenendlage; zweiter Zwilling in Schädellage; Die Neugeborenen waren knapp reif, das Gedeihen unauffällig. Die Patientin stillte ab. Fortführung der Thiamazol-Einnahme in niedriger Dosierung postpartal. Der Verdacht auf eine disseminierte Autonomie stützt sich auch auf den späteren Verlauf (siehe unten), da postpartal keine Normalisierung der Schilddrüsenwerte eintrat.

- *Patientin 3:* 42-jährige III.-Gravida/II.-Para, Zustand nach zweimaligem Spontanpartus; stationäre Aufnahme in der 9. SSW, Gewichtsabnahme um 0,5 kg, entsprechend 0,9 %; *Labor:* TT4 > 24 , TBG 32,7 µg/ml, FT4-Index 0,74, fT3 8,01 pg/ml, TSH < 0,01 µU/ml; mit 298 U/ml erhöhte Antikörper gegen Thyreoglobulin und mit 987 U/ml Auotantikörper gegen Schilddrüsenperoxidase erhöht, allerdings kein Hinweis aufTSH-Rezeptor-Autoantikörper; Schilddrüse palpatorisch vergrößert. *Schilddrüsensonographie:* massiv vergrößerter Schilddrüsenlappen links, Volumen ca. 70 ml; duplexsonographisch Verdacht auf multiple autonomieverdächtige Knoten; rechter Schilddrüsenlappen mit einem Volumen von 8 ml unauffällig; zunächst Einnahme von 2 × 10 mg/d Thiamazol; Reduzierung bis auf 2 × 5 mg/d; Am errechneten Termin erfolgte die sekundäre Sectio caesarea wegen pathologischem CTG. Das Neugeborene war unauffällig. Auch postpartal euthyreote Stoffwechsellage bei noch erniedrigtem TSH; bei vorbestehender Struma wurde trotz der Antikörper gegen Thyreoglobulin und Schilddrüsenperoxidase von einer multifokalen Autonomie als Ursache der Hyperthyreose ausgegangen und zur Operation geraten, wozu sich die Patientin aber bislang nicht entschließen konnte.

Bei allen 3 Patientinnen sistierte die Hyperemesis nach Normalisierung der Schilddrüsenwerte.

Erörterung

Übelkeit und Erbrechen sind häufige Symptome in der Schwangerschaft, speziell im ersten Trimester, und zeigen ein breites Spektrum von der „einfachen" morgendlichen Übelkeit bis zur Hyperemesis mit Gewichtsverlust und schwerer Dehydratation. Mori und Mitarbeiter [12] fanden bereits bei dem gewöhnlichen morgendlichen Schwangerschaftserbrechen einen Zusammenhang mit der Schilddrüsenfunktion: eine positive Korrelation zwischen Emesis, fT3 und hCG und eine negative Korrelation mit TSH. Dieser Zusammenhang wird bei Hyperemesispatientinnen kontrovers beurteilt [1, 5,

8], wobei eine einheitliche Definition des Symptoms Hyperemesis aus der Literatur nicht zu erheben ist. Bei Gewichtsabnahme um 5 % wird jedoch nach Goodwin und Mitarbeitern [5] sowie Bouillon und Mitarbeitern [1] in 70 % der Fälle eine Korrelation zwischen Hyperemesis und dem Grad der Hyperthyreose festgestellt.

hCG wird immer wieder als thyreotroper Faktor [3] diskutiert. Strukturelle Homologien zwischen hCG und TSH sowie deren Rezeptoren sind wohl die Voraussetzung für die Reaktion von hCG mit dem TSH-Rezeptor [16]. Die Serumkonzentration des intakten hCG-Moleküls korreliert schwach , die der hCG-Isoformen- nachgewiesen bei Trophoblasterkrankungen und in der normalen Schwangerschaft- signifikant mit der thyreotropen Aktivität [3, 6]. Dies wird auf einen reduzierten Sialinsäuregehalt, Veränderungen in der 47/48-Peptid-Bindung des hCG und Fehlen der ß-Untereinheit (ß-CTP) des hCG-Moleküls zurückgeführt [6, 16]. Eine der Aufgaben der ß-CTP-Einheit mag sein, vor Hyperthyreose im ersten Schwangerschaftsdrittel zu schützen, wenn große Mengen hCG aus der Plazenta anfluten [16]. Von Rodien und Mitarbeitern wird auch die Möglichkeit einer Mutation des TSH-Rezeptors vermutet [13].

Neben der Hyperthyreose wird auch hohen, hCG-induzierten Estradiol-Konzentrationen im Serum eine wichtige Rolle bei der Entstehung der Hyperemesis gravidarum zugeschrieben [3, 5]. HCG stimuliert das Corpus luteum zur Estradiol- und Progesteron-Sekretion und verursacht auch eine vermehrte Aromatisierung von plazentaren Steroiden [5, 15]. Für einen zusätzlichen Einfluss des Estradiol spricht auch die Beobachtung von Kirshon und Mitarbeitern [7]: Sie fanden keine Besserung der Emesis nach Erreichen der Euthyreose bei einer zuvor hyperthyreoten Gravida. Erst nach der Entbindung sistierten Übelkeit und Erbrechen. Nach Goodwin und Mitarbeitern [5] spielen hCG bzw. seine Isoformen also nicht nur eine wichtige Rolle bei der Schilddrüsenstimulation, sondern auch bei der Auslösung des Erbrechens von Patientinnen mit Hyperemesis gravidarum.

Sistiert die hCG-induzierte TSH-Stimulation mit hyperthyreoter Stoffwechsellage vor der 18. SSW wird von einer passageren oder Gestationshyperthyreose (Inzidenz: 2–3 %) gesprochen [3]. Sie ist definiert als biochemische Veränderung mit subnormalem oder nicht nachweisbarem TSH sowie erhöhter fT4-Konzentration bei fehlenden schilddrüsen-stimulierenden Antikörpern [3, 4, 5]. Ab dem 2. Trimester bessern sich die Serumparameter in Abhängigkeit von den fallenden hCG-Werten. Glinoer (3) fand nur bei der Hälfte dieser Patientinnen hyperthyreose-spezifische klinische Symptome wie Gewichtsverlust, Müdigkeit oder Tachykardie. Ein schwerer Verlauf der Gestationshyperthyreose ging aber bei allen Schwangeren mit einer Hyperemesis einher und wird von Caffrey [2] als „transient hyperthyroidism of hyperemesis gravidarum (THHG)“ bezeichnet. Therapeutisch wird die vorübergehende Gabe eines Beta-Blockers, jedoch nicht eines Thyreostatikums angeraten.

Bei den in den Kasuistiken erwähnten Patientinnen wurde die Schilddrüsenüberfunktion erst durch die Hyperemesis in der Frühschwangerschaft symptomatisch. Ein kausaler Bezug zur Schwangerschaft konnte ausgeschlossen werden, da die Hyperthyreose über die 18. SSW hinaus persistierte. Die Schilddrüsenfunktion normalisierte sich bei der Patientin mit der vermutlich autoantikörpernegativen Immunthyreopathie (Patientin 1) vier Monate postpartal, wobei bekannt ist, das die ersten sechs Monate post partum eine immunologisch instabile Phase sind. Eine Schilddrüsenautonomie war anfangs in Erwägung gezogen worden. Bei einer postpartalen Euthyreose kommt diese ursächlich jedoch nicht in Frage. Bei den Patientinnen mit Verdacht auf diffuse Autonomie (Patientin 2) und autonomen Schilddrüsenknoten (Patientin 3) blieb eine antithyroidale Therapie auch nach Beendigung der Schwangerschaft erforderlich. Insbesondere der postpartale Verlauf mit fehlender Normalisierung der Schilddrüsenwerte unterstützt den Verdacht auf Autonomie.

Die Ähnlichkeit zwischen physiologischen Veränderungen in der Schwangerschaft und einer Hyperthyreose, z. T. schwer interpretierbare Schilddrüsenwerte in graviditate, unterschiedliche Schweregrade einer Hyperemesis gravidarum, Gestationshyperthyreose, THHG und die eventuell vorliegende persistierende Form einer Hyperthyreose erschweren Differentialdiagnostik und -therapie beim erstmaligen Zusammentreffen von Hyperemesis, Hyperthyreose und Schwangerschaft. Die „echte" Hyperthyreose wird gemäß den Erfahrungen mit unseren Patientinnen um so wahrscheinlicher, je weniger die Hyperemesis auf eine konventionelle Infusionsbehandlung mit Antiemetika anspricht und je deutlicher die Laborwerte im Sinne einer Hyperthyreose ausfal-

Tabelle 1: Vergleich zwischen Gestationshyperthyreose bzw. THHG und der persistierenden Form der Hyperthyreose in der Schwangerschaft

	Gestationshyperthyreose	persistierende Form der Hyperthyreose
Ätiologie	hCG induzierte Schilddrüsenstimulation, Mutation des TSH- Rezeptors	meist schon vor der Schwangerschaft bestehende Schilddrüsenfunktionsstörung
Häufigkeit	2–3 %	≤ 0,05 %
Symptome	hyperthyreose- spezifische Symptome oft larviert, in ausgeprägten Fällen immer Hyperemesis (THHG)	hyperthyreose- spezifische Symptome oft larviert
Labor	meist nur leichte bis mäßige Erhöhung der Schilddrüsenwerte, keine Schilddrüsen-Auto-Antikörper	deutliche Schilddrüsenfunktionsstörung, evtl. Schilddrüsenautoantikörper
Verlauf	Remission nach ca. 18 Schwangerschaftswochen	persistierend in der Schwangerschaft, auch postpartal
Therapie	gelegentlich Beta-Blocker, Ansprechen der Emesis auf Antiemetika	Thyreostatika, auch Besserung der Emesis durch Thyreostatika
Prognose	keine fetale oder maternale Gefährdung	erhöhte Abort- und Frühgeburtenrate, niedriges Geburtsgewicht, Eklampsie u. a.

len. Der Nachweis von Schilddrüsenautoantikörpern weist ebenfalls auf eine fehlende Schwangerschaftsassoziation hin [2, 3].

Shulman und Mitarbeiter [14] empfehlen eine thyreostatische Therapie nach einwöchiger konservativer Behandlung der Hyperemesis. Nach unserer Meinung ist bei exzessiv hohen Schilddrüsenwerten und klinischer Auffälligkeit schon ein früherer Therapiebeginn ratsam, weil eine unbehandelte persistierende Thyreotoxikose zu ernsthaften mütterlichen (Erbrechen, Eklampsie) und fetalen (Abort, Wachstumsretardierung, vorzeitige Wehen) Komplikationen führen kann. Für die Gestationshyperthyreose und ihre schwere Verlaufsform THHG lassen sich jedoch keine Unterschiede im geburtshilflichen Management und neonatalen Ergehen im Vergleich zur normalen Schwangerschaft zeigen [3, 4, 8], siehe Tabelle 1.

Zusammenfassung

Diskutiert wurden drei Kasuistiken von Patientinnen mit Hyperthyreose, die nur durch eine Hyperemesis in der Frühschwangerschaft symptomatisch wurden.

Die wenig spezifische klinische Symptomatik einer Hyperthyreose ist durch die hypermetabolen Schwangerschaftsvorgänge oft larviert. Persistierende Hyperemesis, Ketonurie und Gewichtsverlust in der Frühschwangerschaft waren die Leitsymptome, die zur Diagnose einer persistierenden Hyperthyreose führten.

- *Patientin 1:* Autoantikörpernegative Immunthyreopathie
- *Patientin 2:* Disseminierte Autonomie
- *Patientin 3:* Multifokale Autonomie

Hyperemesis kann das einzige Symptom einer Hyperthyreose in der Schwangerschaft sein. Fehlende Schilddrüsenautoantikörper und der selbstlimitierende Verlauf bis zur 18. SSW sind Hinweise auf die Gestationshyperthyreose bzw. THHG, die – im Gegensatz zur persistierenden Thyreotoxikose – keine thyreostatische Therapie erforderlich machen.

Literatur

[1] Bouillon, R., M. Naesens, F. A. Van Assche et al: Thyreoid function in patients with hyperemesis gravidarum. Am. J. Obstet. Gynecol. 143 (1982) 922–926.
[2] Caffrey, T. J.: Transient hyperthyroidism of hyperemesis gravidarum: a sheep in wolf's clothing. J. Am. Board. Fam. Pract. 13 (2000) 35–38.
[3] Glinoer, D.: The regulation of thyroid function in pregnancy: pathways of endocrine adaptation from physiology to pathology. Endocrine Reviews 18 (1997) 404–433.
[4] Goodwin, T. M., M. Montoro, H. Mestman: Transient hyperthyroidism and hyperemesis gravidarum: Clinical aspects. Am. J. Obstet. Gynecol. 167(1992) 648–652.

[5] Goodwin,T. M., M. Montoro, J. H. Mestman et al.: The role of chorionic gonadotropin in transient hyperthyroidism of hyperemesis gravidarum. Journal of Clinical Endocrinology and Metabolism 75 (1992) 1333–1337.
[6] Hershman, J. M.: Human chorionic gonadotropin and the thyroid: hyperemesis gravidarum and trophoblastic tumors. Thyroid 9 (1999) 653–657.
[7] Kirshon, B., W. Lee, D. B. Cotton: Prompt resolution of hyperthyroidism and hyperemesis gravidarum after delivery. Obstet. Gynecol. 71 (1988) 1032–1034.
[8] Lao, T. T., R. K. H. Chin, A. M. Z. Chang: The outcome of hyperemetic pregnancies complicated by transient hyperthyroidism. Aust. New Zealand J. Obstet. Gynaecol. 27 (1987) 99–101.
[9] Leitich, H., P. Husslein: Erkrankungen in der Schwangerschaft. In: Schneider, H., P. Husslein, K. T. M. Schneider (Hg.): Geburtshilfe. Springer Verlag, 2000, 319–342.
[10] Mestman, J. H.: Hyperthyroidism in pregnancy. Endocrinol. Metab. Clin. North America 27 (1998) 127–149.
[11] Mestman, J. H.: Diagnosis and management of maternal and fetal thyroid disorders. Curr. Opin. Obstet. Gynecol. 11 (1999) 167–175.
[12] Mori, M., M. Amino, O. Tamaki: Morning sickness and thyroid function in normal pregnancy. Obstet. Gynecol. 72 (1988) 355–359.
[13] Rodien, P., C. Bremont, M.-L. R. Sanson et al.: Familial gestational hyperthyroidism caused by a mutant thyrotropin receptor hypersensitive to human chorionic gonadotropin . New. Engl. J. Med. 339 (1998) 1823–1826.
[14] Shulman, A., M. S. Shapiro, C. Bahary et al.: Abnormal thyroid function in hyperemesis gravidarum. Acta Obstet. Gynecol. Scand. 68 (1989) 533–536.
[15] Tojo, S., Y. Ashitaka, R. Nishimura: HCG: Biology and chemistry. In: Grudzinskas, J. G., B. Teisner, M. Seppala (Hg.): Pregnancy proteins, biology, chemistry and clinical application. Academic Press, Synney 1982, 29–34.
[16] Yoshimura, M., J. M. Hershman: Thyrotropic action of human chorionic gonadotropin. Thyroid 5 (1995) 425–434.

Diskussion

Leisner:

Mich würde interessieren, warum bei Ihnen häufig die Gesamthormone bei den Schwangeren bestimmt werden und nicht die freien Hormonfraktionen, also Ft_4 und Ft_3 anstatt des gesamten T_4 und T_3 und eines Bindungsparameters?

Neeb:

Die ganze Analytik ist auf Empfehlung unserer behandelnden Internisten erfolgt, wichtig war die Konstellation. Wahrscheinlich würde es sogar ausreichen, wenn man nur das TSH zunächst einmal bestimmt.

Entwicklung einer Autoimmunthyreopathie vom Typ Morbus Basedow nach Radioiodtherapie einer bifokalen Autonomie – ein Fallbericht

R. Steinke, J. Mundschenk, C. Pfeiffer, H.-J. Otto

Wir berichten über eine 41-jährige Patientin, bei der wir im Oktober 2000 eine Radioiodtherapie wegen bifokaler Autonomie durchgeführt hatten und es im Anschluss an die Therapie zur Ausbildung einer immunogenen Hyperthyreose gekommen ist.

Anamnese

Eine Hyperthyreose ist bei der Patientin erstmals im August 1999 diagnostiziert worden. Klinisch wurde sie durch Nervosität, innere Unruhe, Schweißausbrüche und Schlafstörungen auffällig. Dazu kam ein zeitweise auftretendes Herzrasen. Palpatorisch ließ sich bei nur mäßiger Organvergrößerung ein Knoten links tasten. Bei laborchemisch nachgewiesener Hyperthyreose erfolgte nur kurzzeitig eine niedrig dosierte thyreostatische Therapie. Nach Absetzen der Thyreostase verblieb die Patientin in einer latenten Hyperthyreose. Die peripheren Schilddrüsenhormone lagen im Normbereich, ebenso die Schilddrüsen-Antikörper TRAK und MAK.

Schilddrüsen-Szintigraphie

Die Untersuchung wurde im September 1999 nach Applikation von 40 MBq Tc-99m-Pertechnetat durchgeführt. Es zeigte sich ein umschriebenes Speichermaximum im linken Schilddrüsenlappen, ein weiteres mit deutlich geringerer Aktivität links kaudal. Der rechte Schilddrüsenlappen speicherte geringer Aktivität. Der Tc-uptake betrug 3,2 %. Der Befund wurde als bifokale Autonomie beschrieben und neben einer Iodkarenz wurde mittelfristig die Durchführung einer Radioiodtherapie empfohlen (Abb. 1):

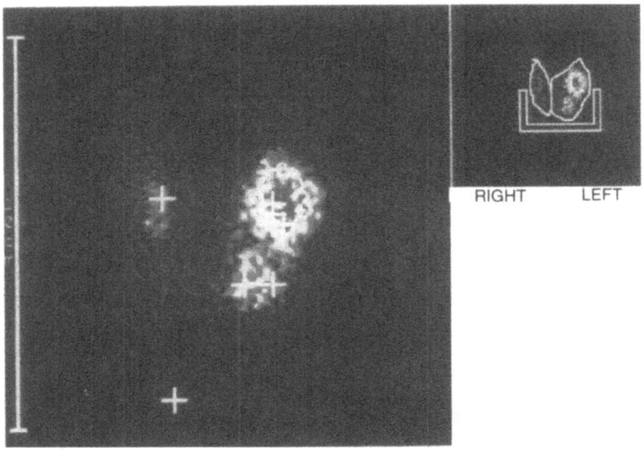

Abb. 1: Prätherapeutische Schilddrüsenszintigraphie mit dem Bild einer bifokalen Autonomie

Radioiodtest und Radioiodtherapie

Im Juni 2000 wurde der Radioiodtest unter latent hyperthyreoter Stoffwechsellage und ohne thyreostatische Medikation durchgeführt. In der begleitenden Sonographie zeigten sich zwei echoarme Knoten links kranial und kaudal mit einem autonomen Volumen von ca. 15 ml. Die Iodspeicherung betrug nach 24 Stunden 43 % und nach 48 Stunden 41,2 %. Bei fokaler Autonomie wurde mit einer angestrebten Herddosis von 400 Gy eine Aktivität von 677 MBq Iod-131 errechnet. Die Radioiodtherapie konnte erst im Oktober 2000 realisiert werden. Bei einer erneuten Bestimmung des 24-Stunden-uptake ergab sich ebenfalls ein Wert von 40 % für die Iodspeicherung. Die Therapie wurde dann mit 700 MBq Iod-131 unter stationären Bedingungen durchgeführt.

Verlauf

Die Patientin gab ca. einen Monat nach der Radioiodtherapie erste ophthalmologische Probleme wie Schwellungen im Unterlidbereich und einen vermehrten Tränenfluss an. Etwa drei Monate nach Therapie kam es zur Exazerbation einer Hyperthyreose mit innerer Unruhe, Neigung zur Diarrhö, Zittern sowie Herzrasen und Rhythmusstörungen. Zusätzlich kam es zur Ausbildung einer milden endokrinen Orbitopathie. Es wurde bei manifester Hyperthyreose eine thyreostatische Therapie mit 5 mg Thiamazol eingeleitet.

Kontrollszintigraphie

Die Untersuchung wurde sechs Monate nach der Radioiodtherapie durchgeführt. Sonographisch zeigte sich nun eine diffus echoarme Schilddrüse mit kleineren Knoten beiderseits und einem Gesamtvolumen von 20 ml. Laborchemisch wurde eine T3-Hyperthyreose nachgewiesen. Die Schilddrüsenantikörper waren deutlich erhöht (TRAK-181 IU/l: normal < 1,5 IU/l). Es war eine thyreostatische Therapie mit 5 mg Thiamazol angesetzt. Szintigraphisch wurde jetzt eine homogen speichernde Schilddrüse mit einem mäßig erhöhten Tc-uptake nachgewiesen. Umschriebene kalte oder heiße Knoten waren nicht erkennbar, siehe Abbildung 2:

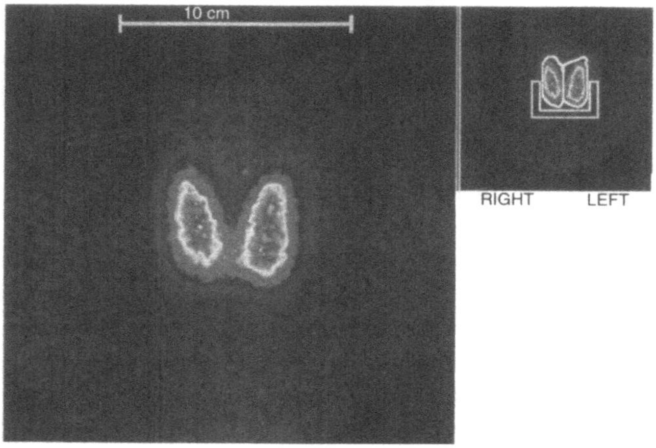

Abb. 2: Posttherapeutische Schilddrüsenszintigraphie ohne Hinweis auf eine fokale Autonomie, Verdacht auf Autoimmunthyreopathie vom Typ M. Basedow

Nach ausführlicher Befundbesprechung mit der Patientin entschied sie sich für die Durchführung einer weiteren Radioiodtherapie, diesmal unter ablativer Zielstellung.

Zweite Radioiodtherapie

Einen Monat nach der Schilddrüsenszintigraphie erfolgte ein erneuter Radioiodtest. Hier zeigte sich eine Iodspeicherung von 26,4 % nach 24 Stunden sowie 23,0 % nach 48 Stunden. Bei einer angestrebten Herddosis von 200 Gy bezogen auf die Gesamtschilddrüse errechnete sich eine therapeutische Aktivität von 1 GBq. Die Therapie wurde im Juni 2001 durchgeführt. Der Laborstatus hatte sich zwischenzeitlich unter konstant niedrig-dosierter thyreostatischer Therapie nicht verändert, einschließlich der Schilddrüsenantikörper. Die Radioiodtherapie wurde unter einer begleitenden Prednison-Therapie, beginnend mit 70 mg, durchgeführt und von der Patientin gut toleriert.

Weiterer Verlauf

Bereits einen Monat nach Radioiodtherapie wurde die thyreostatische Therapie beendet und bei beginnend hypothyreoter Stoffwechsellage eine Hormonsubstitution eingeleitet. Die letzte Kontrolluntersuchung im September 2001 zeigte bei einer beschwerdefreien Patientin laborchemisch eine latente Hypothyreose (TSH 33,02 mU/l). Gegenwärtig besteht eine Schilddrüsen-Hormonsubstitution mit 125 µg L-Thyroxin.

Erörterung

Zu Beginn der Erkrankung wiesen weder die Klinik noch der Laborstatus und die bildgebenden Verfahren auf eine Autoimmunthyreopathie hin. Diese bildete sich erst nach Beseitigung der fokalen Autonomie mit den typischen klinischen Zeichen der Hyperthyreose und der endokrinen Orbitopathie aus. Es ist daher auch unwahrscheinlich, dass es sich primär bereits um einen M. Basedow oder ein Marine-Lenhart-Syndrom gehandelt hat.

Das Phänomen der Ausbildung einer postradiogenen Immunhyperthyreose wird in der Literatur mit einer Prävelenz von 0,05–4 % beschrieben, wobei der zeitliche Abstand zur Radioiodtherapie zwischen drei und zwölf Monaten liegt. Während einige Arbeitsgruppen ursächlich eine bereits primär vorhandene, klinisch aber nicht relevante Immunopathie beschreiben, gehen andere von einer Neuentwicklung bei möglicher genetischer Prädisposition aus. Dabei wird als wahrscheinliche Ursache die durch den postradiogenen Zellzerfall entstehende, vermehrte Antigenpräsenz gegen den TSH-Rezeptor mit anschließender vermehrter Antikörperbildung beschrieben. Ein weiterer Faktor kann die fehlende TSH-Suppression nach Beseitigung der Autonomie sein.

Die Praxis zeigt, dass der Anstieg der Schilddrüsenantikörper nach Radioiodtherapie wesentlich häufiger ist. Es ergeben sich daraus allerdings in den meisten Fällen aufgrund fehlender klinische Relevanz keine therapeutischen Konsequenzen.

Weiterführende Literatur

[1] Boddenberg, B., E. Voth, H. Schicha: Immunogene Hyperthyreose nach Radiojodablation einer fokalen Autonomie. Nuklearmedizin 32 (1993) 18–22.

[2] Chiovato, L., F. Santini, P. Vitti et al.: Appearance of thyroid stimulating antibody and Graves' disease after radioiodine therapy for toxic nodular goitre. Clin. Endocrinol. (Oxf.) 40 (6) (1994) 803–806.

[3] Huysmans, A. K., R. M. Hermus, M. A. Edelbroek et al.: Autoimmune hyperthyroidism occurring late after radioiodine treatment for volume reduction of large multinodular goiters. Thyroid 7 (4) (1997) 535–539.

[4] Bähre, M., B. Meller, E. Richter: Immunphänomene bei radiojodtherapierten Patienten mit thyreoidaler Autonomie und M. Basedow. Nuklearmedizin 36 (1997) A 44.

[5] Dunkelmann, S., F. Rudolph, A. Prillwitz et al.: Paradoxe Effekte der Radiojodtherapie bei funktioneller Schilddrüsenautonomie und milder Immunthyreopathie. Nuklearmedizin 37 (1998) 17–22.
[6] Nygaard, B., R. A. Metcalfe, J. Phipps et al.: Graves´disease and thyroid associated ophthalmopathy triggerd by 131I treatment of non-toxic goiter. Endocrinol. Invest. 22 (1999) (6) 481–485.
[7] Nygaard, B., J. Faber, A. Veje et al.: Transition of nodular toxic goiter to autoimmune hyperthyoidism triggered by 131I therapy. Thyroid 9 (5) (1999) 477–481.
[8] Regalbuto, C., S. Salamone, C. Scollo et al.: Appearance of anti TSH-receptor antibodies and clinical Graves´disease after radioiodine therapy for hyperfunctioning thyroid adenoma. Endocrinol. Invest. 22 (2) (1999) 147–150.
[9] van Leussen, J. J., M. A. Edelbroeck, M. A. Talsma et al.: Graves' disease induced by Na(131)I therapy for toxic multinodular goitre. Neth. J. Med. 57 (5) (2000) 194–197.

Diskussion

Weinheimer:
Keine Frage, sondern eher einen Kommentar. Ein hohes TSH bei einer solchen Patientin ist ziemlich gefährlich, sie sollten die Patientin vielleicht eher sehen.

Steinke:
Die weiteren Kontrollen sind auswärts durchgeführt worden, peripher lag noch eine Euthyreose vor, d. h. die Schilddrüsenhormone selbst waren noch normal, und es ist daraufhin auch sofort die Dosis des L-Thyroxin gesteigert worden.

Weinheimer:
Das TSH ist in diesem Fall das, was die Angabe macht, nach der Sie sich richten müssen.

Massoudi:
Haben Sie nach oder während der ersten Radioiodtherapie einmal ermittelt, wieviel Gy Sie letztendlich in der Schilddrüse erreicht haben, ob Sie die angestrebten 400 Gy mit den knapp 700 mega-Becquerel erzielt haben?

Steinke:
Das ist im Moment noch ein Problem, das wir in Magdeburg haben, dass wir noch keine intratherapeutische Dosimetrie durchführen können. Es ist in der Planung, soll auch in nächster Zeit realisiert werden, aber zu dem Zeitpunkt haben wir es definitiv nicht machen können.

Massoudi:
Weil ja auch diskutiert wird, dass, wenn man nur eine sehr geringe Gy-Zahl in der Schilddrüse erreicht, dies angeblich autoimmune Prozesse anleiert und dann natürlich einen M. Basedow induzieren kann.

Wahl:
Wie lautete die Diagnose vor Ersttherapie: Es lag die Kombination von bifokaler Autonomie links, Hyperthyreose mit supprimiertem TSH und nicht supprimierbarem rechten Lappen vor. Wie war das Volumen des rechten Lappens, der sonographisch als inhomogen beschrieben wurde? War er eventuell klein und insgesamt nicht supprimierbar? Die paradoxe Kombination Hyperthyreose bei szintigraphisch „kompensierter" Autonomie, welche auch im operativen Bereich schon zu pitfalls führte, ist von vornherein verdächtig auf das Vorliegen eines disseminierten bzw. diffusen Prozesses.

Steinke:
Im nachhinein kann ich nur sagen, es gab zu der Zeit der Diagnosestellung keinen Hinweis darauf, dass eine disseminierte Autonomie vorlag. Der rechte Schilddrüsenlappen war bis auf die leichte Inhomogenität eigentlich echonormal und auch normal groß.

Köbberling:
Sie haben zum Schluß mögliche pathophysiologische Erklärungen für die Koinzidenz und gegenseitige Beeinflussung genannt. Brauchen wir die aber? Denn es handelt sich ja um ein ganz seltenes Zusammentreffen von zwei eigentlich nicht sehr seltenen Erkrankungen. Mit anderen Worten, es kann sehr gut ein Zufall sein.

Steinke:
Ja, das wird man sicherlich im nachhinein nicht herauskriegen, was es war. Ich habe nur vorgestellt, was in der Literatur beschrieben wird als mögliche Ursachen, warum es gerade nach Radioiodtherapie auftritt und als Folge der Radioiodtherapie.

Köbberling:
Das kann man doch nicht sagen, dass es gerade nach Radioiodtherapie auftritt, das ist doch so selten – es ist doch nicht irgendwie typisch.

Steinke:
Hundertprozentig kann man es sicherlich nicht sagen, es gibt Berichte in der Literatur, wo es auch nach Operation auftritt.

Eichhorn:
Wie war denn der Antikörperstatus vor der ersten Radioiodtherapie?

Steinke:
Der Antikörperstatus war komplett negativ, d. h. wir hatten die MAK- und die TRAK-Werte vorliegen. TRAK war 1 U/ml bei einem Grenzwert unter 10, die MAK-Werte waren bei 49 bei einem Grenzwert unter 70. Das war also nicht dieser supersensitive TSH-TRAK bzw. Anti-TPO-Test, den wir nachher durchgeführt haben, aber die Werte lagen eben deutlich unterhalb der für diesen Test angegebenen Referenzwerte.

TSHR-AK bei Patienten mit disseminierter Autonomie nach Radioiodtherapie

H. Wallaschofski, D. Müller, R. Paschke

Hintergrund

In Studien konnte bei bis zur Hälfte der Patienten mit dem szinitigraphischen Bild einer disseminierten Autonomie (DISA) bzw. „toxic multinodular goitre (TMG)“ Typ-A-TSH-Rezeptorantikörper (TSHR-AK) mittels TSAB-Bioassay oder hochsensitivem, humanem TBII-Assay detektiert werden [3, 4, 9, 10]. Diese Antikörperbefunde belegen einen subklinischen Verlauf des Morbus Basedow (MB) bei Patienten mit TMG Typ-A bzw. DISA, der aufgrund niedrigerer Sensitivität der porcinen TBII-Assays bisher nicht erfasst wurde [4, 9, 10]. Nach Radioiodtherapie (RJTh) kommt es bei Patienten mit MB häufig zum Anstieg der TSHR-AK [2, 6]. Zudem wurde bisher in Kasuistiken und retrospektiven Studien über einen Wechsel des Krankheitsbildes von „toxic multinodular goitre“ zu MB nach RJTh berichtet [1, 5, 7, 8]. Bei diesen Patienten kann ebenfalls ein präexistierender subklinischer Verlauf des MB, der auf Grund niedriger Sensitivität der porcinen TSHR-AK-Assays bisher nicht erfasst wurde, vermutet werden.

Patienten und Methoden

Deshalb wurde bei 43 konsekutiven Patienten mit „toxic multinodular goitre“ Typ-A bzw. DISA (n = 11), multifokaler Autonomie bzw. „toxic multinodular goitre“ Typ-B (n = 12) und unifokaler Autonomie (UFA, n = 20) vor und neun Monate nach RJTh hinsichtlich TSHR-AK mittels CHO-Zell-JP26-Bioassay [9] und DYNO-Test-TRAK-human (BRAHMS Diagnostica GmbH) und anti-TPO-Antikörper (BRAHMS Diagnostica GmbH) untersucht. Alle Patienten wurden vor RJTh bis zu sechs Monate lang thyreostatisch therapiert.

Ergebnisse

Vor RJTh waren alle Patienten TSHR-AK-negativ. Wohingegen nach RJTh allein in der Patientengruppe „toxic multinodular goitre“ Typ-A bzw. DISA bei vier von elf Patienten TSHR-AK zu detektieren war. Bei drei von diesen vier Patienten waren anti-TPO-Antikörper vorbestehend, die nach RJTh angestiegen sind. Demgegenüber waren in den Patientengruppen mit „toxic multinodular goitre“ Typ-B bzw. multifokaler Autonomie und unifokaler Autonomie nach RJTh keine TSHR-AK zu detektieren.

Schlussfolgerung

Unsere Untersuchung bestätigt die Hypothese, dass es sich bei den bisherigen Patienten mit einem Wechsel des Krankheitsbildes von „toxic multinodular goitre“ zu MB nach RJTh sehr wahrscheinlich um Patienten mit „toxic multinodular goitre“ Typ-A bzw. DISA handelte, bei denen der subklinische Verlauf des MB vor RJTh auf Grund bisher niedriger Sensitivität der TSHR-AK-Assays nicht erfasst wurde. Aufgrund dessen sollten Patienten mit „toxic multinodular goitre“ Typ-A bzw. DISA inbesondere bei positiven anti-TPO-Antikörpern sorgfältig auf mögliche Folgen einer Exazerbation der TSHR-AK wie Auftreten einer endokrinen Orbitopathie bzw. Rezidiv der Hyperthyreose überwacht werden.

Literatur

[1] Chiovato, L., F. Santini, P. Vitti et al.: Appearance of thyroid stimulating antibody and Graves' disease after radioiodine therapy for toxic nodular goitre [see comments]. Clin. Endocrinol. (Oxf.) 40 (1994) 803–806.

[2] DeGroot, L. J.: Radioiodine and the immune system. Thyroid 7 (1997) 259–264.

[3] Kraiem, Z., B. Glaser, M. Yigla et al.: Toxic multinodular goiter: a variant of autoimmune hyperthyroidism. J. Clin. Endocrinol. Metab. 65 (1987) 659–664.

[4] Meller, J., A. Jauho, M. Hüfner et al.: Disseminated thyroid autonomy or Graves' disease: reevaluation by a second generation TSH receptor antibody assay. Thyroid 10 (2000) 1073–1079.

[5] Nygaard, B., J. Faber, A. Veje et al.: Appearance of Graves‘-like disease after radioiodine therapy for toxic as well as non-toxic multinodular goitre. Clin. Endocrinol. (Oxf.) 43 (1995) 129–130.

[6] Nygaard, B., J. H. Knudsen, L. Hegedus: Thyrotropin receptor antibodies and Graves' disease, a side-effect of 131I treatment in patients with nontoxic goiter. J. Clin. Endocrinol. Metab. 82 (1997) 2926–2930.

[7] Nygaard, B., J. Faber, A. Veje et al.: Transition of nodular toxic goiter to autoimmune hyperthyroidism triggered by 131I therapy. Thyroid 9 (1999) 477–481.

[8] Nygaard, B., R. A. Metcalfe, J. Phipps: Graves‘ disease and thyroid associated ophthalmopathy triggered by 131I treatment of non-toxic goiter. J. Endocrinol. Invest. 22 (1999) 481–485.

[9] Wallaschofski, H., C. Orda, P. Georgi et al.: Distinction between autoimmune and nonautoimmune hyperthyroidism by determination of TSH-receptor antibodies in patients with the initial diagnosis of toxic multinodular goitre. Hormone Metabolic Research 33 (2001) 504–507.

[10] Weetman, A. P.: Graves‘ disease by any other name? Thyroid 10 (2000) 1071–1072.

Diskussion

Mann:
Letztendlich war es also doch ein vorbestehender subklinischer Basedow. Insofern eine interessante Beobachtung, aber klinisch wenig relevant. Aber es gibt eindeutig dokumentierte Fälle einer multifokalen Autonomie, die nach Radioiodtherapie dann im Anschluss einen TSHR-AK-positiven Basedow mit schwerer Hyperthyreose entwickelten. Auch wir haben so einen Fall ganz klar vorher untersucht mit second generation, mit TPO-Antikörpern, mit unifokaler Autonomie, Radioiodtherapie, drei Monate danach eindeutig M. Basedow, hohe TRAK's, Hyperthyreose – also das gibt es.

Wallaschofski:
Das ist sicher richtig, man muss aber auch sagen, dass einige Patienten Rezidive auch nach Radioiodtherapie erleiden könnten, und wenn man schon von vorneherein den Patienten unterstellt, dass sie keine disseminierten Autonomie haben, sondern einen M. Basedow, könnte man vorher natürlich auch erst einmal daran denken, eine thyreostatische Therapie durchzuführen und könnte den Patienten ihre 50 %-Chance einer Remission zugestehen, man müsste nicht gleich definitiv therapieren.

Grußendorf:
Das Interessante an Ihrer Arbeit und auch an der vorherigen ist die Frage: Gibt es die disseminierte Autonomie – ja oder nein? Sie haben jetzt wieder mit vier von elf Patienten gezeigt, dass es keine disseminierte Autonomie war. Da Sie die Literatur überblicken, möchte ich Sie und Ihre Vorredner fragen: Wie sieht es denn histologisch aus? Natürlich nicht bei den Patienten, die radioiodtherapiert wurden, aber bei den Patienten, die operiert wurden. Gibt es wirklich keine Hinweise oder Unterscheidungskriterien zwischen M. Basedow und disseminierter Autonomie?

Wallaschofski:
Doch, da gibt es histologische Hinweise. Von Herrn Weetman, der ein ausgesprochener Experte für die Autoimmunerkrankung der Schilddrüse ist, gibt es ein sehr schönes Editorial zu der Arbeit von Herrn Meller, die in Thyroid erschienen ist: Wir können derzeit manchmal nicht exakt sagen (das hat er in diesem Editorial betont), ob es eine Autoimmunerkrankung der Schilddrüse ist, diese disseminierte Autonomie, oder nicht. Denn wenn wir sie in der Peripherie an den Markern, die wir haben, nicht fassen können, können wir sie nur histologisch fassen. Ich selber habe keine histologischen Untersuchungen dazu gemacht, aber es gibt solche, die zeigen Patienten mit disseminierter Autonomie, die Zeichen eines M. Basedow haben.

Grußendorf:
Meinen Sie, dass es in fünf Jahren noch den Ausdruck „disseminierte Autonomie" gibt?

Wallaschofski:
Deswegen bevorzuge ich auch die Originalbezeichnung von KRAIEM „toxic multinodulärer goitre Type A und Type B" und ziehe mich von dem Begriff „disseminierte Autonomie" zurück (s. Lit. [3]).

Häufigkeit der postradiogenen Immunhyperthyreose nach Einführung eines sensitiveren TRAK-Assays

S. Dunkelmann, Th. Dethloff, A. Koch, F. Rudolph, J. Schefthaler, P. Groth, C. Schümichen

Einleitung

Die postradiogene Immunhyperthyreose ist definiert als Rezidivhyperthyreose nach Radioiodtherapie einer funktionellen Autonomie der Schilddrüse, die mit einem positiven TRAK-Titer und/oder einer endokrinen Orbitopathie einhergeht. Aufgrund der engen zeitlichen Beziehung, mit einer Latenzzeit von vier bis dreizehn Monaten [5], wird ein ursächlicher Zusammenhang mit der vorangegangenen Radioiodtherapie als wahrscheinlich angesehen. Vor 1990 war dieses Krankheitsbild eher eine Rarität, obwohl die entsprechende Diagnostik (TRAK) bereits durchgeführt werden konnte, seither mehren sich jedoch die Berichte über dieses Phänomen [1, 2, 4–8]. Diese zunehmende Tendenz könnte auf die mittlerweile verbesserte Iodversorgung in Deutschland zurückzuführen sein, Beweise hierfür liegen nicht vor. Bei einem Großteil der Patienten gibt es jedoch zum Zeitpunkt der Radioiodtherapie Hinweise (sonographisch diffuse Echoarmut, erhöhte TPO-Antikörpertiter) auf eine vorbestehende Immunthyreopathie [3, 5, 8]. Es wurde deshalb von uns vermutet [5], dass der postradiogenen Immunhyperthyreose ein latenter, nicht erkannter M. Basedow zugrunde liegt, der durch die Bestrahlung exazerbiert. Sollte diese Hypothese richtig sein, müsste sich nach Einführung eines sensitiveren TRAK-Assays (TRAK-human) und die hierdurch verbesserte Diagnostik des M. Basedow eine Abnahme in der Inzidenz der postradiogenen Immunhyperthyreose ergeben. Dies zu untersuchen war Gegenstand unserer Arbeit.

Patienten und Methodik

In einer retrospektiven Vergleichsstudie untersuchten wir zwei Patientenkollektive, die wegen einer funktionellen Autonomie der Schilddrüse im Zeitraum von November 93 bis März 97 und von Januar bis Dezember 2000 mit Radioiod behandelt wurden. Zum Zeitpunkt der Radioiodtherapie, die wegen sowohl fokaler als auch disseminierter Autonomie durchgeführt wurde, lag bei keinem Patienten ein direkter Hinweis bzw. ein primäres Merkmal einer immunogenen Hyperthyreose vor (keine endokrine Orbitopathie, TRAK negativ), fakultativ bestand der Hinweis auf eine milde begleitende

Immunthyreopathie in Form eines echoärmeren Schallmusters bzw. einer Erhöhung des TPO-Antikörpertiters. Im erstgenannten Patientenkollektiv wurde der TSH-Rezeptor-Antikörper-Assay der Firma BRAHMS, Berlin (Normbereich: < 9 U/l, Graubereich: 9–14 U/l) und im zweiten Patientenkollektiv der verbesserte TRAK-human-Assay der gleichen Firma (Normbereich: < 1,5 U/l, Graubereich: 1,5–2 U/l) zum Ausschluss eines M. Basedow eingesetzt. Die Daten beider Patientenkollektive sind in Tabelle 1 zusammengestellt.

Tabelle 1: Patientendaten vor Radioiodtherapie (RIT) der funktionellen Schilddrüsenautonomie mit einem TcTUs-adaptierten Dosiskonzept

Herddosis (Gy)	150–300	100–250
Zeitpunkt der RIT	11/93–03/97	01/00–12/00
Anzahl der Patienten	1428	865
TRAK-Assay Normbereich	TRAK < 9 IU/ml (Graubereich: -14)	TRAK human < 1 IU/ml (Graubereich: –1,5)
	keine endokrine Orbitopathie, TPO-AK fakultativ positiv	

Ergebnisse

Durchschnittlich 8,4 (vier bis dreizehn) Monate nach Radioiodtherapie der funktionellen Autonomie der Schilddrüse war im erstuntersuchten Krankengut von 1428 Patienten bei 15 Patienten (1,1 %) eine postradiogene Immunhyperthyreose nachzuweisen. Bei elf dieser 15 Patienten bestanden bereits vor bzw. während der Radioiodtherapie Hinweise auf eine Immunthyreopathie: Bei drei Patienten war der TPO-Antikörpertiter mit 4000, 267 bzw. 239 E/ml deutlich erhöht, zwei Patienten wiesen ein bis zwei Jahre vorher erhöhte TRAK-Werte auf, bei einem weiteren Patienten bewegte sich TRAK im Graubereich (9–14 IU/ml), bei weiteren vier Patienten war ein diffus echoarmes Schallmuster im Sonogramm auffällig. Bei 13 dieser 15 Patienten verschlechterte sich nach Radioiodtherapie auch objektiv die Stoffwechsellage gegenüber dem Zustand vor Radioiodtherapie erheblich, bei fünf Patienten war jetzt eine endokrine Orbitopathie dokumentiert, bei sieben von zehn Patienten zeigte sich szintigraphisch eine deutliche Zunahme des Tc-uptakes.

Nach der im Januar 2000 erfolgten Einführung des sensitiveren TRAK-human-Assays in die klinische Routine wurde die Häufigkeit der postradiogenen Immunhyperthyreose erneut überprüft. Von den 865 Patienten, die von Januar bis Dezember 2000 ebenfalls wegen einer Autonomie mit Radioiod behandelt wurden, und bei denen zum Zeitpunkt der Radioiodtherapie ebenfalls ein M. Basedow ausgeschlossen werden konnte (keine endokrine Orbitopathie, TRAK-human negativ), entwickelten sieben Patienten (0,8 %) durchschnittlich 7,3 (vier bis zwölf) Monate nach Radioiodtherapie einen M. Basedow. Bei sechs dieser Patienten war der TPO-Antikörpertiter vor Radioiodtherapie gering erhöht, keiner dieser Patienten entwickelte eine endokrine Orbitopathie. Bei allen sieben Patienten war der Tc-uptake jetzt deutlich höher als vor Radioiodtherapie, ebenso verschlechterte sich bei allen Patienten die Stoffwechsellage.

Tabelle 2: Patientenkollektive und Daten der Patienten mit postradiogener Immunhyperthyreose

Zeitpunkt der RIT	11/93–03/97	01/00–12/00
Anzahl der Patienten	1428	865
TRAK-Assay nach RIT	TRAK > 15 IU/ml	TRAK human > 2 IU/ml
Anzahl der Pat. mit postradiogener Immunhyperthyreose	15 (1,1 %)	7 (0,8 %)
Monate nach RIT	8,4 (4–13)	7,3 (4–12)
FT3 , FT4 ↑↑	13 von 15 Pat.	7 von 7 Pat.
neu aufgetretene endokrine Orbitopathie	5 Pat.	0 Pat.

Schlussfolgerung

Durch die verbesserte Labordiagnostik sollte die Anzahl der prätherapeutisch übersehenen Fälle von M. Basedow um den Faktor 10–20 reduziert werden. Dies kann aufgrund der erhöhten Sensitivität (98,8 %) [3] des TRAK-human gegenüber dem herkömmlichen TRAK Assay (Sensitivität 80 %) erwartet werden.

Die Wahrscheinlichkeit der Entwicklung einer Immunhyperthyreose nach Radioiodtherapie einer Schilddrüsenautonomie bleibt jedoch auch nach Einführung des sensitiveren TRAK-human-Assays in nur leicht abnehmender Tendenz bestehen.

Der im Labor übersehene M. Basedow ist somit nur im Ausnahmefall die Ursache für die postradiogene Immunhyperthyreose. Andererseits findet sich bei diesen Patienten weit überdurchschnittlich häufig (aber nicht immer!) eine begleitende Immunthyreopathie vor Radioiodtherapie, die unter dem Einfluss der ionisierenden Strahlung exazerbieren und gleichzeitig zum M. Basedow mutieren könnte. Die hierbei beobachtete Latenzzeit von durchschnittlich sieben bis acht Monaten spricht nicht gegen diese Hypothese. Hieraus ergeben sich zwei Konsequenzen:

- Im Einzelfall ist das Ereignis nicht voraussagbar, der Patient ist daher über diese mögliche Komplikation der Radioiodtherapie bei funktioneller Autonomie der Schilddrüse aufzuklären.
- Bei ausgeprägter begleitender Immunthyreopathie führen wir eine begleitende Prednisolonbehandlung (25 mg/d initial in absteigender Dosierung über sechs Wochen) in prophylaktischer Absicht durch.

Literatur

[1] Boddenberg, B., E. Voth, H. Schicha: Immunogene Hyperthyreose nach Radiojod-Ablation einer fokalen Autonomie. Nuklearmedizin 32 (1993) 18–22.
[2] Chiovato, L., F. Santini, P. Vitti et al.: Appearance of thyroid stimulating antibody and Graves`disease after radioiodine therapy for toxic nodular goitre. Clin. Endocrinol. 40 (1994) 803–806.
[3] Costagliola, S., N. G. Morgenthaler, R. Hoermann et al.: Second generation assay for thyreotropin receptor antibodies has superior diagnostic sensitivity for graves`disease. J. Clin. Endocrinol. Metab. 84 (1) (1999) 90–97.
[4] Dederichs, B., C. Halfmann, T. Block et al.: Thyreoidale Autoantikörper im einjährigen Verlauf bei Patienten nach Radiojodtherapie versus Patienten nach subtotaler Strumektomie. Nuklearmedizin 35 (1996) V 181.
[5] Dunkelmann, S., F. Rudolph, A. Prillwitz et al.: Paradoxe Effekte der Radioiodtherapie bei funktioneller Schilddrüsenautonomie und milder Immunthyreopathie. Nuklearmedizin 37 (1998) 17–22.
[6] Hirsch, Ch., J. L. Spyra, H. Langhammer et al.: Prävalenz einer Immunhyperthyreose nach Radiojodtherapie von Schilddrüsenautonomien. In: Usadel, K. H., B. Weinheimer (Hg.): Schilddrüse 1995. Walter de Gruyter, Berlin, New York 1996, 282–289.
[7] Pilgrim, S., M. Bähre: Hyperthyreose immunogener Genese nach Radiojodbehandlung einer Schilddrüsenautonomie. Akt. Endokr. Stoffw. 14 (1993) 123–126.
[8] Weiss, M., R. Gorges, C. Hirsch et al.: Inzidenz der immunogenen Hyperthyreose nach Radiojodtherapie von fokaler Schilddrüsenautonomie. Ergebnisse einer Multizenterstudie. Med. Klin. 94 (5) (1999) 239–244.

Diskussion

Köbberling:
Meinen Sie also ganz konkret, dass man vor einer Radioiodtherapie auf das Risiko einer postradatio Immuno-Hyperthyreose hinweisen muss?

Dunkelmann:
Ja, ja unbedingt.

Müller:
Ein Kollege hat deshalb, nach Behandlung eines höheren Beamten der Bundesregierung, einen Prozess am Hals (ich glaube, es geht um eine Million). Er hat ausdrücklich darauf hingewiesen, dass man die Aufklärungspflicht hineinnehmen müsse.

Leisner:
Ich darf darauf hinweisen, dass vor kurzer Zeit die Tagung der Arbeitsgemeinschaft der Deutschen Gesellschaft für Nuklearmedizin in Köln stattgefunden hat. Bei dieser Tagung wurde noch einmal bekräftigt, dass über die Möglichkeit aufgeklärt werden sollte.

Restknoten nach Operationen benigner Knotenstrumen mit und ohne intraoperativen Ultraschall (IOPUS)

S. Saalabian, J. Ledwon, R. A. Wahl

Einleitung

Wohl wegen der guten Zugänglichkeit der Schilddrüse für den präoperativen Ultraschall ist der intraoperative Ultraschall an diesem Organ wenig gebräuchlich, allenfalls zur Restgrößenbestimmung [1, 2]. Wir konnten in einer vorangegangenen Untersuchung zeigen, dass – dargestellt durch intraoperativen Ultraschall (IOPUS) – in etwa einem Drittel der Schilddrüsenlappen umschriebene Läsionen darstellbar waren, welche der präoperativen Sonographie entgangen waren. Wiederum ein Drittel der so durch IOPUS dargestellten Läsionen wäre auch der intraoperativen Palpation entgangen [8]. Ziel der vorliegenden Untersuchung war es, über den schon berichteten Einfluss des IOPUS auf das Operationsverfahren hinaus Aufschluss zu erhalten über eine durch den IOPUS beeinflusste Änderung der chirurgischen Radikalität und über das Vorhandensein von sonographisch fassbaren Restläsionen im weiteren postoperativen Verlauf. Dies jeweils im Vergleich zu einem historischen Kontrollkollektiv von Patienten, welche prinzipiell unter der gleichen Operationsstrategie (selektive, morphologiegerechte und funktionskritische Operation), aber noch vor Einführung des intraoperativen Ultraschalls in derselben Klinik und unter Leitung desselben Chirurgen operiert worden waren [11].

Patienten und Methodik

100 Patienten mit benigner, funktionell autonomer oder nicht autonomer Knotenstruma (Ausschlusskriterien: Immunthyreopathie, Malignität) wurden prospektiv unter Anwendung des IOPUS (CS 9100 der Firma Picker mit 7,5 MHz Fingertip-Schallkopf) operiert (Gruppe A). Die IOPUS-Untersuchung erfolgte nach Freilegung und so weit wie möglicher Mobilisation jeweils beider Schilddrüsenlappen so, dass sowohl die intraoperative bidigitale palpatorische Exploration als auch die IOPUS-Untersuchung durch Auflegen des Fingertip-Schallkopfs direkt auf die Schilddrüse nicht nur von ventral, sondern auch von lateral und laterodorsal her durchgeführt werden konnte. Vergli-

chen wurden präoperativer sonographischer Befund, intraoperativer Palpationsbefund und IOPUS-Befund. Das makroskopische Operationspräparat diente als Kontrolle.

80 (Gruppe A') von diesen 100 Patienten konnten drei (± 1,6) Jahre postoperativ sonographisch nachuntersucht werden. Endpunkte waren die Größe und Struktur der lappenbezogenen Schilddrüsenreste und das Vorliegen umschriebener Läsionen, wobei zwischen soliden, zumindest partiell echoarmen Läsionen einerseits und zystischen Läsionen andererseits unterschieden wurde. Als historische Vergleichsgruppe dienten 214 konsekutiv operierte Patienten, ebenfalls mit benigner, funktionell autonomer oder nicht autonomer Knotenstruma, welche vor Einführung des IOPUS operiert und drei Monate postoperativ sonographisch nachuntersucht worden waren (Gruppe B). Auch von dieser Vergleichsgruppe waren 80 Patienten ein Jahr postoperativ erneut sonographisch nachuntersucht worden (Gruppe B'). Endpunkte in Gruppe B und B' waren ebenfalls die Größe und Struktur der jeweiligen Restlappen und das Vorhandensein umschriebener solider oder zystischer Läsionen. Sowohl in den Gruppen A, A', als auch in den Gruppen B, B' erfolgte eine Stratifizierung nach Art der durchgeführten Operationsverfahren, welche in vier Klassen eingeteilt wurden:

1. nicht resezierte Lappen,
2. selektiv resezierte Lappen (zumindest oberer Pol erhalten),
3. klassisch-subtotal resezierte Lappen (Methode nach Enderlen-Hotz), dorsal-paratrachealer Schilddrüsenrest,
4. vollständige Lappenentfernung (Lobektomie).

Ergebnisse

Die Gruppen A und B zeigten bezüglich der Altersverteilung (Gruppe A 52 ± 11 Jahre; Gruppe B 54 ± 10 Jahre) und des Geschlechtsverhältnisses (w:m in Gruppe A 2,8 : 1; in Gruppe B 2,5:1) keine wesentlichen Unterschiede. Ebenso war das Verhältnis funktionell autonomer zu nicht autonomen Strumen in beiden Gruppen ähnlich (Gruppe A 1,6:1; Gruppe B 1,3:1).

Ein Teil der Ergebnisse aus Gruppe A wurde an gleicher Stelle schon 1997 dargestellt [8], so dass die für den Vergleich zwischen den Gruppen A und B nicht relevanten Ergebnisse hier nur kurz referiert werden: In 35 % der Lappen wurden durch IOPUS zusätzliche umschriebene Läsionen, meist zwischen 4 und 10 mm Durchmesser, nachgewiesen, welche im präoperativen sonographischen Befund nicht erwähnt waren. Ein Drittel dieser Läsionen war auch intraoperativ nicht palpabel. Zusätzliche umschriebene Läsionen bei präoperativ sonographisch uninodösem Befund fanden sich intraoperativ-sonographisch bei 38 %. In 23 % der Fälle mit präoperativ scheinbar unilateralem Befund zeigte der IOPUS Läsionen auf der kontralateralen Seite. Zusätzliche, für das operative Vorgehen relevante Informationen (z. B. Lokalisation von belassbarem Normalgewebe, Entkräftung fraglicher Palpationsbefunde) lieferte der IOPUS bei 15 % der Patienten.

Vergleich der Gruppen A, A' und B, B'

Art der operativen Eingriffe, bezogen auf die Zahl der Schilddrüsenlappen, siehe Abbildung 1.

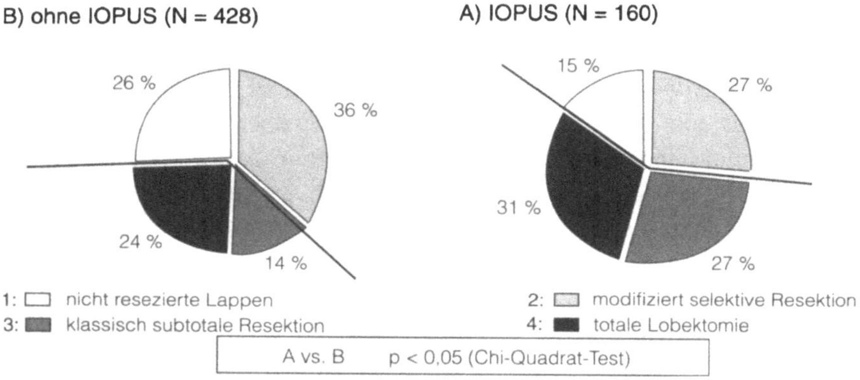

Abb. 1

In Gruppe B, ohne IOPUS, wurden 26 % der Schilddrüsenlappen intakt belassen, 36 % selektiv reseziert, 14 % subtotal reseziert, 24 % vollständig lobektomiert. In Gruppe A (mit IOPUS) erfolgte demgegenüber ein Belassen des Lappens nur in 15 %, eine selektive Resektion in 27 %, eine klassisch-subtotale Resektion ebenfalls in 27 % und eine vollständige Lobektomie nahezu jedes dritten der Schilddrüsenlappen (31 %). Die radikaleren Operationsverfahren (klassisch-subtotale Resektion und Lobektomie) wurden also in Gruppe A (mit IOPUS) signifikant häufiger durchgeführt ($p < 0,05$; chi^2-Test) als in Gruppe B (ohne IOPUS).

Restgrößen resezierter Schilddrüsenlappen (Klasse 2: modifiziert selektive Resektion mit Erhaltung des oberen Pols und Klasse 3, klassisch-subtotale Resektion mit dorsalparatrachealem Rest) siehe Abbildung 2.

Die Restlappen nach selektiver Resektion waren im Trend (nicht signifikant) mit einem Median von 3,8 (unterer und oberer Quartil 2,5 und 5,4) kleiner als in Gruppe B (ohne IOPUS) mit einem Median von 4,1 ml (Quartile 3,2 und 7,0 ml). Signifikant kleiner waren die Restlappen nach klassisch-subtotaler Resektion in Gruppe A' (mit IOPUS) als in Gruppe B (ohne IOPUS; $p < 0,05$; WILCOXON-Test) mit einem Median in Gruppe A von 1,6 ml (untere und obere Quartile 1,1 und 2,6), in Gruppe A‘ im Ver-

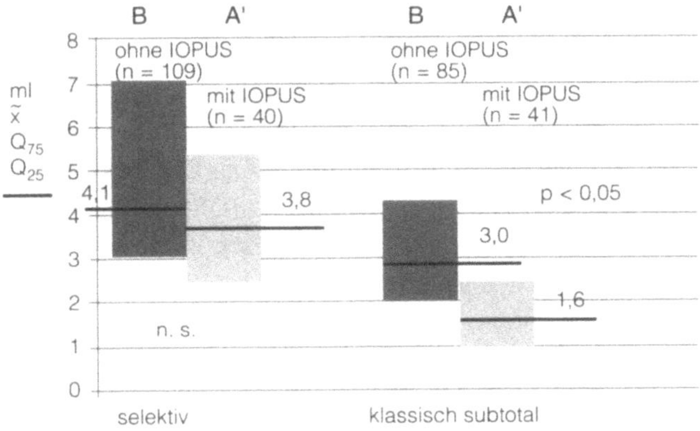

Abb. 2

gleich zu im Median 3,0 ml (Quartile 2,5 und 5,4) in Gruppe B. Nicht so sehr bei selektiven Resektionsverfahren, ausgeprägt und signifikant aber bei klassisch-subtotaler Resektion führte also der IOPUS zu einem ausgedehnteren Vorgehen mit kleineren Restmassen.

Umschriebene Läsionen im Schilddrüsenrest, bezogen auf die Zahl der Patienten (Abb. 3).

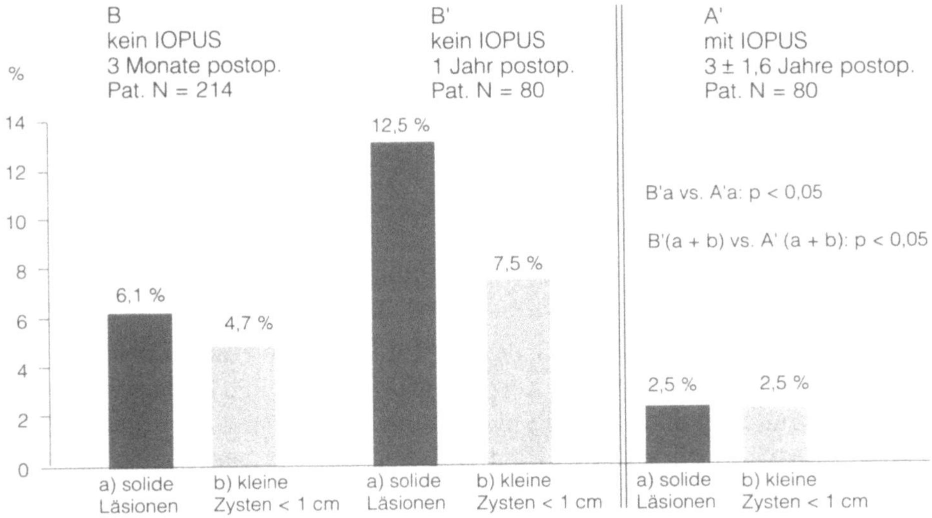

Abb. 3

Bei 4 der 80 Patienten mit intraoperativem Ultraschall, welche im Durchschnitt drei Jahre postoperativ nachuntersucht wurden (Gruppe B'), ließen sich im Schilddrüsenrest umschriebene Läsionen nachweisen (5 %). Davon handelte es sich bei zwei Patienten (2,5 %) um jeweils eine umschriebene echoarme Läsion von 19 und 12 mm Durchmesser im Restlappen rechts. Bei den beiden anderen Patienten lag jeweils lediglich eine kleine umschriebene zystische Läsion von 5 mm Durchmesser im linken Schilddrüsenrest vor. Diese vier Patienten wurden nach Ablauf eines weiteren Jahres erneut nachuntersucht: Die beiden echoarmen Läsionen verkleinerten sich von 19 auf 14 mm Durchmesser bzw. blieben unverändert (12 mm Durchmesser). Die beiden zystischen Läsionen waren unverändert. Im Vergleich zu den ohne IOPUS operierten Patienten sind Restläsionen also signifikant seltener ($p < 0,05$; chi^2-Test). Insbesondere fällt auf, dass innerhalb der nicht mit Ultraschall operierten Patienten (Gruppe B vs. B‘) eine Zunahme der Häufigkeit postoperativ sonographisch feststellbarer Läsionen innerhalb des Zeitintervalls von einem Jahr zu beobachten ist, während in Gruppe A nach dem längeren Intervall von drei Jahren die Häufigkeit von Restläsionen geringer ist als in Gruppe B zu beiden Zeitpunkten.

Restläsionen bei lappenbezogener Betrachtung, stratifiziert nach unterschiedlichen Operationsverfahren, siehe Abbildung 4.

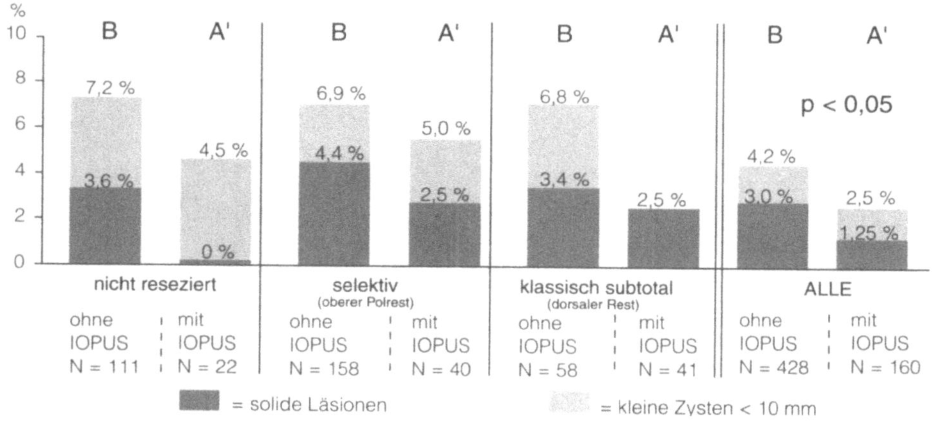

Abb.4

Der Vergleich von Gruppe A‘ (mit IOPUS, drei Jahre postoperativ) mit Gruppe B (ohne IOPUS, drei Monate postoperativ) zeigt trotz des unterschiedlichen Zeitintervalls von der Operation bis zur Nachuntersuchung ein signifikant selteneres Vorkommen von Restknoten bzw. Restläsionen, mit einer Häufigkeit von 2,5 % gegenüber 4,2 %. Unter der Annahme fehlender klinischer Relevanz postoperativ nachweisbarer kleiner Zystchen liegen gar in Gruppe A’ nur in 1,25 % der Lappen umschriebene solide, echoarme Formationen vor, entsprechend Knoten im Schilddrüsenrest, im Vergleich zu 3 % bei Gruppe B ($p < 0,05$). Darüberhinaus ist aber auch erwähnenswert, dass in nicht resezierten Lappen keine soliden Läsionen gefunden wurden, in der Gruppe mit IOPUS. In der Gruppe ohne IOPUS lagen vergleichsweise in 3,6 % der nicht resezierten Lappen postoperativ solide umschriebene Läsionen vor. Bezüglich kleiner zystischer Restläsionen fand sich kein Unterschied (in Gruppe A‘ wurde eine kleine Zyste, welche schon intraoperativ nachweisbar war, bewusst belassen und war auch im postoperativen Verlauf wieder nachweisbar, mit einem Durchmesser von 4–5 mm). Nach vollständiger Lobektomie wurden selbstverständlich keinerlei Rest- bzw. Rezidivknoten beobachtet, unabhängig vom IOPUS. Die Tendenz zur Verminderung von Restläsionen bestätigt sich auch in den Untergruppen nach selektiver und nach klassisch-subtotaler Resektion.

Erörterung

Die Rate an präoperativ unentdeckten Schilddrüsenknoten variiert zwischen 7,5 % und 40 %, verglichen mit dem intraoperativen Palpationsbefund, und zwischen 40 % und 60 %, verglichen mit der endgültigen Histologie [3, 8, 13].

Trotz der guten Zugänglichkeit der Schilddrüse im Rahmen der präoperativen Sonographie und der Weiterentwicklung der Ultraschallgeräte hinsichtlich ihres Auflösungsvermögens ist der IOPUS dennoch in der Lage, nützliche zusätzliche Information zu liefern. Präoperativ unentdeckte Knoten sind häufig in den dorsalen, teils zwischen Trachea und Ösophagus lokalisierten, Anteilen des Schilddrüsenlappens gelegen, welche der Detektion durch den präoperativen Ultraschall entgehen können. Dem IOPUS sind auch diese Knoten durch platzieren der Sonde an der lateralen und laterodorsalen Schilddrüsenkapsel gut zugänglich. In unserer prospektiven Serie wurden die präoperativen Sonographien hinsichtlich der Dokumentationsqualität in drei Güteklassen eingeteilt und ein signifikanter Unterschied im Informationszugewinn durch den IOPUS war zwischen der Gruppe mit hervorragender präoperativer Dokumentation und der Gruppe mit nur mäßiger Dokumentation nachweisbar. Dennoch konnte der IOPUS auch bei präoperativ sehr gut dokumentierten und von sehr erfahrenen Untersuchern durchgeführten Sonographien in fast 30 % der Fälle zusätzliche Knoten nachweisen. Die Ausbeute an zusätzlicher Information durch den IOPUS ist somit durchaus von der Qualität der Dokumentation der präoperativen Sonographie abhängig und verringert sich um so mehr, je besser letztere ist [8, 9].

Das Risiko einer Rezidivstruma hängt von Restknoten mit autonomem Wachstum ab, die sich meist in dorsal, paratracheal belassenen Resten nach klassisch subtotaler Resektion befinden. Die Rate an Restknoten nach klassisch subtotaler Resektion liegt bei ca. 50 % [6, 13]. Die Entwicklung der selektiven morphologie- und funktionsgerechten Operationstaktik hat entscheidend zur Minderung von Restknoten (von über 50 % auf unter 10 %) beigetragen [5, 6, 9, 11, 12]. Der Einsatz des IOPUS kann diese Rate an Restknoten weiter senken, was unsere Ergebnisse signifikant belegen. Da das Rezidivwachstum aufgrund der Wachstumsautonomie von belassenen Restknoten nicht durch TSH-Suppression verhindert werden kann, wird die Notwendigkeit der vollständigen Knotenentfernung zur Minderung des Rezidivrisikos umso deutlicher [4, 7].

Inwieweit die Zunahme des Nachweises von Restläsionen in Gruppe B (ohne IOPUS) ein Jahr postoperativ gegenüber drei Monaten postoperativ drohende Rezidive impliziert, bleibt hypothetisch. Nach Einsatz des IOPUS (Gruppe A`) liegt die Rate an Restknoten selbst drei Jahre postoperativ bei 2,5 %, während ohne IOPUS (Gruppe B) drei Monate postoperativ in ca. 6 % der Fälle Restknoten nachweisbar sind. Hieraus lässt sich bei Patienten, die unter Verwendung des IOPUS operiert wurden, ein vermindertes Rezidivrisiko ableiten.

Während Schmidt et al. [10] keinen Einfluss der intraoperativen Sonographie auf das operative Vorgehen feststellen konnten, war es uns möglich, einen von uns schon festgestellten Einfluss des IOPUS auf das Operationsverfahren [8] im Hinblick auf den längerfristigen postoperativen Verlauf, insbesondere auf die Häufigkeit von Rest- oder Rezidivknoten, zu erkennen. Dies wird insbesondere im Vergleich der Restgrößen nach Operation mit und ohne IOPUS deutlich. Hinsichtlich der Operationsverfahren im Rahmen der selektiven morphologiegerechten Schilddrüsenchirurgie wurden in der Gruppe mit IOPUS signifikant häufiger ausgedehntere Resektionsverfahren bzw. vollständige Lobektomien durchgeführt.

Schlussfolgerungen

- Der IOPUS ermöglicht die Detektion zusätzlicher Knoten.
- Der IOPUS kann die Rate an Restknoten nach Schilddrüsenresektion senken.
- In Abhängigkeit des Rezidivrisikos von der Rate an Restknoten kann durch den Einsatz des IOPUS die Rezidivrate der benignen Knotenstruma gesenkt werden.
- Die Minimierung von Läsionen im Schilddrüsenrest erfolgt unter Inkaufnahme radikalerer Operationen und kleinerer Schilddrüsenreste.
- Der IOPUS ist daher in allen Fällen indiziert, es sei denn, es besteht ohnehin die Indikation zur vollständigen Lobektomie.

Literatur

[1] Bongarzoni, G., A. Pierfelice, R. Fossaceca et al.: Intraoperative ultrasonic evaluation of the residual thyroid weight in thyroidectomy in diffuse toxic goiter. Chir. Ital. 46 (4) (1994) 73–74.

[2] Bruneton, J. N., E. Caramella, D. Fenart et al.: High-definition real-time ultrasonic echography of tumors of the thyroid gland. J. Radiol. 1 (1985) 59–63.

[3] Engel, U., C. Zornig: Die Notwendigkeit der intraoperativen Darstellung des kontralateralen Lappens bei „Struma uninodosa". Chirurg 6 (1990) 454–455.

[4] Feldkamp, J., R. Seppel, A. Becker et al.: Iodine or L-Thyroxine to prevent recurrent goiter in an iodine-deficient area: prospective sonographic study. World J. Surg. 21 (1997) 10–14.

[5] Gemsenjäger, E.: Autonomie, chirurgische Verfahrenswahl und funktionelle Resultate bei multinodöser Struma. In: Röher, H. D., R. A. Wahl (Hg.): Chirurgische Endokrinologie. Thieme, Stuttgart–New York 1983, 47–57.

[6] Gemsenjäger, E.: Die chirurgische Behandlung der autonomen Knotenstruma. Schweiz. Med. Wschr. 122 (1992) 687–692.
[7] Persson, C. P., H. Johannson, K. Westermark et al.: Nodular goiter – is thyroxine medication of any value? World J. Surg. 6 (1982) 391–396.
[8] Saalabian, S., P. Pfannenstiel, R. A. Wahl: Welche zusätzliche Information liefert die intraoperative Sonographie der benignen Knotenstruma? In: Reiners, Chr., B. Weinheimer (Hg.): Schilddrüse 1997. Walter de Gruyter, Berlin–New York 1998, 400–406.
[9] Schmidt, K. J., Th. Hewel, L. Abt: Sonographische Untersuchungen der Restschilddrüse nach klassisch subtotaler Resektion und selektiver Resektion adenomatös umgebauter Strumen. Akt. Chirurgie 27 (1992) 285–288.
[10] Schmidt, K. J., Th. Hewel, H. Straube et al.: Intraoperativ sonographisch kontrollierte selektive Schilddrüsenresektion. Med. Welt 50 (1999) 185–187.
[11] Wahl, R. A., O. Khan, M. Labus et al.: Nachsorge nach chirurgischer Therapie. In: Röher, H. D., B. Weinheimer (Hg.): Schilddrüse 1991. Walter de Gruyter, Berlin–New York 1992, 287–301.
[12] Wiener, J. P.: Is partical thyroidectomy definitive treatment for Plummer`s disease (autonomous goitre)? Clin. Nucl. Med. 8 (1983) 78–82.
[13] Witterick, I. J., S. M. Abel, W. Hartwick et al.: Incidence and types of non-palpabel thyroid nodules in thyroids removed for palpabel disease. J. Otolaryngol. 22 (4) (1993) 294–300.

Diskussion

Hufschmidt:
Von wem wurden die präoperativen Sonographien durchgeführt und mit welchem Gerät ist die Untersuchung gemacht worden, ist es der gleiche Sonografeur gewesen wie auch während der Operation? Ich glaube nicht oder ich bestreite zumindest, dass der intraoperative Ultraschall mehr Knoten aufdeckt als präoperativ mit einem guten Gerät bereits zu erkennen sind.

Saalabian:
Zu der Frage der präoperativen Sonographie: Die präoperativen Sonographien teilten wir in drei Gruppen auf, die zahlenmäßig jeweils etwa 33 % ergaben. 33 % dieser Patienten wurden von Professor Pfannenstiel präoperativ sonographiert, dem wir auch zu danken haben, dass er diese Daten zur Verfügung gestellt hat. Die zweite Gruppe stammte von uns zuweisenden Nuklearmedizinern, die sicher sehr versiert in der Sonographie der Schilddrüse sind und vom letzten Drittel der Patienten stammen die präoperativen Sonographiebefunde aus der radiologischen Abteilung unseres eigenen Hauses.

Wahl:
Natürlich ist die Ausbeute des intraoperativen Ultraschalls abhängig von der Qualität des präoperativen Ultraschalls und dessen Dokumentation. Es gibt aber auch Befunde, die präoperativ regelmäßig übersehen werden, z. B. Knoten im Zuckerkandlschen Tuberculum, retrotracheale Knoten, kleine Satellitenknoten, welche dorsal vor einem größeren, eventuell auch schallauslöschenden Befund liegen.

Saalabian:
Außer den quantitativen Ergebnissen muss man auch sagen, dass der intraoperative Ultraschall, was hier nicht rauskam, qualitative Vorteile hat. Stellen Sie sich vor, Sie haben einen präoperativ vorbeschriebenen inkompletten Knoten, den Sie nicht tasten können. Sie können dann wirklich verifizieren, ist an dieser Lokalisation ein Knoten vorhanden oder Sie haben einen unklaren Tastbefund, Sie sind sich nicht sicher, ist das inkomplettes, inhomogenes Gewebe, handelt es sich um einen Knoten, dies kann man mit dem intraoperativen Ultraschall sehr gut überprüfen.

Erhöhter CEA-Spiegel im Serum gilt nicht nur als Indikator für ein kolorektales Karzinom, sondern auch für ein C-Zell-Karzinom

F. Weber, K. Tecklenborg, A. Frilling, R. Görges, K. Mann, C. E. Broelsch

Einleitung

Das C-Zell-Karzinom macht einen Anteil von etwa 5–10 % aller malignen Schilddrüsentumoren aus. Das Malignom tritt in einer sporadischen und familiären Form auf. Aufgrund seiner oft uncharakteristischen Symptome wird die Diagnose eines sporadischen medullären Schilddrüsenkarzinoms (MTC) oft erst im Rahmen einer Strumaoperation gestellt. Es ist daher nicht ungewöhnlich, dass zum Zeitpunkt der Operation bereits eine lymphogene Metastasierung eingetreten ist [1].

Mit der Tumorgenese des MTC sind Mutationen im RET-Protoonkogen assoziiert. In 25 % aller MTC ist von einer solchen Mutation die Keimbahn betroffen. Es kommt zu einer familiären Häufung. Diese hereditäre Tumorform folgt einem autosomal-dominanten Erbgang mit unvollständiger Penetranz, und kann sich als einzige Adenopathie manifestieren oder aber syn- bzw. metachron mit anderen pathologischen Veränderungen im Rahmen einer multiplen endokrinen Neoplasie vergesellschaftet sein. Da es sich bei etwa 5 % der Patienten mit einem anscheinend sporadischen MTC um Indexfälle von noch unerkannten Familien handeln kann, sollte immer das genetische Screening erfolgen.

Für die Diagnostik des MTC hat sich gezeigt, dass das von den C-Zellen exprimierte Kalzitonin einen hochgradig empfindlichen Tumormarker darstellt. Neben dem Kalzitonin synthetisieren die C-Zellen auch das Carcino-embryonale-Antigen (CEA), welches bei 30 % der Patienten mit einem MTC erhöht ist. Die diagnostische Bedeutung der Tumormarker Kalzitonin und CEA gilt als gesichert [2].

Methode und Patienten

Im Zeitraum von April 1998 bis Dezember 2000 wurden von uns 24 Patienten mit der Diagnose eines sporadischen medullären Schilddrüsenkarzinoms operiert. Unter diesen Patienten identifizierten wir drei Patienten, die primär mit erhöhten CEA-Spiegeln auffällig wurden. Bei diesen Patienten kam es aufgrund einer umfangreichen gastrointestinalen Diagnostik zu einer deutlichen Verzögerung der MTC-Diagnose.

Ergebnisse

Patient 1

Ein 46 Jahre alter männlicher Patient ohne schwerwiegende Vorerkrankungen und mit leerer Familienanamnese bezüglich eines MTC, suchte seinen Hausarzt wegen Müdigkeit und Abgeschlagenheit auf. Die im Rahmen einer allgemeinen Vorsorgeuntersuchung durchgeführte CEA-Bestimmung zeigte einen mit 36,1 ng/ml erhöhten Wert. Alle übrigen Befunde dieser Untersuchung waren altersentsprechend. Bei Persistenz der Beschwerden wurde etwa einen halben Monat später eine Computertomographie des Abdomens veranlasst, die jedoch keinen auffälligen Befund zeigte. Aufgrund der weiterhin bestehenden Abgeschlagenheit wurde dem Patienten nun bei der Verdachtsdiagnose „Erschöpfungsdepression" zu einer Kur geraten. Die regelmäßig wiederholte Bestimmung des Tumormarkers CEA lieferte ebenso regelmäßig einen pathologisch erhöhten Wert, ohne jedoch eine Progredienz zu zeigen. Zwei Wochen nach der ersten Computertomographie des Abdomens wurde diese Untersuchung wiederholt, ohne eine Pathologie aufzudecken. Etwa drei Monate nach der erstmaligen Konsultation des Hausarztes wurde eine Ösophago-Gastro-Duodenoskopie (ÖGD) veranlasst. Bei dieser Untersuchung wurde, bei sonst unauffälligem Befund, eine Duodenitis diagnostiziert. Die zur gleichen Zeit veranlasste Koloskopie zeigte als Pathologie einen Polypen im Colon descendens, eine Sigmadivertikulose und ein Hämorrhoidalleiden II. Grades. Es wurde eine Schlingenabtragung des Polypen durchgeführt. Hier wies die histologische Aufarbeitung des Präparats ein tubuläres Adenom ohne Anzeichen einer Malignität nach. Der aktuelle CEA-Wert lag zu diesem Zeitpunkt bei 28,29 ng/ml. Eine Woche nach dem Eingriff kam es zu einer Hb-wirksamen unteren gastrointestinalen Blutung. Bei der notfallmäßig veranlassten Koloskopie fand man neben einem blutenden Ulkus im Bereich der Abtragungsstelle des Polypen eine floride, stenosierende Sigmadivertikulitis. Im heimatnahen Krankenhaus wurde daraufhin die Indikation zur chirurgischen Intervention gesehen. Es erfolgte die Segmentresektion des ulcerierten Kolonabschnittes sowie eine Sigmaresektion. Die Resektate wurden histologisch aufgearbeitet und zeigten keinen Anhalt für eine Malignität. Postoperativ wurde ein Abfall des Tumormarkers CEA auf 13,26 ng/ml verzeichnet. Elf Tage nach dem operativen Eingriff konnte der Patient in gutem Allgemeinzustand nach Hause entlassen werden. Es erfolgte vorerst keine weitere Fokussuche.

Einen Monat nach der Operation stellte der Patient sich wieder bei seinem Hausarzt wegen anhaltender Diarrhö vor. Die mikrobiologische Untersuchung des Stuhls war unergiebig. Die zum Ausschluss einer Pankreasinsuffizienz veranlassten Blut- und Stuhluntersuchungen sowie das MRT des Abdomens lieferten regelgerechte Befunde.

Der erneut bestimmte CEA-Wert lag bei 16 ng/ml. Fast zwölf Monate nach der ersten Vorstellung bei seinem Hausarzt wurde schließlich, bei einem nun kontinuierlich bis auf 43,2 ng/ml ansteigenden CEA-Spiegel, das basale Kalzitonin im Serum bestimmt. Dieses war mit 744 pg/ml pathologisch erhöht. Der Patient wurde uns daraufhin zugewiesen, und wir führten eine radikale Thyroidektomie mit Lymphadenektomie des zentralen und links lateralen Lymphknotenkompartments durch. Die histologische Aufarbeitung zeigte neben einem follikulären Adenom im rechten Schilddrüsenlappen ein medulläres Schilddrüsenkarzinom (Durchmesser 1,1 cm) im linken Schilddrüsenlappen im Stadium pT2N0Mx. Bei Persistenz des erhöhten Kalzitonins im Serum (825 pg/ml) wurde im Rahmen der Nachsorge eine Metastasensuche betrieben. Hier zeigten sich in der Computertomographie zwei metastasenverdächtige Läsionen in der Leber. Die durchgeführte molekularbiologische Untersuchung zeigte keinen Anhalt für eine somatische oder hereditäre Mutation in den mit der Entstehung eines MTC-assoziierten Codons des RET-Protoonkogens.

Patient 2

Ein 63-jähriger männlicher Patient mit unauffälliger Familienanamnese befand sich aufgrund einer 1997 durchgeführten Schlingenabtragung bei einem Rektumpolypen mit der histologischen Diagnose eines „Carcinoma in situ" in der onkologischen Nachsorge. Im Rahmen der Tumornachsorge wurde bei dem sonst beschwerdefreien und in gutem Allgemeinzustand befindlichen Patienten ein mit 11,3 ng/ml erhöhter CEA-Spiegel gemessen. Über einen Zeitraum von etwa eineinhalb Jahren wurde wiederholt eine Bestimmung des Tumormarkers durchgeführt und ein kontinuierlicher Anstieg auf 19,7 ng/ml verzeichnet. Die Diagnostik auf ein Rezidiv des Rektumkarzinoms oder eine Metastase umfasste neben Ultraschalluntersuchungen und Computertomographie des Abdomens auch die Magnetresonanztomographie des Abdomens. Eineinhalb Jahre nach der ersten Vorstellung bei seinem Hausarzt wurde, unter der Vorstellung der Metastasensuche, eine Positronen-Emissions-Tomographie mit dem ^{18}F-markierten Glukoseanalogon (^{18}F)-2-FDG durchgeführt. Hier zeigte sich bei unauffälligem intraabdominellen und intrathorakalen Befund eine deutliche Mehranreicherung im Bereich des linken Schilddrüsenlappens mit einer maximalen SUV von 3,5. Ultrasonographisch ließ sich dieser Befund mit einem tumorsuspekten, inhomogen-echoreichen Knoten von 2,7 × 2,8 × 3,2 cm korrelieren. Bei Verdacht auf ein MTC wurde neben der Feinnadelbiopsie, als richtungsweisende Diagnostik der mit über 2550 pg/ml deutlich erhöhte Kalzitonin-Spiegel im Serum bestimmt. Der Patient wurde unserer Abteilung zugewiesen und wir führten die radikale Thyroidektomie und Lymphknotendissektion im zentralen und links lateralen Lymphknotenkompartment durch. Die feingewebliche Aufarbeitung stufte das MTC als pT3N0Mx-Neoplasie ein. In der molekularbiologischen Untersuchung der MTC-assoziierten Codons des RET-Protoonkogens fand sich im Tumormaterial eine Mutation im Codon 918. Eine Keimbahnmutation konnte ausgeschlossen werden.

Patient 3

Ein familiär unbelasteter 78-jähriger Patient, ohne schwerwiegende Vorerkrankungen und in gutem Allgemeinzustand, stellte sich zur regelmäßigen Vorsorgeuntersuchung bei seinem Hausarzt vor. Bei sonst altersentsprechenden Befunden fand sich ein erhöhter CEA-Spiegel von 24 ng/ml. Zum Ausschluss einer Kolo-rektalen Neoplasie wurde daraufhin eine ÖGD und Koloskopie durchgeführt. Beide Untersuchungen zeigten einen unauffälligen Befund. Zur weiteren Diagnostik wurde nun eine Computertomographie des Abdomens veranlasst. Hier fand sich neben einer etwa 10 mm großen, hypodensen Läsion im Segment 8 der Leber ein 2 mm messendes Inzidentalom der linken Nebenniere. In der durchgeführten Hormondiagnostik waren die bestimmten Parameter Adrenalin, Noradrenalin und Dopamin normwertig. Aufgrund der bisher erfolglose Fokussuche wurde etwa einen Monat nach der erstmaligen Konsultation des Hausarztes eine Positronen-Emissions-Tomographie mit (^{18}F)-2-FDG veranlasst. Die Tomographie zeigte eine physiologische Aktivitätsverteilung im gesamten Körper. Es erfolgte nun keine weitere Diagnostik, woraufhin der Patient ein Vierteljahr nach der erstmaligen Bestimmung des erhöhten CEA-Wertes seinen Hausarzt wechselte. Aufgrund der bisherigen Befunde und der persistierenden CEA-Erhöhung wurde hier die Indikation zur Messung des Serum-Kalzitonin-Spiegels erkannt. Der mit 48 pmol/l pathologisch erhöhte Wert war richtungsweisend für die Verdachtsdiagnose eines MTC. Zur weiteren Diagnostik wurde noch eine Schilddrüsensonographie durchgeführt, die eine multinodöse, nach retrosternal eintauchende Struma zeigte, welche szintigraphisch einen hypofunktionellen Knoten links apikal aufwies.

Der Patient wurde uns zugewiesen und wir führten die radikale Thyroidektomie und Lymphknotendissektion im zentralen Kompartment durch. Da die Schnellschnittuntersuchung in dem als Struma colloides nodosa beschriebenen Präparat kein Malignom verifizieren konnte, wurde auf eine Resektion des lateralen Lymphknoten-Kompartments verzichtet. Durch weiterführende feingewebliche Untersuchungen mit immunhistochemischer Charakterisierung ließ sich jedoch schließlich im linken Schilddrüsenlappen, innerhalb von Narbengewebe, ein weniger als 2 mm messendes MTC identifizieren. Aufgrund der nicht erfolgten Resektion der Lymphknoten im linken Kompartment konnte die histologische Einstufung zu diesem Zeitpunkt nur pT1NxMx lauten. Die molekularbiologische Untersuchung auf eine somatische oder hereditäre Mutation in MTC-relevanten Codons des RET-Protoonkogens war unauffällig. Im Rahmen der Nachsorgeuntersuchungen zeigte sich erneut eine Erhöhung des CEA-Wertes auf 36,7 ng/ml. In der veranlassten Fokussuche imponierte im Abdomen-CT eine Auftreibung des linken Schambeinastes und der Symphyse, siehe Abbildung 1:

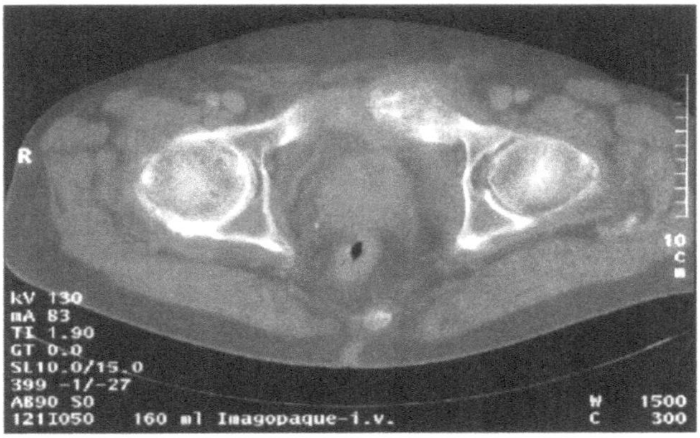

Abb. 1: Abdomen-CT mit deutlicher Auftreibung des linken Schambeinastes und fraglicher Infiltration des umgebenden Weichteilgewebes

Das PET konnte neben einer oberhalb der Blase, links paramedian gelegenen fokalen Speicherung drei weitere tumorsuspekte Nuklidmehranreicherungen am linken Hemithorax auf Höhe der 2.–3. Rippe, im Bereich der linken Parotis und im Bereich des Kehlkopfes dokumentieren. In der Ganzkörper-Octreotid-Szintigraphie bestätigte sich nur der im kleinen Becken gelegene Tumor. Die übrigen im PET beschriebenen Mehranreicherungen ließen sich nicht darstellen und wiesen somit keine für das medulläre Schilddrüsenkarzinom typische Somatostatin-Rezeptor-Expression auf, siehe Abbildung 2:

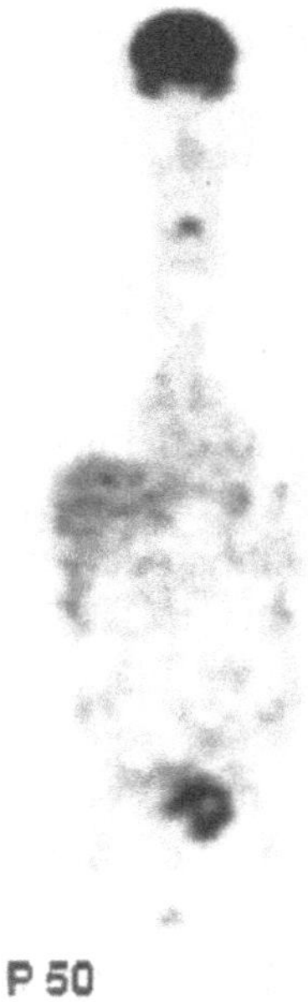

Abb. 2: Positronen-Emissions-Tomographie mit 385 Mbq des Glukoseanalogon (^{18}F)2-FDG. Serum-Glukose-Spiegel zum Zeitpunkt der Injektion war 75 mg/dl. Unterhalb der Blase, paramedian links-lateral stellt sich eine Anreicherung mit einer maximalen SUV von 5,9 dar

Auf der Grundlage dieser Befunde bestand bei Verdacht auf eine ossäre Filiarisierung des MTC die Indikation zur Resektion des linken Schambeinastes mit Symphyse und den umgebenden Weichteilen, siehe Abbildung 3:

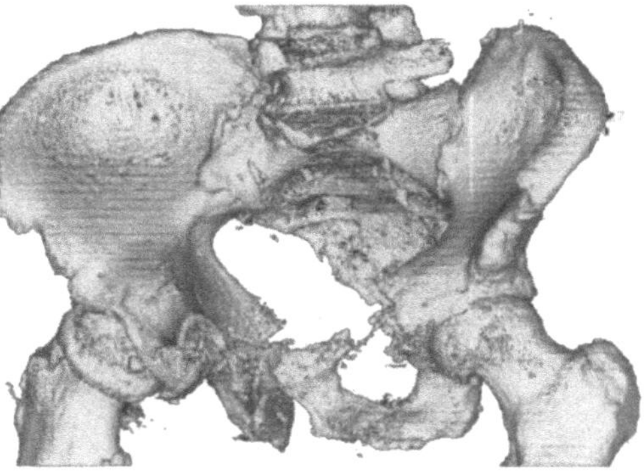

Abb. 3: Dreidimensionale Rekonstruktion eines Becken-CT im Anschluss an die Resektion des linken Schambeinastes, inkl. Symphyse

Der Patient hat diesen Eingriff gut überstanden und ist in seiner Mobilität kaum eingeschränkt. Zehn Monate nach der erstmaligen Bestimmung des erhöhten CEA-Wertes zeigte sich im Rahmen der Nachsorge ein erneuter Anstieg des Tumormarkers auf 11,7 ng/ml. Das basale Kalzitonin stieg auf 155 pg/ml an. Es musste daher von einem erneuten Rezidiv des MTC ausgegangen werden. In der zervikalen Sonographie fielen tumorsuspekte Lymphknoten links, hoch zervikal auf. Das im Thin-Prep-Verfahren aufgearbeitete Punktionsmaterial der FNA aus diesem Bereich bestätigte den Verdacht auf eine Lymphknotenmetastasierung des MTC. Außerdem besteht weiterhin der Verdacht auf eine Lebermetastase im Segment 8.

Erörterung

Die Bestimmung von Kalzitonin im Serum gilt als die sensitivste Suchmethode in der Frühdiagnose des MTC. Durch Stimulation der Kalzitonin-Sekretion mit Pentagastrin lässt sich die Sensitivität auf nahezu 100 % steigern, da bei Gesunden oder Patienten mit einer physiologischen C-Zell-Hyperplasie dieser Effekt ausbleibt [3]. Die Pentagastrin-stimulierte Kalzitonin-Bestimmung als Methode der Wahl zur Identifizierung eines MTC ist der FNA überlegen [4, 5]. Neben Kalzitonin sezernieren die C-Zellen auch das CEA [6]. Bei etwa einem Drittel aller Patienten mit einem MTC lassen sich im Serum erhöhte Spiegel dieses Tumormarkers nachweisen. Die hieraus resultierende Bedeutung von CEA als Marker für ein MTC ist schon seit den 70er Jahren bekannt [2]. Darüberhinaus konnte gezeigt werden, dass CEA in der Lage ist, eine Hochrisikogruppe, die sich durch frühe Metastasierung und hohe Rezidivrate auszeichnet, zu identifizieren [2, 7–9]. Besonders bei Rückgang der Kalzitonin-Sekretion bedeutet die CEA-Expression eine Differenzierungsblockade des MTC und korreliert mit der Aggressivität der Neoplasie [10]. Unsere Daten reflektieren diese Erkenntnisse durch die hohe Rate an hämatogener Metastasierung in der beschriebenen Patientengruppe.

Die Tatsache, dass ein MTC trotz pathologischer CEA-Werte leicht übersehen wird, wurde auch bei Patientinnen mit Brusttumoren in der Literatur beschrieben [11]. Nach Mastektomie und Strahlentherapie wegen eines Mamma-Ca wurde, ähnlich wie in unserem Patientenkollektiv, die CEA-Erhöhung fälschlicherweise einer Metastasierung bzw. einem Rezidiv des Primärtumors zugeschrieben. In unserem Patientenkollektiv führte dies nicht nur zu einer Verzögerung der notwendigen Operation, sondern verursachte auch unnötige Kosten.

Bei jedem Patienten mit pathologischen CEA-Werten sollte zunächst eine gastrointestinale Diagnostik erfolgen. Diese umfasst eine ÖGD und Koloskopie. Falls diese gastrointestinale „Basis-Diagnostik" negativ ausfällt, sollte die basale und Pentagastrin-stimulierte Kalzitonin-Bestimmung folgen, um ein MTC nicht zu übersehen.

Literatur

[1] Russel, C. F., J. A. van Heerden, G. W. Sizemore et al.: The surgical management of medullary thyroid carcinoma. Ann. Surg. 197 (1983) 42–48.

[2] Wells, S. A. Jr., D. E. Jr. Haagensen, W. M. Linehan et al.: The detection of elevated plasma levels of carcinoembryonic antigen in patients with suspected or established medullary thyroid carcinoma. Cancer 42 (3) (1978) 1498–1503.

[3] Scheuba, C., K. Kaserer, A. Weinhausl et al.: Is medullary thyroid cancer predictable? A prospective study of 86 patients with abnormal pentagastrin tests. Surgery 126 (6) (1999) 1089–1095.

[4] Ozgen, A. G., F. Hamulu, F. Bayraktar et al.: Evaluation of routine basal serum calcitonin measurement for early diagnosis of medullary thyroid carcinoma in seven hundred seventy-three patients with nodular goiter. Thyroid 9 (6) (1999) 579–582.

[5] Sheppard, M. C. et al.: Should serum calcitonin be measured routinely in all patients with nodular thyroid disease? Clin. Endocrinol. 42 (1995) 451–452.

[6] Schurr, W., E. Rix, H. Schmidt-Gayk et al.: Metastatic C-Cell carcinoma; calcitonin and CEA production in monolayer culture. J. Cancer Res. Clin. Oncol. 111 (3) (1986) 284–288.

[7] Behr, T. M., S. Gratz, P. M. Markus et al.: Anti-carcinoembryonic antigen antibodies versus somatostatin analogs in the detection of metastatic medullary thyroid carcinoma: are carcinoembryonic antigen and somatostatin receptor expression prognostic factors? Cancer 80 (12) (1997) 2436–2457.

[8] Rougier, P., C. Calmettes, A. Laplanche et al.: The value of calcitonin and carcinoembryonic antigen in the treatment and management of nonfamilial medullary thyroid carcinoma. Cancer 51 (5) (1983) 855–862.

[9] Busnardo, B., M. E. Girelli, N. Simioni et al.: Nonparallel patterns of calcitonin and carcinoembryonic antigen levels in the follow-up of medullary thyroid carcinoma. Cancer 53 (2) (1984) 278–285.

[10] Mendelsohn, G., S. A. Jr. Wells, S. B. Baylin: Relationship of tissue carcinoembryonic antigen and calcitonin to tumor virulence in medullary thyroid carcinoma. An immunohistochemical study in early, localized, and virulent disseminated stages of disease. Cancer 54 (4) (1984) 657–662.

[11] Andry, G., T. Wildschutz, G. Chantrain et al.: Elevated CEA in breast cancer patients with overlooked medullary thyroid carcinoma. Eur. J. Surg. Oncol. 19 (3) (1993) 305–308.

Diskussion

Köbberling:
Vielen Dank für den Vortrag, der sicher Kontroversen auslösen wird, vor allem was die Konsequenzen angeht.

Hehrmann:
a) Nicht selten wird bei der Nachsorge nicht nur beim colorektalen Karzinom, sondern auch beim Mammakarzinom ein erhöhtes CEA gefunden, das unplausibel ist, da es sonst keinerlei Hinweis auf Tumorrest oder Rezidiv gibt. Leider dauert es oft lange, bis dann ein medulläres Schilddrüsenkarzinom differenziert diagnostisch erwogen wird und durch die Calcitoninbestimmung bewiesen wird.
b) Wenn CEA bereits deutlich erhöht ist, ist auch das basale Calcitonin bereits deutlich erhöht und eine Stimulation mit Pentagastrin meist nicht erforderlich.
c) Was hat die Bestimmung des CEA bei der Vorsorgeuntersuchung eines 78-jährigen Mannes zu suchen (Fall 3)?

Mann:
Herr Hehrmann, dazu eine kleine Bemerkung: ich meine, ein Calcitoninspiegel von 36 pg/ml ist leicht erhöht und da ist es noch nicht so ganz hundertprozentig klar. Es gibt unspezifische Erhöhungen, ich spreche vom Pentagastrintest und von 36 pg Calcotinin. Das ist ein Bereich, wo es durchaus unspezifische Erhöhungen gibt, z. B. bei leicht eingeschränkter Nierenfunktion haben Patienten etwas erhöhte Werte. Und da würde ich zur Absicherung einen Pentagastrintest machen. Herr Wahl hat eine sehr schöne Untersuchung gemacht, dass die dann alle deutlich über 100 pg/ml stimulierbar sind und es sich bestätigt, also in dem Fall würde ich dann wirklich mit dem Test nicht sparen.

Reuter:
Die beiden ersten vorgestellten Patienten Ihrer Kasuistik hatten bei Organmetastasierung ein Lymphknotenstadium N 0. Könnten Sie das bitte kommentieren?

Tecklenborg:
Wir bemühen uns natürlich immer um eine Lymphadenektomie im zentralen Kompartiment und auch im lateralen Kompartiment, wo das MTC aufgetreten ist. Es ist natürlich richtig, wenn wir vom Pathologen letztendlich dann ein N-0-Stadium bekommen, machen wir uns auch unsere Gedanken, müssen uns aber daran halten, wir resezieren dann nicht nach in diesen Fällen.

Wahl:
Zu Fall 3: Angegeben ist die Durchführung einer zentralen Lymphknotendissektion, gleichzeitig ein Stadium p-N_x. Dies schließt sich gegenseitig aus.

Eine Bemerkung: Es ist erstaunlich, wie auch aus hochkarätigen Institutionen Patienten mit C-Zell-Karzinom kommen, die vorher jahrelang mit erhöhtem CEA umfangreich und wiederholt G-I-Diagnostik durchmachten. Es sollte doch ein Leichtes sein, spätestens nach unergiebigem ersten diagnostischen Durchgang das Calcitonin zu bestimmen.

Köbberling:
Auf die eigentliche Problematik hat ja bereits Herr Professor Hehrmann hingewiesen, nämlich die missbräuchliche Bestimmung des CEA bei Vorsorgeuntersuchungen. Erst dadurch treten die Probleme auf, über die hier berichtet wurde.

Zur Differentialdiagnose der endokrinen Orbitopathie – eine diagnostische Fallgrube

C. Grau, K. Bauch, F. Kunzelmann

Einleitung

Obwohl die Pathogenese der endokrinen Orbitopathie beim Morbus Basedow nicht vollständig aufgeklärt ist, führen klinische Charakteristika, In-vitro-Untersuchungen und bildgebende Verfahren meist zu einer sicheren Diagnose.

Im Einzelfall können Diagnostik und Therapie der endokrinen Orbitopathie jedoch auch für endokrinologisch erfahrene Kliniker eine Herausforderung darstellen. Bei einer von uns mitbetreuten Patientin vergingen etwa elf Jahre bis zur definitiven Diagnose und kausalen Behandlung. Zehn verschiedene Kliniken und endokrinologische Spezialsprechstunden – darunter drei Universitätskliniken und drei Schwerpunktkrankenhäuser – in fünf verschiedenen Städten wurden Teil der Betreuung. Die Patientin musste dafür 4 500 km innerhalb Deutschlands zurücklegen. Diese Besonderheiten waren der Anlass, die Kasuistik hier vorzustellen.

Anamnese und Befunde

Aufgrund der langen Vorgeschichte soll nur Wesentliches in seinem zeitlichen Ablauf dargestellt werden.

Die zum Zeitpunkt der Erstdiagnose 64-jährige Patientin wurde im Juli 1985 mit Kopfschmerzen, Brechreiz und einer Gewichtsabnahme von etwa 10 kg in ein sächsisches Schwerpunktkrankenhaus eingewiesen. Es wurde eine Immunhyperthyreose vom Basedow-Typ mit Hyperthyresose und beginnendem Exophthalmus rechts festgestellt und eine thyreostatische Therapie mit Methimazol eingeleitet. Da auch unter hoher Thyreostatikadosis (bis zu 50 mg/d Methimazol) klinisch und paraklinisch eine Zunahme der Hyperthyreose-Symptomatik zu verzeichnen war, wurde im Juli 1986 einer Radioiodtherapie durchgeführt. Die anschließend erreichte euthyreote Stoffwechsellage blieb bis heute erhalten.

Ab März 1986 verstärkte sich die Protrusio bulbi rechts, 1987 trat eine linksseitige Protrusio hinzu, gefolgt von einer subjektiven Visusminderung des linken Auges. Ab

1992 kommt es wiederholt zu Kopfschmerzen und Schwindel. Aufgrund des Hals-CT-Befundes wurden die Beschwerden als Ausdruck eines zerviko-kranialen Schmerzsyndroms bei Nucleus-pulposus-Prolaps zwischen C3 und C4 gewertet und behandelt. Bei mehreren Krankenhausaufenthalten zwischen 1986 und 1994 erfolgte jedoch keine spezielle Diagnostik im Hinblick auf die offenbar progrediente Orbitopathie.

Bis zum August 1996 entwickelte sich das Vollbild einer endokrinen Orbitopathie mit beidseitigem, jedoch links ausgeprägteren Exophthalmus, Sicca-Symptomatik, Störungen der Augenmuskelmotilität mit Doppelbildern und progredientem Visusverlust sowie entsprechenden Veränderungen in CT und Orbita-Sonographie. Erstmals wurden auch anti-TPO-Antikörper nachgewiesen, MAK- und TRAK-Werte waren jedoch negativ. Die folgende Retrobulbär-Bestrahlung und eine anfänglich hochdosierte Glukokortikoidtherapie führten zur subjektiven und objektiven Befundbesserung. Der zunächst positive Behandlungserfolg wurde durch den sonographischen Vergleich der Augenmuskeldicke vor und etwa sechs Monate nach therapeutischer Intervention scheinbar bestätigt (Tab. 1). Bei der ersten Untersuchung vom August 1996 zeigte sich verstärkt echogenes Orbitagewebe mit erhöhter Reflektivität und heterogener Innenstruktur der Augenmuskeln, die sich besonders links als deutlich verbreitert darstellten. Die Kontrolluntersuchung nach Retrobulbärbestrahlung im März 1997 erbrachte insgesamt eine deutliche Befundverbesserung, insbesondere im Hinblick auf die gemessene Augenmuskeldicke. Allerdings wurde die Kontrolluntersuchung zu einem Zeitpunkt veranlasst, als die Patientin erneut über Augensymptome und besonders über eine

Tabelle 1: Sonographischer Vergleich der Augenmuskeldicke vor (1996) und nach (1997) Retrobulbärbestrahlung und Glukokortikoid-Therapie (fett: pathologische Befunde)

		1996	1997
Hertel	R	25 mm	23 mm
	L	21 mm	21 mm
M. rectus inferior	R	2,00 mm	3,04 mm
	L	**4,06 mm**	2.98 mm
M. rectus internus	R	2,90 mm	2,94 mm
	L	**4,06 mm**	3,44 mm
M. rectus externus	R	2,8 mm	2,60 mm
	L	3,16 mm	**4,96 mm**
M. rectus superior	R	**3,47 mm**	3,32 mm
	L	3,16 mm	3,29 mm
M. obl. inferior	R	**3,66 mm**	3,04 mm
	L	**3,75 mm**	3,38 mm
M. obl. superior	R	**4,49 mm**	2,45 mm
	L	**3,88 mm**	2,91 mm
N. opticus	R	1,49 mm	2,45 mm
	L	2,33 mm	2,11mm

Progredienz der linksseitigen Visusminderung berichtet hatte. Darüber hinaus traten wieder verstärkt Kopfschmerzen auf. Zunächst wurde von einer erneuten Progression der endokrinen Orbitopathie ausgegangen und die Glukokortikoiddosis erhöht. Da sich klinisch keine wesentliche Befundverbesserung einstellte, erforderte die Diskrepanz zwischen klinischem Verlauf und sonographischem Befund eine weitere differentialdiagnostische Abklärung.

In einem ersten Schädel-CT vom März 1997 wurden lediglich Mikrozirkulationsstörungen beschrieben und die linksseitige Protrusio bulbi mit der bekannten endokrinen Orbitopathie in Zusammenhang gebracht. Die Aufnahmen wurden ohne Knochenfenster angefertigt, so dass die Asymmetrie der Keilbeinregion keine weitere Abklärung erfuhr (Abb. 1). Zur Frage einer Orbitadekompression erfolgte die Vorstellung der Patientin in einem Zentrum mit entsprechender Reputation auf diesem Gebiet.

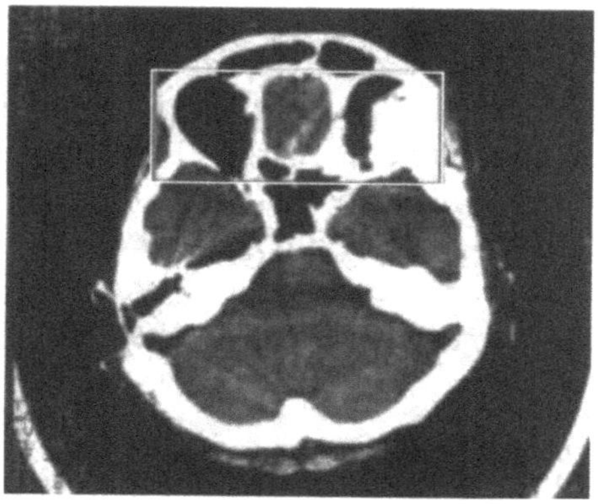

Abb. 1: Schädel-CT vom März 1997. Markiert: Asymmetrie der Keilbeinregion

Praktisch unmittelbar vor der geplanten Operation wurde aufgrund erneut einsetzender, heftiger Kopfschmerzen und Schwindelsymptome die bisherige Diagnose einer endokrinen Orbitopathie als alleinige Ursache der Symptomatik erstmals bezweifelt und eine erneute Schädeluntersuchung mittels CT und MRT veranlasst. Überraschenderweise ergab sich eine große Raumforderung im Bereich des linken Keilbeins (Abb. 2), die bereits die laterale Orbitawand und das Orbitadach infiltriert hatte (Abb. 3). Im MRT konnte darüber hinaus eine aktive endokrine Orbitopathie ausgeschlossen werden. Anschließend wurde neurochirurgisch eine großer Tumor im Bereich des linken Keilbeinflügels einschließlich seiner intrathekalen Anteile entfernt. Histologisch bestätigte sich der bereits präoperativ bestehende Verdacht auf ein Keilbein-Meningeom. Im weiteren Verlauf blieb die Patientin über zwei Jahre völlig beschwerdefrei. Eine erneut einsetztende Aktivität der endokrinen Orbitopathie konnte durch Modifikation der Glukokortikoiddosis relativ rasch beherrscht werden.

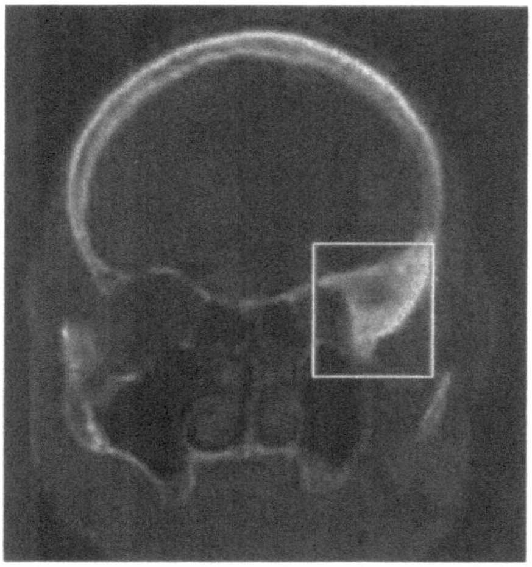

Abb. 2: Schädel-CT vom März 1997. Markiert: Keilbeinmeningeom links

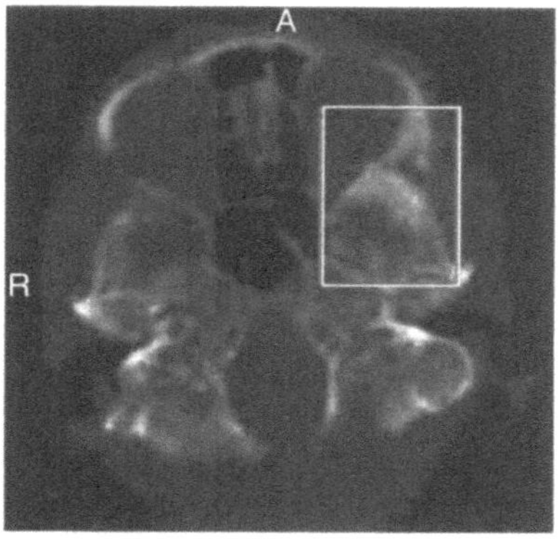

Abb. 3: Schädel-CT vom März 1997. Markiert: Infiltration von Orbitawand und -dach

Erörterung

Die Kasuistik verdeutlicht, dass auch bei scheinbar eindeutiger Befundkonstellation und gesichertem M. Basedow die sekundäre Genese einer Protrusio bulbi möglich sein kann.

So ist die Ende 1996 eintretende, deutliche Regredienz der klinischen und paraklinischen Befunde nach Retrobulbärbestrahlung und hochdosierter Glukokortikoidtherapie retrospektiv als Ausdruck der Remission einer suffizient behandelten endokrinen Orbitopathie zu werten. Im Gegensatz dazu können die knapp ein Jahr später wieder einsetzenden Beschwerden und die Zunahme des Lokalbefunds am linken Auge heute nicht mehr als Zeichen einer erneut aktiven endokrinen Orbitopathie, sondern wohl ausschließlich als eine Wachstumsfolge des im weiteren Verlauf diagnostizierten Keilbein-Menigeoms interpretiert werden. Inwieweit die bereits seit 1992 wiederholt auftretenden Schwindelerscheinungen und Kopfschmerzen sowie die passager besonders links auftretende Visusminderung letztlich bereits Ausdruck eines Tumorwachstums waren, muss offen bleiben, erscheint aber naheliegend.

Im Allgemeinen beruht die Diagnose einer endokrinen Orbitopathie auf typischen anamnestischen Hinweisen und klinischen Befunden, dem Hormon- und Antikörperstatus, einer Sonographie der Orbita sowie CT- und/oder MRT-Untersuchungen [1, 3, 4, 6]. Eine Reihe klinischer Zeichen können jedoch auf eine Zweiterkrankung als Ursache einer Protrusio bulbi hinweisen (Tab. 2) und eine weitere differentialdiagnostische Abklärung auch dann erfordern, wenn der bisherige Krankheitsverlauf die Diagnose einer endokrinen Orbitopathie als sicher erscheinen lässt [3, 7].

Tabelle 2: Klinische Hinweise zur weiteren differentialdiagnostischen Abklärung einer endokrinen Orbitopathie

- vorwiegend einseitiger Exophtalmus
- normale Schilddrüsenfunktion (klinisch und paraklinisch)
- kein oder grenzwertiger Antikörpernachweis
- zerebrale Symptome (Kopfschmerzen, Schwindel usw.)
- kurze Remissionszeit

Die differentialdiagnostischen Möglichkeiten einer Protrusio bulbi sind umfangreich, siehe Tabelle 3 [2, 4, 6]. Die meisten der aufgeführten Erkrankungen sind allerdings relativ selten oder manifestieren sich an anderer Stelle in klinisch meist eindeutiger Weise. Metastasen stellen mit 2–7 % der bioptierten Orbitaltumoren dabei eine relativ große Gruppe dar [2], während das gleichzeitige Auftreten von endokriner Orbitopathie und retrobulbärer Raumforderung zu den Raritäten gezählt werden kann. Nach einer Medline-Recherche sind hierzu zwischen 1990 und 2001 lediglich zehn Fallberichte zu finden, wobei ein Menigeom nicht aufgeführt wurde.

Tabelle 3: Differentialdiagnose der Protrusio bulbi

Entzündliche Orbitaerkrankungen mit Exophthalmus

- tiefe Orbitaphlegmone
- Orbitaabszess
- Pseudotumor orbitae
- Myositis der Augenmuskeln
- Mukomykose

Retrobulbäre Tumoren mit Exophtalmus

- Opticus-Gliom
- Menigeom
- Schwannom
- Dermoid/Epidermoid
- kavernöses Hämangiom
- Mukozele
- Metastasen
- maligne Lymphome

Weitere Ursachen

- Tumoren der Tränendrüsen und -wege
- Tumoren der Nase und der Nasennebenhöhlen
- ZNS-Tumoren mit Orbita-Einbruch
- Sinus-cavernosus-Thrombose oder -aneurysma

Zusammenfassung und Schlussfolgerungen

Es wurde über eine 64-jährige Patientin berichtet, die zunächst an einer Immunhyperthyreose vom Typ Basedow mit endokriner Orbitopathie erkrankte. Die thyreostatische

Therapie allein führte nicht zum erforderlichen Erfolg. Erst durch eine Radioiodtherapie ließ sich eine Euthyreose erreichen. In den Folgejahren entwickelte sich eine starke, vorwiegend linksseitige Protrusio bulbi, verbunden mit heftigem Schwindel und Kopfschmerzen. Als Ursache fand sich ein linksseitiges Keilbein-Meningeom, das erfolgreich neurochirurgisch therapiert wurde. An der Diagnostik und Therapie waren viele endokrinologisch orientierte Kliniken und endokrinologische Schwerpunktpraxen beteiligt. Der Krankheitsverlauf umfasste elf Jahre.

Das Fazit unserer Arbeit lässt sich in drei Punkten zusammenfassen:

1. Das gleichzeitige Auftreten einer endokrinen Orbitopathie und einer retrobulbären Raumforderung ist sehr selten.
2. Klinische Hinweise auf eine Zweiterkrankung als Ursache einer progredienten Protrusio bulbi sollten rasch zu einer weiteren differentialdiagnostischen Abklärung führen, auch wenn der bisherige Krankheitsverlauf die Diagnose einer endokrinen Orbitopathie als scheinbar sicher erscheinen lässt.
3. Diagnostik, Differentialdiagnose und Therapie der endokrinen Orbitopathie bleiben weiterhin eine interdisziplinäre Herausforderung.

Literatur

[1] Burch, H. B., L. Wartkofsky: Graves′ ophtalmopathy: current concepts regarding pathogenesis and management. Endocr. Rev. 14 (1993) 747.

[2] Char, D. H., T. Miller, S. Kroll: Orbital metastases: diagnosis and course. Br. J. Ophthalmol. 81 (1997) 386–390.

[3] Förster, G., G. Kahaly: Endokrine Orbitopathie 1998. Medizinische Klinik 93 (1998) 365-373.

[4] Heufelder, A. E., H. D. Schworm, L. C. Hofbauer: Die endokrine Orbitopathie. Dt. Ärztebl. 20 (1996)1043–1049.

[5] Hosten, N., W. Schörner, A. Lietz et al.: Der Krankheitsverlauf bei der endokrinen Orbitopathie. Magnetresonanztomographische Dokumentation. Fortschr. Röntgenstr. 157 (1992) 210–214.

[6] Lemke, A. J., N. Hosten, P. J. Foerster et al.: Einsatz hochauflösender bildgebender Schnittbildverfahren in der Diagnostik von Auge und Orbita. Der Ophtalmologe 98 (2001) 435–445.

[7] Mann, K.: Diagnostik und Therapie von Schilddrüsenkrankheiten. Empfehlung zur Qualitätssicherung. Der Internist 38 (1997) 177–185.

Diskussion

Leisner:
Habe ich das richtig verstanden, dass der Exophthalmus zunächst beidseitig war und dann später nur links? Das wäre also der einzige Hinweis auf die besondere Genese gewesen.

Grau:
Ja, so ist es. Wobei im Härtetest der linksseitige Exophthalmus oder der Unterschied zur rechten Seite ungefähr 2 mm betrug.

Leisner:
Es ist ja ein wesentlicher Gewinn unseres Treffens hier, dass wir besondere Fälle präsentiert bekommen, die einen wieder wach machen und wachsam halten.

Vergleich zweier endonasaler Orbitadekompressions-techniken

A. Weber, A. Zubcov, A. May

Einleitung

Eine endokrine Orbitopathie besteht bei der Hälfte der Patienten mit dem Vollbild einer Hyperthyreose und ist die häufigste extrathyroidale Manifestation der Immunthyreopathie vom Typ M. Basedow [5]. Dabei kommt es zu einer Volumenvermehrung des Orbitainhalts aufgrund entzündlicher Prozesse. Die Pathogenese dieser Erkrankung ist nicht vollständig geklärt. Die plausibelste Erklärung ist, dass ein Autoimmunprozess in Gang gesetzt wird. Adhäsionsmoleküle von orbitalen Strukturen locken spezialisierte T-Lymphozyten in das Retrobulbärgewebe, diese setzten Zytokine und Wachstumsfaktoren frei, die in dem orbitalen Gewebe eine Fibroblastenproliferation, eine Expression von HLA-DR-Molekülen sowie eine Anhäufung hydrophiler Glykosaminoglykane stimulieren. Folge der immunologisch bedingten Inflammation ist eine Volumenzunahme des orbitalen Fett-, Muskel-, Bindegewebes sowie der Tränendrüsen.

Als Folge der Protrusio bulbi kommt es zu den charakteristischen Krankheitserscheinungen Exophthalmus und oftmals Lidschlussinsuffizienz, sehr häufig begleitet von einer Tränenbenetzungsstörung und Keratopathie.

Eine Fibrosierung des M. levator palpebrae superior führt zu einer Lidretraktion.

Eine Fibrose des retrobulbären Gewebes und Muskelverdickung bedingen in vielen Fällen eine Bulbus-Beweglichkeitsstörung bis hin zur Diplopie, bei weiterer Progredienz kann eine Nervus-Opticus-Kompression mit einem Visusverlust entstehen.

Bei etwa 5 % der Patienten mit einer Hyperthyreose erfolgt eine Verschlimmerung der endokrinen Orbitopathie, ein sog. maligner Exophthalmus mit progredienter Protrusio, Lidretraktion, Minderung der Sehschärfe bis hin zur Erblindung. Diesen Patienten droht der Verlust des Auges. Deshalb stellt sich die Frage der Operationsindikation zur chirurgischen Entlastung der Orbita, wenn konservative Therapiemaßnahmen erfolglos geblieben sind.

Wir konnten zeigen, dass die endonasale mikrochirurgische Dekompression eine effektive Technik zur Verbesserung von Visus und Reduktion des Exophthalmus ist [2].

Allerdings ist das Problem der neu auftretenden Doppelbilder bekannt, jedoch nach solchen Eingriffen noch nicht eingehend untersucht worden [4].

Für die endonasale Orbitadekompression wurden von uns zwei Techniken angewandt: zum einen die Resektion der Periorbita mit Fettseptendurchtrennung, zum anderen der Erhalt von Periorbitastreifen und Schonung von Fettsepten. Uns interessierten die Abnahme der Protrusio, Visusverbesserung und das Auftreten von Doppelbildern vor und nach Operation.

Patientengut und Methode

Die Überweisung der Patienten zur operativen Entlastung der Orbita erfolgt durch die Augenärzte, wenn eine Gefährdung des Visus besteht und durch eine Cortison-Therapie und/oder Radiatio der Zustand nicht zu verbessern ist.

Alle Patienten wurden präoperativ endokrinologisch abgeklärt und behandelt. Der komplette ophthalmologische Status und entsprechende Stadieneinteilung wurden erhoben.

Zur interdisziplinären Information bezüglich des Stadiums der Orbita-Erkrankung wurde die Klassifikation nach Werner [8] angewandt (American Thyroid Association 1977), die in sechs Stadien gegliedert und durch klinische Zeichen noch weiter unterteilt ist.

Tabelle 1: Klassifikation der Orbita-Erkrankung nach Werner

Stadium	0	a	b	c	klinische Zeichen
I	keine	gering	mittel	stark	begrenzt auf Oberlidretraktion, erweiterte Lidspalte, Lidretraktion
II	keine	gering	mittel	stark	Weichteilbeteiligung mit Symptomen und Zeichen (Infiltration der Lider)
III	< 20	21–23	24–27	> 28	Protrusio bulbi-Hertel
VI	keine	– nur bei extr. Blickbew.	in PP Motilitäts-einschränk.	+ Bulbus-Fixation	Befall der e. o. Muskeln (Diplopie,Bewegungseinschränkung)
V	keine	Stippung	Erosio	Ulkus	Hornhautschädigung
VI	keine	0,3–1,0	0,1–0,3	< 0,1	Optikusschädigung: Visusabfall, Papillen-Abblassung, -Stauung bzw. GF-Ausfälle

Für den HNO-Arzt sind die Stadien V und VI besonders relevant. Das Stadium V bezeichnet eine Hornhautschädigung, das Stadium VI klassifiziert die Schädigung des Nervus opticus.

Eine hochauflösende Computertomographie der Nasennebenhöhlen und Orbita koronar und ergänzend axial zeigt die pathologischen Verhältnisse in der Orbita und die angrenzenden Nachbarschaftsstrukturen und ist präoperativ obligatorisch [6, 7].

Eine Vielzahl von operativen Techniken zur Orbitadekompression sind beschrieben worden. So führte Krönlein 1899 den lateralen Zugang zur Orbita ein. Naffziger (1931) gab den kranialen Zugang zur Orbitadachentferung an. Hirsch (1930) beschrieb die Entfernung des Orbitabodens zur Entlastung der Orbita. Sewall (1936) wählte den medialen Zugang – eine Ethmoidektomie von außen mit Schnittführung im Gesicht. Walsh und Ogura (1957) kombinierten den transantralen und ethmoidalen Zugang, das heißt, eine Schnittführung im Mundvorhof und am medialen Augenwinkel.

Seit 1987 führten wir die endonasale mikrochirurgische Orbitadekompression durch. Es handelt sich um eine endonasale medio und inferiore Dekompression ohne Schnittführung von außen. Ziel dieser operativen Technik ist es, eine optimale Entlastung des Orbitainhalts zu erreichen. Diese mikroskopisch und endoskopisch gestützte Technik stellt eine entscheidende Weiterentwicklung der traditionellen Verfahren dar [2, 6].

Der vollnarkotisierte Patient wird mit dem Kopf um 30 Grad angehoben gelagert. Es folgt dann die endonasal mikroskopische und endoskopisch gestützte, komplette Siebbein-Ausräumung mit breiter Eröffnung der Kieferhöhlenwand, schrittweisem Abtragen der Lamina papyracea und des Orbitabodens, Schlitzen der Periorbita oder kompletter Resektion, das Orbitafett kann herausquellen. Diese Technik gewährleistet auch eine Dekompression im Bereich der Orbitaspitze. Der Augenarzt überprüft den Rückgang der Protrusio.

Nach sorgfältiger Blutstillung wird ein in Kochsalz getränktes Merocelschwämmchen eingelegt.

An der Studie nahmen 35 Patienten teil. Es waren 23 Frauen und 12 Männer im Alter von 23–71 Jahren. Der Studienzeitraum lag zwischen Dezember 1995 und Dezember 1999. Es wurden 35 bilaterale orbitale Eingriffe in der oben beschriebenen Weise vorgenommen, bei 28 Patienten wegen Optikusschädigung mit Visusabfall im Stadium VI [8] und sieben weiteren Patienten wegen Hornhautschädigung im Stadium V [8].

Es wurden zwei Gruppen gebildet. In Gruppe A (n = 18) erfolgte die endonasale Orbitadekompression mit Resektion der Periorbita und Fettseptendurchtrennung, in Gruppe B (n = 17) wurde die endonasale Orbitadekompression mit Incision der Periorbita und Fettseptenerhaltung durchgeführt. Der Nachuntersuchungszeitraum betrug mindestens sechs, maximal 42 Monate postoperativ, der ophthalmologische Status wurde durch die Augenärzte prä- und postoperativ erhoben.

Ergebnis

35 Patienten wurden endonasal mikrochirurgisch dekomprimiert.

In Gruppe A (n = 18) erfolgte die endonasale Orbitadekompression mit Resektion der Periorbita und Fettseptendurchtrennung, um ein Maximum an Entlastung zu erzielen. Im Schnitt ging der Exophthalmus um 4,4 mm zurück und der Visus nahm um 0,2 zu. Bei fünf Patienten traten postoperativ neue Doppelbilder in Primärposition auf.

In der Gruppe B (n = 17) erfolgte die endonasale Orbitadekompression mit Incision der Periorbita und unter Fettseptenerhaltung. Im Mittel wurde ein Rückgang der Protrusio um 4,1 mm und die Zunahme des Visus um 0,2 erreicht. Bei zwei Patienten traten postoperativ neue Doppelbilder in Primärposition auf.

Das Operationsergebnis hinsichtlich des Rückgangs der Protrusio, gemessen nach Hertel in Millimeter, lag in beiden Gruppen über 4 mm. Im Mittel stieg in beiden Gruppen der Visus signifikant um 0,2 an. In der Gruppe B traten allerdings in Primärposition weniger häufig neue Diplopien auf als in Gruppe A (Tab. 2). Intra- und postoperativ kam es in beiden Gruppen zu keinen schwerwiegenden Komplikationen wie periorbitale Infektion, Sinusitis oder Sehverlust.

Tabelle 2: Auftreten neuer Diplopien in Gruppe A und B beim Blick in primär Position

Pat.		De-novo-Diplopie
A	(n = 18)	5
B	(n = 17)	2
A + B	(n = 35)	7

In Gruppe B traten postoperativ Diplopien in Primärposition seltener auf als in Gruppe A

Schlussfolgerung

Die endonasale mikrochirurgische Orbitadekompression kann gezielt zur Entlastung des Orbitainhalts bei Patienten eingesetzt werden [2]. Ein Vergleich der von uns angewandten mikrochirurgischen Techniken zur Orbitaentlastung zeigt hinsichtlich des Rückgangs der Protrusio einen geringen Vorteil für die Technik der maximalen Dekompression mit Resektion der Periorbita und Fettseptendurchtrennung. Hinsichtlich der Visusverbesserung sind beide Techniken gleich gut [3].

In beiden Gruppen gaben die Patienten Besserung ihrer Symptome an. Patienten ohne Diplopie in Primärposition haben Vorteile im täglichen Leben. Sie können ermüdungsfreier lesen und fernsehen [1]. Sie gewinnen an Lebensqualität.

In der Gruppe B mit Incision der Periorbita und Erhalt der Fettsepten traten nur zwei neue Fälle mit neuen Doppelbildern auf (2/17 = 12 %). Ein konservativ ausgerichteter Ansatz resultierte bei der von uns angewandten Operationstechnik in weniger neu auftretenden Doppelbildern. Wir interpretieren dies als eine Tendenz.

Die endonasale Dekompression ist eine palliative Maßnahme in einem mehrstufigen Therapiekonzept. Weitere rehabilitative Schritte sollten nach einem festgelegten Schema durchgeführt werden. So sollten Augenmuskeloperationen wegen anhaltender Doppelbilder erst nach einer Orbitadekompression erfolgen, ebenso wie eine Lidverlängerung.

Entscheidend für den Patienten ist es, dass er sich darauf verlassen kann, fachlich und menschlich kompetent betreut zu werden. Dieses Ziel kann nur erreicht werden, wenn der Patient durch den Hausarzt und Endokrinologen optimal vorbereitet wird, und eine effektive Zusammenarbeit zwischen Augenarzt und Hals-Nasen-Ohrenarzt besteht. Eine gute interdisziplinäre Kooperation aller beteiligter Fachgruppen ist dazu notwendig.

Literatur

[1] Esser, J., A. Eckstein: Ocular muscle and eyelid surgery in thyroid associated orbitopathy. Exp. Clin. Endocrinol. Diabetes. 107 (Suppl. 5) (1999) 214–220.

[2] May, A., U. Fries, C. von Ilberg et al.: Indication and technique of transnasal microscopic orbital decompression for endocrine ophthalmopathy. ORL 62 (2000) 128–133.

[3] May, A., A. Zubcov, U. Fries et al.: Ancillary procedures in microscopic endonasal orbital decompression for thyroid associated opthalmopathy. ORL 63 (2001) 137–140.

[4] Shorr, N., R. W. Neuhaus, H. I. Baylis: Ocular motility problems after orbital decompression for dysthyroid ophthalmopathy. Ophthalmology 89 (1982) 323–328.

[5] Schworm, H. D., A. E. Heufelder, A. Kunze et al.: Diagnosis and Therapy of Thyroid Eye Disease. Z. prakt. Augenheilkund. 19 (1998) 15–23.

[6] von Ilberg, C., A: May, A. Weber: Zur Mikrochirurgie der Nasenhaupt- und Nebenhöhlen. Laryngo-Rhino-Otol. 69 (1990) 52–57.

[7] Weber, A., A. May, A. Klima et al.: Die Computertomographie als Standarduntersuchungsverfahren zur Nasennebenhöhlendiagnostik aus der Sicht des Hals-Nasen-Ohren-Arztes. Laryngo-Rhino-Otol. 70 (1991) 289–295.

[8] Werner, S. C.: Modification of the classification of the eye changes of Graves´ disease. Am. J. Ophthalmol. 83 (1977) 725–727.

Diskussion

Mödder:

Nie habe ich Patienten zu derartigen Operationen überwiesen, da es hierbei osteodestruktiv zugeht. Begeistert bin ich jedoch von der transpalpebralen Orbitadekompressionsoperation nach OLIVARI. Mit dem leicht zu entfernenden Fettgewebe werden auch die Präadipozyten und Adipozyten, Träger pathologischer TSH-Rezeptoren, entfernt. Werden denn die knöchernen Operationen tatsächlich noch oft durchgeführt? Wie sieht es in der Nachsorge aus, vor allem bei Patienten mit chronischer Sinusitis?

Weber:
Vielen Dank für Ihre Frage. Es ist so, dass der Vorteil dieser Technik ja darin besteht, dass wir gerade die Lamina papyracea bis in die Orbitaspitze entfernen. Das passiert ja bei der Technik nach OLIVARI nicht, er kommt ja nicht bis in die Orbitaspitze. Sie haben meiner Ansicht nach nicht den gleichen Entlastungseffekt wie bei der endonasalen Technik. Der zweite Teil der Frage, was ist mit der chronischen Infektion: Wir haben alle unsere Patienten über Jahre nachuntersucht. Kein Patient hat je eine Orbitaphlegmone oder Entzündung bekommen, und wir wissen, dass sich binnen Monaten wieder ein bindegewebiger Verschluss der Periorbita ausbildet. Also ist das ein gefahrloser Eingriff hinsichtlich des Vorgehens und bedeutet keine Erhöhung des Infektionsrisikos. Gleichzeitig werden ja bei dem Eingriff auch die Infektionsquellen beseitigt.

Leitha:
Eine vorausgehend Spitzenradiatio, ist die für den Chirurgen ein Problem oder nicht?

Weber:
Eine Radatio macht hierbei kein Problem. Patienten, die erfolglos mit Cortison behandelt oder auch gleichzeitig bestrahlt wurden, können auf diesem Weg dekomprimiert werden, sie haben kein höheres Infektionsrisiko, sie sind auch nicht schwerer zu operieren.

Prinzipien und Design der Heinz-Nixdorf Risk Factor Evaluation of Coronary Calcification and Lifestyle (RECALL)-Studie aus endokrinologischer Sicht

A. Öffner, N. Freitag, S. Möhlenkamp, A. Schmermund, S. Möbus, S. Stang, K.-H. Jöckel, J. Voigt, O. E. Janssen, R. Erbel, K. Mann

Fragestellung

Zur Verbesserung der Primärprävention kardiovaskulärer Erkrankungen wurde im Ruhrgebiet mit Unterstützung der Heinz-Nixdorf-Stiftung eine prospektive, populationsbasierte Kohortenstudie gestartet. Das primäre Ziel ist die Untersuchung des prädiktiven Werts der in der Elektronenstrahlcomputertomographie (EBCT) erfassten koronaren Verkalkung für das Auftreten des plötzlichen Herztodes und akuten Myokardinfarktes. Aus endokrinologischer Sicht ist die Relation der subklinischen und manifesten Über- und Unterfunktion der Schilddrüse zu etablierten Risikofaktoren wie Feffstoffwechselstörungen oder Adipositas und neuen Risikofaktoren wie dem Homozystein interessant. Die Bedeutung laborchemisch fassbarer Schilddrüsenfunktionsstörungen und der sonographisch erfassten Volumetrie, Echogenität und Häufigkeit von Herdbefunden der Schilddrüse zur Abschätzung des kardiovaskulären Status gesunder Probanden sind wichtige Endpunkte dieser Studie.

Methode und Patienten

In den nächsten zwei Jahren werden ca. 4 500 zufällig vom Einwohnermeldeamt rekrutierte Männer und Frauen im Alter von 45–75 Jahren aus dem Ruhrgebiet gemäß standardisierter Fragebögen zu ihrem Lebensstil, ihrem sozialen Hintergrund und ihrer medizinischen Vorgeschichte befragt. Blutproben der Probanden werden hinsichtlich etablierter und neuer biochemischer Risikofaktoren analysiert. Zur Schilddrüsendiagnostik wird TSH, fT4, TT3, TPO-Ak, TG-Ak und TRAK bestimmt. Alle Probanden werden körperlich untersucht – einschließlich Blutdruckmessung, Bestimmung des BMI und der Taille-Hüfte-Ratio. Ruhe-, Belastungs-EKG und Knöchel-Arm-Index werden ausgewertet. Zur bildgebenden Diagnostik gehören Echokardiographie, EBCT, Farbduplexsonographie der Arteriae carotides mit Bestimmung der Intima-Media-Dicke und eine Schilddrüsensonographie. Bei einigen Probanden ist ferner eine dreidimensionale Auswertung der Schilddrüsensonographie geplant. Beim follow-up werden die Probanden jährlich über ihren kardiovaskulären Gesundheitszustand befragt. Parallel wird eine sozioökonomische Evaluation durchgeführt. Im fünften Jahr nach der Basiserhebung werden die Probanden erneut untersucht. Begutachtet wird die Studie von einer externen Qualitätssicherung. In Planung ist eine Zertifizierung der Studie nach DIN ISO 9000. Institutionen des Universitätsklinikums Essen, der Universitäten Düsseldorf, Witten/Herdecke und Köln sind an diesem Gesamtprojekt beteiligt.

Schlussfolgerung

Die Heinz-Nixdorf RECALL-Studie soll Parameter definieren, mit denen Menschen mit einem hohen kardiovaskulären Risiko aus der urbanen Gesamtbevölkerung identifiziert werden können. Die Bedeutung morphologischer und funktioneller Schilddrüsenparameter zur Risikostratifizierung wird geprüft.

Diskussion

Braun:
Die doch sehr niedrige Strumaprävalenz überrascht, also das hebt sich ja doch von anderen, ähnlichen Studien ab.

Öffner:
Ja, wir haben eben nur untersucht, wieviele Frauen haben über 18 ml und wieviel Männer über 25 ml Schilddrüsenvolumen. Das ist überhaupt noch nicht ratifiziert, es sind die ersten 600 – also es sind rohe Daten, aber so ist es. Diese Zahl haben wir bisher gefunden.

Mann:
Im Grunde geht es darum, dass wir natürlich in einer großen, definitiv ganz klaren epidemiologischen Studie nach fünf Jahren herausbekommen wollen, welche Beziehungen bestehen zwischen subklinischer Hyperthyreose, erhöhtem LDL-Cholesterin, Intima-Media-Dicke und welchen Einfluss hat das auf die anderen Parameter Hochdruck, Koronarverkalkung. Solche Daten gibt es prospektiv überhaupt noch nicht. Wir wollten Ihnen zeigen, dass solch eine Studie jetzt anläuft mit dem höchsten Standard an Qualitätskontrollen, die man heute machen kann.

Köbberling:
So eine epidemiologische Studie ist ja natürlich sehr massiv, es ist ein Datenmaterial, mit dem man nachher sehr viel machen kann; aber fast alles, was man damit machen kann, ist eine Generierung von Hypothesen, weil es dann Beobachtungen sind. Interessant sind natürlich die Fragestellungen, die man vorher formuliert hat. Also Hypothesen, die man vorher entwickelt hat und die man dann anhand solcher Daten bearbeiten

möchte. Da sollte man sich lange Gedanken darüber machen und nicht erst nur Daten sammeln und dann mal schauen, das ist aber sicher ...

Mann:
Diese Hypothesen sind natürlich formuliert und eine Haupthypothese ist z. B., wie früh geht es los mit der koronaren Herzerkrankung und mit frühen Veränderungen an den Gefäßen, bei der subklinischen Hypothyreose – wie häufig kommt das vor und was hat es auf den outcome für eine Wirkung, und kann man solche frühen Veränderungen, früheste Verkalkungen durch ein solch phantastisches Verfahren wie die Elektronenstrahltomographie an den Koronarien quantifizieren? So etwas gibt es natürlich, es sind klare Hypothesen formuliert.

Sachregister

FSC
www.fsc.org
MIX
Papier | Fördert
gute Waldnutzung
FSC® C083411

Kolibri 360 GmbH
Ferdinand-Jühlke-Straße 7
99095 Erfurt, Deutschland
produktsicherheit@kolibri360.de